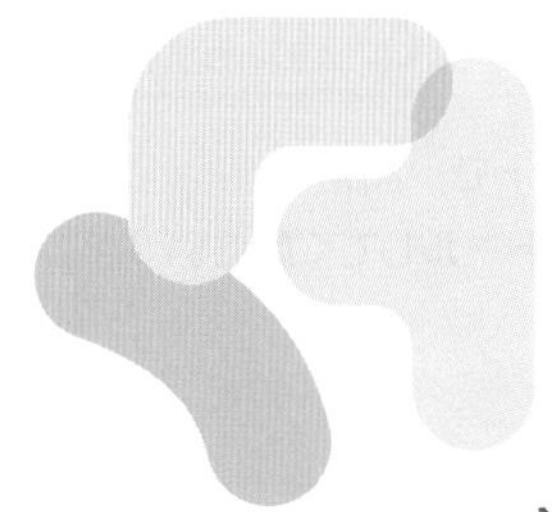

NURSINGRAPHICUS **EX**

ナーシング・グラフィカEX

疾患と看護 ❷

循環器

MC メディカ出版

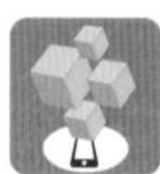

「メディカAR」の使い方

「メディカ AR」アプリを起動し，マークのある図をスマートフォンやタブレット端末で映すと，飛び出す画像や動画，アニメーションを見ることができます．

アプリのインストール方法

メディカ AR で検索

お手元のスマートフォンやタブレットで，App Store（iOS）もしくは Google Play（Android）から，「メディカ AR」を検索し，インストールしてください（アプリは無料です）．

アプリの使い方

①「メディカAR」アプリを起動する

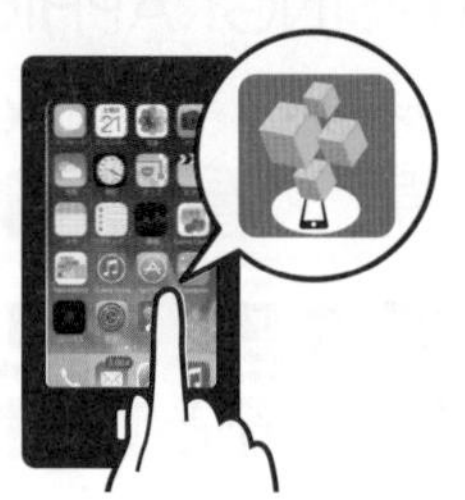

※カメラへのアクセスを求められたら，「許可」または「OK」を選択してください．

②カメラモードで，マークがついている **図** を映す

↓

コンテンツが表示される

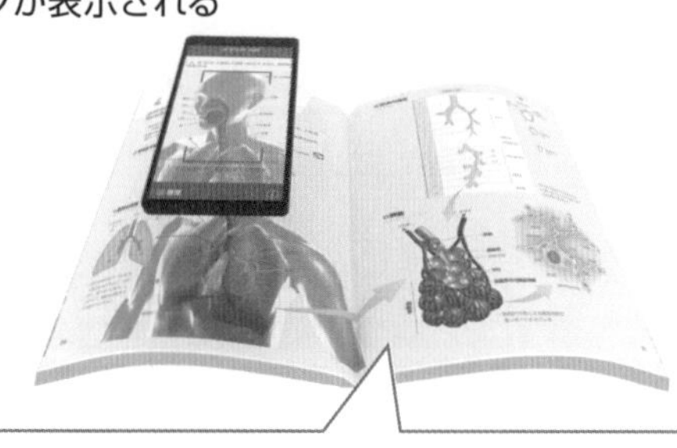

○ 正しい例　✕ 誤った例

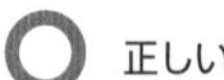

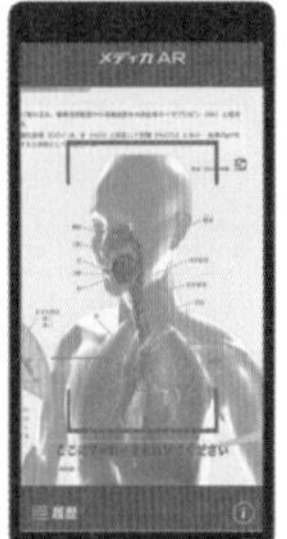

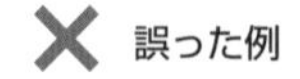

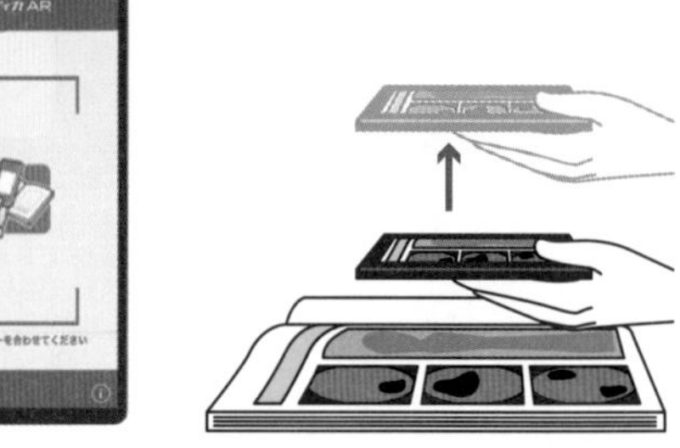

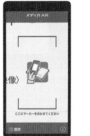

ページが平らになるように本を置き，マークのついた図とカメラが平行になるようにしてください．

マークのついた図を画面に収めてください．マークだけを映しても正しく再生されません．

読み取りにくいときは，カメラをマークのついた図に近づけてからゆっくり遠ざけてください．

正しく再生されないときは

- 連続してARコンテンツを再生しようとすると，正常に読み取れないことがあります．
- 不具合が生じた場合は，一旦アプリを終了してください．
- アプリを終了しても不具合が解消されない場合は，端末を再起動してください．

※アプリを使用する際は，Wi-Fi等，通信環境の整った場所でご利用ください．
※iOS，Android の機種が対象です．動作確認済みのバージョンについては，下記サイトでご確認ください．
※ARコンテンツの提供期間は，奥付にある最新の発行年月日から４年間です．

マークのついた図を読み取れないときや，関連情報・お問い合わせ先等は，下記 URL または右記の二次元バーコードからサイトをご確認ください．
https://www.medica.co.jp/topcontents/ng_ar/

はじめに

日本人の死因の第1位は悪性新生物であるが，近年，循環器疾患の患者数の増加とそれに伴う脳卒中を含む循環器疾患患者へ費やされる医療費の額は，国民医療費中の医科診療医療費全体の約20%を占め，年々増大している．65歳以上でみると循環器疾患患者が費やす医療費の割合は，この年齢区分全体の約25%を占め，最も多くなっている．国民の疾病構造とそれに費やされる医療費の疾患別の割合が変化してきている中で，2018年「健康寿命の延伸等を図るための脳卒中，心臓病その他の循環器病に係る対策に関する基本法」が可決・成立した．また，日本循環器学会・日本脳卒中学会などの学会が連携して「脳卒中と循環器病克服5カ年計画」を立て，脳卒中と循環器病による年齢調整死亡率を5年間で5%減少させることと，健康寿命を延伸させることを目標に打ち出し，計画実行に向けて動き出している．

このような社会の動きの中，循環器看護に携わる臨床家，研究・教育者の果たしていく役割は今後ますます拡大していくと予測される．さらに医療に主軸を置く看護師としての役割だけではなく，循環器疾患の一次予防から三次予防を見据えた国民への啓発をも含むサービス提供体制の充実を，国民のニーズに応じて発展させてゆける人材が，必要な時代になってくると考えられる．

循環器病対策の先進国である米国では，循環器看護を以下のように定義している．“循環器看護とは，循環器系の健康が生涯にわたり最善となるようにする専門的な看護ケアであり，そのケアには循環器疾患の予防，発見，治療が含まれる．またその対象は，すべての年齢層の個人，家族，地域，またはある特定の健康問題をもった集団である”（American Nurses Association & American College of Cardiology Foundation, 2008）．

これらを受けて本書は，「循環器疾患を学ぶための基礎知識」「循環器の疾患と看護」「事例で学ぶ循環器疾患患者の看護」で構成した．事例には，循環器疾患における一次予防の重要性から児童や会社員を対象にしたポピュレーションアプローチ（16章），慢性心不全で入退院を繰り返しながら疾患とともに生活する患者を支える看護（17章），心不全の終末期における本人・家族の在宅での暮らしを支えるエンド・オブ・ライフ・ケア（18章）といった，現代社会で展開されている循環器看護の実践例をいち早く掲載する試みをした．

本書が，循環器看護の基礎知識や思考過程の基盤構築のために，活用いただけることを切に願うとともに，今後ますます複雑・多様化する看護専門職の看護基礎教育や臨床での看護人材育成を支える一助となれば幸いである．

最後に，本書の編集・監修を共に手掛けてくださった野原隆司先生，三浦英恵先生，山内英樹先生，主旨をご理解くださりご執筆いただいた先生方，関係者の皆さまに心からの感謝を記したい．

執筆者・編者を代表して　岡田彩子

NURSINGRAPHICUS EX

疾患と看護❷
循環器

CONTENTS

3 事例で学ぶ循環器疾患患者の看護

■本書で使用する単位について
本書では，国際単位系（SI 単位系）を表記の基本としています．
本書に出てくる主な単位記号と単位の名称は次のとおりです．
m：メートル　L：リットル　mmHg：水銀柱ミリメートル
kg：キログラム　kcal：キロカロリー
■用字について
「頸」の字には，（頸）と（頚）の表記がありますが，本書では（頸）を採用しました．

編集・執筆

編集

野原　隆司　のはら りゅうじ
国家公務員共済組合連合会枚方公済病院顧問，医療法人新生会総合病院高の原中央病院名誉院長

岡田　彩子　おかだ あやこ
東京情報大学看護学部看護学科教授

三浦　英恵　みうら はなえ
日本赤十字看護大学看護学部教授

山内　英樹　やまうち ひでき
東京情報大学看護学部看護学科教授

執筆（掲載順）

猪又　孝元　いのまた たかゆき
新潟大学大学院医歯学総合研究科循環器内科学主任教授
2章1～8節

岡田　彩子　おかだ あやこ
東京情報大学看護学部看護学科教授
2章1・2・6節，6章1・2節，7章1節，18章

若林　留美　わかばやし るみ
東京女子医科大学病院看護部慢性心不全看護認定看護師
2章3～5・7節

山口　亜希子　やまぐち あきこ
滋賀医科大学臨床看護学講座成人看護学准教授　2章8節

伊澤　淳　いざわ あつし
信州大学医学部保健学科教授　3章1～5節

仲村　直子　なかむら なおこ
神戸市立医療センター中央市民病院
慢性疾患看護専門看護師　3章1・3～11節

平　千明　たいら ちあき
信州大学医学部保健学科助教　3章3・4節

南澤　匡俊　みなみさわ まさとし
信州大学医学部循環器内科学教室助教　3章6・10節

三浦　崇　みうら たかし
みうらハートクリニック院長　3章7・8節

千田　啓介　せんだ けいすけ
慈泉会相澤病院循環器内科医長　3章9・11節

赤尾　昌治　あかお まさはる
独立行政法人国立病院機構京都医療センター診療部長／循環器内科科長　4章1節1～7項

井口　守丈　いぐち もりたけ
独立行政法人国立病院機構京都医療センター心臓リハビリテーション科医長　4章1節1～7項

北村　幸恵　きたむら ゆきえ
順天堂大学医療看護学部助教／慢性疾患看護専門看護師
4章1節8項・2節

阿部　充　あべ みつる
独立行政法人国立病院機構京都医療センター心血管カテーテル治療科科長　4章2節1項

益永　信豊　ますなが のぶとよ
独立行政法人国立病院機構京都医療センター循環器内科医長　4章2節2項

安　珍守　あん よしもり
大阪府済生会野江病院循環器内科副部長　4章2節3項

白神　幸太郎　しらが こうたろう
独立行政法人国立病院機構京都医療センター副院長／心臓外科科長　4章3節

浅川　翔子　あさかわ しょうこ
東京慈恵会医科大学医学部看護学科成人看護学講師
4章3節

石井　充　いしい みつる
独立行政法人国立病院機構京都医療センター循環器内科院内医長　4章4節

山内　英樹　やまうち ひでき
東京情報大学看護学部看護学科教授　4章4節

小川　尚　おがわ ひさし
米盛病院循環器内科　4章5節

齋藤　大輔　さいとう だいすけ
公立学校共済組合関東中央病院看護部副看護師長／急性・重症患者看護専門看護師　4章5・6節

中島　康代　なかしま やすよ
独立行政法人国立病院機構京都医療センター
総合リハビリテーション科医長　4章6節

宇都宮　裕人　うつのみや ひろと
広島大学大学院医系科学研究科循環器内科学診療講師
5章1・2節

守谷　千明　もりや ちあき
日本赤十字看護大学助教／集中ケア認定看護師／
急性・重症患者看護専門看護師　5章1・2節

佐藤　智英　さとう ともひで
済生会熊本病院循環器内科主任医員　6章1・2節

苅尾　七臣　かりお かずおみ
自治医科大学内科学講座循環器内科学部門教授
6章1・2節

大村　寛敏　おおむら ひろとし
順天堂大学医学部内科学教室循環器内科学講座
非常勤講師　7章1節

磯田　菊生　いそだ きくお
順天堂大学医学部附属練馬病院循環器内科先任准教授
8章1・2節

濱上　亜希子　はまうえ あきこ
兵庫県立大学看護学部講師　8章1・2節

堀江　稔　ほりえ みのる
滋賀医科大学循環器内科名誉教授　9章1・2節

谷川　悦子　たにがわ えつこ
兵庫県立尼崎総合医療センター初療
急性・重症患者看護専門看護師　9章1・2節

赤石　誠　あかいし まこと
ウェルエイジング日本橋クリニック院長／
慶應義塾大学医学部客員教授，東海大学医学部客員教授
10章1節1～6項

津田　泰伸　つだ やすのぶ
聖マリアンナ医科大学病院看護部，TQM室／
急性・重症患者看護専門看護師　10章1節7項

三宅　誠　みやけ まこと
天理よろづ相談所病院先天性心疾患センター副部長
11章1・2節

水野　芳子　みずの よしこ
東京情報大学看護学部教授／小児看護専門看護師
11章1節・2節

網岡　尚史　あみおか なおふみ
岡山大学病院循環器内科医員　12章1～3節

小泉　雅子　こいずみ まさこ
東京女子医科大学大学院看護学研究科准教授／
急性・重症患者看護専門看護師　12章1～3節

西田　耕太　にしだ こうた
立川綜合病院循環器内科医長　13章1・2節

大北　沙由利　おおきた さゆり
関西医科大学総合医療センター看護部管理師長／
集中ケア認定看護師　13章1・2節

大島　一太　おおしま かずたか
大島医院院長／東京医科大学八王子医療センター
循環器内科兼任講師　14章1・2節

山科　章　やましな あきら
みやびハート＆ケアクリニック名誉院長／
東京医科大学名誉教授　14章2節

三浦　英恵　みうら はなえ
日本赤十字看護大学看護学部教授
14章1節，15章コラム

溝部　昌子　みぞべ あきこ
西南女学院大学保健福祉学部看護学科教授　14章2節

池永　寛樹　いけなが ひろき
広島大学大学院医系科学研究科循環器内科学助教／
診療講師　15章1・2節

和田　美也子　わだ みやこ
湘南鎌倉医療大学看護学部准教授　15章1・2節

牛尾　裕子　うしお ゆうこ
山口大学大学院医学系研究科教授　16章

田野　晴子　でんの はるこ
武庫川女子大学看護学部助教　16章1項

重松　美智子　しげまつ みちこ
三菱ケミカルグループ人事本部Japan人事部健康支援
グループ保健師　16章2項

辻井　由紀　つじい ゆき
なないろ訪問看護ステーション／
慢性心不全看護認定看護師　17章

齋藤　奈美　さいとう なみ
目白大学看護学部看護学科助教　18章

1

循環器疾患を学ぶための基礎知識

1 循環器の構造と機能

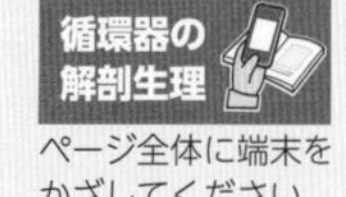

ページ全体に端末をかざしてください

1 心臓の構造と機能

心臓は筋肉（心筋）からなる中空の臓器で，全身の血管に血液を拍出し，酸素・栄養を全身の細胞に供給する.

心臓の形態と内面

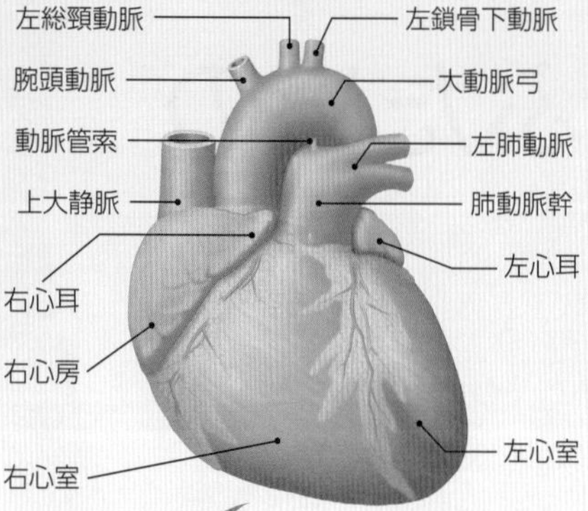

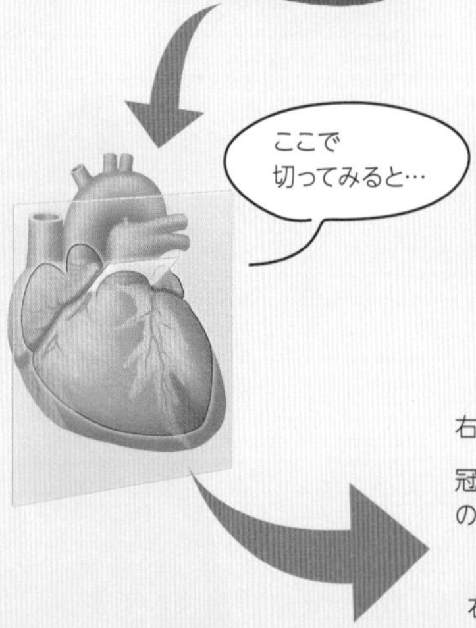

左総頸動脈
左鎖骨下動脈
腕頭動脈
大動脈弓
動脈管索
左肺動脈
上大静脈
肺動脈幹
左心耳
右心耳
右心房
右心室
左心室

ここで
切ってみると…

a. 右心系

全身の静脈から戻った静脈血は，上大静脈・下大静脈・冠状静脈洞で右心房に入る．右心室は右心房から三尖弁を通して血液を受け入れ，肺動脈弁を通って肺動脈に血液を送り出す.

全身から戻ってきた血液を肺に送り出す肺循環

b. 左心系

肺を循環した血液は，4本の肺静脈に集合して左心房に戻る．左心室は僧帽弁を通った血液を受け入れ，大動脈弁を通して血液を大動脈へ拍出する.

肺から戻ってきた血液を全身に送り出す体循環

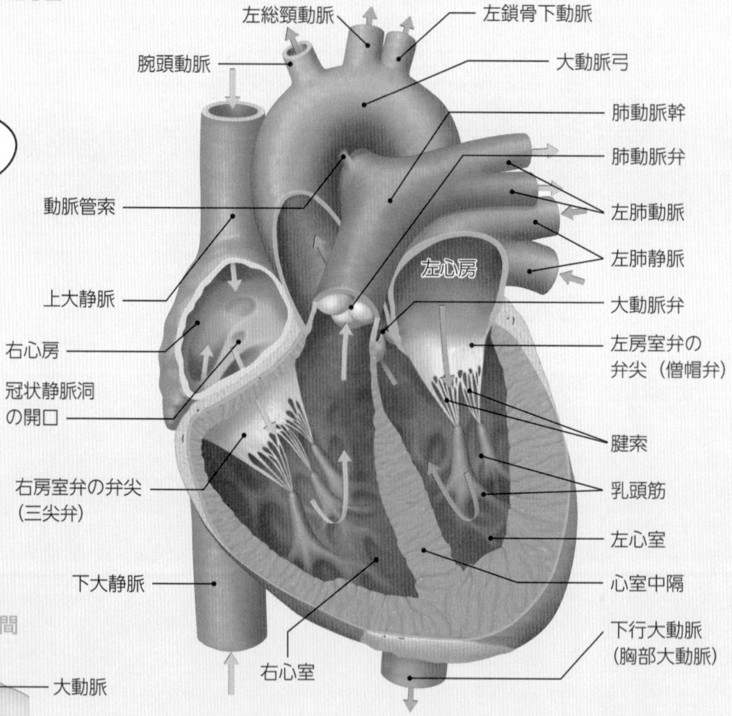

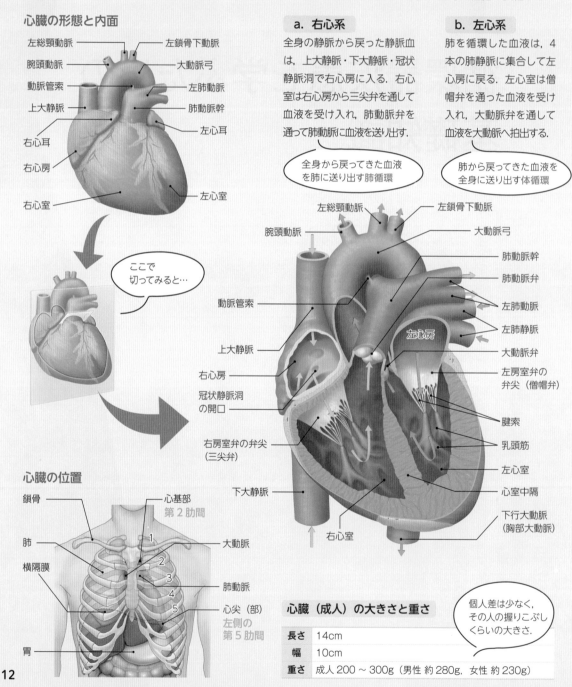

左総頸動脈
左鎖骨下動脈
腕頭動脈
大動脈弓
肺動脈幹
肺動脈弁
動脈管索
左肺動脈
左肺静脈
左心房
上大静脈
大動脈弁
右心房
左房室弁の弁尖（僧帽弁）
冠状静脈洞の開口
腱索
右房室弁の弁尖（三尖弁）
乳頭筋
左心室
下大静脈
心室中隔
下行大動脈（胸部大動脈）
右心室

心臓の位置

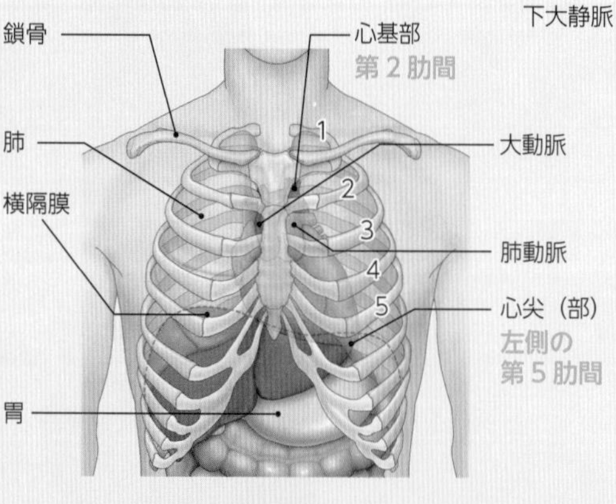

鎖骨
心基部
第２肋間
肺
大動脈
横隔膜
肺動脈
心尖（部）
左側の第５肋間
胃
1
2
3
4
5

心臓（成人）の大きさと重さ

個人差は少なく，その人の握りこぶしくらいの大きさ.

長さ	14cm
幅	10cm
重さ	成人 200 ～ 300g（男性 約 280g，女性 約 230g）

心臓の弁

心室の出入口にある四つの弁には，血液が逆流せずに，一方向にだけ流れるようにする役割がある．

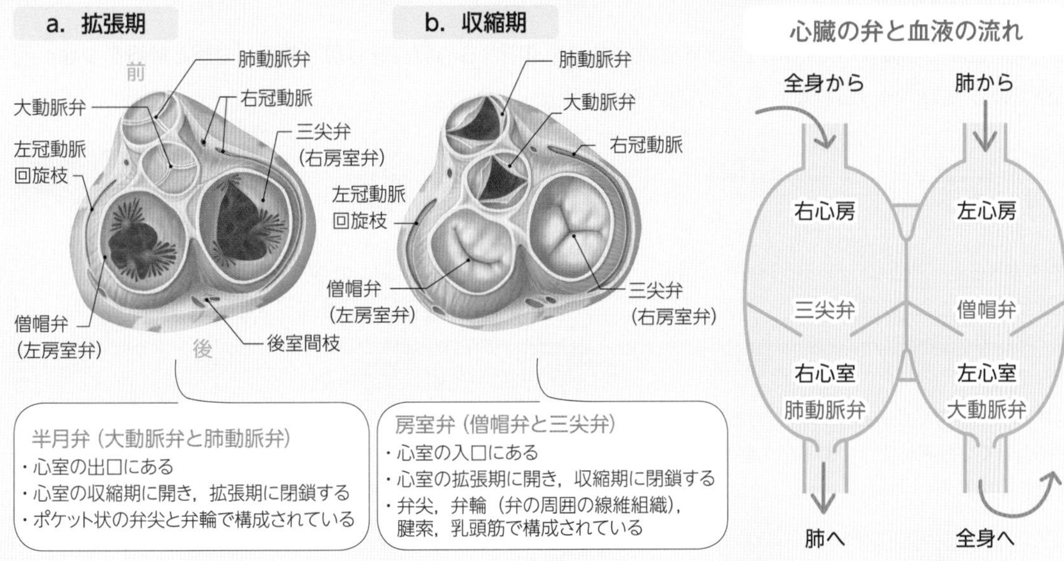

心臓に分布する血管（冠循環）

動脈系

冠動脈（冠状動脈）は，心筋細胞に血液を送り込み，酸素や栄養を供給する血管である．冠動脈が動脈硬化により狭窄や閉塞を生じると，冠動脈を流れる血流が阻害され心筋虚血が発生する．

静脈系

静脈の多くは一つに集まって，冠状静脈洞から右心房に流入する．

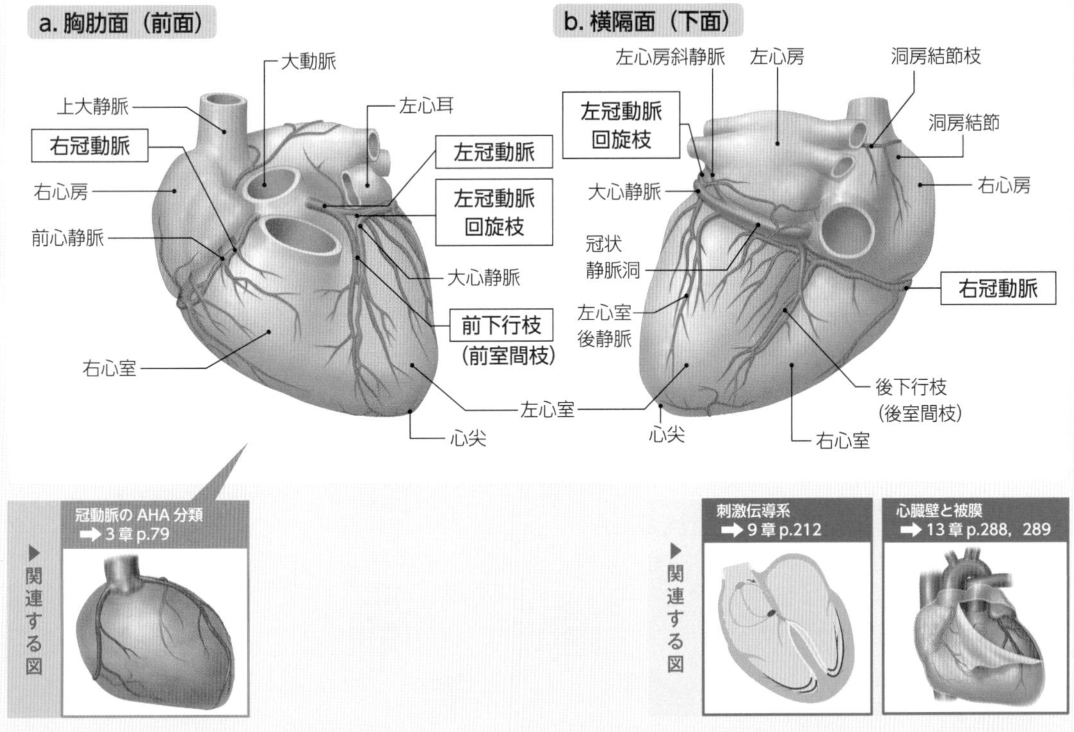

2 血管と循環

血管は，血液を心臓から末梢に送り出す動脈，血液を末梢から心臓に送り戻す静脈，動脈と静脈をつなぐ毛細血管の 3 種類に分けられる（➡ p.177 図7-1 参照）.

動脈

- 心臓から送り出された血液を運ぶ血管である.
- 太い動脈から分岐を繰り返して細い動脈になる.
- 左心室から全身に血液を送り出す動脈の本幹部分の大動脈は直径約 3 ～ 4cm
- もっとも細い細動脈部分は直径 30 ～ 200 μm

体循環では鮮紅色の酸素に富む動脈血が，肺循環では酸素に乏しい暗赤色の静脈血が流れている.

静脈

- 低い圧力で血液が心臓に戻る血管である.
- 最も細い細静脈は毛細血管からの血液を受け，合流・吻合を繰り返し，やや太い静脈となる.
- 静脈には弁があり，血液の逆流を防いでいる.

▶関連する図

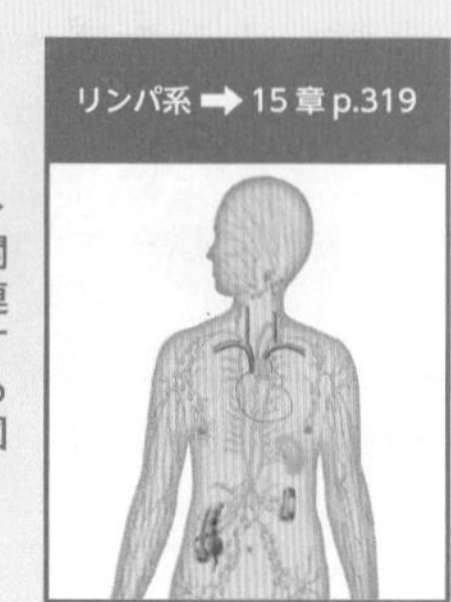

静脈は心臓に血液を戻す血管で，体循環では酸素に乏しい静脈血が，肺循環では酸素に富む動脈血が流れている.

人体の主要な動脈

内頸動脈（右）
椎骨動脈
総頸動脈（右）
鎖骨下動脈（右）
腕頭動脈
腋窩動脈
肺動脈（右）
上行大動脈
上腕動脈
総肝動脈
上腸間膜動脈
内腸骨動脈
橈骨動脈
尺骨動脈
手の動脈弓

心臓
肝臓

外頸動脈（右）
総頸動脈（左）
鎖骨下動脈（左）
大動脈弓
胸部大動脈
肺動脈（左）
腹腔動脈
脾動脈
腎動脈（左）
腹部大動脈
下腸間膜動脈
総腸骨動脈
外腸骨動脈
大腿動脈
膝窩動脈
前脛骨動脈
腓骨動脈
後脛骨動脈
足背動脈

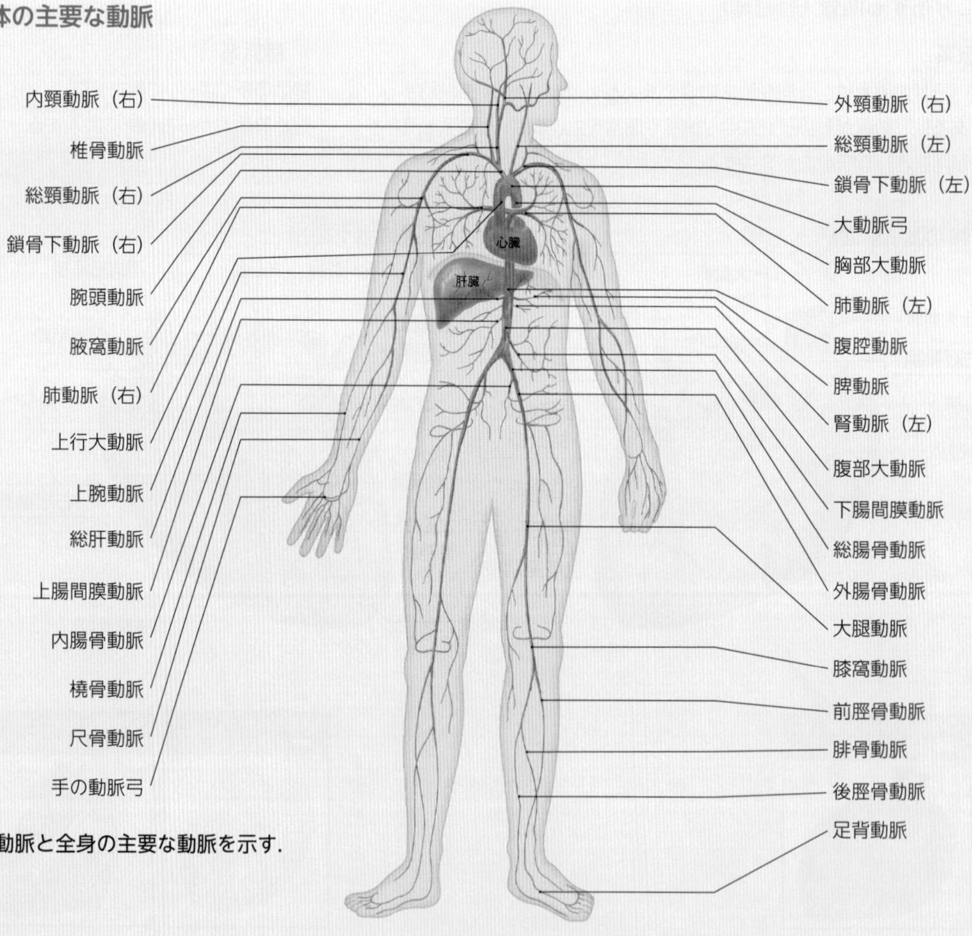

大動脈と全身の主要な動脈を示す.

毛細血管

・直径 5 ～ 10 μ m である（直径 7 ～ 8 μ m の赤血球がなんとか通過できる程度）.

・壁の厚さは約 1 μ m と薄く，1 層の内皮細胞の内膜からなる.

・全身の臓器・組織のほとんどに分布するが，皮膚の表皮や眼の角膜，水晶体，軟骨には存在しない.

動脈・静脈の関係

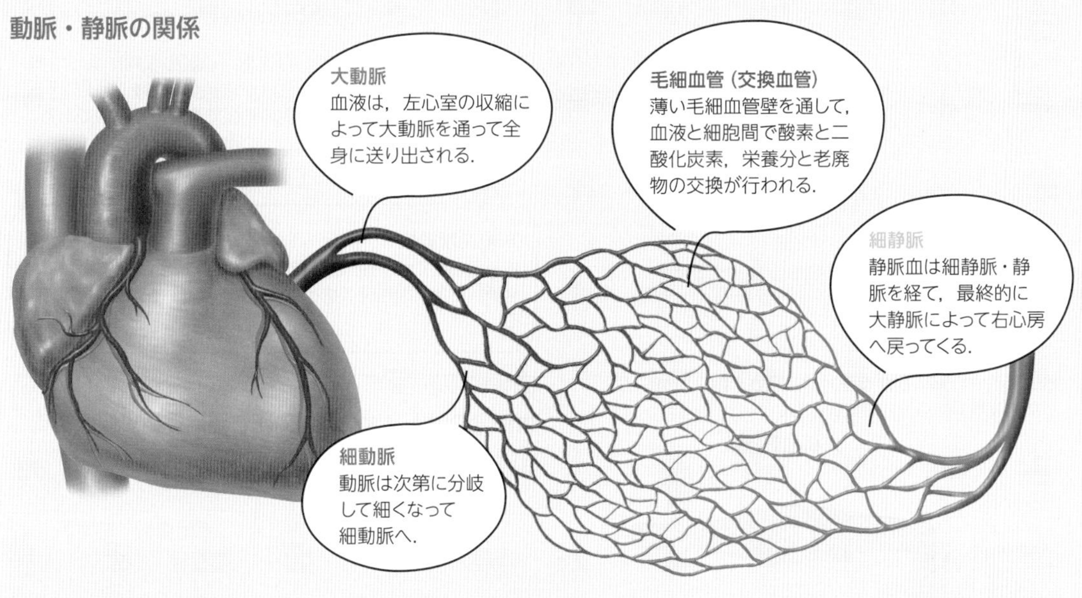

大動脈
血液は，左心室の収縮によって大動脈を通って全身に送り出される.
毛細血管（交換血管）
薄い毛細血管壁を通して，血液と細胞間で酸素と二酸化炭素，栄養分と老廃物の交換が行われる.
細静脈
静脈血は細静脈・静脈を経て，最終的に大静脈によって右心房へ戻ってくる.
細動脈
動脈は次第に分岐して細くなって細動脈へ.

人体の主要な静脈

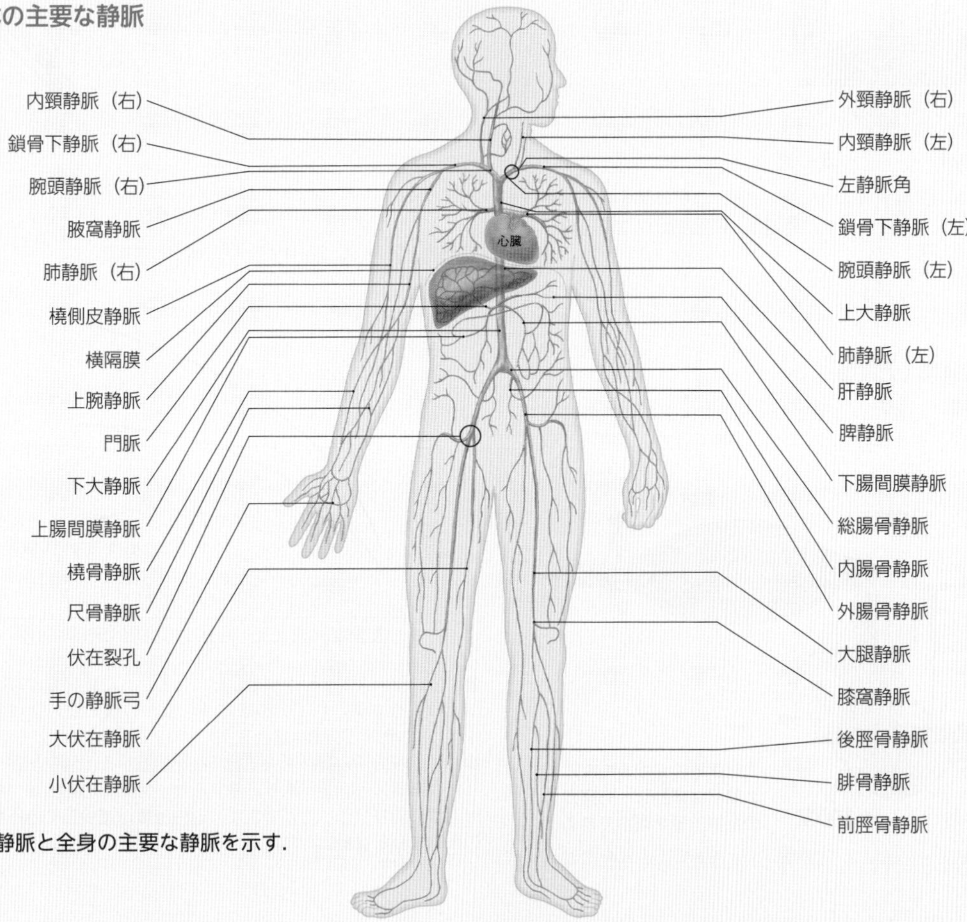

内頸静脈（右）
鎖骨下静脈（右）
腕頭静脈（右）
腋窩静脈
肺静脈（右）
橈側皮静脈
横隔膜
上腕静脈
門脈
下大静脈
上腸間膜静脈
橈骨静脈
尺骨静脈
伏在裂孔
手の静脈弓
大伏在静脈
小伏在静脈
心臓
外頸静脈（右）
内頸静脈（左）
左静脈角
鎖骨下静脈（左）
腕頭静脈（左）
上大静脈
肺静脈（左）
肝静脈
脾静脈
下腸間膜静脈
総腸骨静脈
内腸骨静脈
外腸骨静脈
大腿静脈
膝窩静脈
後脛骨静脈
腓骨静脈
前脛骨静脈

大静脈と全身の主要な静脈を示す.

心拍出量

心拍出量 ＝ 心拍数（1 分間） × 1 回拍出量

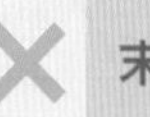

・心室が 1 回収縮するごとに拍出される血液量である.
・心拍出量は，左室前負荷〔左室拡張終（末）期容量あるいは左室拡張終（末）期圧〕に依存する.

血圧

血　圧 ＝ 心拍出量 × 末梢血管抵抗

・血圧（BP）は通常，心臓の収縮によって押し出された血液が末梢の血管を押し広げる力（圧力）を腕の動脈で測定したものである.

末梢血管抵抗
左心室を出てから右心房に戻るまでの体循環系全体についての全抵抗を全末梢血管抵抗という．血液の流れやすさの指標である.

前負荷と後負荷

前負荷（容量負荷）

拡張末期の心室にかかる張力で，拡張末期に心室に流入した血液量である．容量負荷ともいう.

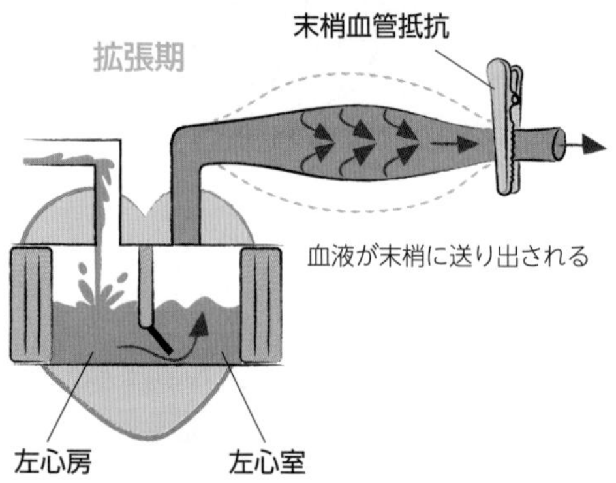

前負荷は，静脈還流（循環血液量，心房収縮など）で決まり，左室拡張終（末）期容量，左室拡張終（末）期圧で表される.

後負荷（圧負荷）

収縮中に心室にかかる張力．心室が末梢血管抵抗に逆らって，血液を送り出すために必要な圧力．圧負荷ともいう.

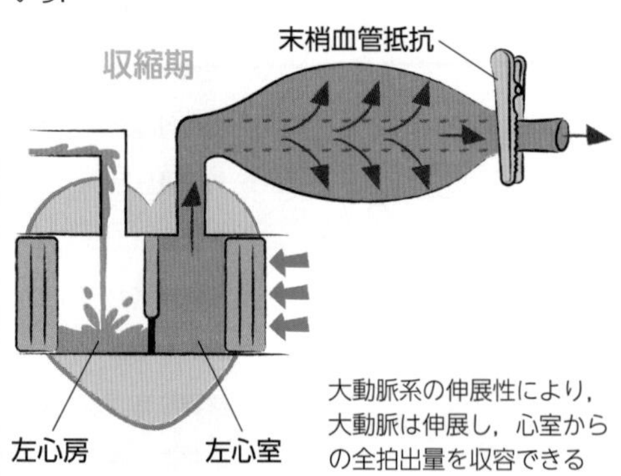

血管の収縮性

大部分の静脈，大動脈は内圧上昇に伴い，伸展する.

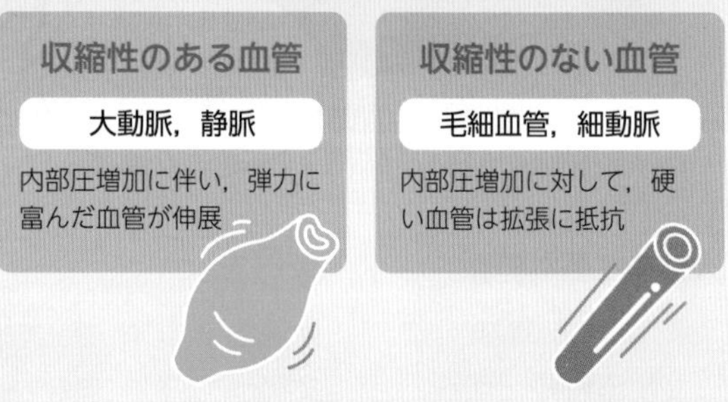

収縮性のある血管
大動脈，静脈
内部圧増加に伴い，弾力に富んだ血管が伸展
収縮性のない血管
毛細血管，細動脈
内部圧増加に対して，硬い血管は拡張に抵抗

フランク・スターリング心機能曲線

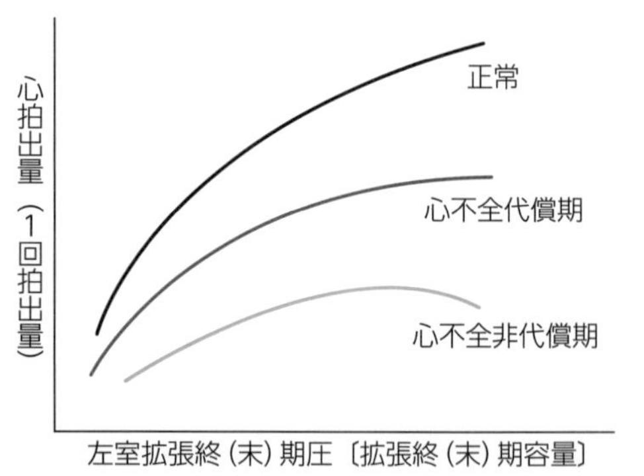

- フランク・スターリングの法則によると，心筋線維が収縮前により引き伸ばされているほど（心臓への流入血液量が多いほど），心筋の収縮力は増大する.
- 心室拡張終期容量が増大することで増加する 1 回拍出量には限界がある．許容量の限界に達すると，毎分の心拍出量は静脈還流量に釣り合うことができず，心拍出量は減少して心不全状態の始まりとなる.

2 循環器機能の異常とそこから引き起こされる症候と看護

1 血圧異常

1 血圧異常とは

1 定義・概念・種類

血圧異常には，高血圧と低血圧とがある．**高血圧**は，心血管病イベントを標的とした観察研究に基づき，内外のガイドラインで正常域血圧と高血圧とが具体的数値をもって定義されている（➡ p.57 表3-2 参照）．血圧値は肉体的・精神的ストレスに対する反応として生理的に変動し，ある一時点での血圧変動に過度な病的意義を求めるべきではない．むしろ，定常的な血圧高値を心血管病のリスク因子と見なすべきであり，純粋な症候とは一線を画する．近年は，医療機関での血圧値に加え，診察室外で測定した家庭血圧が重要視されつつある．家庭血圧は正常にもかかわらず診察室でのみ血圧が高値となる白衣高血圧や，逆に診察室では正常ながら家庭でのみ血圧が高値を示す仮面高血圧などの存在が知られ，臨床的意義が議論されてきている．

一方で，**低血圧**とは動脈圧が低いものをいうが，明確な診断基準はなく，一般に収縮期血圧が100mmHg未満を指すことが多い．臥位から立位に体位変換した際に，血圧が低下する起立性低血圧では，高度な場合には立ちくらみやめまい，さらには失神などの脳血流障害による症状がみられる．

2 考えられる疾患

高血圧の多くは加齢を背景にした本態性が多くを占めるが，高血圧を来す原因病態が存在する二次性の鑑別が重要である．腎実質性，腎血管性，原発性アルドステロン症や褐色細胞腫を含む内分泌性，大動脈炎症候群を含む心臓血管性などが主要な原因である．

低血圧も，原因が明らかではない本態性と二次性とに分類される．二次性には，神経疾患や心血管疾患，内分泌・代謝疾患，薬剤性などが含まれる（表2-1）．

表2-1 ■二次性低血圧を来す原因

神経疾患	シャイ・ドレーガー症候群，パーキンソン病，アミロイドーシスなど
心血管疾患	アダム・ストークス症候群，心タンポナーデなど
内分泌・代謝疾患	糖尿病，副腎皮質機能不全，甲状腺機能低下症など
薬剤性	降圧薬，精神安定薬など
その他	アルコール，栄養失調など

3 観察と評価

高血圧がもたらす心血管病，特に動脈硬化性疾患は，高血圧のみが促進因子ではない．肥満，糖尿病，脂質異常症などの生活習慣病を把握するとともに，高血圧そのものの促進因子としての食塩摂取，運動不足，飲酒，喫煙などの生活習慣も重要な確認項目である．また同時に，心血管疾患の合併や他の臓器障害の有無も確認する．

低血圧は，症状のないものは治療の対象とならない．低血圧を生じさせる体位変換や飲食，排泄などの誘因となる状況を把握し，回避することが病状管理には重要である．

2 血圧異常の看護

ここでは自覚症状がない血圧異常についての看護を扱う．自覚症状がない血圧異常とは，自身が知覚する身体的な苦痛や違和感を伴う症状はないが，健康診断等で指摘される，あるいは普段とは異なる体の感覚を血圧異常と結び付けられずにいて，わずかな徴候を認知できていないなどの状況が想定される．

看護では，患者が血圧異常を認知し，適正な血圧維持に向けた行動を起こしていけることを目標にする．

1 血圧値の測定への援助

血圧値の測定について，まず患者自身が自分の血圧に関心を寄せられているか，さらにそのモニタリングを適切に行うことができているかをアセスメントする必要がある．患者にとって，セルフモニタリングの意義を見いだし，日々の生活に取り入れ，そして継続していくことは容易なことではない．患者がどのように受け止めているかを把握するとともに，それに応じた動機付け等の支援が必要である．また，生活の中で血圧測定を正確に実施できる技術のみならず，日々の生活に支障を来さず継続可能な方法を見いだせているか，さらにそれをモニタリングする重要性や医療機関に受診行動を取らなければならない状況について，適切に理解できるように支援することが看護のポイントとなる．

2 生活習慣のアセスメント

生活習慣で血圧を上昇させる誘因はないか，またその内容のアセスメントを行う．

表 2-2 ■血圧を上昇させる誘因とそのアセスメント

生活習慣	喫煙	現在の喫煙状況，喫煙歴
	食事	内容：塩分や脂質の量，エネルギー量（摂取カロリー），摂取時間など
	運動	種類（強度），頻度，1 回の継続時間
	ストレス	仕事や人間関係，そのほか生活の中で本人が感じる要因
	睡眠および休息	時間，規則性，熟眠感・満足感， リラックスできる時間の有無，その程度
	アルコール	1 回の摂取量，頻度，アルコールへの耐性

表2-2に挙げた血圧異常の誘因の把握と，是正可能な誘因とそうでない誘因（遺伝的なものや年齢的なもの）を区別し，さらに是正可能な誘因については，関連する生活習慣の把握を行う．家族歴については遺伝的な要素も関連するが，生活習慣が似通っている（特に食事や運動，嗜好品の摂取等）ことが考えられるため，併せてアセスメントするとよい．

3 自己管理に向けた行動変容への支援

生活習慣のアセスメントから明らかになった是正可能な誘因について，段階を経て行動変容につなげることが重要である．その行動を取ることに価値がある，望ましい結果や効果を生み出す結果予期と，その行動を取ることをできそうであるといった効力予期の両方を高め，患者の日常生活行動の立て直し（再構築）に向けた看護支援を行う．

2 痛　み

痛みを引き起こす病態はさまざまであり，心臓や大血管，肺に由来する生命危機につながる緊急性の高いものから，胸壁や皮膚由来のものまでさまざまである．本稿では痛みの中でも胸痛，腹痛，背部痛，下肢痛を扱う．

1 胸痛（胸部圧迫感）

1 胸痛（胸部圧迫感）とは

1 定義・概念・種類

胸痛を主訴とする疾患は多岐にわたり，緊急性の高いものが多く含まれる．胸痛は外来を受診する理由として多い症状であるが，漠然とした胸部違和感から，圧迫感，刺すような痛み，動けなくなるような激痛など，その性状や表現もさまざまである．

虚血性心疾患に伴う狭心痛は，点として感じるような痛みとは異なり，胸全体に漠然と感じる不快感として表現されることが多い．これらの疾患では，血流障害が起こった心臓組織の間質に，虚血に陥った心筋細胞から放出されたアデノシンやブラジキニン，プロスタグランジン，ヒスタミン，セロトニン，トロンボキサン，乳酸などが蓄積し，これらが化学受容体を刺激することで狭心痛を生じる．

狭心痛は，時に肩や上肢，背部などに放散したり，あるいは歯痛や胃部痛として他科の診療に紛れ込むこともある．なお，冠動脈の狭窄や閉塞が生じても，支配領域心筋が完全に壊死した場合，痛みは感じない．

表 2-3 ■胸痛時に留意すべき所見と疾患

	診断時の所見	疑われる疾患
発症様式	突然の発症	急性大動脈解離，急性心筋梗塞，急性肺血栓塞栓症，気胸
	ショックや呼吸困難を併発	急性心筋梗塞，急性肺血栓塞栓症，緊張性気胸，心タンポナーデ
	意識障害や神経症状を合併	急性大動脈解離
	嘔吐時に発症	特発性食道解離
	皮疹を合併	帯状疱疹
	胸郭の運動で増悪	胸膜炎，心膜炎，筋骨格痛
	局所の圧痛	肋軟骨炎，筋骨格痛
	肩や頸への放散痛	急性冠症候群，急性心膜炎，急性大動脈解離
	抑うつや不安を合併	心因性胸痛
持続時間	数十秒	肋間神経痛
	2～20 分	狭心症
	30 分以上	急性心筋梗塞，急性大動脈解離，急性肺血栓塞栓症，気胸
	慢性的に推移し，消長あり	肋軟骨炎，筋骨格痛，心因性胸痛

2 考えられる疾患

胸痛を起こす疾患は，心臓疾患，血管疾患，呼吸器疾患などさまざまである．時間的な経過が診断には有用であり，初期診断を行う際の参考として分類しておくとよい(表2-3)．なお，痛みの部位のみでは，疾患を特定するのは困難なことが多い．

3 観察と評価

胸痛の診断に当たっては，緊急性の高い疾患の鑑別を優先する．急性心筋梗塞，急性大動脈解離，急性肺血栓塞栓症，緊張性気胸などが挙げられる．気胸では，呼吸音や打診音，胸郭運動の左右差に留意する．緊張性気胸では，ショックを伴う胸壁皮下気腫，頸静脈怒張が参考になる．

緊急性を示唆する所見として，まずバイタルサインの確認が重要である．血圧と同時に脈拍数にも留意し，低血圧がなくても頻脈傾向がある場合には前ショック状態を考える．呼吸状態においても，酸素飽和度の低下がなくても呼吸数が上昇している場合は，急性肺血栓塞栓症や気胸を考慮する．四肢の血圧差や高度の高血圧は，急性大動脈解離の場合がある．若年者のマルファン体型(長身長や長い手足)も，大動脈解離の好発背景として参考になる．なお，痛みが強くないことで，重篤な疾患を除外してはならない．また，胸痛に随伴する症状の中で冷汗が重要であり，緊急性の高い疾患を想定して迅速かつ適切な診断フローおよび搬送先施設を決定する．各種所見が非典型的な例も少なくなく，疑いが晴れない場合は入院とし，経時的に症状や検査データを追跡，観察する慎重さが大切である．

検査としては，12 誘導心電図が必須である．徐脈や頻脈を伴う心調律異常とともに，ST 変化から急性冠症候群や心筋炎，心膜炎を診断する上で第一のスクリーニングとなる．心エコー法では心臓の形態異常を，胸部 X 線や CT では気胸や肺疾患を診断し，造影検査を加えることで，大動脈解離や肺血栓塞栓症を確定診断できる．緊急性を示唆する血液検査として，心筋障害マーカーである心筋トロポニン，また，D ダイマーは急性大動脈解離や急性肺血栓塞栓症の診断に有用である．

2 胸痛（胸部圧迫感）の看護

胸部痛を引き起こしている原因疾患を確定していく段階において，痛みの特性をアセスメントすることで，どのような系統の痛みかを推測することができる．また血液，画像，心電図等の結果と，痛みに随伴する症状や徴候を併せて，患者の全身状態を迅速に正確に把握することは，極めて重要な看護活動となる．

1 痛みのアセスメント

まずは，痛みについてアセスメントし，胸痛の随伴症状の有無についても確認する．これらを確認することは，胸痛の原因を推論する上でも，患者の苦痛緩和を図る上でも必要である．

胸痛の随伴症状の有無とそのアセスメント

- 消化器系の症状：悪心，嘔吐，胸やけ，下痢，腹痛，嚥下障害，吐血
- 体温と末梢循環：発熱，冷感
- 心調律の状態：不整脈，頻脈，徐脈
- 呼吸器系の症状：呼吸困難，咳嗽，嗄声，チアノーゼ，喀血
- 全身の状態：胸水，浮腫，脱力感，意識障害など
- 精神的状態：死への恐怖や苦痛が続くことへの不安

発生部位

痛みは胸部のどの部分に生じるか．前胸部（右側，左側，中央），胸骨下，側胸部，心窩部など．

発生状況

痛みは発作性か非発作性か，安静時に出現したか，労作時（心身の活動時）に出現したか，もしくは痛みの誘因，例えば食事，労作，入浴，寒冷，喫煙に伴い出現したか，強い不安やストレス等の精神状態のときに出現したか．

痛みの特性

深さ：痛みは表在性か深在性か．表在性の場合は，胸壁の皮膚や筋肉から生じる限局的な痛みなので，患者は比較的簡単にその位置を表現したり，示したりすることができる．一方，深在性の場合は深部の臓器から生じる痛みであるため，患者は痛みの部位を限局的に示したり，明確に表現したりすることが難しい場合がある．放散痛のように痛みが広がるときも同様に痛みを明確に表現することが難しい場合がある．

性質：どのような性質の痛みか．激痛，鈍痛，鋭い痛み，裂けるような痛み，刺すような痛み，絞扼感，圧迫感，灼熱感など．

持続時間と頻度と強さ：持続する痛みか，反復する痛みか，また痛みの強さは経時的に変化するか．

硝酸薬舌下錠の効果の有無：ニトログリセリンや，硝酸イソソルビドで治まるか，その強さは変化するか．

2 胸痛の看護

前述のアセスメントによって胸痛の原因となる病態の診断がついた後，特に循環器系の病変による胸痛の場合，次に挙げる四つが主なケアとなる．

救急救命の対応

突発性の胸痛を引き起こす原因疾患は，緊急性の高い疾患であることが多く，さらには呼吸困難やプレショック状態（ショックに陥る前段階）である場合が多い．患者の生命の徴候（バイタルサイン）の正確なアセスメントと，救命処置の診療の補助（気道確保，静脈路の確保，心電図モニターの装着）を同時に行うことが重要である．

▶ バイタルサイン確認

呼吸：回数だけではなく，呼吸音や呼気と吸気のパターン，それらの経時的な変化を観察する．呼吸音は，左右の肺音，すべての肺野の音を聴取する．

脈拍：数だけではなく，リズム（心調律異常の有無），経時的な変化と，さらに脈拍数の変化と血圧や呼吸やガス交換の状態と関連させながら，全身状態を観察していく．モニターに示される数だけではなく，必ず患者の四肢に触れて，どのような脈か（深いか，浅いか，強く触れるか，弱いか），モニターに示される数と触診の数に差はないか等を把握する．

血圧：拡張期・収縮期血圧，脈圧，経時的な変化，四肢の血圧とその左右差を把握する．同時に末梢循環の状態として，皮膚の温度や湿潤状態等も観察し，どのような血行動態であるがゆえの症候なのかを推察し続けることが大切である．

心身の安静への支援

心身の安静への支援では，単に身体的な安静を保つということだけでなく，精神的にも安らぎや安心感を得られるようにする．

身体の安静は，胸痛の程度と原因疾患の病状によって異なる．狭心症や心筋梗塞の場合は，心臓への負荷を軽減することが極めて重要である．また大動脈解離では，破裂による血圧の急激な変化を防ぐこと，破裂した場合には出血の増強を防ぐための安静が重要となる．

精神的な安静は，緊急の場面では得難いものではあるが，できる限り苦痛の軽減や緩和，患者の緊張や不安を軽減できるように配慮する．そして精神的な緊張や痛みを我慢することによる心臓への負荷，血管の収縮等を防ぐことが重要である．

表 2-4 ▥薬剤の種類と効果の概要

冠動脈を拡張する効果のある薬剤	心筋の虚血部分への酸素の供給を改善させる．	(冠) 血管拡張薬
末梢血管を拡張させる効果のある薬剤	末梢動脈を拡張させることにより，静脈還流（心臓に戻る血液量）を減少させ，心臓の負荷を軽減する．	末梢血管拡張薬
血管平滑筋へのカルシウムイオン (Ca^+) の流入を抑制する薬剤	Ca^+ の働きが抑えられることで，血管は拡張し，血圧が下がるため，末梢血管抵抗（心臓が血液を押し出す力）を減少させる．	Ca 拮抗薬
心臓の β_1 受容体を遮断する薬剤	心拍数と心収縮力を低下させ，心臓の仕事量を制限する．	β遮断薬

▍薬物療法が確実に迅速に行われるためのケア

薬理効果が確実に得られるように正確に迅速に投与を開始し，その後の効果（患者の反応）を観察，経時的にモニタリングする．表2-4 に示した薬効は一つの薬剤に一つとは限らない．一つの薬剤でも複数の効果を期待して投与されている場合があるので，意図する薬効とその副作用を理解した上での観察が必要となる．

▍酸素療法が確実に正確に行われるためのケア

指示された方法で確実な酸素供給を迅速に行うことが重要である．

2 背部痛

1 背部痛とは

1 定義・概念・種類

外傷や整形外科領域の疼痛が原因として多いが，循環器系疾患に限ると大動脈解離が最も重要視すべき**背部痛**の原因疾患である．大動脈解離とは，動脈が中膜レベルで２層に剝離し，動脈走行に沿って，ある長さで二腔構造となった状態を指す．広範囲の分枝血管に病変が進展し，その狭窄や閉塞により虚血性心疾患や脳虚血，上肢虚血，対麻痺，腸管壊死，腎不全，下肢虚血を併発することがある．

2 考えられる疾患

背部痛を来す循環器系疾患として，大動脈解離や大動脈瘤切迫破裂など大血管の疾病が代表的であるが，急性心筋梗塞や急性肺血栓塞栓症，急性心筋炎，急性心膜炎も背部痛を来し得る．

3 観察と評価

まず，緊急を要する背部痛を見極めることが重要である．原因のわからない背部痛や，鎮痛薬が効かない背部痛には重篤な疾患が隠れていると考え，十分な鑑別診断を進めていく．外傷や整形外科領域の疼痛であれば，安静時よりも体動時に痛みが増しやすい．受傷機転のない疼痛や安静時にも持続する疼痛で，特に突然発症したエピソードがあれば，血管病変を含む内因性疾患を疑う．

大動脈解離では経時的に病態が変化し得るため，徴候の変化もさまざまであるが，病態にかかわらず共通する症状は，胸部，背部，腰部の疼痛である．ただし，痛みが軽度であったり，その他の随伴症状が前面に出る非特異的な症状がしばしば経験される．確定診断は造影CTにて行われる．切迫破裂や急速な大動脈瘤拡大，重篤な臓器虚血を合併した場合は極めて予後不良であり，迅速な侵襲的治療への移行をためらってはならない．

2 背部痛の看護

循環器疾患に関連する背部痛の原因疾患には大血管の解離がある．痛みのアセスメントとして，突然発症した痛みか，最も痛いのは一瞬であったか，その後の変化はどうか，鎮痛薬は有効かどうかといった点が重要となる．さらに大動脈解離や大動脈瘤の場合，スムーズな確定診断と侵襲的な治療への移行への援助と，それまでの血圧の管理や安静，綿密な状態観察が重要な看護ケアとなる．

3 腹　痛

1 腹痛とは

1 定義・概念・種類

腹痛の原因は，腹部臓器，特に消化管の疾患が代表的であるが，ここでは循環器疾患に限局し，血管病変の探索を主なる観点として言及する．

2 考えられる疾患

消化器疾患や泌尿器疾患，妊娠も含めた産婦人科疾患に加え，急性心筋梗塞や急性大動脈解離，腹部大動脈瘤切迫破裂も腹痛を来す疾患の一つであり，特に致死性である特性から鑑別診断から外してはならない．

3 観察と評価

発症様式として，対応の緊急性を鑑み，突然発症（血管原性）と緩徐発症（非血管原性）の別を聴取する．また，血管原性では痛みのピークが発症の瞬間である場合が多く，徐々に発症する場合は非血管原性を疑う．消化器や泌尿器などの疾患特有の随伴症状が鑑別に役立ち，心窩部や上腹部の疼痛では大血管系の疾患も鑑別に加える．冷汗を伴い持続する上腹部痛では，12誘導心電図を記録し，急性心筋梗塞を除外する．上腹部痛拍動性の腹部腫瘤では，腹部大動脈瘤破裂を疑う．ショックを疑う腹痛患者には最大限に留意し，頻脈や血圧低下，尿量や意識レベル，感染徴候などとともに，原因病態の探索を急ぐ．確定診断には，CTやエコーなどの画像診断が必須である．

2 腹痛の看護

痛みのアセスメント，バイタルサインの観察，救命，迅速かつスムーズな治療へ移行するための援助と患者の心身の安静が重要である．腹部大動脈解離の場合，解離の位置によって影響する臓器も異なるため，全身状態を観察することが重要である．

4 下肢痛

1 下肢痛とは

1 定義・概念・種類

下肢痛の原因として，筋骨格系の異常が多く含まれるが，ここでは四肢の動脈疾患あるいは血栓性静脈疾患による血流障害で起こる下肢痛に限局して説明を加える．食生活の欧米化による生活習慣病の増加に伴い罹患率が増えており，冠動脈疾患の併発が多いことも留意すべき点である．下肢の動脈硬化病変は，全身の動脈硬化を意味することが多く，管理不良の場合は下肢切断のみならず，心筋梗塞や脳梗塞のリスクも高まり，予後不良因子として重要視されてきている．

2 考えられる疾患

閉塞性動脈硬化症（ASO）／末梢動脈疾患（PAD）

頭蓋内の動脈と冠動脈を除いた動脈，つまり，頸動脈，鎖骨下動脈，腎動脈，四肢主幹動脈などに，慢性経過において動脈硬化性狭窄もしくは閉塞病変を来す病態を総称する．下肢動脈であれば，循環障害症状として下肢疼痛，冷感，しびれ感，壊死などを呈する．

閉塞性血栓血管炎（バージャー病）

四肢の主幹動脈に，閉塞性の血管炎を来す疾患である．重症な場合には下肢切断に至るが，予後は比較的良好な疾患であり，最近は疾患頻度も急速に減少している．禁煙による予防効果が高い．

静脈血栓症

血液凝塊によって静脈が閉塞し，下肢の痛みと浮腫，静脈とその周囲の皮膚が炎症を起こす疾患である．深部静脈にできた血栓症では，下肢の徴候のみならず，急性肺血栓塞栓症を併発することがある．

3 観察と評価

下肢虚血の代表的な症状は，間欠性跛行（はこう）である．運動時に出現し，安静によって寛解する再現性のある下肢痛である．腸骨動脈の病変では，殿部や大腿部の脱力を訴える場合がある．下肢虚血が重症化すれば，安静時痛や潰瘍，壊死が認められる．

症状の進行度は，フォンタン分類によって４段階に分けられている．

➡フォンタン分類については，p.308 表14-15 参照.

下肢動脈狭窄では，動脈雑音や脈圧の低下を聴診や触診で判別できる場合があり，左右同時に診察を行う．生理検査としては，足関節収縮期血圧／上腕収縮期血圧の比であるABI（ankle brachial index）がスクリーニングとして有用であり，測定値が0.9以下の場合，下肢動脈病変を積極的に疑う．異常が疑われた場合，血管エコーで部位や狭窄度を同定する．CTやMRIによる血管撮像を用いる場合もある．なお，生活習慣病を主軸とする動脈硬化の進展因子の評価と対応もまた，予防の観点で重要である．

➡ABIについては，p.57 参照.

下肢静脈血栓症では，片側性の下肢浮腫が最も多い症状である．時に疼痛を伴うが，非完全閉塞や側副路の存在下では症状が軽微である場合も少なくない．Dダイマーがスクリーニングとして有用であり，下肢静脈エコーや造影CTが確定診断として用いられる．

2 下肢痛の看護

1 下肢痛のアセスメント

まずは下肢痛についてアセスメントし，下肢の疼痛緩和に向けたケアとして，原因疾患の治療が確実に行われるように調整をする（表2-5）．

表2-5 ■下肢痛のアセスメント

- 痛みの部位，痛みの強さ，痛みに伴うしびれや冷感，熱感，知覚の変化はあるか．
- 運動や日内の生活行動との関連，時間との関連はあるか．ある場合どのような関連か．
- 発赤，腫脹，チアノーゼ等はあるか．その部位と色調の変化はどうか．
- 浮腫，潰瘍の形成，壊死・壊疽，静脈瘤があるか．その部位や性状・形状はどうか．
- 下肢の脈拍の触知の有無とその強さ，左右差はどうか．

2 生活習慣（動脈硬化に関連する因子）の是正への援助

禁煙支援

喫煙は，血管に内皮細胞の傷害を引き起こすだけでなく，さらに収縮期血圧上昇，血管攣縮，血流減少を引き起こす．また一酸化炭素は，血管内皮の透過性を高め，酸素結合能を低下させ，さらなる血流障害を引き起こし，病態の悪化につながる．

食事療法

動脈硬化の原因となる脂質異常，塩分制限等を行う（➡p.183 動脈硬化症患者の看護参照）．

運動療法

下肢の痛みがあるので，運動は痛みをコントロールしながら行う必要がある．ほかにしびれや浮腫が伴う場合，足の感覚に変化がある場合は，運動中のけがや転倒に留意をしながら進めていく．

ストレス管理

精神的な緊張や怒りは，血圧の上昇に影響することから，日常生活の中で受けるさまざまなストレスを回避する方法や，受けたとしてもリラックスしたり休養を取ったりすることで調整していく患者独自の方法を獲得していく支援をする．

血栓や塞栓症の発症

深部静脈でできた血栓や塞栓は，静脈系の血流にのって急性肺血栓塞栓症を併発する可能性がある．血栓や塞栓の大きさや塞栓部位によって症状は異なるが，患者が苦しいと訴えてから急激に状態が悪化し，緊急に対応が必要になる場合がある．

3 日常生活動作への援助

下肢の疼痛の誘因を回避し，日常生活行動の再構築に向けた調整支援を行う．

3 動　悸

1 動悸とは

1 定義・概念・種類

通常は自覚しない心臓の鼓動が自身で感じられる状態を指す．患者は，「心臓がドキドキする」「脈が飛ぶ感じがする」などと表現することが多い．**動悸**の原因として心臓以外の疾患が考えられる場合もあるが，心疾患，特に不整脈かどうかの判断が重要である．ただし，自律神経のリズムの乱れによる心拍数増加といった病的意義の少ない場合も少なくない．

2 考えられる疾患

動悸を来す原因疾患として心臓の異常が関係する場合が多いが，血液疾患や肺疾患，薬剤性といった病態が二次的に心拍数を増加させ，動悸を生ずる場合がある（表2-6）．動悸の原因が不整脈によるものかどうかは，12 誘導心電図で特定することが基本である．その際は，心電図上のリズム異常と動悸という自覚症状とが一致しているかの判断が重要であり，「症状があるときの心電図記録」に着目して検査を進める．なお，頻脈があっても洞調律の場合，安静時の心拍数が 150/分を超えることはまずない．150/分を超える頻脈では，心電図を記録して洞調律以外の不整脈を同定すべきである．

3 観察と評価

まずは，不整脈発作であるかを心電図で鑑別する．不整脈である場合には，①血行動態が破綻し緊急処置が必要，②安定しているが準緊急に治療が必要，③安定かつ緊急処置は不要で通常外来での待機的検査で十分，のいずれに属するかを判断する．これには，失神や意識障害やショック，心不全を来していないかの判断が重要である．不整脈に関わる自覚症状の問診が，これらリスク評価につながることが少なくなく，出現状況，持続時間，胸痛や失神などの随伴

表 2-6 動悸を来す疾患

心疾患	不整脈	●洞頻脈 ●上室頻脈（発作性上室頻拍，心房細動，心房粗動，上室期外収縮） ●心室頻脈（心室頻拍，心室細動，心室期外収縮） ●徐脈性不整脈（洞不全症候群，房室ブロック）
	他の心疾患	虚血性心疾患，弁膜症，心筋症など
肺疾患		肺炎，COPD など
血液疾患		貧血など
消化器疾患		消化管出血など
内分泌・代謝疾患		甲状腺機能亢進症，褐色細胞腫，低血糖など
感染症		発熱など
中毒・薬物		アルコール，テオフィリン中毒など
精神性		パニック障害，うつ病など
その他		自律神経失調症，脱水など

症状，家族歴などを参考にする．

また，不整脈が基礎心疾患の一派生病態に過ぎない場合があり，原因疾患に関わる病状把握も求められる．例えば，急性心筋梗塞で心室不整脈が生じている場合，不整脈リスクへの対応を進めつつ原因疾患の冠動脈閉塞や心ポンプ異常への治療を急ぎ行う必要がある．いずれの際にも，循環器専門医へのコンサルトのタイミングを逸しないよう心がける．なお，心疾患以外の鑑別診断も重要であり，全身診察を怠らない．

2 動悸の看護

1 症状の観察とアセスメント

循環器疾患により動悸が生じる場合，最も注意をしなければならないのが不整脈であり，循環動態への影響を観察することが重要である．不整脈以外にも，心因性など動悸はさまざまな原因で生じるため，症状の出現状況を観察し，患者がどのように症状を感じているか把握する（表2-7）．

2 状況に応じた看護

動悸の原因が不整脈で，特に致死性不整脈のような循環動態の破綻を来す場合は，心肺蘇生などの対処を速やかに実施していく必要がある．また，発症時は循環動態が落ち着いていても，長時間不整脈が持続することで循環動態に影響を及ぼす場合もあるため，経時的に全身状態を観察していく必要がある．中でも致死性不整脈の既往があり，植込み型除細動器（ICD）*や両心室ペーシング機能付植込み型除細動器（CRT-D）*などのデバイス挿入患者は，ショック作動に備えて，座位または臥位になり，転倒予防に努めていく必要がある．期外収縮などの不整脈が増加する際は電解質異常も考えられるため，採血検査にてチェックし，適宜補正していく．

用語解説

ICD/CRT-D
心室頻拍や心室細動の致死性不整脈出現に対して，電気的除細動機能を用いて不整脈を治療する心臓デバイス治療器である．

植込み型除細動器
Implantable cardioverter defibrillator：ICD

両心室ページング機能付植込み型除細動器
Cardiac resynchronization therapy defibrillator：CRT-D

➡ ICD，CRTについては，4 章 5 節参照．

表 2-7 ■動悸の症状の観察とアセスメント

動悸の種類	鼓動を速く感じる，遅く感じる，乱れ（不整）を感じる，欠滞を感じる，強く感じるなど
随伴症状	めまい，意識消失，息切れ，呼吸困難感，発汗，胸痛，倦怠感，末梢冷感など
バイタルサイン・検査所見など	血圧，脈拍，呼吸（SpO_2），体温，意識状態 心電図変化：心拍数の変化，不整脈の有無・頻度の変化，ST 変化など
症状の発生状況	出現しやすい時間帯，始まり方・終わり方，持続時間，発生頻度など
全身状態の観察	心不全，呼吸不全，電解質異常，脱水，貧血，低体温，高体温，低血糖，呼吸器疾患，内分泌疾患，消化器疾患，血液疾患など
精神状態の観察	ストレス・過労の有無，不安や心配事の有無，睡眠の状態など
生活状況（習慣）	生活リズム（不規則，変則勤務，夜勤の有無），食習慣，カフェイン・アルコールなどの嗜好品の摂取，喫煙状況，肥満の状況など

心因性の場合は，交感神経の亢進から頻脈となり，さらに動悸を感じるという悪循環に陥ることも考えられるので，鼓動を気にしすぎないように，状況によっては気持ちをそらすような会話の転換も必要で，安心できる声掛けを行い，精神面へのフォローを行っていく．また，生活習慣に問題がある場合は，生活習慣の是正が行えるように指導的な介入を行っていく．

4 呼吸困難

1 呼吸困難とは

1 定義・概念・種類

呼吸困難は，「呼吸をするときに感じる不快な感覚や努力感，時に苦痛」と定義される．換気の需要と換気能力との間に不均衡が生じた際に呼吸努力感が増大し，呼吸困難が生じるとされる．動脈血酸素分圧の低下や動脈血二酸化炭素分圧の上昇，さらに pH 低下による化学受容器の刺激が換気を増大させ，呼吸困難の原因となることが多い．ただし，肺や気道系，胸壁の機械的受容体などからの刺激が呼吸困難感を生じさせることもあり，呼吸困難のすべてを血液ガスの異常で説明できない点も理解しておく．

呼吸は生命維持に必須であるため，呼吸困難に対し緊急の対応が必要かどうかの判断が最も重要である．その判断は，重症度と原因病態に基づくことが多い．重症度を表現する評価基準として，呼吸器疾患における**ヒュー・ジョーンズ分類***（表2-8），循環器疾患（主に心不全）における **NYHA 心機能分類***（表2-9）がよく用いられる．

一方，原因病態を推測する上で，発症様式や随伴所見が参考になる．安静時の突然発症は，肺動脈血栓塞栓症や自然気胸が疑われる．精神的な問題による

*** 用語解説**

ヒュー・ジョーンズ分類
Hugh-Jones 分類．呼吸器疾患患者の運動機能と呼吸困難からみた5段階の重症度評価基準である．

NYHA 心機能分類
ニューヨーク心臓協会（New York Heart Association：NYHA）による心不全の重症度評価基準である．身体労作により生じる自覚症状に基づいて判定される．

表 2-8 ヒュー・ジョーンズ分類

Ⅰ度	同年齢の健常人と同様の労作ができ，歩行，階段の昇降も健常人なみにできる.
Ⅱ度	同年齢の健常人と同様に歩行できるが，坂・階段の昇降は健常人なみにはできない.
Ⅲ度	平地でさえ健常人なみに歩行できないが，自分のペースなら 1.6km 以上歩ける.
Ⅳ度	休みながらでなければ 50m 以上歩けない.
Ⅴ度	会話，衣服の着脱にも息切れがする．息切れのため，外出できない.

表 2-9 NYHA 心機能分類

Ⅰ度	通常の身体活動では，息切れを生じない.
Ⅱ度	通常の身体活動で，息切れが起こる.
Ⅲ度	通常以下の身体活動で，息切れが起こる.
Ⅳ度	安静時に呼吸困難がある.

呼吸困難も突然に発症し，不安を伴う．食事中の突然発症は，窒息や誤嚥を疑う．薬剤投与後などに皮膚発赤を伴う突然発症では，アナフィラキシーを疑う．心不全や気管支喘息も急性発症を来すが，多くは数時間ほどかけて露見する．肺炎は数日かけて呼吸困難にたどり着くことが多く，慢性閉塞性肺疾患や慢性心不全など慢性の経過をたどる疾患で呼吸困難に遭遇することが少なくない．

2 考えられる疾患

呼吸困難を来す疾患臓器としては肺と心臓が代表的であるが，それ以外にも腹部臓器，精神的，代謝内分泌，感染症，外傷，血液疾患，神経筋疾患とさまざまな原因があり得る(表2-10)．呼吸困難を来す循環器疾患としてはまず心不全が挙げられるが，「労作時の胸痛」ではなく「労作時の息切れ」と表現する狭心症患者が一部に存在し，虚血性心疾患の鑑別も忘れてはならない．

3 観察と評価

呼吸器疾患と心疾患との鑑別が最も重要である．特に心不全の診断が鍵を握る．心ポンプ異常がもたらす徴候の 8 割方は，うっ血である．中でも，左心不全による肺うっ血が呼吸困難を来すが，その際にうっ血が生ずる部位ごとに診断所見を整理しておくとよい(図2-1)．体浮腫は代表的なうっ血所見だが，心不全の多くを占める高齢者では非心原性浮腫の頻度が高いため，むしろ血管内うっ血指標としての頸静脈怒張の診断にぜひ精通しておきたい．内頸静脈が立位・座位で怒張することで判断するが，外表面からは「皮膚の揺れ」として認識される．高齢者は頸部の筋肉が萎縮しており，慣れれば診断は容易である．急性冠症候群や急性肺血栓塞栓症は，呼吸器疾患を想定しやすい呼吸困難を来す代表的疾患であるが，胸痛や心電図異常など随伴所見で判断する．

表 2-10 ■呼吸困難の原因となる疾患

換気の増加	低酸素血症	先天性心疾患，肺炎，無気肺，肺血栓塞栓症，新生児呼吸促迫症候群
	高二酸化炭素血症	閉塞性肺機能障害，肺胞低換気
	アシドーシス	心不全，代謝性アシドーシス，貧血，妊娠，腎不全，糖尿病
	発熱	感染症
換気能力の低下	閉塞性肺機能障害	声帯麻痺，気道異物，閉塞性肺疾患
	拘束性肺機能障害	肺高血圧症，肺切除，胸水貯留，気胸，肺炎，食道裂孔ヘルニア，胸郭変形
	肺胞低換気	神経筋疾患，低カリウム血症
心因性	過換気症候群，不安神経症，ヒステリー	

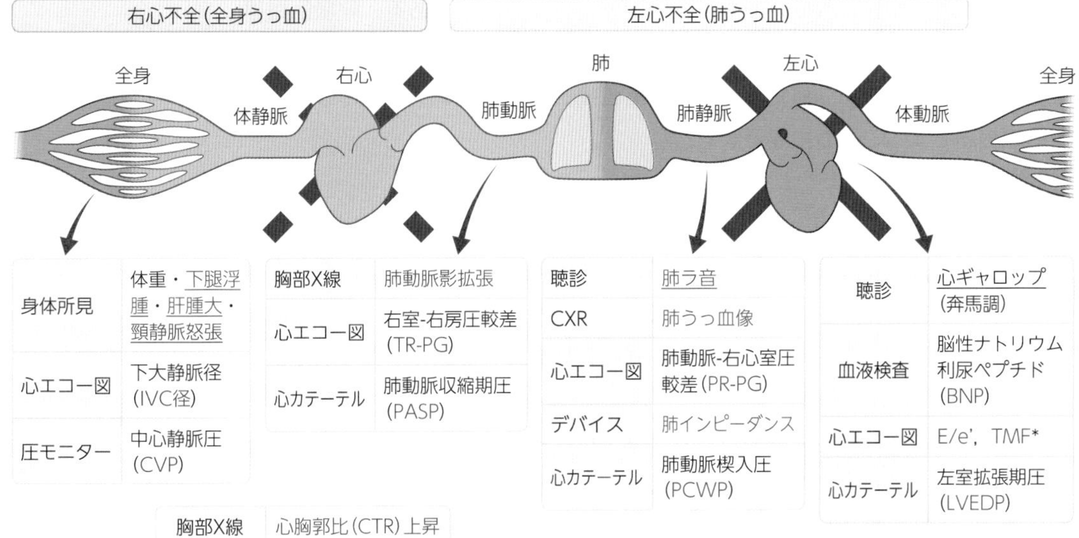

図 2-1 ■心不全におけるうっ血所見

左心不全の際，徐々に上流へうっ血が波及する．うっ血を来した部位ごとにうっ血所見が存在し，身体所見に下線を付す．血管内うっ血（赤字）の方が血管外うっ血（青字）より診断の特異性が高い．

2 呼吸困難の看護

1 症状の観察とアセスメント

循環器疾患により呼吸困難が生じる場合，最も注意をしなければならないのが左心不全による肺うっ血，肺水腫である．肺うっ血や肺水腫は呼吸不全を伴うことが多く，呼吸不全からさらに循環動態へ悪影響を及ぼす可能性がある．特に，夜間発作性呼吸困難や，仰臥位になった際の呼吸困難感の増悪は，左心不全の典型的な症状であるため注意する．また，右心不全で腹部膨満感や腹水貯留により，呼吸への影響が出て，呼吸困難が生じることもあるため随伴症状

表 2-11 ■呼吸困難の観察とアセスメント

呼吸パターンの観察	呼吸回数，努力呼吸の有無，睡眠時無呼吸の有無 呼吸困難感の程度（客観的評価スケール：NYHA 心機能分類，Borg 指数と New Borg 指数，Hugh-Jones 分類，MRC 息切れスケールなど）
随伴症状	チアノーゼ，咳嗽，喀痰，息切れ，腹部膨満感，倦怠感，末梢冷感など
バイタルサイン・検査所見など	血圧，脈拍，呼吸（SpO_2），体温，意識状態，水分出納，動脈血ガス分析 呼吸音：副雑音．特に，捻髪音（fine crackles）や水泡音（coarse crackles）の有無，呼吸音の減弱／消失（部位も） 胸部単純 X 線所見：肺うっ血，胸水貯留の有無，心胸郭比（CTR）など
症状の発生状況	呼吸困難感が起こりやすい時間帯，症状の始まり方・終わり方，持続時間，発生頻度（活動や体位との関連）

を観察し，原因が何かをアセスメントしていく必要がある（表2-11）．

また，酸素化が保たれていても，呼吸困難が生じる場合もある．呼吸困難感は，時には死をも連想させる症状の一つである．酸素化が問題ないからと症状を放置するのではなく，患者が感じている苦痛を取り除くように対応し，精神面への援助をすることも重要となる．

2 状況に応じた看護

呼吸不全を呈している場合には，早急に対処が必要となる．呼吸困難の原因が左心不全で，特に急性肺水腫となっている状況の際は，低酸素状況から全身状態の悪化を招きやすいため，早期対応が求められる．酸素投与，非侵襲的陽圧換気（NPPV）*，人工呼吸器管理等，呼吸管理を行い酸素化が保たれるようにしていく．

用語解説

非侵襲的陽圧換気

Non-invasive positive pressure ventilation：NPPV．挿管や気管切開を施行せずに，鼻あるいは顔面マスクを用いて非侵襲的に陽圧換気を行う方法．

看護で大切なのは体位の調整であり，ファウラー位，セミファウラー位，症状が強いときは起座位をとり，呼吸がしやすく，心負荷が軽減できるようにしていく（図2-2）．しかし，血圧や意識レベルが低下している患者では，頭部挙上によりさらに症状が悪化する可能性があり，慎重に体位の調整を行っていく．

また，うっ血症状の増加や胸部 X 線所見などで水分貯留がみられる際は利尿薬の投与を行い，水分出納・体重チェックにてバランス管理を心がけ，前負荷の軽減に努める．そして，労作により心臓への負担が増加した際に呼吸困難が増強する場合は，安静度の検討と ADL（日常生活動作）への介助が必要となる．早期から心臓リハビリテーションを導入し，理学療法士とも連携しながら運動耐容能を評価していく必要がある．どのような活動が呼吸困難感を増強させるのか，生活の援助の中で把握し，無理なく日常生活が送れるように援助していく．

➡前負荷については，p.16参照．

呼吸困難が生じている場合，呼吸が促迫気味となる傾向がある．そのような状況では効率的に換気ができないため，呼吸法を用いて有効な換気が得られるようにしていく必要がある．腹式呼吸や口すぼめ呼吸などの呼吸法を，患者自身が実施できるように指導し，練習していく．また，排痰が困難な場合は，喀痰を軟らかくして排出しやすいように吸入を実施し，自力排痰が困難な場合は，

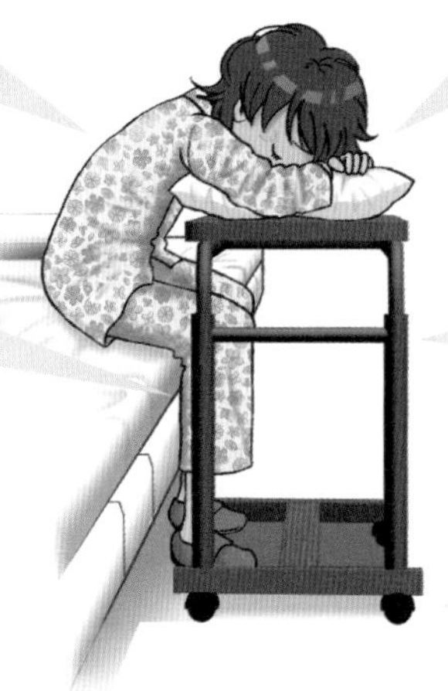
上半身挙上
・静脈還流減少→前負荷軽減
・腹部臓器・横隔膜が下降
→呼吸運動が楽になる
下肢を下げる
静脈還流減少→前負荷軽減
(下肢に水分がプールされる)
寄りかかる
・筋緊張の緩和→エネルギー消費を抑え，
心臓の仕事量を軽減
体位のずれや摩擦による褥瘡に注意する
・体位がずれないように，安楽枕を使用
し体位調整を行う
・背部や殿部に，褥瘡発生がないか注意
する
オーバーテーブルを使用する際は，
ストッパーをかけ，しっかり固定する

図 2-2 ■起座位をとる際のポイント

吸引にて気道浄化への援助を行う．

呼吸困難感が心理面の影響を受けている場合は，精神的な援助も重要となる．精神的ストレスの除去，安心感を与えリラックスできるような関わりによって，呼吸困難感の軽減に努めていく．

5 浮　腫

1 浮腫とは

1 定義・概念・種類

浮腫は，顔や手足など身体の末端が，体内の水分増加により痛みを伴わない形で腫れる状態を指す．血管内の水分が血管外に移動することで生ずるが，スターリングの法則（➡ p.16参照）により，①静水圧の上昇，②膠質浸透圧の低下のいずれかが主因をなす．これに，③毛細血管透過性の亢進が病態を修飾する．静水圧が上昇すると，タンパク濃度の低い漏出液が組織間液を構成する．一方，炎症や腫瘍が病態形成に関わる場合は，タンパク濃度の高い滲出液が浮腫を来す．出現範囲によって，全身性浮腫と局所性浮腫とに分類される．

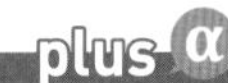

静水圧
静水圧とは，液体が静止しているときの圧力である．体の水分の血管内外への移動は，その血管の静水圧と血漿の膠質浸透圧に影響される．静水圧が高くて膠質浸透圧が低いと，血管外へ水分が移動する．その逆だと，血管内へ水分が移動する．血管外に水分がたまってうっ血すると，浮腫などの症状がみられる．

2 考えられる疾患

静水圧の上昇として代表的な疾患は，心不全である．一方，低アルブミン血症に伴う膠質浸透圧の低下は，肝硬変やネフローゼ症候群，タンパク漏出性胃腸症（protein-losing enteropathy：PLE）などでみられ，いずれも全身性で漏出性の浮腫を来す．甲状腺機能低下症は，アルブミンとムコ多糖類の結合物が間質に貯留するため，**非圧痕性浮腫**（non-pitting edema）をもたらし，粘液水

表 2-12 浮腫の原因と鑑別法

	原因	鑑別法
局所性浮腫	静脈性浮腫（静脈血栓症，静脈瘤，上大・下大静脈症候群）	浮腫周辺部の静脈が怒張する．
	炎症性浮腫（炎症，アレルギー，血管炎）	皮膚の発赤や熱感，圧痛がみられる．
	リンパ性浮腫（がん転移，手術・照射後，遺伝性）	局所より末梢側に浮腫が拡大し，非圧痕性が多い．
	血管神経性浮腫（クインケ浮腫）	非圧痕性で顔面や咽頭に好発し，数時間から数日で消失する．
	麻痺性浮腫	麻痺側に限局する．
全身性浮腫	心性浮腫（心不全）	心機能が低下し，頸静脈怒張が特徴的である．
	肝性浮腫（肝硬変）	肝機能が低下し，血清アルブミンが低下する．
	腎性浮腫（腎不全，ネフローゼ症候群）	腎機能の低下やタンパク尿の程度は疾患によりばらつきが大きい．
	栄養障害性浮腫（脚気，悪液質，タンパク漏出性胃腸症）	血清アルブミンが低下するが，肝機能は正常．
	内分泌性浮腫（甲状腺機能低下症，アルドステロン症，クッシング症候群，妊娠浮腫）	各種ホルモン値の異常を認める．
	薬物性浮腫	
	特発性浮腫	

腫と別称される．がんでは，低栄養による漏出性浮腫に加え，リンパ管の循環障害や炎症物質による脈管系の浸透圧亢進などが複雑に絡み合い，滲出性浮腫も生ずる．

浮腫の成因と鑑別を表2-12に示した．局所性と全身性に分類し，各疾患に特徴的な所見について決められた検査をもとに鑑別を進めれば，診断は比較的容易である．

3 観察と評価

既往歴や随伴症状を含めた全身検索が浮腫の原因同定に有用である．全身性浮腫を来す心臓，肝臓，腎臓については既往歴を聴取する．体重や尿量の変化，心不全では労作時の息切れを来すことがある．Ｃａ（カルシウム）拮抗薬や非ステロイド抗炎症薬，チアゾリジン系血糖降下薬など副次作用として浮腫を来す薬剤の服用歴を確認する．

軽度の浮腫には治療の緊急性は乏しいが，重度の浮腫では呼吸や循環に障害を来すことがあり，まず脈拍数や血圧，呼吸数，酸素飽和度などのバイタルサインの確認が必須である．特に心不全では肺うっ血による呼吸困難が生命危機につながる場合があり，緊急処置の必要性を迅速に判断する．

身体所見として全身性か局所性かの判別が重要であり，局所性の場合は左右差や炎症の有無を確認する．浮腫の大部分は**圧痕性浮腫**（pitting edema）であり，脛骨前面を数秒間圧迫した後に皮膚が陥没するかで判断する．圧痕を残さずに回復する非圧痕性浮腫は，甲状腺機能低下症で特徴的である．

2 浮腫の看護

1 症状の観察とアセスメント

循環器疾患により浮腫が出現する場合は，前負荷増大による水分の貯留が最も考えられ，特に，右心不全を呈する病態の際に生じやすい．浮腫は間質へ水分が貯留することで生じるため，重力に影響されやすい．そのため，立位・座位でいることが多い場合は下肢に生じやすく，寝たきりの状態では背部に生じやすい．浮腫が最も出やすい部位で観察することが，早期発見につながる．浮腫が生じている部位の皮膚は引き伸ばされるため，脆弱化しやすい．そのため，スキントラブルなどが生じていないか，臥床患者の場合は背部などに褥瘡が発生していないか，観察していく必要がある．

また浮腫が高度になると，身体が重く感じられ，倦怠感などにもつながりやすく，日常生活への影響を及ぼしやすい．下肢の浮腫が増強している場合は，歩行への影響も観察し，転倒リスクのアセスメントも常に行っていく必要がある．

低タンパク血症を呈している場合は，浮腫が増悪しやすいため，栄養状態の評価も重要となる．タンパク漏出性胃腸症などにより，高度の低アルブミン血症が生じている際は，アルブミン補充療法なども必要となる．

また，消化管が浮腫を起こした状態になると，排便コントロールが不良になり，便秘や下痢などを来すため，食事摂取量の確認とともに，排便状況も観察していく必要がある．

2 状況に応じた看護

浮腫を伴う体重増加がみられた際は，心不全の増悪を疑い，水分出納・体重チェックを行いながら，利尿薬の増量などでバランス管理を行い，前負荷の軽減に努める．利尿薬増量時は，血圧低下，脱水，低カリウム血症等の電解質異常による不整脈出現等に注意し，急激な除水に注意していく．

下肢に浮腫が強く出ている際は，下肢挙上，弾性ストッキングの装着，マッサージ等により，末梢の静脈還流を促進するケアを行う．その際は，静脈還流が促進されることで前負荷が増大し，心不全症状が悪化する可能性がある．呼吸困難感等の症状の悪化に注意しながら実施することが求められる．

浮腫を起こしている部位の皮膚の状態を観察し，清潔・保湿を保ち，スキントラブルに注意していく．特に，寝たきりで背部等に浮腫を生じている患者では，褥瘡予防マットを使用し，体位変換や定期的な除圧により，褥瘡予防に努めていく．

食事管理も重要で，低栄養状態とならないように栄養バランスを考慮し，塩分は 6g/ 日未満に控え，塩分摂取過多に注意していく．

6 チアノーゼ

1 チアノーゼとは

1 定義・概念・種類

チアノーゼは，皮膚・粘膜の青紫色変化である．口唇，口腔粘膜，鼻尖，耳朶，指先，爪床でみられやすいが，それは，これらの部位ではメラニン色素が少ないなど毛細血管血液の色をよく反映するためとされる．毛細血管内血液の還元ヘモグロビン濃度が5g/dL以上になると出現する．まれに，異常ヘモグロビン血症が原因となることもある．

また，一酸化炭素中毒や貧血では低酸素血症があってもチアノーゼはみられず，低酸素血症に特異的な症状ではない．高二酸化炭素血症などによるアシドーシスや体温上昇により，酸素が解離しやすくなることで，チアノーゼが生じやすくなる．このとき酸素解離曲線は右方に偏位している．チアノーゼは中枢性と末梢性，ヘモグロビンの異常による血液性に大別される．

2 考えられる疾患 （表2-13）

中枢性チアノーゼは，動脈血の酸素飽和度が低下して，全身に出現する．原因は呼吸機能障害と右左シャント，高地環境などの肺胞内酸素分圧低下の三つに大別される．**末梢性チアノーゼ**は，動脈血酸素飽和度は低下せず，毛細血管内血流速度が低下して組織への酸素移行が増大することで出現する．**血液性チアノーゼ**は，ヘモグロビンの異常によるもので，中毒性ないし薬剤性のメトヘモグロビン血症の場合が多く，先天性のものはまれである．

3 観察と評価

心内修復術に達しない**チアノーゼ性先天性心疾患**や，肺高血圧の進行した**アイゼンメンジャー症候群**では，長期間にわたってチアノーゼが持続する．チアノーゼで生じる全身合併症は，低酸素血症と赤血球増多による組織の障害や変化に起因し，死亡にも直結するものがある．まず，血液学的異常として多血症や過粘稠度症候群*が生じ，頭痛やめまい，巣症状*，倦怠感，筋力低下などの症状を呈する．その他として，末梢血管異常や出血傾向，ビリルビン代謝異常，尿酸代謝異常，肺血管障害，脳血管障害，腎臓合併症，四肢・長管骨の異常，感染性心内膜炎などが知られている．

2 チアノーゼの看護

1 チアノーゼのアセスメントと看護

チアノーゼは中枢性と末梢性，血液性に大別されるが，その原因は異なる．それぞれの原因を理解した上での看護が必要となる．

用語解説

過粘稠度症候群
血液粘度の増加によって生じる臓器，組織の血流障害による症状である．酸素運搬能を高めるために赤血球が増加することで，血液の粘稠度が高くなり，脳梗塞やけいれんなどを来す．

巣症状
脳における各々の部位は，それぞれ個別の働きをつかさどっている．したがって，ある部位が障害された場合に，その部位に見合った固有の症状が出現する．

表 2-13 チアノーゼの分類に基づく原因病態

中枢性チアノーゼ	呼吸機能障害：肺胞低換気，換気血流比不均等，拡散障害
	右左シャント：先天性心疾患，先天性肺血管異常
	肺胞内酸素分圧低下
末梢性チアノーゼ	末梢循環不全
	動脈閉塞性疾患
	静脈閉塞性疾患
血液性チアノーゼ	へモグロビンの異常

表 2-14 チアノーゼのアセスメント

- チアノーゼを引き起こしている原因疾患は何か．
- 中枢性，末梢性，血液性のいずれか．それぞれの治療とその反応はどうか．
- チアノーゼが出現している部位や程度はどうか．
- 併発している症状とその程度はどうか（表2-15）．
- 併発している症状に伴う身体的苦痛や自覚症状とその程度はどうか．
- 日常生活行動への支障を来していないか，具体的内容とその程度はどうか．
- SpO_2 または SaO_2，動脈血酸素分圧（PaO_2）の低下の有無とその程度はどうか．
- 血圧，脈拍等の変化はどうか．
- 血液データや胸部 X 線の所見はどうか．

表 2-15 チアノーゼに併発する症状とそのアセスメント

中枢性チアノーゼ	●呼吸困難や呼吸パターンの変化 ●頭痛やめまい，倦怠感等の出現の有無とその程度 ●酸素化の障害や異常へモグロビンによる症状かどうか
末梢性チアノーゼ	●局所の冷感，鋭い痛みや，労作に伴う痛み等の有無とその程度 ●症状出現のパターン ●末梢血管内デオキシへモグロビン増加による症状かどうか ●SaO_2 は正常であるかどうか

アセスメント

まずはチアノーゼについてアセスメントし，随伴症状やその程度についても観察する（表2-14）．

2 看護

看護目標として，まずチアノーゼが消失することが挙げられる．

中枢性チアノーゼの看護

中枢性チアノーゼを引き起こす循環器疾患には，心不全や心原性ショック等が原因となる，肺毛細血管と肺胞間のガス交換の障害により引き起こされるものが含まれる．基本的にチアノーゼの原因となっている病態からの回復に向けた治療が，確実に行われることが肝要である．さらに病状の回復だけではなく，悪化の早期発見，早期対処も大切である．特に呼吸管理や酸素療法が確実に実施されることと，その反応の観察が重要となる．酸素投与は，正確な量と方法で実施する．投与開始後もしくは投与中の患者の自覚症状や苦痛の変化を観察すること，SpO_2 または SaO_2 と動脈血酸素分圧（PaO_2）を経時的に観察してガス交換や低酸素血症の改善の状況をモニタリングすること，それに伴う呼吸状態，血圧，脈拍などの変化を経時的に観察することが必要である．

また人工呼吸管理下にある患者に対しては，肺音の聴取を行い，チアノーゼの状態，バイタルサイン，血液の酸素化や併発している症状の変化を経時的にモニタリングする．それぞれの数値や状態の変化が患者の病態にどのように影響しているのかを常に推察し，チアノーゼの状態だけではなく，総合的に患者の全身状態を把握していくことが大切である．

貧血がある場合，総ヘモグロビン量が少なく，デオキシヘモグロビン量も少ないことから，チアノーゼが肉眼的に観察されにくくなる．肉眼的チアノーゼの有無だけでなく，患者の全身状態の把握を根底に，チアノーゼとその随伴症状のアセスメントをしていく．

末梢性チアノーゼの看護

末梢性チアノーゼでは，末梢動脈閉塞，血栓性静脈炎や静脈血栓症，レイノー病などの末梢血管の病変が主なものである．基本的に原因疾患の内科・外科的な治療が適切に確実に行われ，チアノーゼが改善・消失することが第一の目標である．その次にチアノーゼとともに出現する症状の軽減や，状態悪化によって引き起こされる結末を回避することが重要となる．

▶ 動脈閉塞性疾患

動脈閉塞の場合，チアノーゼは閉塞のある側に起こり，疼痛，冷感，末梢拍動の欠如や減弱，運動時の下肢疼痛や間欠性跛行がみられる．動脈閉塞がさらに進むと潰瘍や壊死を来す．これらが引き起こす日常生活行動への支障とその程度，それに対する患者の対処行動を把握し，生活様式の再構築の支援が必要になる．

▶ 静脈閉塞性疾患

静脈系では，静脈のうっ血から浮腫や緊満による疼痛や圧迫感を来す．さらに進むと組織圧の上昇から水疱形成や皮膚壊死を来すことがある．これらの症状の緩和や軽減を目的に加温やマッサージを行う．しかし浮腫のある患者や皮膚が脆弱な患者の場合，加温やマッサージによる皮膚障害への留意が必要である．また同様に苦痛や日常生活行動への支障とその程度，それらに対して患者がどのように対処しているかを把握し，健全な対処行動をとれるよう支援することが必要になる．加えて，静脈系の閉塞の場合，肺塞栓を突然引き起こす可能性がある．突然の呼吸苦，バイタルサインの変化，中枢性のチアノーゼの出現などが現れたときは，迅速な対応が必要となる．

▶ 末梢循環不全

末梢血管病変がある患者で喫煙者には，禁煙を即座に開始してもらうことが重要である．喫煙は，それが直接的な原因でない疾患もあるが，血管病変全般において病状を悪化させるといわれている．禁煙は，副作用がなくコストのかからない治療として，生活調整や再構築の中で進めていける看護活動である．

7 めまい・失神

1 めまい・失神とは

1 定義・概念・種類

脳全体の一過性低灌流による一過性の意識消失を**失神**と呼び，脳の低灌流以外で意識障害を来す過換気症候群やてんかん，低血糖などと区別する．また，意識が完全に消失せずとも，その前段階の症状として**めまい**と表現する患者も多く，前失神と呼称する場合もある．問診上の失神の定義は，他からの助力なしに自力で意識を回復させるエピソードを指す．多くの失神は比較的急速に出現し，回復も比較的速やかである．ただし，失神からの回復後に逆行性健忘をみることがある．

2 考えられる疾患

失神の原因として最も多いのは，血管迷走神経性失神や頸動脈洞性失神，状況失神などの反射性失神（神経調節性失神），すなわち自律神経異常によるものである．排尿後，排便後，嚥下後，咳嗽後，運動後は状況失神の誘因となる．日常の診療では器質的疾患を伴わない神経反射や自律神経機能異常による失神に多く出合うが，大部分は低リスクの病態であるため軽視しがちである．しかしながら，時に器質的疾患に伴う場合があり，常に鑑別診断として見逃しを起こさぬよう留意する(表2-16)．

特に失神の中では，心原性失神が重要である(図2-3)．心原性としてはリズム異常（不整脈）と心駆出障害（器質性心疾患）に大別され，重症心室性不整脈，大動脈弁狭窄症，閉塞性肥大型心筋症，肺高血圧症の鑑別が重要であり，虚血性心疾患としては特に冠攣縮性狭心症の診断が必要とされる．

3 観察と評価

状況失神は，詳細な問診により診断は比較的容易である．時に患者本人が誘因たる状況を認識していないことがあるので，排尿便や飲食などとの関連を確認する．恐怖，疼痛，ストレス，入浴後などの暖かい環境への曝露，長時間の立位に伴う失神は，血管迷走神経反射の可能性が高い．起立動作直後の失神は，起立性低血圧を考える．頸部圧迫による失神は頸動脈洞性失神を疑う．これら自律神経異常の場合，多くは「目の前が白んでくるような」前駆症状を伴うことが多く，前駆症状が全く生じない失神は心原性の可能性を念頭に置く．

なお，けいれんや失禁は失神の際にも生じるため，てんかんなどのけいれん発作を起こす疾患群との鑑別には不向きである．一方，失神の最中は患者本人の意識が消失していることから，目撃者の存在を確認することは欠かせない．発作時の顔色，意識消失時間，けいれんや解消の有無を聴取する．失神の際には「顔色が青かった」との印象を受けることが多く，診断の参考になる．

表 2-16 ■失神を来す疾患

自律神経異常	起立性低血圧	自律神経疾患：純粋自律神経失調症，糖尿病，アミロイドーシスなど
		薬剤，アルコール
		循環血液量の急激な減少：出血など
	反射性失神（神経調節性失神）	神経調節性失神
		血管迷走神経性失神：血管迷走神経反射
		頸動脈洞性失神：頸動脈洞過敏症候群
		状況失神：排尿後，排便後，嚥下後，咳嗽後，運動後など
		三叉神経痛
心疾患	心原性失神（心血管性失神）	不整脈：徐脈性，頻脈性
		器質性心疾患：狭窄性弁膜症，冠動脈疾患，閉塞性肥大型心筋症，左房粘液腫，大動脈解離，大動脈炎症候群，心タンポナーデ，肺血栓塞栓症，肺高血圧症
脳血管障害	盗血症候群（スチール症候群）*	
	過呼吸症候群	

用語解説

盗血症候群
動脈血が低圧の脈管側に多く流入し，動脈側に血液が流れにくくなることで虚血が生じて，末梢側に冷感やしびれ，疼痛，壊疽などが生じる病態のこと．スチール症候群ともいう．

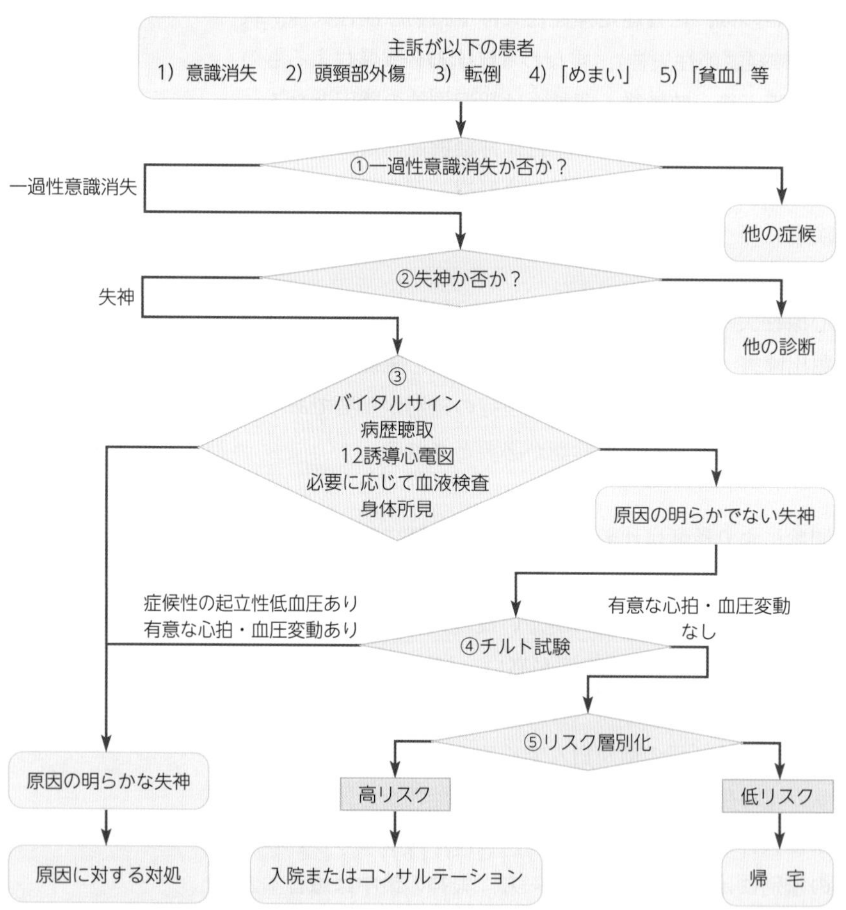

図 2-3 ■救急部門における失神患者診療のフローチャート

日本循環器学会．失神の診断・治療ガイドライン（2012 年改訂版）．http://www.j-circ.or.jp/guideline/pdf/JCS2012_inoue_h.pdf（2020 年 10 月閲覧）．

高リスクでは，心原性や脳血管性の可能性が考えられる．

致死性疾患が否定できないため，失神の原因が心原性であるか否かが最も重要である．したがって，12誘導心電図は必須である．さらに心原性の原因疾患を念頭に置いた診察や検査が求められる．バイタルサインの確認は必須であるが，失神時の血圧低下は短時間で回復し，診察時には所見が得られないことが多い．

2 めまい・失神の看護

1 症状の観察とアセスメント

循環器疾患により，めまい・失神が生じる場合は，アダムス・ストークス症候群*をまず疑う必要がある．失神している患者に対しては，頸動脈が触知できるかを確認し，触知できない場合は「心停止」の可能性を考える．心停止には心室細動，無脈性心室頻拍，心静止，無脈性電気活動の四つの波形（表2-17）があり，不整脈の種類により対応が異なるため，心電図にて速やかに確認していくことが重要となる．随伴症状として，ふらつき，胸部不快感，胸痛，全身倦怠感，ショックの徴候が出ていないかを観察していく．

不整脈が原因ではないが，血圧の低下により脳への血流が十分に保てない場合も，めまい・失神が生じる可能性がある．水分出納の確認や降圧薬内服後の変化等も観察し，バイタルサインの変動に注意していく必要がある．

また，反射性失神（神経調節性失神〈neurally mediated syncope：NMS〉）では，姿勢の変化，排尿，咳嗽，嚥下，情動ストレス等を誘因に失神を起こす．失神前の状況も把握できるように観察していく．

めまい・失神が生じたことにより，転倒・転落を起こすリスクも高くなる．転倒した場合は，打撲部分の観察，特に頭部を打撲した際は，意識障害など脳血管障害による症状が出現していないかを観察していく必要がある．

2 状況に応じた看護

不整脈が原因で，めまい・失神が生じている場合は，適切な不整脈治療を速やかに実施していく必要がある．意識消失し頸動脈が触れない場合は，心停止

用語解説

アダムス・ストークス症候群
Adams-Stokes syndrome：ASS．不整脈により心拍出量の低下を来し，それにともなう脳血流減少によりめまい，意識消失（失神），けいれんなどの一過性の脳虚血症状を引き起こした病態をいう．

表 2-17 心停止の波形

不整脈の種類	不整脈の波形	除細動適応
心室細動 ventricular fibrillation：VF		あり
無脈性心室頻拍 pulseless VT (ventricular tachycardia)		
心静止 asystole		なし
無脈性電気活動 pulseless electrical activity：PEA		

と判断し，速やかに心肺蘇生を実施する．洞不全症候群や高度房室ブロック等で，高度な徐脈が生じている場合は，体外式ペーシング，ペースメーカ植込み等により，心拍数を保つ対処が必要となる．ペースメーカを植込んだ患者に対しては，生活の注意事項を指導していく．

めまい・失神の前駆症状があるような場合は，転倒予防行動を患者自身が取れるように指導していく．床やベッドに横になる，外出先では座位になり壁に寄り掛かるなどして，めまい・失神による転倒の衝撃を最小限にとどめていく必要がある．

反射性失神（神経調節性失神）の場合は，ストレスコントロールを行い，失神を誘発するような行動は避け，ストレスをため込まず，規則正しい生活を送れるように指導・生活調整を行っていく．排便時の努責により失神が誘発される場合もあるため，排便コントロールが行えるような看護も重要となる．

8 ショック

1 ショックとは

1 定義・概念・種類

何らかの原因によって組織を灌流する血液量が低下し，正常な細胞活動を維持することができなくなった状態を指す．**ショック**の診断基準を表2-18に記す．生命危機に関わる非常に危険な病態であり，原因検索と同時並行して蘇生行為を開始する必要がある．すなわち，すべてのショックに共通する初期治療として，気道の確保，呼吸の維持，輸液路の確保，血圧・循環の維持（ABCの確保），およびショックの原因に対する処置を行う．

➡ ABCDEアプローチについては，p.239参照．

表2-18 ■ショックの診断基準

血圧低下＋小項目3項目以上をショックと定義する．
①血圧低下 収縮期血圧90mmHg以下 または，1）平時の収縮期血圧150mmHg以上の場合，平時より60mmHg以上の下降 2）平時の収縮期血圧110mmHg以下の場合，平時より20mmHg以上の下降
②小項目 ●心拍数100/分以上 ●微弱な脈拍 ●爪床毛細血管のrefilling遅延 ●意識障害 ●乏尿・無尿 ●皮膚蒼白と冷汗 ●または，感染性ショックの場合39℃以上の発熱

2 観察と評価

臓器への灌流低下や代謝性アシドーシスを代償するため，頻呼吸を来し，呼吸困難を訴えることがある．また，循環を代償するために頻脈となる．ただし，ショックの初期には循環不全を頻脈で代償させ，血圧低下が明らかでない場合がある．脳循環不全に伴い，意識障害や精神症状を来す．

このような病態に基づき，共通の身体所見として，顔面蒼白，冷汗，苦悶様顔貌，脈拍触知不良，呼吸促迫，皮膚の紫色大理石様模様，乏尿，意識低下，四肢冷感（感染性ショックを除く）などがみられる．最終的には血圧低下を来す病態であるが，脈圧の縮小と頻脈などの前状態を早期に把握し，なるべく早くに対処を開始することが求められる．

2 ショックの看護

1 ショック時の看護の目標

ショック時の看護の目標は，呼吸や循環の安定化を図り患者の生命を守ることにある．同時にショックの原因に対する看護を提供し，ショックからの早期回復を目指す．ショックが疑われる場合，早急に静脈路の確保（可能な限り太い静脈留置針で 2 ルート以上）および酸素投与を行う．急変の可能性を考慮しながら血圧，脈拍，呼吸，意識レベル，SpO_2 などのバイタルサインの経時的変化をモニタリングする．

ショックの原因特定のための検査の介助を行い，発症の経緯や既往歴などを聴取する．意識障害で患者からの聴取が困難な場合は，家族や同行者などから行う．ショックに対する治療は侵襲的なものが多いため，患者の身体的苦痛の緩和に努める．水平仰臥位を基本とし，安全・安楽な体位を提供する．低体温は組織循環を阻害するため保温に努める．

患者や家族は突然の発症で，不安や恐怖などの心理的苦痛を体験している．看護師は患者や家族が安心できる態度で接し，病状や治療についてわかりやすく説明を行い，心理的苦痛の軽減に努める．患者の状態が許せば家族面会を実施し，患者や家族の不安を軽減する．患者のショックが進行し生命に危機が迫っている場合は，直ちに救命処置を開始する．

1 循環血液量減少性ショック

1 循環血液量減少性ショックとは

1 定義・概念

循環血液量減少性ショック（hypovolemic shock）では，出血により循環血液量が減少することによって組織灌流圧が低下し，全身組織の機能不全となる．

Study

一次救命処置(BLS)

看護師は急変の第一発見者になる場合が多い．そのため，一次救命処置（BLS：basic life support）の知識と技術の獲得が必須である．患者の反応がみられない場合は，直ちに応援を要請し人手を集める．速やかに気道を確保し呼吸の有無を確認する．呼吸がない，もしくは死戦期呼吸*の場合は胸骨圧迫を開始する．胸骨圧迫は胸が約5cm（6cmを超えない程度に）沈むまで強く，速く（100～120回/分），絶え間なく（中断せず）行う．胸骨圧迫を解除する際は胸が元の高さにまで戻るようにする．胸骨圧迫は，一人で継続して実施すると疲れがたまり確実性が減少するため，交代で実施する．交代の際は胸骨圧迫の中断が起きないように注意する．人工呼吸はバッグバルブマスク等を使用し，胸の上がりを確認しながら換気を実施する．胸骨圧迫と換気の比率は30：2とする．自動体外式除細動器（AED）が到着したら電極パッドを装着する．急変時に確実な救命処置を実施するために日ごろからチームで訓練を実施することが望ましい．

*用語解説

死戦期呼吸
agonal gasping．心停止直後に生じる，しゃくりあげるようなゆっくりとした不規則な呼吸（あえぎ呼吸または下顎呼吸）である．心停止のサインとして判断する．

2 考えられる疾患

さまざまな外傷に伴う外出血と，胸腔内出血（胸部外傷，胸部大動脈瘤破裂など）・腹腔内出血（腹部外傷，がん病巣破裂，子宮外妊娠など）・消化管出血（食道静脈瘤破裂，消化管潰瘍，大腸癌など）・軟部組織内出血（骨折・打撲など）に伴う内出血とに分けられる．

また，熱傷や急性膵炎，腹膜炎，高度脱水などでは血液の一成分である血漿が漏出してショックを来す場合がある．外傷性ショックは90％が循環血液減少性だが，頸髄損傷例では神経原性ショックを疑う必要があり，頸部の自発痛や圧痛の有無を確認する．また，胸部外傷では，緊張性気胸と心タンポナーデを確実に除外する．

3 観察と評価

体外への出血は循環血液量減少性を容易に疑えるが，胸腔や腹腔，軟部組織内への内出血や消化管出血など体外への出血が露見しない場合は，初期診断が困難なことが少なくない．タール便の有無は確認する．

plus α

タール便
ヘモグロビンが胃酸などの消化液にさらされて黒色に変化して排泄された状態である．上部消化管からの出血があることが想定される．

2 循環血液量減少性ショックの看護

出血や体液喪失に伴うショックでは，早急に輸液・輸血を開始し循環血液量を確保する必要がある．また出血によるショックの場合は，出血箇所が特定されると止血処置が行われる．状況に応じて速やかに対応できるように，準備や介助を行う．

2 血液分布異常性ショック

1 血液分布異常性ショックとは

1 定義・概念

血液分布異常性ショック（distributive shock）では，末梢血管が拡張することにより有効循環血液量が減少して血圧が低下し，組織への血液が減少して臓器不全に陥る．

2 考えられる疾患

感染性ショック

敗血症などでは細菌の破壊に伴い，細菌外膜に存在するエンドトキシンに生体が反応し，一酸化窒素をはじめとする炎症性メディエーターの放出などを通じてショックが引き起こされる．感染が原因であるため38℃以上の高熱がみられ，四肢冷感を伴う他病態によるショックと区別し，ウオームショック（warm shock）とも呼称される．

アナフィラキシーショック

アレルゲンの摂食によってⅠ型アレルギー反応が起こり，肥満細胞から分泌されたヒスタミンや炎症性メディエーターが末梢血管を拡張させ，さらには肺細気管支の収縮，気管支けいれん，喉頭浮腫，気道平滑筋収縮，蕁麻疹（じんましん）などのアレルギー症状が引き起こされる．

神経原性ショック

高位脊髄神経麻痺，脊髄損傷，交感神経遮断薬などで交感神経系が抑制または遮断されることによって血管への神経支配は障害され，末梢血管が拡張し，血圧が低下する．

3 観察と評価

症状経過や身体所見が鑑別診断に重要である．発熱や感染徴候は，感染性ショックを考える．アレルギー性の食事や薬剤摂取，ハチ刺症（ししょう）などの抗原曝露の直後から呼吸困難や高度の浮腫・紅潮などを認めればアナフィラキシーショックを疑う．外傷後の徐脈は，神経原性ショックを想定する．

2 血液分布異常性ショックの看護

1 感染性ショック

感染性ショックでは感染部位が特定されると感染部位の切除やドレナージが実施されるため準備と介助を行う．また，カテーテル感染が疑われる場合，カテーテルの抜去を行うため，準備と介助を行う．個人防護具の着用や手指衛生など医療者の感染予防対策の徹底も求められる．

2 アナフィラキシーショック

アナフィラキシーショックでは，速やかにアドレナリン筋肉注射が実施でき

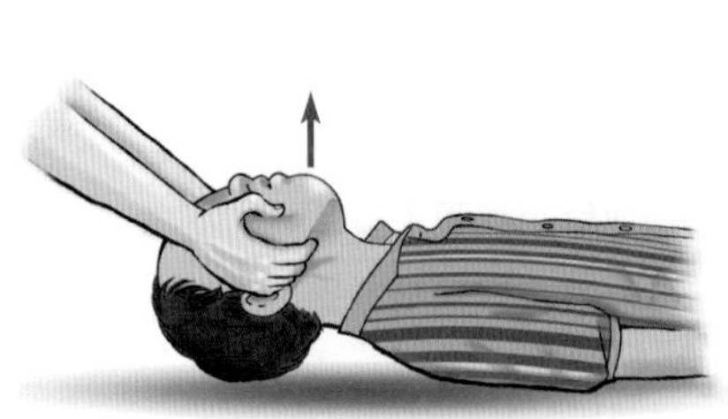

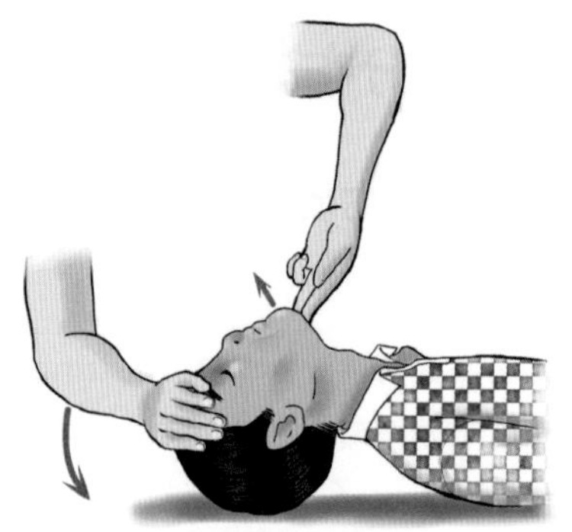

図 2-4 ■下顎挙上法と頭部後屈顎先挙上法
下顎挙上法は下顎を上顎より前に出し「受け口」にして気道を確保する．頭部後屈顎先挙上法は顎先を引き上げるようにして頭を後ろに反らし気道を確保する．

るよう準備を行う．初めて使用する薬剤投与後にショックとなった場合は，直ちに薬剤投与を中止し，至急，医師に報告する．アナフィラキシーショックでは，気管支収縮や喉頭浮腫による呼吸困難が生じる場合がある．そのため，気道閉塞の徴候があれば直ちに気道確保*を行う（図2-4）．必要に応じて気管切開や輪状甲状靱帯穿刺・切開などの外科的気道確保が行われるため，それらの準備と介助を行う．また，抗ヒスタミン薬やステロイドの投与準備を行う．軽快後もアナフィラキシーショックが再現することがあるため，経過観察を行う．

全身状態が落ち着いてから，アナフィラキシーショックの再発予防に向けた患者教育を実施する．

3 神経原性ショック

神経原性ショックは徐脈を伴うことが特徴である．硫酸アトロピンの投与ができるよう準備を行う．徐脈により心拍出量が低下することで，意識レベルの低下や呼吸停止に陥る可能性が大きいため，注意深い観察と対処が求められる．頸髄損傷の可能性が考えられ気道確保が必要な場合は，頸部を動かさずに気道確保ができる下顎挙上法を第一選択とする．

＊用語解説

気道確保
空気の通り道を確保することを意味する．気道確保の方法には，下顎挙上法，頭部後屈顎先挙上法，気管挿管などがある．

plus α

再発予防に向けた患者教育
アナフィラキシーショックの再発予防のため，食物アレルギーを明記したアレルギーカードを携帯したり，アナフィラキシーが出現した際に患者自身がアドレナリン自己注射薬を確実に使用できるようにするなど支援する．

3 心原性ショック

1 心原性ショックとは

1 定義・概念

心原性ショック（cardiogenic shock）では，心臓のポンプ力の低下や高度な心調律の異常によって心拍出量が減少し，組織灌流の低下に伴い全身組織が機能不全に陥る．一般的にショック患者の初期治療では大量輸液が実施されることが多いが，心原性では異なる対応を求められ，ショックの鑑別診断では心原性ショックの除外が優先される．

2 考えられる疾患

あらゆる心疾患が候補となり得るが，①心筋疾患（虚血性心疾患，心筋炎，心筋症，心破裂，心室中隔穿孔，薬剤性心筋障害など），②弁膜症（僧帽弁乳頭筋断裂，感染性心内膜炎を含む急性僧帽弁逆流など），③不整脈（心室頻拍，心室細動，WPW 症候群での心房細動併発など）が多い．

3 観察と評価

12誘導心電図による急性冠症候群，心筋炎および致死性不整脈の同定が，診断の第一歩として有用なことが多い．心ポンプ異常の診断には，心エコー法による観察が欠かせない．心筋梗塞のように胸痛などの胸部症状を伴う場合は心原性の鑑別へと導きやすいが，若年者の感冒で心筋炎を生じた際には疾患の想定自体が難しく，発熱に気を取られて時に心原性ショックを見逃す．なお，ショックの多くは頻脈であるが，徐脈が原因で心拍出量が低下し，心原性ショックを来す場合がある．

2 心原性ショックの看護

心原性ショックでは心停止の予防を念頭に置き，バイタルサインの変化を観察する．胸痛の症状がある場合は，早急に 12 誘導心電図を取る．中心静脈カテーテルや肺動脈カテーテル*を挿入する場合があるため，準備や介助を行う．また，カテコールアミンや抗不整脈薬などの薬剤投与が迅速に開始できるよう，輸液ポンプやシリンジポンプを含めて準備を行う．心原性ショックの場合，大量の輸液は心臓への負担となるため，医師の輸液指示量を厳守し輸液管理を行う．尿道バルーンが挿入されている場合は，尿量を観察する．薬剤等で循環動態の維持が困難な場合は，大動脈内バルーンパンピング（IABP）や経皮的心肺補助法（PCPS）などの機械的補助を行う場合があるため，準備や介助を行う．

診断結果により，緊急手術や心臓カテーテル治療などが行われる．治療後は集中治療室（ICU）や冠疾患集中治療室（CCU）で全身管理を実施する場合が多い．患者は見慣れない特殊な環境に身を置き，治療を受けることに不安や恐怖，孤独などの心理的苦痛を体験する．看護師は患者や家族に対して環境についてのオリエンテーションを実施したり，治療や看護について情報提供を行ったりして，患者や家族の心理的苦痛の軽減を行うことが求められる．

＊用語解説

肺動脈カテーテル
カテーテルは内頸静脈や鎖骨下静脈から挿入し，右心房，右心室を通り肺動脈内に留置する．モニターと接続することで右房圧，右室圧，肺動脈圧，肺動脈楔入圧などの循環動態を持続的にモニタリングすることができる．これにより心機能の評価や治療の選択に必要な情報を得ることができる．

4 心外閉塞・拘束性ショック

1 心外閉塞・拘束性ショックとは

1 定義・概念

心外閉塞・拘束性ショック（obstructive shock）とは，心臓自体が原因ではなく，心臓外での閉塞もしくは圧迫の機転により，心臓の拡張機能が高度に障害されたり，心臓への血液灌流が妨げられ，心拍出量の低下を通じて血圧低下を来し，臓器不全に陥った状態である．

2 考えられる疾患

心臓外の閉塞機転として，肺血栓塞栓症がある．心臓外からの圧迫機転として，心タンポナーデ，緊張性気胸，収縮性心膜炎がある．

3 観察と評価

各種の画像所見が診断に必要なことが多い．心エコー図において，心膜液貯留では心タンポナーデを，右心系拡大では肺血栓塞栓症を疑う．造影CTでの肺動脈の血栓や下肢深部静脈血栓から肺血栓塞栓症を確定する．Dダイマー陰性の場合は，ほぼ肺血栓塞栓症を否定できる．緊張性気胸によるショックは画像診断での確定診断を進める時間的猶予が少ない．致死性なので身体所見から判断して，緊急脱気を実施することも多い．その際は，外傷後の頸静脈怒張や患側胸壁の膨隆と運動減弱，呼吸音減弱による緊張性気胸を診断する．

2 心外閉塞・拘束性ショックの看護

心外閉塞・拘束性ショックは，原因に対する治療を直ちに開始することが重要である．

1 心タンポナーデ

心タンポナーデの場合は心嚢穿刺や心膜切開が実施されるため，準備や介助を行う．術後，心嚢ドレーンが留置された場合は排液の量や性状の経過を観察する．ドレーンの閉塞を予防するため，適宜ミルキング*で排液を促すことが必要となる（図2-5）．また，ドレーン留置部からの感染にも注意する．

2 緊張性気胸

緊張性気胸は緊急度の高い病態である．緊張性気胸と診断されると，緊急脱気，胸腔ドレナージの治療が直ちに実施される．看護師は緊張性気胸の臨床症状を理解し，迅速な治療が提供できるよう医師との協働が求められる．胸腔ドレーンが留置された場合は，排液の量や性状，エアリークの有無，呼吸性移動の有無などを観察する．また，チェストドレーンバッグが適切に管理されているか，吸引圧や水封などの確認を行う．

3 肺血栓塞栓症

酸素投与を実施しても SpO_2 が上昇せず，下腿の腫脹がある場合は，肺血栓

*用語解説

ミルキング
ドレーンの閉塞を防ぐため，用手的もしくはローラー鉗子でドレーンの中の排液の流出を促す処置のこと．

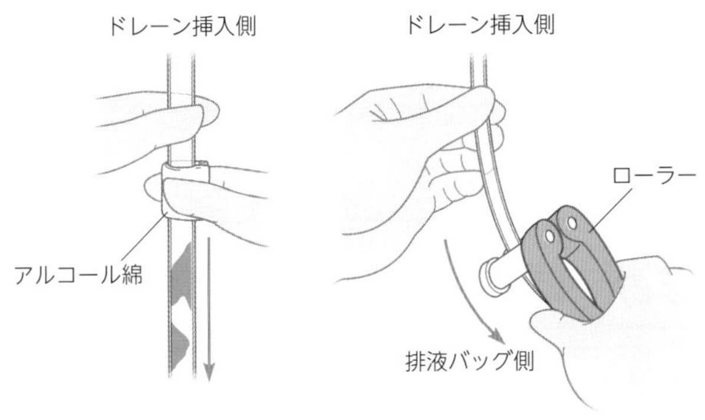

図 2-5 ■ドレーンのミルキング法

塞栓症を疑い医師に迅速に報告をする．肺血栓塞栓症の場合は血栓溶解療法や外科的血栓摘除術等が実施されるため，準備や介助を行う．肺血栓塞栓症の原因に深部静脈血栓症がある．周手術期の患者や長期臥床患者などは深部静脈血栓症のリスクが高いため，リスク評価を行って積極的に下肢の運動，弾性ストッキングの着用，間欠的空気圧迫法などの予防策を講じる．

3 循環器系の検査と看護

1 循環器系の診断・看護アセスメント（概論）

1 概　論

心臓と血管で構成される循環器系は全身の血液循環を担っており，生命活動の根幹である．循環器系の健康障害の診断・看護アセスメントでは，診察や検査結果に基づいて正しく病態を評価し共有することが，治療方針や看護のありかたに直結する．日本人の高齢化とともに循環器系の病態は最大の健康課題となり，ますます増加しつつある．加齢とともに身体活動能力，生活環境，医療やケアに対する希望が変化することを考慮し，治療・看護・指導の方針においては，診察や検査による正しい病態評価に基づいた個別最適化が大切である．

心電図，胸部X線検査，心エコー法は，簡便で非侵襲的な検査であり，循環器系の健康障害の初診時や治療経過中に広く実施されている．これらの基本検査に加えて，病態の診断や評価，予後予測のために実施される検査およびそれらの意義やポイント等を表3-1にまとめた．

2 看　護

心臓には代償機構が備わっているため，何らかの疾患があっても症状は持続せず，労作時，運動時にのみ症状が現れることもある．そのため循環器系の検査は，安静時だけでなく運動負荷時にも実施し，その結果と合わせて診断される．看護では，検査後の患者の状態を十分観察し，検査の影響がないかを確認する必要がある．また，疾患・検査によって異なる所見の特徴を理解しておくことも重要である．

患者は，受ける検査について不安を感じていることが多い．一つひとつの検査の意味を，看護師からもわかりやすく説明することが重要である．在院日数の短縮や入院時の検査料が包括的に計算されるDPCの導入により，入院時に必要な検査は，可能な限り外来で実施することが多くなっている．検査の目的・結果を知ることは，患者が自分の病気を理解する機会となる．看護師は入院後の患者とともに外来で実施された検査を振り返り，症状と検査結果をつなげながら，患者自身が病気について理解できるように支援していくことが重要である．

看護のアセスメントを行う際には，循環器系の検査の結果と，患者の身体診察（フィジカルアセスメント）を合わせることが重要である．

表 3-1 ■循環器系の主な疾患の診断・治療に用いる検査とその意義やポイント

循環器系の主な疾患		診断・治療に用いる検査・処置	検査の意義・ポイント・病態評価
冠動脈疾患	狭心症	心電図（➡4 節参照）	有症状時に速やかに実施する. ST などの虚血性変化を評価し，以前と比較する.
		運動負荷心電図（➡4 節参照）	トレッドミルなどによる運動負荷時の心電図変化から，冠動脈に狭窄病変があるか判定される.
		冠動脈 CT 検査（➡9 節参照）	冠動脈の狭窄や閉塞が，高い精度で評価される. 冠動脈壁の石灰化や粥腫の性状などが評価される. 経皮的冠動脈インターベンション前後に活用される.
		心臓核医学検査（➡11 節参照）	運動または薬物による負荷時の心筋虚血の有無が評価され，経皮的冠動脈インターベンションの必要性（適応）が詳しく評価される.
		冠動脈造影（➡7 節参照）	冠動脈の狭窄や閉塞が精査される. 冠動脈内の画像診断，冠攣縮の誘発試験，狭窄血管の血流評価も可能.
	急性心筋梗塞	冠動脈造影（➡7 節参照） 経皮的冠動脈インターベンション	直ちに実施（または可能な施設に救急搬送）する. 血栓吸引やバルーン・ステント等により閉塞部位を開通する.
不整脈	頻脈性不整脈	心電図（➡4 節参照） ホルター心電図 携帯型心電計・イベントレコーダー・パッチ型長時間心電図	頻脈発作時は電気的除細動 / カルディオバージョンが検討される. 動悸などの症状に一致した不整脈の有無と，症状との関連を評価する.
	徐脈性不整脈		脈の欠滞，めまい感，眼前暗黒感などの症状に一致した不整脈の有無と，症状との関連を評価する.
		植込み型ループレコーダー	繰り返す失神の原因を精査する場合に皮下に植込み，記録された心電図を解析する.
心不全	急性心不全	経皮的動脈血酸素飽和度 動脈血液ガス分析	低酸素血症や呼吸不全の有無，呼吸療法の適応や治療効果が評価される.
		血行動態モニタリング（➡8 節参照） 右心カテーテル法（侵襲的肺動脈圧モニタリング）	他の臨床的評価では評価不十分な場合や，標準的治療で病態が改善しない場合に実施される.
	慢性心不全	運動耐容能：6 分間歩行試験，心肺運動負荷試験（➡4 節参照）	心不全の重症度評価，治療効果の判定，運動処方に重要な情報となる.
		心臓 MRI 検査（➡10 節参照）	心機能や心筋疾患・二次性心筋症が精査される.
		心臓核医学検査（➡11 節参照）	心臓交感神経機能の評価：心不全の重症度や予後と関連.
血管疾患	大血管疾患	左右・上下肢の血圧測定（➡3 節参照）	左右・上下肢の血圧差により，動脈の狭窄や閉塞が示唆される.
		造影 CT 検査 MRI 検査（➡10 節参照）	急性期：急性大動脈解離や大動脈瘤の切迫破裂では，画像診断により緊急手術が検討される. 慢性期：瘤径等を定期的に評価し，手術適応が検討される.
	末梢動脈疾患	左右・上下肢の血圧測定（➡3 節参照） ドプラ血流計 血管超音波 足関節上腕血圧比（➡3 節参照）	急性閉塞時：迅速な評価に基づいて，血管外科による緊急手術が検討される. 慢性期：虚血症状や病態の評価に基づいて，血行再建が検討される.
	静脈血栓塞栓症	血液検査：D ダイマーの測定	血栓症（血栓の存在）に対する感度が高い.
		経皮的動脈血酸素飽和度 動脈血液ガス分析	肺血栓塞栓症による低酸素血症を評価する.
		超音波検査（➡6 節参照）	心エコー：肺動脈血栓による肺高血圧症，右心室・右心房の拡大を評価する. 静脈エコー：深部静脈血栓や静脈血流を評価する.
		造影 CT 検査	深部静脈や肺動脈内の血栓を精査する（部位や範囲等）. 血栓症の背景となった疾患を検索する.

* 記載がなくても心電図，胸部 X 線検査，心エコー法は病態診断の基本として実施される.

例えば心エコー法で左室駆出率の低下があり，胸部 X 線写真で心胸郭比(CTR) 拡大やうっ血がある場合，まずは心不全症状がないかを確認する．血圧測定をして血圧が低くないか，それに伴い身体のだるさ，倦怠感，末梢冷感がないか，呼吸音が下肺まで聴取できるか，湿性ラ音はないかなどを確認したり，労作時の息切れや咳や痰がないか，痰の性状はどうかなどを患者に聴いていく．

➡CTR については，p.70 参照.

1 回の問診やフィジカルアセスメントのみで判断するのではなく，経時的にアセスメントを行い，以前と比較することでよくなっているかどうかを確認する．看護師は患者の検査結果や疾患による経時的変化を理解し，患者の身体に起こっていることを入院時，退院時，外来で丁寧に観察する．胸の違和感を訴えるような患者には，入院時と比較して痛みの種類，程度は同じかどうかなど，その都度比較するような問いかけをする必要がある．

看護師は患者の病期に特徴的な検査結果と症状をつなぎ合わせながら，安静にしているときと活動しているとき，入院時と退院前のようにさまざまな場面で症状や検査結果の変化をとらえ，アセスメントしていくのである．

2 視診・聴診・触診

1 視診・聴診・触診とは

循環器系の健康障害（心血管病）の診察では，まずバイタルサインを把握し，続いて胸部を中心に四肢末梢まで全身の評価が大切である．病態を速やかに把握すべき急性疾患も多い．慢性期の診察では，病態・症候の変化を早めに評価できると，重症化の予防や増悪時の早期介入に効果的である．身体診察は信頼関係を構築する第一歩である．

2 視　診

1 全身

急変・救急時は，意識，呼吸，血圧，心拍数，体温などのバイタルサインを直ちに測定し，顔貌や体位，姿勢などから症状の切迫性を評価する．特に呼吸の回数と大きさ，努力様呼吸などの異常，チアノーゼ等の低酸素（呼吸不全）の症候に注意し，まず呼吸療法・酸素投与が検討される．

2 皮膚

循環障害や低酸素による色調変化（蒼白，チアノーゼ等），浮腫，発汗など，体表を観察する．末梢動脈疾患では靴下を脱がせ，下肢末梢の色調変化や皮膚障害の有無を観察する．大動脈弁閉鎖不全症では，脈圧が増大し，爪床下毛細血管の拍動（クインケ徴候*）が観察されることがある．深部静脈血栓症では，患側皮膚の腫脹と色調変化，側副血行路となる表在静脈の怒張等の異常を評価す

用語解説

クインケ徴候
Quincke sign．クインケ脈（Quincke pulse）ともいう．手指の爪を軽く圧迫し，白色とピンク色の境界を観察すると，脈圧が増大する大動脈弁閉鎖不全症などではこの境界が脈拍とともに前後に動く．

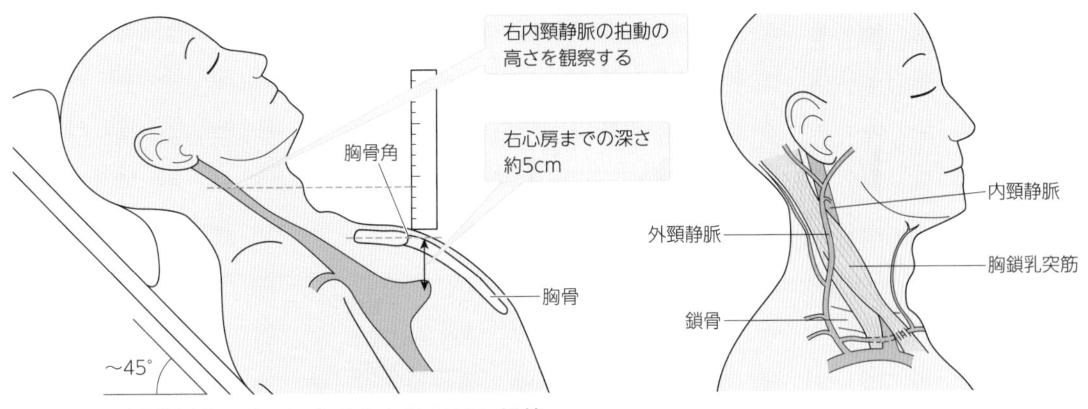

図 3-1 内頸静脈レベルによる中心静脈圧の推算

中心静脈圧 (cmH2O) の推算＝胸骨角から内頸静脈の拍動の高さ (cm)＋右心房までの深さ約 5cm

る．家族性高コレステロール血症では，関節の伸側皮膚（肘，膝，手背（しゅはい）など）や眼瞼に認める黄色腫が特徴である．

3 胸部

胸郭の変形や手術痕の有無，心拍動に伴う胸骨周囲の隆起や拍動の有無を観察する．

4 静脈系

右（または両）心不全では静脈がうっ滞し，静脈圧が上昇する．

- 末梢静脈：座位で手背静脈を観察し，上肢を右心房より高い位置までゆっくり挙上すると手背静脈の拡張が消失する位置がある．その位置から右心房までの垂直方向の距離が末梢静脈圧の目安となる．
- 中心静脈：右内頸静脈の拍動レベルは中心静脈圧の目安として重要であり，皮膚の上下動として観察される．座位（立位）で内頸静脈の拍動が観察される場合，中心静脈圧は有意に高い．また，収縮後期に一致して顕著に上昇する場合は，高度な三尖弁閉鎖不全を考える．通常，座位（立位）では，内頸静脈レベルは観察されないため，30 ～ 45 度のファウラー位とし，拍動の高さを胸骨角から垂直方向に測定する（図3-1）．胸骨角から右心房までの距離は個人差があるため正確ではないが，経過観察のために以前と比較すると静脈うっ滞の変化が評価できる．

plus α

非観血的中心静脈圧の測定

胸骨角から右心房の距離は約5cmであり，5を加えた高さ（cm）が中心静脈圧（cmH2O）の目安となる．右内頸静脈の拍動が胸骨角から3cm以上で観察される場合に，中心静脈圧の上昇（静脈うっ滞）が示唆される．

3 聴　診

1 心音

Ⅰ音は房室弁（僧帽弁と三尖弁）の閉鎖，Ⅱ音は大動脈弁と肺動脈弁の閉鎖であり，それぞれが収縮期と拡張期の始まりに一致する（図3-2）．最も聴取される頻度の高い心雑音は加齢に伴う大動脈弁の硬化や石灰化による駆出音であり，大動脈領域で聴取する．生理的範囲の駆出音と，大動脈弁狭窄症等の雑音

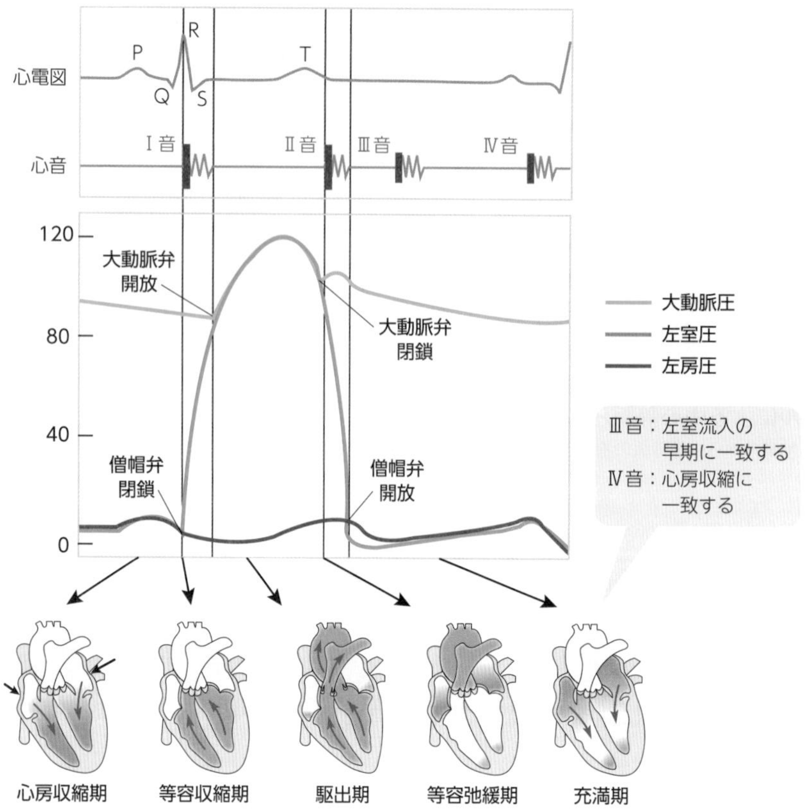

図 3-2 心周期とI音・II音

房室弁（僧帽弁と三尖弁）の閉鎖がI音，大動脈弁（肺動脈弁）の閉鎖がII音．それぞれ収縮期と拡張期の始まりに一致する．

Betancur, J. Multimodal image registration for the characterization of the hypertrophic cardiomyopathy and the cardiac asynchronism. Signal and Image processing. Université Rennes 1, 2014. English. Figure 1.8 より一部改変.

の区別には心エコーが必要だが，強い雑音が頸部に放散して聴取される場合は大動脈弁の狭窄が疑われる．

続いて肺動脈領域，右心室（三尖弁領域），左心室・心尖部（僧帽弁領域）を聴取する（図3-3）．僧帽弁領域では僧帽弁閉鎖不全による収縮期逆流性雑音（汎収縮期雑音）に注意する．III音はII音の後に聴取することがあり，左心房から左心室へ流入する血流が左心室を振動させる音である．高度な僧帽弁閉鎖不全症のため流入血流が増大する場合や，心不全のため左室拡張期圧が上昇している場合に聴取するため，心不全の病態と関連する音である．ただし，未成年者では生理的III音を聴取する．IV音はI音の前（拡張期後期，収縮期直前）に，心房収縮と左室流入血流により生じる振動である．高血圧性心疾患や加齢などを背景として，左心室の肥大や線維化があると，左心室の弛緩が障害され心房収縮が増強する場合に聴取するため，心不全との関連は明確ではない．IV音とI音の分裂，III音とII音の分裂の区別は，聴取部位と音の性状により判別する．主

plus α

III音とIV音の聴取

左側臥位で心尖部をベル型聴診器で聴取する．これらの過剰心音の聴取は馬の走る音に例えられ，奔馬調（gallop rhythm）という．心尖拍動を指先で確認しておくと，拡張期に小さな振動として触知されることがある．

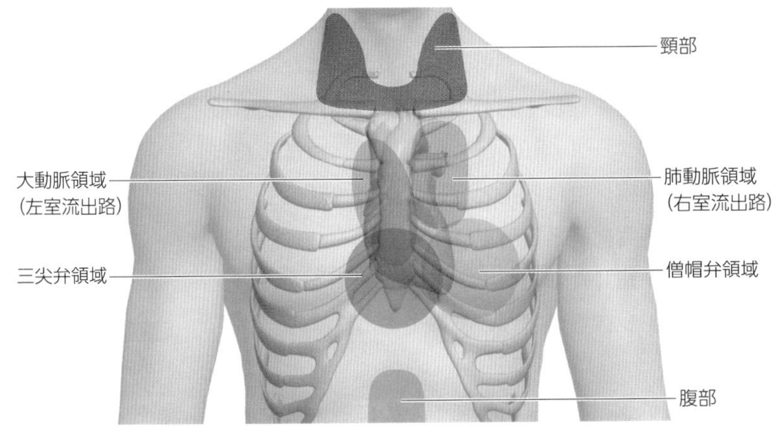

図 3-3 心血管系の聴診部位

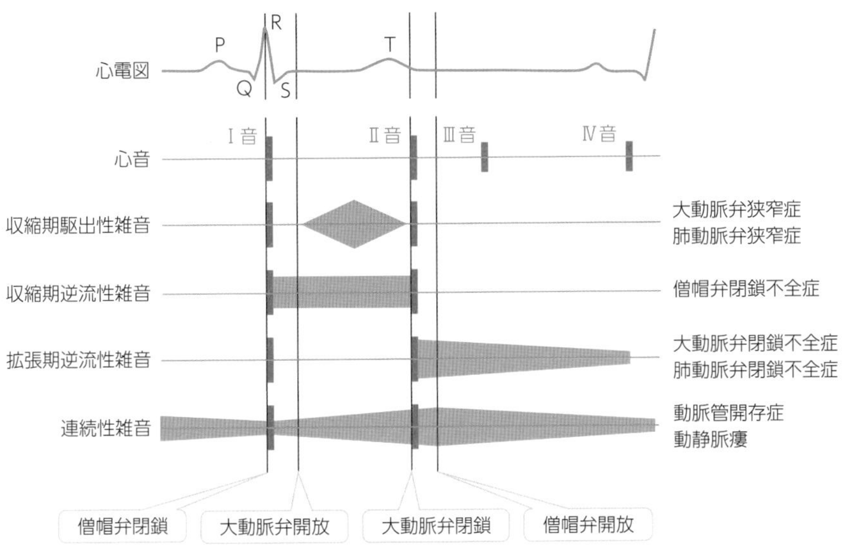

図 3-4 代表的な心雑音の聴取時期と特徴・主な原因疾患

な心雑音の聴取時期と特徴を図3-4 に示す.

2 動脈

血管雑音を評価する代表的な部位は，両側の頸動脈，鎖骨下動脈，腹部大動脈や大腿動脈である．雑音を聴取する場合は動脈硬化による壁の不整や狭窄を疑うため，血管エコー等で精査する．

4 触　診

1 皮膚

救急時にショックを呈している場合は，体温や皮膚温でウオームショックか，または四肢に冷感を認めるか判定する．循環不全では低灌流と交感神経の緊張による四肢冷感が特徴であり，急性心不全のノーリア・スティーブンソン分類*

plus α

動脈穿刺部位の雑音

心臓カテーテル検査・治療等で動脈穿刺が予定される部位では，あらかじめ血管雑音を聴取しておく．穿刺部の圧迫解除後に新規の血管雑音を聴取した場合や，穿刺前よりも雑音が増強した場合は穿刺部トラブルが示唆されるので注意する．

用語解説

ノーリア・スティーブンソン分類

Nohria-Stevenson 分類．心不全の病態を四つに分類したものである．頸静脈レベルの上昇，四肢冷感といった項目からうっ血所見，低灌流所見の有無を評価するため，非侵襲的に分類できる．

の判定においても大切な所見である．手足末梢の触診は信頼関係の構築にも意義があり，最も優先されるアセスメントの一つである．右心不全，または両心不全でみられる浮腫では，指による圧迫で圧痕を認める．手掌の発汗や皮膚の緊張も評価する．脱水時は皮膚のツルゴール（turgor）が低下し，つまんだ皮膚が元に戻る際に時間がかかる．血管疾患では脈拍と血圧は四肢で評価し，左右差を確認する．末梢動脈疾患では膝窩（しっか）動脈と足背（そくはい）動脈を触診する．入院患者で経過観察する場合は，足背動脈の触知した部位をペンでマークするとよい．家族性高コレステロール血症ではアキレス腱の肥厚が特徴である．

2 腹部

右心不全または両心不全では静脈がうっ滞し，うっ血のために腫大した肝臓を右肋弓下に触知する．

3 心尖拍動

前胸部の触診による心尖拍動の位置は心拡大の目安となる．正常では正中から 10cm 以内に心尖拍動を認める．また，Ⅲ音，Ⅳ音を聴取する例では一致した小さな振動を触知することがある．

plus α

肝頸静脈逆流

肝や中心静脈にうっ血がある場合，右肋弓下を手掌で圧迫するとうっ血が静脈を逆流し，観察していた右内頸静脈レベルが上昇，つまり頸静脈の怒張が増強する．右心不全または両心不全による静脈うっ血の重要な徴候である．

3 血圧測定・動脈硬化の検査

1 血圧測定とは

高血圧は脳心血管病の最大の危険因子である．高齢化とともに頻度が高くなる病態の一つであり，日ごろから血圧測定の啓発が重要である．診察室血圧は，待合室で自動血圧計により測定されることが多い．正しい方法で測定されていないことがあるため姿勢や着衣，測定環境等の指導が大切である．高血圧の診断基準として，成人における血圧値の分類（表3-2）を示す．

血圧値による脳心血管病の予後予測は，診察室血圧よりも家庭血圧が優れるため，家庭血圧値に基づいた血圧の評価と管理が重視されている．

1 家庭血圧の測定

朝（起床後 1 時間以内），夕（就床前）の 1 日 2 回，1 機会で 2 回の測定を原則とし，手首よりも上腕の血圧計が推奨されている．朝は起床して排尿後，朝食や服薬前に測定する．静かで適当な室温の環境で，背もたれのある椅子に脚を組まずに座って 1 ～ 2 分安静とし，マンシェットは素肌か薄い肌着の上に，位置を心臓の高さに合わせて巻く（図3-5）．測定はできるだけ継続し，7 日間（少なくとも 5 日間）以上の平均値を評価の対象とする．

2 24 時間自由行動下血圧測定

血圧を非観血的に一定間隔で 24 時間測定する方法を自由行動下血圧測定（ABPM）*といい，測定された血圧を 24 時間血圧という．ABPM は測定開始時

用語解説

自由行動下血圧測定

Ambulatory blood pressure monitoring：ABPM

plus α

水銀血圧計と電子血圧計

水銀に関する水俣条約の締結後，水銀汚染防止法が制定され，水銀血圧計の製造・輸出入が 2021 年 1 月 1 日以降禁止される．現在使用中の水銀血圧計は適切に回収・廃棄される予定で，今後は上腕式電子血圧計による測定が一般的となる．

ABPM 実施時の注意点

ABPM は日常行動下で血圧を測定するため，活動による雑音，カフのずれ（肘関節への移動）やゆるみ，体位，食事や嗜好（喫煙・コーヒー・アルコール）などにより多くの誤差要因が加わる．被験者には行動記録用紙を渡して，就床と起床時間，食事や日常活動を記録してもらう必要がある．

表 3-2 ■成人における血圧値の分類

分類	診察室血圧（mmHg）		
	収縮期血圧		拡張期血圧
正常血圧	＜120	かつ	＜80
正常高値血圧	120～129	かつ	＜80
高値血圧	130～139	かつ／または	80～89
Ⅰ度高血圧	140～159	かつ／または	90～99
Ⅱ度高血圧	160～179	かつ／または	100～109
Ⅲ度高血圧	≧180	かつ／または	≧110
（孤立性）収縮期高血圧	≧140	かつ	＜90

日本高血圧学会高血圧治療ガイドライン作成委員会編．高血圧治療ガイドライン 2019．日本高血圧学会，2019，p.18 より一部改変．

➡高血圧治療ガイドラインによる降圧目標については，p.161 表6-1参照．

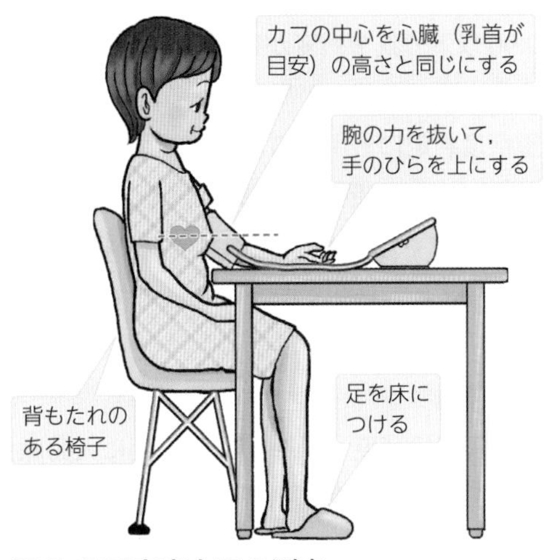
カフの中心を心臓（乳首が目安）の高さと同じにする
腕の力を抜いて，手のひらを上にする
背もたれのある椅子
足を床につける

図 3-5 ■家庭血圧の測定

間・測定間隔（昼間 10 ～ 30 分間隔，夜間は 30 分間隔）をあらかじめ設定することができ，1 日の血圧のリズムや変動の様子をモニタリングすることで，白衣高血圧・仮面高血圧・薬物治療抵抗性の高血圧などの鑑別を目的に実施される．特に，夜間高血圧や早朝高血圧などの日内変動は，通常の家庭血圧測定ではとらえられないため，原則として ABPM によって評価される（図3-6）．

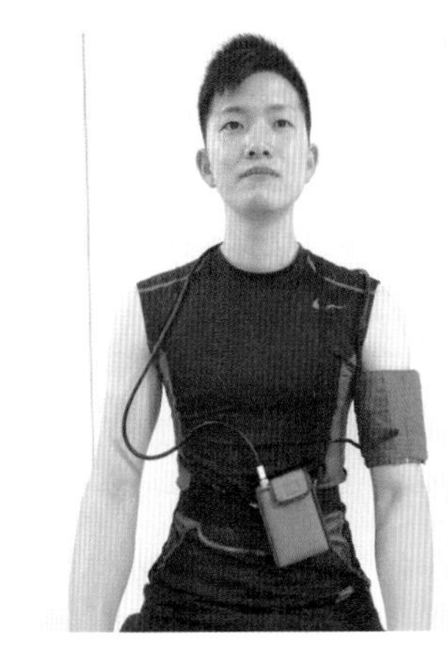

図 3-6 ■ 24 時間自由行動下血圧測定

上腕に血圧測定用マンシェットを巻き，血圧計本体を腰に固定して，一日の血圧の変動を測定する．

3 血圧脈波検査

心疾患や脳血管疾患の主原因である動脈硬化の進展を調べるために，血圧脈波検査が用いられる．非侵襲的かつ定量的に血管の状態を評価することができ，特に末梢動脈疾患（PAD）*の診断を目的に行われる．

足関節上腕血圧比

足関節上腕血圧比（ABI）*は，足関節（下腿）の収縮期血圧を上腕の収縮期血圧で除すことにより算出される．

➡白衣高血圧・仮面高血圧については，p.159参照．

足関節収縮期血圧／左右上腕どちらか高いほうの収縮期血圧

検査には血圧測定用マンシェット・心電図電極・心音マイクを用いる（図3-7）．狭窄や閉塞が少ない上腕動脈の血圧を基準とし，下肢動脈の狭窄や閉塞の程度を示す指標となる．健常者では，足関節（下腿）の収縮期血圧は上腕動脈の収縮期血圧より 10 ～ 15mmHg 高い値を示すため，ABI は 1.00 を超える．一方，下肢動脈までの動脈内に狭窄や閉塞があると末梢側の血圧が低下

用語解説

末梢動脈疾患
Peripheral arterial disease：PAD

足関節上腕血圧比
Ankle brachial pressure index：ABI

しABIは1.00を下回るようになる．ABIが0.90以下で狭窄病変が疑われ，値が低いほど狭窄や閉塞の程度が高度となるため，PADの重症度判定にも用いられる．糖尿病や透析患者のなかには足関節の動脈壁石灰化が高度で，狭窄や閉塞があってもABIが異常高値（1.40以上）となる場合があるので注意を要する．

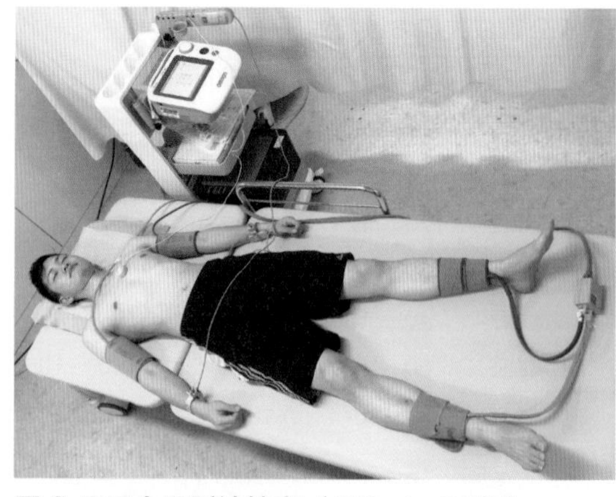

図3-7 血圧脈波検査（ABI・baPWV）

脈波伝播速度

脈波伝播速度（PWV）*は収縮期に大動脈弁口部に生じた振動が動脈壁を伝わる速さのことで，2点間の脈波を同時記録し，二つの脈波曲線の時間差を測定することにより得られる．血管がしなやかな場合は，脈波が弾力性に富む血管壁に吸収され，脈波速度が遅くなる．一方，血管が硬化している場合は，脈波が血管壁に吸収されないため，脈波速度が速くなる．上腕-足首間脈波伝播速度（baPWV）*やbaPWVを改良し，心臓-足首間脈波伝播速度より算出した血圧非依存性の心臓足首血管指数（CAVI）*が汎用されており，ABIと同時に測定可能である．baPWVとCAVIの値は加齢に伴って上昇するため，血管年齢が推算される．

2 血圧測定・動脈硬化の検査の看護

1 看護師の血圧測定の意義

看護師は，さまざまな場面で循環器疾患患者の血圧を測定しており，血圧測定の意義はその場面により異なる．入院中の検温時に行う血圧測定は患者の状態が変わりないことを確認するため，リハビリ前後では運動負荷による心臓へ

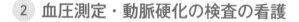

Study

血管内皮機能検査

前腕または上腕をカフにより一定時間駆血した後に開放し，動脈の内皮に血流刺激（ずり応力；shear stress）を与えることで血管内皮の反応性をみる検査である．動脈硬化で最も早期に生ずる内皮細胞傷害の指標となる．カフを緩めて血流が増加すると「ずり応力」が増大する結果，正常な内皮細胞は血管拡張物質である一酸化窒素（NO）を放出し血管を拡張させるが，内皮機能が低下するとNOの放出が減少し血管拡張反応が減少する．前腕を駆血し超音波を利用する血流依存性血管拡張反応（flow-mediated dilation: FMD）と，上腕を駆血し指尖脈波を利用するreactive hyperemia peripheral arterial tonometry（RH-PAT）の2法がある．血管拡張は自律神経に依存するため，検査前はカフェインや硝酸薬の摂取，喫煙を避け，測定条件（時間，気温など）を一定にする必要がある．

plus α

透析患者の血圧測定での禁忌事項

透析患者はシャント側での血圧測定が禁忌であるため，シャントとは対側の上腕動脈のみで収縮期血圧を測定する．

足趾上腕血圧比（TBI）

重症糖尿病合併症など，動脈中膜の強い石灰化により，見かけ上ABIが高値となることがある．ABIが1.40以上で石灰化が疑われる症例など，ABIで評価困難な場合は，足趾上腕血圧比（toe brachial pressure index：TBI）を用いて評価する．TBIは石灰化の影響が少ない足趾動脈の血圧を上腕動脈の血圧で除したもので，基準値は0.70以上である．

用語解説

脈波伝播速度
Pulse wave velocity：PWV

上腕-足首間脈波伝播速度
Brachial-ankle PWV：baPWV

心臓足首血管指数
Cardio-ankle vascular index：CAVI

の影響を判断するため，強心薬や降圧薬の変更時には薬の作用時間・半減期などを確認し薬の効果を確認するため，救急外来や一般外来におけるトリアージでの血圧測定は緊急の処置が必要かどうかの判断の基礎とするため，とその目的は異なる．

このように看護師が血圧測定をするときには，その場面場面で目的が異なることを意識して行い，患者にも何のために血圧測定をしているのか，患者にとって今の血圧値は異常なのか，問題がないのかの判断を伝えることが重要である．

2 血圧の日内変動と血圧変動の要因

循環器疾患をもつ患者には，退院後も家庭血圧の測定を指導することが多い．日本高血圧学会の『高血圧治療ガイドライン 2019』では，朝（起床後1時間以内・排尿後～朝食前），および晩（就寝前）の測定を推奨している．

さらに患者に対しては，血圧の日内変動や血圧変動に影響する要因についてきちんと教育する必要がある．人間の血圧は，交感神経支配により調整されており，起床時が最も高く，夕方にかけて徐々に下がることが知られている．また血圧は，測定する姿勢や，血圧計，活動前後，ストレス，怒り，不眠，食事の塩分量，コーヒーやアルコールの摂取などに影響を受け，変動する．特に不眠や怒り，イライラは交感神経を活性化させ，容易に血圧上昇を来す．入院中の食事でコントロールできていた血圧も，自宅に戻ると塩分摂取量が増え，血圧が上昇し，内服薬の増量につながることも少なくない．

低心機能で血圧が高くない患者でも心保護のために降圧薬に分類される薬が処方される場合がある．内服後に血圧がさらに下がり，ふらつきやめまいなどの症状が出現し，薬の自己中断に至ることもある．朝の血圧が低い患者には，薬の効果と目的，ふらつきが起きないようにゆっくり動き始めることなど，事前に説明しておくことも重要である．

一方，血圧には生理的な変動があることを説明し，測定値に一喜一憂しないことも大切である．変動が大きい場合は測定値を記録して主治医と相談すると良い．詳しく調べるために24時間血圧計（ABPM）を用いて評価する場合がある．日によって家庭血圧が異なる日間変動を認めることも多いため，朝晩の血圧は7日間（少なくとも5日間）の平均値で評価することを説明する．なお，運動前後の血圧変動を心配するあまり，運動を控えることは適切ではないので，状況に応じたきめ細かな指導が必要である．

plus α

血圧変動の確認

例えば，お米などの重い荷物を運んだ後に血圧を測定し，安静時と比較して血圧が上昇していれば，深呼吸をして少し休憩を取ること，その10分後にもう一度血圧を測定し，安静時の血圧に戻っていれば，次の行動（例えば荷物の片付け）に移ってよいことを説明する．

3 疾患による血圧の差

解離性大動脈瘤や胸部動脈瘤の患者は，上肢の血圧の左右差がないかを確認する必要がある．片方だけが低いというのは，そちらの血流が乏しいことを意味しており，CTなどの画像検査の結果と合わせて，末梢に血流障害が生じていないか注意して観察する必要がある．また末梢動脈疾患では，四肢の血圧を測定し，虚血の程度を判定する．その後，間欠性跛行の有無を聴き，末梢動脈の触知が可能か，触知できない場合は，超音波血流計（図3-8）での血流音が聴

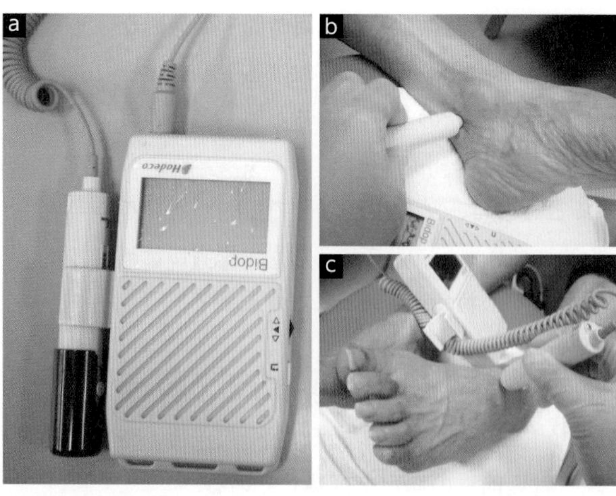

図 3-8 ■超音波血流計
b. 後脛骨動脈の血流音の確認.
C. 足背動脈の血流音の確認.

取できるか，さらに観察することが必要である.

4 心電図・心肺運動負荷試験

1 心電図とは

1 概要

心電図（electrocardiogram：ECG）は，体表面に装着した二つの電極間の電位差を検出して，心筋細胞の電気的な活動の総和を経時的に記録する検査である．循環器疾患の診療において必要不可欠であり，虚血性心疾患（心筋梗塞，狭心症）・不整脈や伝導障害・心室肥大の診断，経過や予後の評価および治療効果の判定を目的として行われる.

心電図の誘導法

電極を右手，左手，左足につけて記録する方法を肢誘導，胸壁につけて記録する方法を胸部誘導という．また，2個の電極間の電位差をみる双極誘導，1個の電極に向かう電位をみる単極誘導に分けられる.

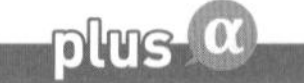

双極誘導・単極誘導
双極誘導では，電気的な活動が陽極（プラス）に向かうものが上向きの波形，陰極（マイナス）に向かうものが下向きの波形となり，単極誘導では電極に向かうものが上向きに，遠ざかるものが下向きに記録される.

心電図の波形

縦軸が電位（mV），横軸が時間（秒）を表す．標準感度は 10mm/1.0mV（1mm=0.1mV），記録紙の標準紙送り速度は 25mm/ 秒（1mm=0.04 秒）である（図3-9）．これらは任意に設定でき，校正波（キャリブレーション）で表示される．心電図波形は P 波・QRS 波・T 波・U 波（U 波は明確ではない場合がある）から構成されており，この四つの波が 1 心拍の心臓の収縮と拡張を反映

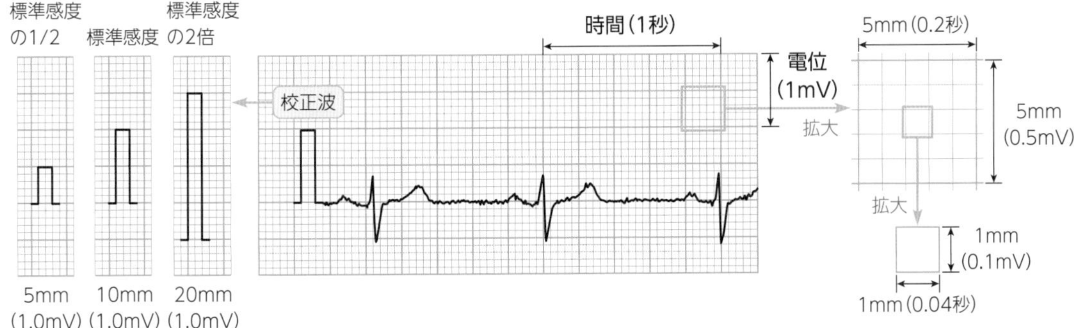

図 3-9 心電図の見方

標準感度・標準紙送り速度での安静時の波形を示した.

している. P 波の始まりから次の P 波の始まりまでを結んだ線を**基線**といい, 基線より上向きは陽性, 下向きは陰性として表す.

波形の成分と正常範囲を図3-10 に示す.

心電図では, 体動や電気機器からノイズが混入する場合がある. 表3-3 に代表的なアーチファクトと対策について示す.

2 標準 12 誘導心電図

双極誘導である標準肢誘導 (Ⅰ, Ⅱ, Ⅲ), 単極誘導である単極肢誘導 (aV_R, aV_L, aV_F) および単極胸部誘導 (V_1, V_2, V_3, V_4, V_5, V_6) の計 12 個の標準 12 誘導により, 心臓の電気的な活動を 12 方向から観察する心電図である.

肢誘導では心臓の電気的な活動を前額面に投影した波形が得られ, 胸部誘導では第 4・5 肋間の高さで胸部を輪切りにした水平面に投影した波形が得られる (図3-11a). 各誘導の代表的な心電図波形を示す (図3-11b, 図3-11c).

3 ホルター心電図

ホルター心電図 (Holter ECG) は, 小型心電計を携帯して長時間 (一般的に 24 時間) の心電図を SD カードなどのメモリーカードに記録する方法である. 標準 12 誘導心電図の記録時間は最大でも 3 分程度と短く, 必ずしも異常が記録されるとは限らない. 動悸や失神など不整脈を疑う自覚症状があるものの標準 12 誘導心電図では異常を認めない場合や, 症状のない不整脈の検査, ペースメーカの作動状況の検査などを目的に行われる.

胸部に五つの電極を装着し, NASA 誘導や CM_5 誘導などの誘導法によって 2 ～ 3 種類の波形が得られる (図3-12a). 防水機能を備えた装置も多く, 入浴を含めた 24 時間すべての日常生活における心電図を記録することが可能である. 行動記録用紙に症状を自覚した時刻, 就床と起床, 食事, 排泄や服薬などの行動とその時刻を記録しておき, 自覚症状や行動記録に一致した心電図変化の有無を解析できる. また, 心拍数の日内変動, 不整脈の種類と発生時刻や頻度, 心筋虚血による変化などが評価できる.

plus α

標準 12 誘導心電図装着時の注意点

臥床安静を基本とする. 正確な波形を記録するために, 装着する部位をアルコール等で清拭する. ペーストを使用する際は, 波形の相互干渉を防ぐため, 隣接する電極ペーストと接触しないように注意し, 電極を正しく装着する.

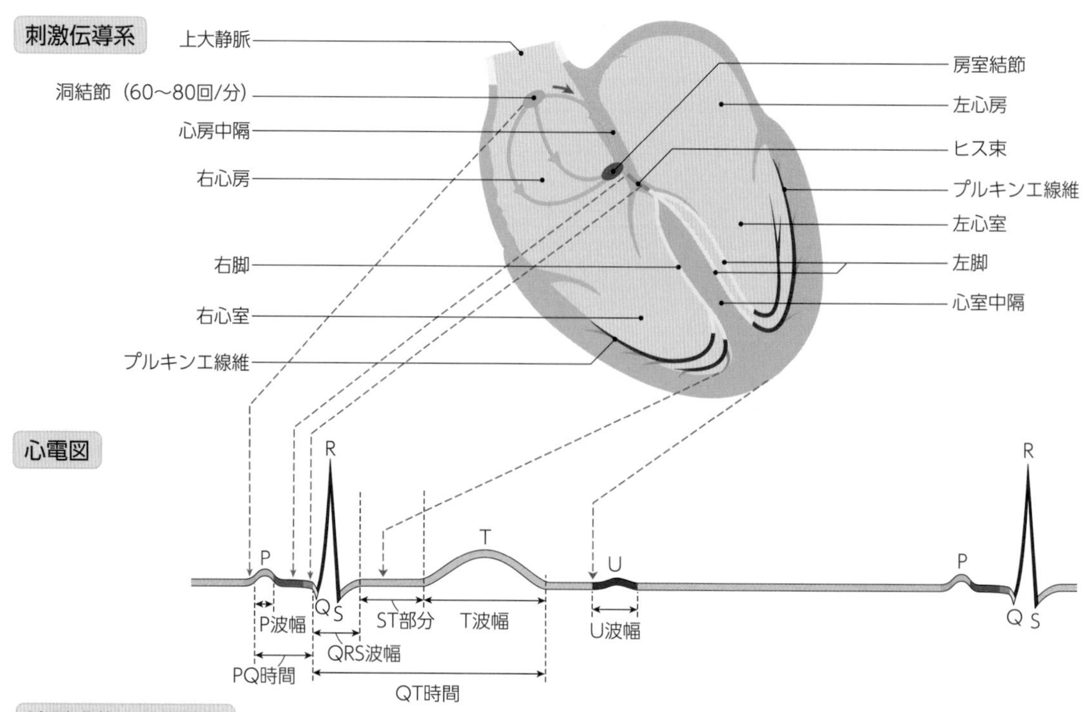

波形成分と正常範囲

名称	波形の成分	正常範囲
P波	心房の興奮（脱分極）	幅：0.10秒以内，高さ：0.25mV未満
PQ時間	心房の興奮が心室に伝わるまでの時間	0.12～0.20秒未満
QRS波	心室の興奮（脱分極） Q波：最初の下向きの波 R波：すべての上向きの波 S波：2回以降の下向きの波	幅：0.10秒以内
QT時間	心室の興奮の始まりから興奮がさめるまでの時間（電気的心室収縮時間）	0.35～0.44秒 ＊心拍数に影響するため補正が必要 QTc=QT間隔（秒）/$\sqrt{\mathrm{RR}}$（秒）（BAZETTの式）
ST部分	心室筋の全体が収縮している時間	基線に一致
T波	心室が興奮からさめていく過程（再分極）	幅0.10～0.25秒
U波	成因は不明	

図 3-10 刺激伝導系と心電図，波形の成分と正常範囲

日常活動に伴う筋電図などのノイズの混入は避けられない．できる限りきれいな波形を得るためには，アルコール等で電極装着部を清拭し，電極や誘導コードをテープで固定する等の工夫が必要である（図3-12b）．また，ホルター心電図装着中は胸部X線・CT・MRI検査は実施できず，電気ノイズが記録されることもあるため低周波治療器具や電気毛布などは使用できない．

4 モニター心電図

心臓を挟むように装着した3個の電極を使用する3点誘導法が一般的である

表 3-3 代表的なアーチファクトと対策

種類	波形	原因	対策
筋電図混入		ふるえ 痛み 体動	●検査室を適温に設定し，緊張を和らげる環境を整える ●仰臥位が困難な場合は，クッションなどを使用して脱力可能な体位で記録する ●窮屈にならない大きさのベッドを使用する ●病的なふるえがある場合は，筋電図影響の少ない部位に電極を移す
基線の動揺（ドリフト）		呼吸 発汗 体動	●浅い呼吸や，呼気止め（10 秒程度）を指示する ●検査室を適温に設定し，発汗によりペーストが溶けてしまう場合はシール電極を使用する ●安静・脱力を指示する ●誘導コードは緩ませて，検査中は触れないようにする
交流障害		漏れ電流 静電誘導 電磁誘導	●ほかの医療用機器や電気器具から離し，医用 3P コンセントから電源を取る ●電極装着面の皮膚の接触抵抗を小さくするため，アルコール綿またはヘキシジン綿でよく清拭して汚れや脂質を取り除く ●誘導コードの断線や接触不良がないか確認する

(図3-13)．双極誘導により標準 12 誘導心電図のⅡ誘導に近い波形が表示され，頻拍発作等の不整脈やその治療中の波形をベッドサイドで観察・記録できる．入院中はポケットサイズのテレメータ送信機により病棟のセントラルモニターで心電図波形が集中管理され，心拍数の変動や，不整脈の種類と発生時刻・頻度を長時間評価できる．必要であれば，末梢血酸素飽和度や血圧といった，その他の生体情報もモニターできる．

5 負荷心電図

何らかの運動により心拍数と血圧を上昇させ，心臓に負荷をかけて記録する心電図である．労作時に生じる狭心症や誘発される不整脈の診断，循環器疾患の重症度や予後の評価，治療効果の判定，心臓リハビリテーション・運動処方などを目的に行われる．

マスター 2 階段試験

凸型の 2 段の階段昇降を，決まった速さ（性別・年齢・体重で異なる）で実施する(図3-14a)．1 分 30 秒間繰り返す検査をシングルマスターといい，運動時間が 2 倍のダブルマスター（3 分），3 倍のトリプルマスター（4 分 30 秒）の 3 種類がある．負荷前に安静時の標準 12 誘導心電図を記録する．負荷終了後，直ちに仰臥位となり再び電極を装着して負荷直後の心電図を記録し，以降 3 分，5 分，7 分後に記録し，異常を認めた場合はその回復まで記録する．運動負荷は簡便だが，負荷量の選択は 3 種類のみなので調節しにくい．また，負荷中の心電図は観察されないため心電図変化を見過ごす危険性がある．

トレッドミル

胸部に心電図，上腕に血圧計を装着して，回転するベルトの上を歩き，ブ

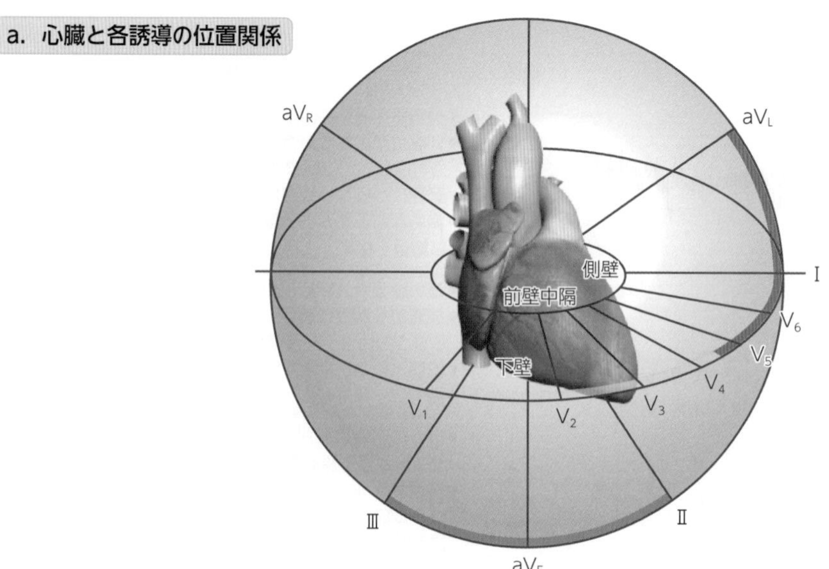

a. 心臓と各誘導の位置関係

aVR
aVL
側壁
前壁中隔
下壁
I
V6
V5
V4
V3
V2
V1
III
II
aVF

b. 肢誘導

R(右手)
L(左手)
I
aVR
aVL
II
III
aVF
アース(右足)
F(左足)
I
II
III
aVR
aVL
aVF

c. 胸部誘導

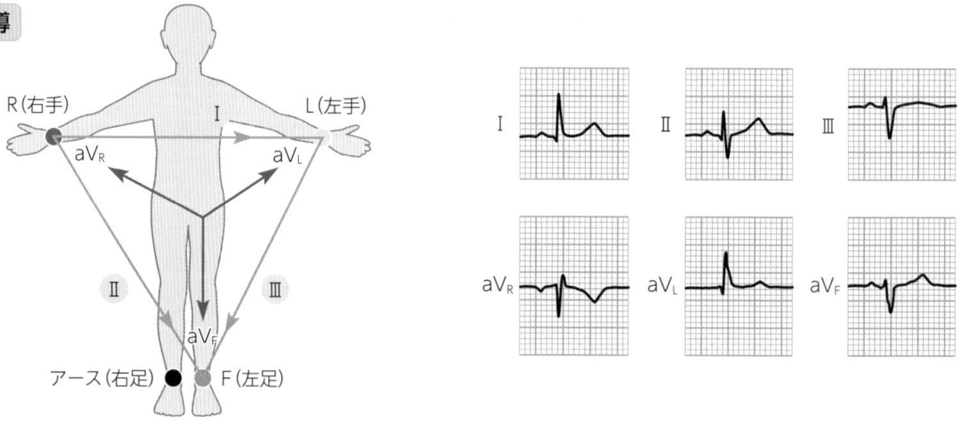

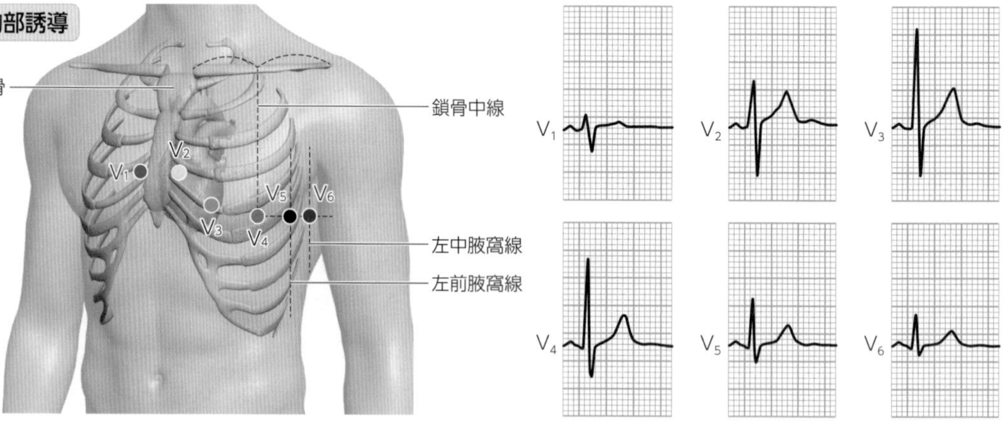

胸骨
鎖骨中線
V1
V2
V3
V4
V5
V6
左中腋窩線
左前腋窩線
V1
V2
V3
V4
V5
V6

図 3-11 ■心電図の各誘導

a. V_1, V_2 は前面にある右心室も反映する. b. c. 誘導コードの色は右手が赤, 左手が黄, 左足が緑, 右足が黒, V_1 が赤, V_2 が黄, V_3 が緑, V_4 が茶, V_5 が黒, V_6 が紫と JIS 規格で決められている.

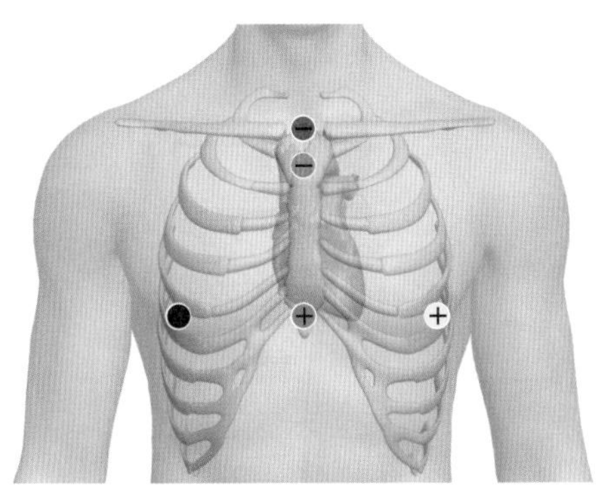

ch1（CM_5誘導）
⊖マイナス電極
⊕プラス電極

ch2（NASA誘導）
⊖マイナス電極
⊕プラス電極
●アース電極

a. ホルター心電図の誘導例

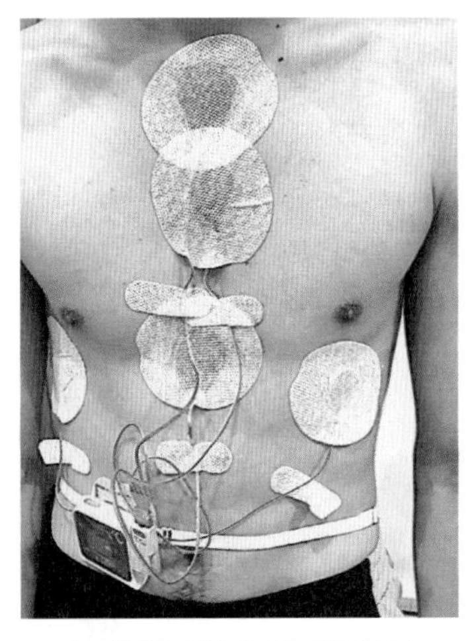

b. ホルター心電図装着

図 3-12 ホルター心電図

CM_5 誘導では胸部誘導の V_5，NASA 誘導では V_1 に類似した波形が得られる．

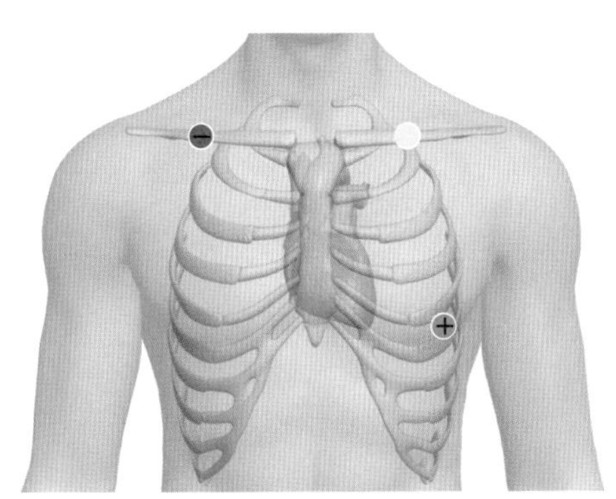

⊖マイナス電極
⊕プラス電極
○アース電極

図 3-13 モニター心電図（3 点誘導）

ルースのプロトコル*に従ってベルトの速度と傾斜を 3 分ごとに増加させて負荷をかける（図3-14b）．運動の中止は，目標心拍数（年齢に従って低下）に達した場合，胸部症状や強い呼吸困難を認めた場合，疲労感，足の疲れなどで運動を続けられなくなった場合，過度の血圧上昇や低下，有意な不整脈や ST 変化が診断されるなどの場合である．負荷前，負荷中，負荷後と連続して心電図や血圧をモニタリングし，負荷後の経過を 6 分程度観察する．最大負荷による自覚症状や心電図変化の診断，負荷中止の判断等のため，医師の監視下で施行する．

エルゴメータ

胸部に心電図，上腕に血圧計を装着して 3 分（あるいは 2 分）ごとに一定の

用語解説

ブルースのプロトコル

Bruce 法．トレッドミル負荷試験の代表的プロトコルで，日常生活レベルの軽い負荷から始まり，7 段階まで段階的に負荷量を増やす方法である．各段階をステージと呼び，トレッドミルのベルトの速度と傾斜が決められている．運動能力や心機能が低い患者，高齢者には初段階負荷量の小さい modified Bruce 法（修正ブルースプロトコル）を用いることが多い．

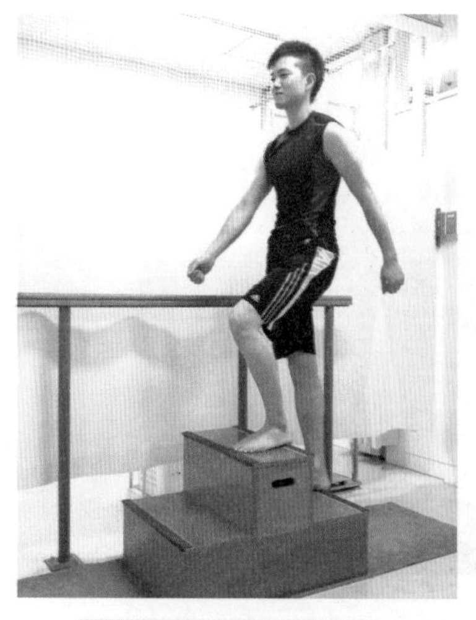

a. マスター2階段試験

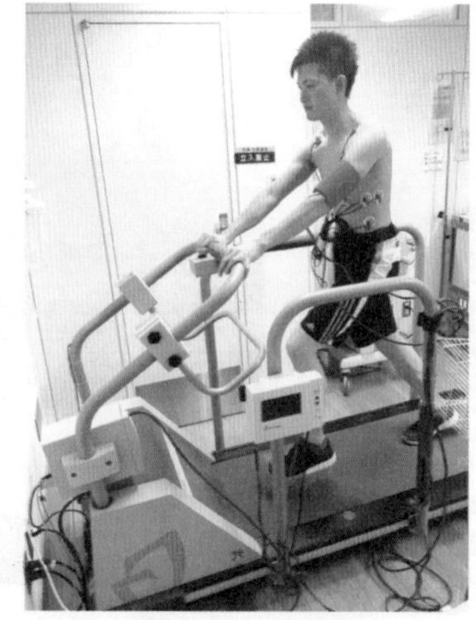

b. トレッドミル

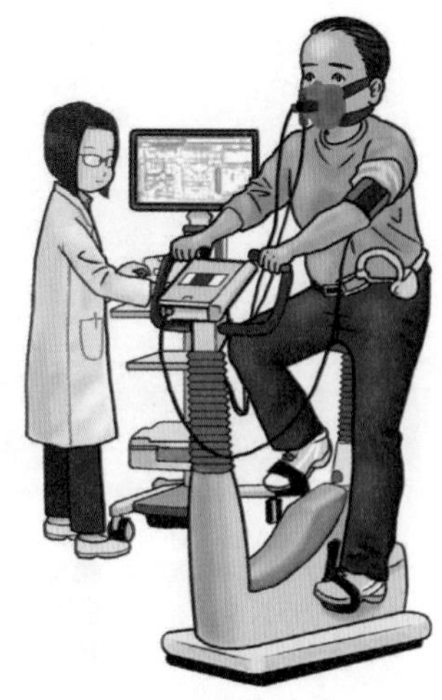

c. エルゴメータ

図 3-14 ■負荷心電図

表 3-4 ■心肺運動負荷試験の目的

- 運動耐容能の評価
- 心不全の予後や重症度の評価
- 心移植やその他の高度な治療適応の検討
- 労作時呼吸困難や易疲労性により運動制限を認める患者での原因の鑑別
- 運動処方の作成（循環器や呼吸器疾患の患者，手術後リハビリテーション例など）
- 心房細動・ペースメーカ患者の心拍応答や至適プログラムの決定
- 運動時の血圧や不整脈の評価
- 治療効果や運動能力の変化の評価
- 循環器や呼吸器疾患の手術前評価
- 肺移植前評価　など

抵抗が加わり重くなった固定式自転車のペダルをこぐことで，多段階負荷をかける．終了基準はトレッドミルと同様であるが，座位または臥位で行うため転倒の危険は少ない（図3-14c）．

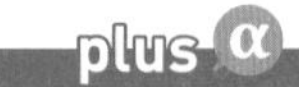

plus α

運動負荷中の呼吸の分析

トレッドミルやエルゴメータによる運動負荷中に，専用マスクを装着（図3-14c）することで呼気ガス分析が可能となる．心肺運動負荷試験で実施される．

2 心肺運動負荷試験とは

1 概要

心肺運動負荷試験（CPX）*では，最高酸素摂取量，嫌気性代謝閾値などが測定される．これらは，心機能，肺機能，骨格筋のガス交換・組織呼吸などの末梢機能を総合した身体機能の指標である．肺・体循環・末梢機能を総合した信頼性の高い運動耐容能が示されるため，表3-4の項目の評価等を目的に行われる．

検査で得られる運動耐容能に基づく運動処方は安全な運動指導の根拠となるため，専門職連携において共有すべき大切な情報である．運動負荷試験の判定・

*用語解説

心肺運動負荷試験

Cardiopulmonary exercise test：CPX

表 3-5 運動負荷試験の判定・基準・禁忌

運動負荷試験の判定	
自覚症状，運動耐容能，血行動態，心電図変化を総合して行う	
運動負荷心電図の虚血判定基準	
ST 低下（水平型ないし下降傾斜型），ST 上昇（参考所見：上行傾斜型 ST 低下，陽性 U 波の陰転化）	
運動負荷の禁忌	
絶対禁忌	急性心筋梗塞発症早期，不安定狭心症，コントロールされていない不整脈や心不全，症候性大動脈弁狭窄症，急性肺塞栓・肺梗塞，急性心筋炎・心膜炎，大動脈解離などの重篤な血管病変
相対禁忌	左冠動脈主幹部の狭窄，中等度の狭窄性弁膜症，高度の電解質異常，重症高血圧，頻脈性または徐脈性不整脈，閉塞性肥大型心筋症などの流出路狭窄，高度房室ブロックなど

基準・禁忌について表3-5 に示す．

2 方法

運動負荷

トレッドミルまたはエルゴメータにより運動負荷を連続的に増加する，直線的漸増法（ランプ負荷）が用いられる．トレッドミルではベルトのスピードと傾斜，エルゴメータでは自転車のペダルの回転抵抗により運動負荷量が連続的に調節される．

測定機器

心電図，血圧計，パルスオキシメータ（酸素飽和度の測定）を装着する．呼吸のガス分析〔酸素（O_2）と二酸化炭素（CO_2）濃度の測定〕のため，空気が漏れないように専用マスクを密着して呼気ガス分析装置に接続する．

運動耐容能の評価

▶ 嫌気性代謝閾値（AT）

運動負荷量が徐々に増えて末梢組織で酸素供給が不足すると，酸素を消費する好気代謝に加えて，酸素を使わない嫌気代謝によるエネルギー産生が行われる．嫌気代謝では乳酸が産生され，乳酸による酸性（アシドーシス）は CO_2 を呼出することにより代償されるため，換気が増加し呼気の CO_2 が増加する（図3-15）．この代謝と呼吸の変化を，呼気のガス分析値から検出して嫌気性代謝閾値（AT）* を求め，AT レベル未満の有酸素運動* が運動処方となる．AT は年齢・性別・運動負荷の方法により正常値が異なるため，健常の同性同年齢者の基準値と比較した割合（%）で評価する．

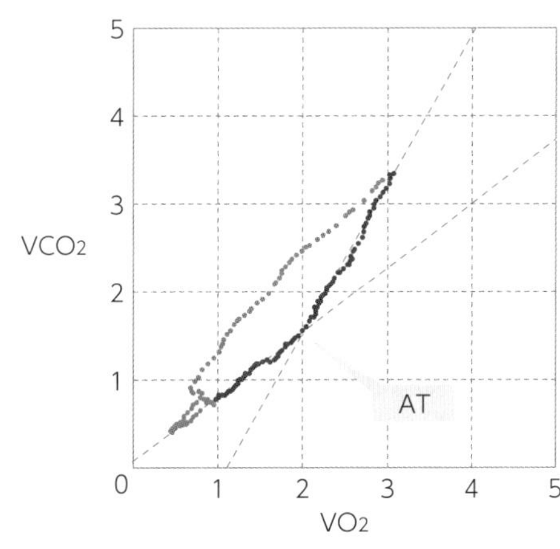

図 3-15 嫌気性代謝閾値（V-slope 法）

嫌気代謝が始まると酸素摂取量（VO_2）の増加と比べて呼気の二酸化炭素（VCO_2）の呼出が増加するため，グラフの傾きが大きくなる．この傾きの変化から嫌気性代謝閾値（AT）を求める方法が V-slope 法である．

▶ 最大酸素摂取量

運動負荷の増加とともに被検者の酸素摂取量（VO_2）

用語解説

嫌気性代謝閾値
Anaerobic threshold：AT

有酸素運動
末梢組織（骨格筋）の好気的代謝に必要な酸素が十分に供給される範囲の運動．CPX で測定される嫌気性代謝閾値（AT）までが目安となり，自覚的運動強度（ボルグ指数）では 11 ～ 13 に相当する．また，有酸素運動（AT レベルの運動）は最高酸素摂取量（peak VO_2）の 40 ～ 60％の運動強度に相当する．

plus α

ボルグ指数
Borg scale．運動時に自分で感じる運動の強さを，6 ～ 20 の指数で示す自覚的運動強度である．一般には 13（ややつらい，軽く汗ばむ）まで，心不全では 11（楽である）～ 13 の間が適切な運動強度（有酸素運動に相当）である（表3-6）．

6 分間歩行距離
平地を 6 分間に歩くことができる最大距離（m）を測定する．末梢血酸素飽和度と心拍数をモニタリングし，運動中に声掛けをして一定の負荷量を維持するとよい．心不全，肺高血圧症，呼吸器疾患で病態をよく反映する指標である．

が増加する．負荷量の増加にもかかわらず VO_2 が増加しなくなる時点の VO_2 が最大酸素摂取量（maximal VO_2：VO_2 max）と定義されるが，通常はそのレベルの運動と測定は困難である．そのため，可能な運動負荷の範囲内で測定された酸素摂取量の最大値（peak VO_2）が指標として用いられている．AT と同様に基準値と比較した割合（%）で評価する．

表 3-6 自覚的運動強度（Borg 指数）

指数	自覚的運動強度	運動強度（%）
20	もう限界	100
19	非常につらい	95
18		
17	かなりつらい	85
16		
15	つらい	70
14		
13	ややつらい	55
12		
11	楽である	40
10		
9	かなり楽である	20
8		
7	非常に楽である	5
6		

指数 13（運動強度 55%）が AT に相当する．

Borg, G.A. Perceived exertion. Exercise and Sport Sciences Reviews. 1974, Vol.2, p.131-153. より一部改変．

3 心電図検査の看護

1 標準 12 誘導心電図

標準 12 誘導心電図は，検査室だけではなく，看護師が必要時に病棟や外来で実施することも多い．例えば，患者が胸痛を訴えたとき，検脈や心電図モニターで不整脈の出現を見つけたときなどは，医師に報告すると同時に看護師は直ちに 12 誘導心電図を記録する必要がある．

心筋梗塞の場合は，経時的な波形の変化で発症時からの時間経過を予測でき，また冠動脈のどの領域の虚血・梗塞かを判断することができる．狭心症の場合は，心電図変化が現れるのは胸痛が起こっているときのみのため，発作時にすぐに心電図を取れるよう，看護師は日ごろから 12 誘導心電図を記録できるように訓練しておくとよい．

胸痛時には患者に検査の説明を行い，焦らずに 12 誘導心電図の電極を装着し，検査を実施する．そして，血圧測定を行い，ニトログリセリンなどの投与後に再度，心電図を取り，波形が発作前の状態に戻っていることを確認する．頻繁に胸痛発作が起こる患者の場合は，同じ部位で心電図を記録する必要があるため，患者に説明して胸部誘導のところに油性ペンで印をつけさせてもらうこともある．胸痛に伴い，患者が不安になっていることが多いので，看護師の声掛けや配慮が不可欠である．

不整脈の際には，心電図モニターだけでは詳細な情報が得られないため，必ず 12 誘導心電図で記録する．徐脈性不整脈のときは波形の R-R 間隔が三つ以上残るように，設定をオート（自動）ではなく，マニュアル（手動）にして記録する．頻脈性不整脈の際には，12 誘導心電図を取りながら，アデノシン三リン酸（ATP，アデホス®）を急速静注し，房室伝導を一時的に遮断して，不整脈の種類を診断する場合がある．この際，12 誘導が 1 画面に記録できるように心電図の設定を変更し，マニュアルで長時間記録を残しながら，医師の指示・同席のもとに検査・薬剤の投与を行う．不整脈では，洞調律に戻った後にもう一度，12 誘導心電図を記録することを忘れてはいけない．

このように看護師が12誘導心電図を行う場合，胸痛や不整脈などの発作が今，まさに起こっているという状況が多いため，患者の不安に配慮して，声を掛けること，患者の羞恥心への配慮も忘れずに検査を行うこと，血圧や脈拍数の測定，自覚症状の確認などを行うことが重要である．

2 ホルター心電図

ホルター心電図は，安静時心電図だけでは診断できない，日常生活の中での狭心症や不整脈の発作時の心電図変化をとらえるのが目的であるため，外来で実施されることが多い．動悸や胸痛などの症状やトイレ，食事などの活動の時刻を記録用紙に記載する必要があるため，記録が困難な患者では，家族などの協力を得る必要がある．また24時間の記録中に電極が外れないことが重要であり，体毛が濃い人の場合は事前に剃毛したり，汚れが強いとテープでの固定がしにくいため清潔にしておくよう説明したり，検査室と連絡を取りながらしっかり検査を行える準備を整えることも看護師の役割である．

4 心肺運動負荷試験の看護

心肺運動負荷試験（CPX）は，運動耐容能を評価する重要な検査である．心肺運動負荷試験は，多くの検査指標を得ることができるが，最大運動を行うため，検査前後の観察を十分に行う必要がある．また運動負荷検査の禁忌事項を理解し，検査の指示が出た際には，看護師の目でも禁忌事項に該当していないかどうかを確認する．

次に述べる検査前，検査中，検査後の看護は，CPXだけではなく，運動負荷を実施する他の検査でも同様の注意が必要である．

1 検査前

検査日，時間が決まれば，最大運動負荷まで負荷量を上げて運動をする検査であること，検査直前に食事や入浴などをしないことを患者に説明する．また，血圧や心拍数が普段と変わりないことを確認する．検査中は発汗が増えるため，飲料水を検査室に持参する．

2 検査中

施設によって看護師が検査に同席するかどうかは異なる．患者は呼気ガスを測定するマスクを装着しており発話できないため，文字盤等で症状，ボルグ指数を確認する．さらに患者の表情や発汗の程度，血圧や心拍の変動などを多角的に観察し，普段の患者の様子と比較しながら，運動継続が可能かどうかの判断を行い，気づいたことは検査を担当する医師へすぐに報告する．

3 検査後

検査後は不整脈出現のリスクが高いため，しばらくはモニターを外さずに検査室で観察するとともに，血圧，脈拍を測定し，発汗しているため，しっかりと水分摂取を促す．汗が引いて，血圧，心拍数が元に戻ったことを確認してから，帰宅（帰室）とする．最大運動負荷を実施したため，当日は活動を控え，なるべく安静にして過ごすように説明する．

5 胸部X線検査

1 胸部X線検査とは

1 目的

心臓や大血管の輪郭が撮像されるため，心拡大や動脈瘤の有無が評価でき，健康診査や初診時に心血管系のスクリーニングとして広く実施されている．心不全では心拡大のほか，肺うっ血や胸水の有無について経過を比較し，評価することが大切である．胸部X線は，中心静脈カテーテルの挿入，気管挿管，ペースメーカ等のデバイス植込み後など，医療処置後の確認の目的で撮影される．

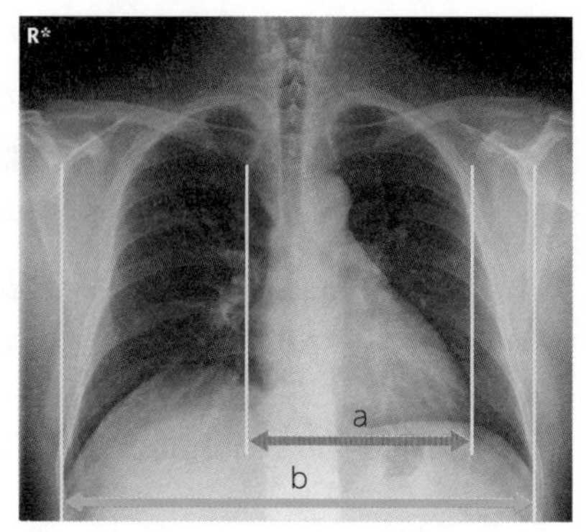

図3-16 心胸郭比（CTR）の計算像
心陰影の幅（a）÷肺（胸郭内側）の幅（b）×100（%）として算出する．この例ではa/b×100=46.6%．

2 心陰影の評価

心胸郭比（心胸比；CTR）*の計測により，心陰影の拡大の有無が簡便に評価できる．心陰影と肺（胸郭内側）の境界に垂線を引き，それぞれの幅を計測する（図3-16）．心陰影の肺に対する比を算出し，50%以上を心拡大とする．図3-17のように，同一患者における経過の比較からみられるCTRの増大は，病態の進行を反映する．しかしながら，あくまでも心腔の拡大を示すものであり，拡大の原因となっている病態の診断には心エコー法などの検査を要する．また，通常の撮影は背側のX線源からX線が放射され，胸の前のX線フィルム（またはイメー

*用語解説
心胸郭比（心胸比）
Cardiothoracic ratio：CTR

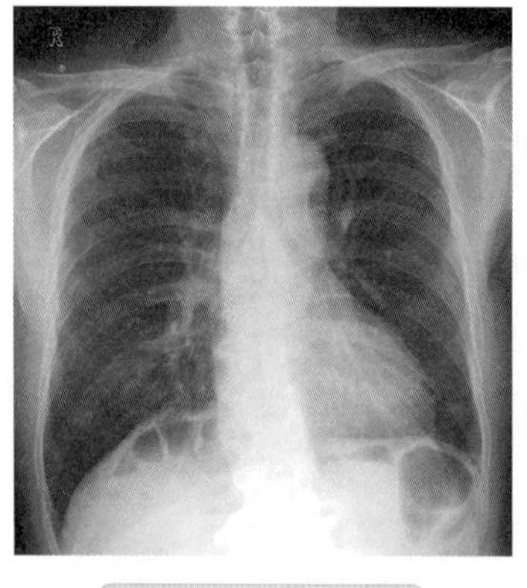

80歳：CTR 51.0%

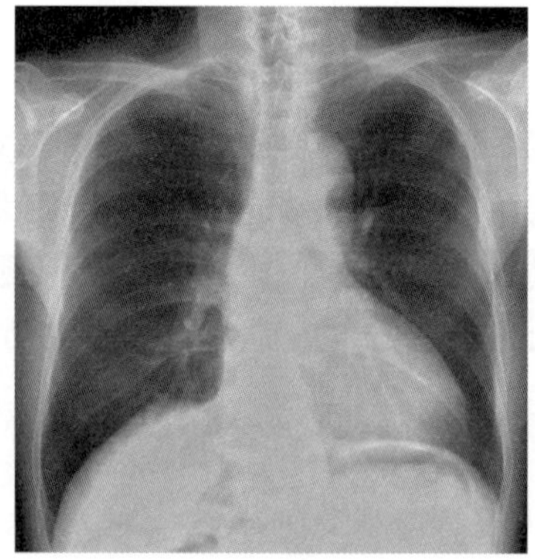

85歳：CTR 53.7%

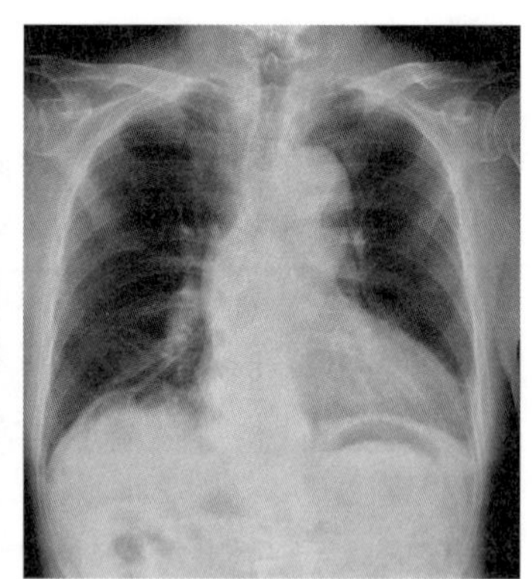

90歳：CTR 62.4%

図3-17 同一患者の10年間のCTR変化
大動脈弁閉鎖不全症による心不全の進行とともに心拡大が進行した．

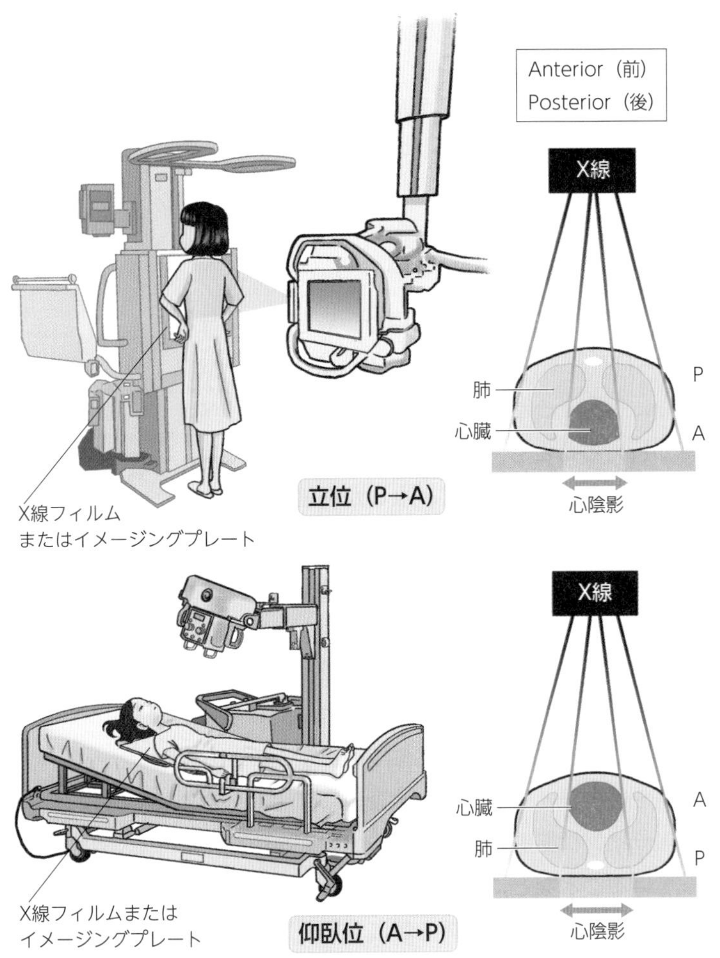

図 3-18 胸部 X 線検査
通常の立位での撮影（P → A）と比較し，仰臥位の撮影（A → P）では心陰影が大きく撮影される．

ジングプレート*）に撮影される（P → A）．一方，仰臥位の撮影では，胸側のX 線源から放射されたX 線が背中に敷かれたX 線フィルムに撮影される（A → P）．心臓の位置は胸に近いため，P → A よりもA → P では心陰影が大きく撮影されるので比較する際は注意が必要である（図3-18）．

用語解説
イメージングプレート
デジタルX線写真の撮影において X 線フィルムの代わりに用いられる再利用可能なプレート．

3 心不全の評価

左心不全では肺うっ血，右心（両心）不全で胸水貯留を認める．肺うっ血は肺門を中心に末梢に広がるような蝶形像（butterfly shadow）や，上肺野の血管陰影が増強することが特徴である．胸水は立位または座位で胸腔の下端に貯留するため，肋骨と横隔膜の境界（正常では鋭角の肋横隔膜角）が不鮮明または鈍角となり，ある程度貯留すると胸水の表面が水平線として観察される．

4 大血管の評価

大動脈の石灰化や蛇行，拡大など粗大な病変が観察されるが，立体構造等の詳細はCT画像による評価が必要である.

5 処置後の評価

内頸静脈や鎖骨下静脈から挿入する中心静脈カテーテルや気管挿管チューブの先端位置，またペースメーカ植込み後の本体とリードの確認のため，これらの処置後に実施される.

2 胸部X線検査の看護

胸部X線検査は，循環器疾患患者が受ける画像検査の中で，最も頻繁に行われている. これは胸部X線検査から得られる情報が多いことに加え，CTやMRIなどの他の画像検査に比べ，簡便に実施できるためである. 急性期には，ベッドサイドでポータブルX線撮影が行えることも，利点といえる. 撮影前には，撮影の妨げになる金属類がないか，湿布などを貼っていないかを確認する. モニター心電図も，可能であれば一時的に外して検査を受ける. なるべく診断の障害となる陰影がないきれいな画像が得られるように準備する.

1 X線撮影の体位

検査室で行う場合は，心胸郭比や胸水貯留が判定しやすい画像となるよう，基本的には立位で撮影する. しかし，急性期では体位の変化で血圧や心拍数が容易に変動するため，患者の背部に撮影板を入れ，仰臥位で撮影することも少なくない. 仰臥位では患者の苦痛を最小限とするため，検査前に確認すべき項目を先に整えておく. 点滴や動脈ラインは撮影の妨げとなる位置にないか，モニターのリード線は外側を通っていることなどに留意し，診断の障害となる陰影がないきれいな画像が撮れるように準備する. 上体を起こしても問題なければ，座位，またはファウラー位で撮影する. その場合は，事前に患者を頭側に寄せてからベッドを挙上し，患者の身体がずれないようにする.

胸部X線検査の指示とともに，撮影時の体位についても医師が指定するが，臥位の指示でも座位が取れるようなら医師と相談するなど，その時々で判断する必要がある. 看護師はその日の患者の状態を把握し，最も適した姿勢で検査が受けられるように関わっていく.

X線写真を比較するときには，同一体位で撮影した写真であるかどうかを考慮してアセスメントする.

2 X線撮影時のポイント

胸部X線検査の撮影時は，患者は深呼吸をした状態で息を止め撮影する. この息止めがうまくできれば，検査を1回で終えることができる. 胸部X線検査の放射線量はごく少量であり，健康被害を生じることはないが，なるべく1回できれいな画像が撮れるほうがよい. 息止めができるように，開心術後であれば創痛コントロールを確実に行う，心不全で呼吸苦があれば酸素投与をして低酸素を予防するなど，検査を実施する放射線技師と協働しながら準備を行う. また息止めができない患者の場合は，事前に患者の状態を放射線技師に伝え，呼吸のタイミングに合わせて撮影してもらうように調整する.

6 心エコー法・経食道心エコー法

1 心エコー法とは

心エコー法（echocardiography）は超音波検査の一つであり，探触子（プローブ）から周波数の高い超音波を内部の構造に当て，組織の密度によって異なる反射波を利用して，生体内の構造や血流を評価する画像検査法である．心臓の形態，心機能，血行動態の評価のみならず，心疾患の重症度，治療効果の判定や予後予測にも有用な検査である．特に心エコー法は心臓をリアルタイムに観察でき，持ち運びが可能であらゆる施設・場所でも実施可能であり，さらに放射線被曝を伴わないため，実地臨床において広く行われる非侵襲的かつ簡便な検査である．

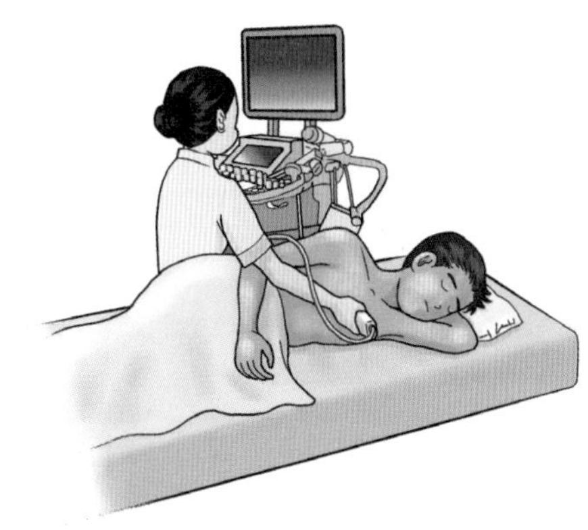

図 3-19 ■経胸壁心エコー法

1 経胸壁心エコー法

経胸壁心エコー法（TTE）*は基本的に患者を左側臥位にし，患者の左手を頭側に，右手を脇につけた状態で，第 3・4 肋間の胸骨左縁からプローブを患者の胸壁に当てて検査を実施する（図3-19）．この姿勢により肋間が開き，エコーのアプローチポイントが広がる．傍胸骨長軸像・短軸像，心尖部四腔像・二腔像が基本断面である．評価目的に応じていくつかの検査法がある．

用語解説

経胸壁心エコー法
Transthoracic echocardiography：TTE

断層法（B モード法）

プローブを当てる位置により，任意の 2 次元断面が描出可能であり，心臓の形態や構造物（弁・心筋）の動きをリアルタイムに評価することができ，最も基本的な画像情報が得られる（図3-20）．

M モード法

古くから開発されていた検査法であり，任意の断層法でカーソルラインを設定し，縦軸を距離（深さ），横軸を時間とした画像を描出する．二次元的な心形態の評価はできないが，距離の測定や時相の計測に優れている（図3-21）．

ドプラ法

血球に反射して計測される音波のドプラ効果（ドップラー効果）を用いて，流れている血球の方向と速度（血流信号）を表したものがドプラ心エコー法である．ドプラ法では血流の方向がカラー表示され，目的の部位における血流の速度や方向が評価できるため，狭窄した弁口面積や逆流血流量の推定など，弁膜症の重症度や手術適応の評価に広く活用されている．

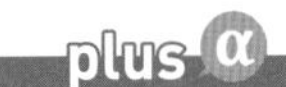

左室駆出率（%）
左室駆出率は以下で求められる.
{(拡張末期容積)−(収縮末期容積)} / (拡張末期容積)
平均値±標準偏差は，男性64±5, 女性66±5である.

ドプラ効果
音源が動いているときに，音の周波数が変化する現象であり，近づくと音が高く，遠ざかると音が低く聞こえる.

3 循環器系の検査と看護

断面	特徴	評価
傍胸骨長軸像	最も基本的な断面 観察部位： 左心房，僧帽弁，左心室，大動脈	• 左房径，左室壁厚，左室壁駆出率，左室径 • 局所壁運動障害の有無 • 弁膜症の有無
傍胸骨短軸像 乳頭筋レベル	大動脈弁，僧帽弁，乳頭筋，心尖部の各レベルで描出	• 左室駆出率 • 左室局所壁運動障害の有無 • 弁膜症の有無
心尖部四腔像	左心室と右心室のバランスを簡便に観察できる 観察部位： 左心房，左心室，右心房，右心室，僧帽弁，三尖弁	• 左室駆出率 • 局所壁運動障害の有無 • 弁膜症の有無 • 肺動脈収縮期圧の推定
心尖部二腔像	主に左心房，僧帽弁，左心室の観察に適している	• 左室駆出率 • 局所壁運動障害の有無 • 弁膜症の有無

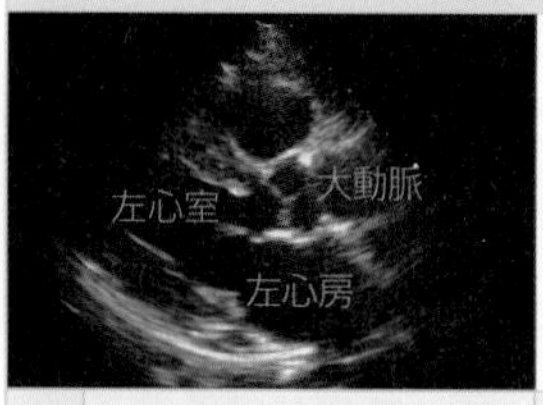

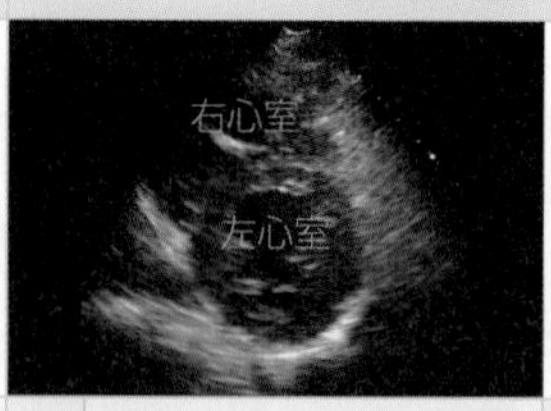

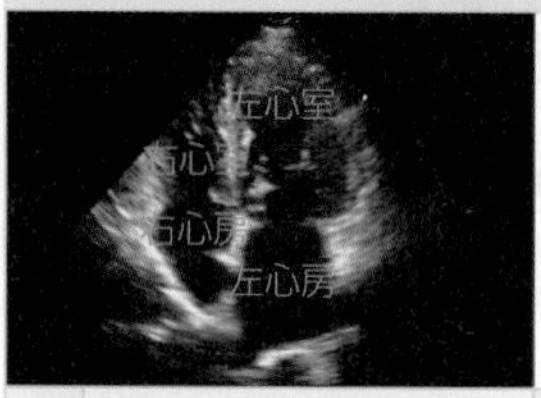

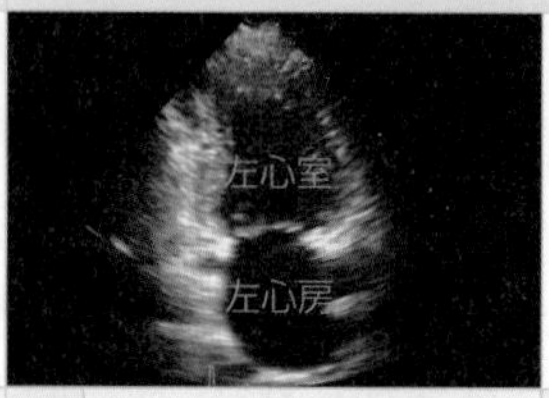

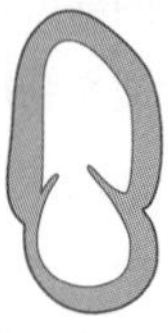

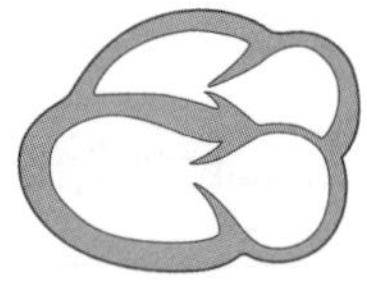

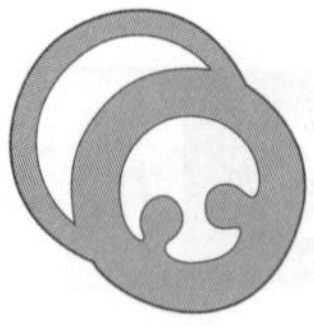

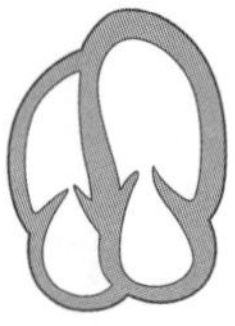

図 3-20 ■経胸壁心エコー法（B モード法）

▶ パルスドプラ法

断層像上で血流信号を測定する部位を設定し，一方向に間欠的に超音波を送受信する．距離分解能があるため任意の部位だけの血流速度の測定が可能であるが，速い血流速度の測定は困難である．

▶ 連続波ドプラ法

一方向に連続して超音波を送受信し，速い血流の速度を測定できるが，距離分解能がないため血流測定部位の同定はできない．しかし，連続波ドプラ法では，簡易ベルヌーイ式を用いた圧較差の推定ができ，弁前後での圧較差から狭窄症の診断が可能である．さらには三尖弁逆流速度から右室圧や肺動脈収縮期圧を推定するなど，日常臨床において血行動態の評価に広く用いられている．

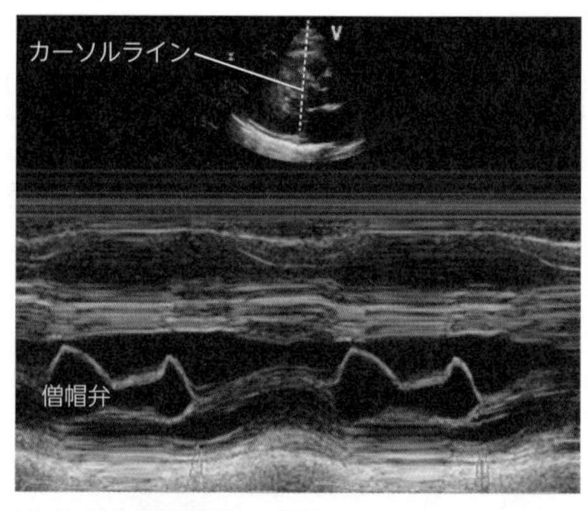

図 3-21 ■ M モード法

上部の断層像のカーソルラインは僧帽弁尖に設定されている．

▶ カラードプラ法

パルスドプラ法を利用して血流信号を測定し，プローブに向かってくる血流と遠ざかる血流を異なる色で示し，心臓内の血流の方向や速度をわかりやすいカラーによって二次元で表示する方法である．弁逆流や短絡血流の同定・評価に有用である（図3-22）．

plus α

簡易ベルヌーイ式

完全流体におけるエネルギー保存の法則（ベルヌーイの定理）を簡略した式のこと．圧較差 ΔP (mmHg) $= 4 \times$ 最大血流速度 Vmax (m/s)^2 と表される．

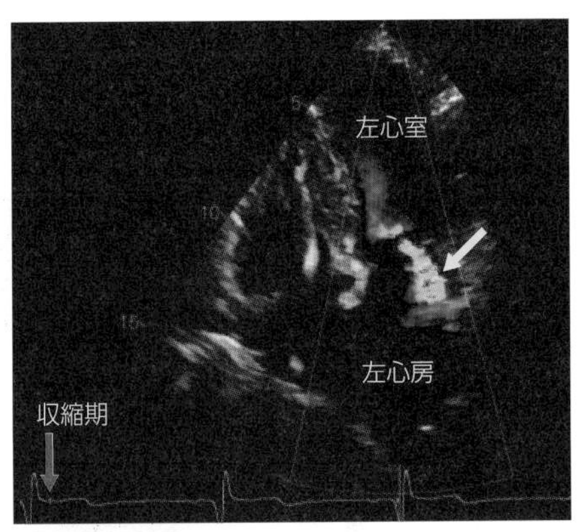

図 3-22 ■心尖部四腔像のカラードプラ法

左心室から左心房に向かう逆流ジェット（僧帽弁逆流）である（黄矢印）．乱流となる逆流はカラーが混在している．モニター心電図のマーカー（赤矢印）から収縮期の画像である．

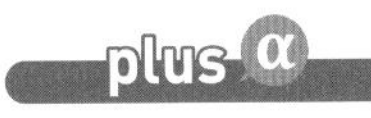

plus α

カラードプラ法のカラー

一般的に，プローブに向かってくる血流は赤色で，遠ざかる血流は青色で表示される．

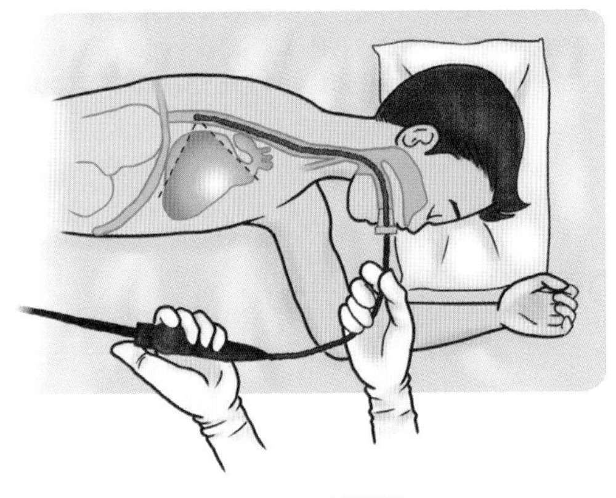

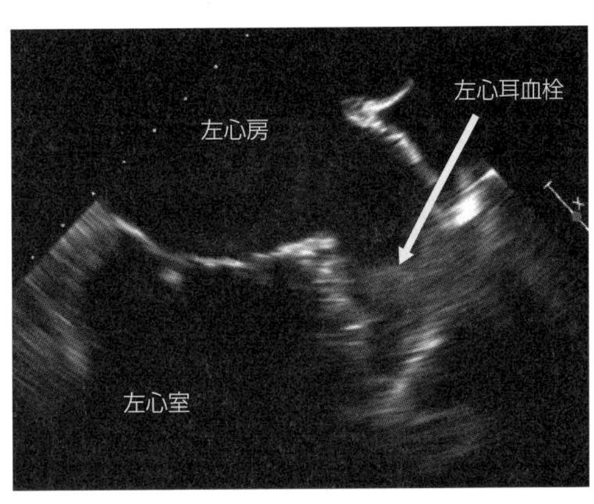

a. 実施時の体位

b. 経食道心エコー画像

図 3-23 ■経食道心エコー法

背側に位置する左心房が良好に描出される．b．心房細動患者で，左心房内にもやもやエコー*と左心耳血栓（矢印）を認める．

2 経食道心エコー法

経食道心エコー法（TEE）*は胃カメラのような細い管（プローブ）を口から食道に入れ，心臓を食道から観察する検査である．食道は心臓の後方に位置するため，経胸壁心エコー法では描出困難な背側にある左心房や僧帽弁が詳細に評価できる．心房細動症例における左心耳血栓の有無や，僧帽弁逆流症における逆流部位などが詳細に観察できる（図3-23）．また，心臓血管外科手術の術中の評価を目的として頻用されている．TEE は通常の胃カメラと同様に，のどに局所麻酔をしてから開始される．時に鎮静薬を使用することもあり，検査中のみならず，検査終了後も麻酔薬の影響が残る可能性を考慮する．

用語解説

もやもやエコー

心腔内で，煙・粒状エコーが緩徐に渦巻運動をしながら浮遊する様子を示し，血流のうっ滞や血栓の形成傾向を示す所見とされる．

経食道心エコー法

Transesophageal echocardiography：TEE

Study

リアルタイム3D心エコー法

心臓の形態や機能などをリアルタイムで非侵襲的に評価できる２次元（2D）心エコーの有用性は十分に認識されているが，近年，奥行き情報を追加したリアルタイム３次元（3D）心エコーが臨床応用されてきている．3D心エコー（図）による３次元画像は手術中の視野と同じ画像が描出されるため，弁膜症や欠損口の術前評価に有用である．現時点では3D心エコーは2Dに比して時間および空間分解能が劣っており，2Dと相補的に実施されているが，画像処理技術の向上により今後の活用が期待されている．

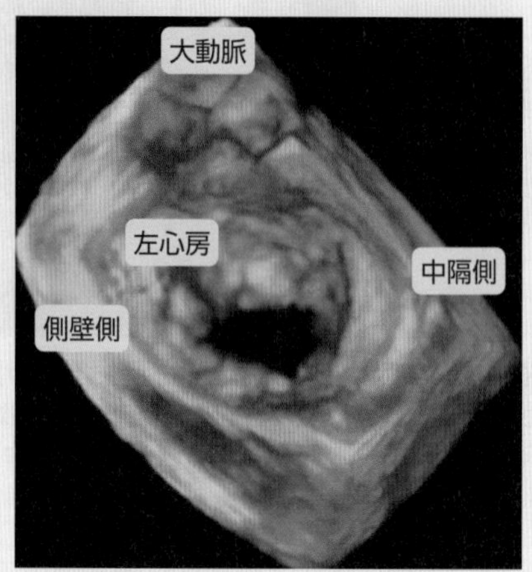

図■経食道アプローチによる３次元心エコー法
僧帽弁を左房上方から観察した画像（surgeon's view）の表示が可能で，僧帽弁逆流症の原因・部位診断に有用である．

2 心エコー法・経食道心エコー法の看護

1 経胸壁心エコー法

心エコー法は非侵襲的で，ベッドサイドでも実施可能な簡便な検査である．ただし，患者は左側臥位となり，指示に合わせて息止めや呼吸を行う必要があり，時間がかかれば苦痛を生じることもある．看護師は，心エコー法が重要な検査であることを事前に説明し，患者の協力を得る必要がある．例えば，「心臓のエコーの検査があります．検査は横になって，胸を少し押さえられたり，検査中に息を吸ったり吐いたり，止めたりする必要があります．少ししんどいですが，心臓の動きをみる大事な検査なので，頑張りましょう．検査はだいたい30分から１時間程度かかります」というように，検査の目的，検査中の様子，検査にかかる時間などを説明するとよい．

エコー検査の結果は，患者の体験している症状の裏付けとなったり，看護師が行う身体診察や，フィジカルアセスメントの結果を反映していたりするため，患者の症状と患者の身体に起こっていることを患者に教育するための大事な指標となる．

2 経食道心エコー法

経食道心エコー法では，検査４～５時間前から絶飲食する必要がある．「心臓の超音波検査（エコー）」と聞き，絶食が必要だと思わない患者が多いため，事前にしっかりと説明しておく．ただし，プローブを挿入する時の苦痛から血圧が上昇することもあるため，絶食であっても心臓病薬（降圧薬や抗不整脈薬など）は起床時に内服する必要がある．一方，低血糖を予防するため絶食での糖尿病薬やインスリン注射は中止する必要がある．血圧の薬と糖尿病薬の区別ができない患者も多いため，検査説明の際には，どの薬を起床時に内服し，どの薬を内服しないのか，患者が理解できるように，薬剤提供書の薬の写真を示しながら説明したり，薬の現物を持参してもらい，内服する薬と中止する薬を看護師が分けたりして説明する．

最近では患者の苦痛緩和のために鎮静下で経食道心エコー法を行うこともある．この場合は，事前に医師から鎮静薬の使用やその後の回復について説明された後に，同意を得る必要がある．看護師は検査の流れを説明し，安心して患者が検査に臨めるように準備する．鎮静薬を使用した場合は，検査後，鎮静回復スクリーニングで血圧低下や呼吸抑制がないかを観察する．30分もしくは60分間の状態観察後，患者が覚醒したら，のどの麻酔がきれているか水飲みテストを行い，ふらつきなく帰宅できるか歩行テストを行い，検査を終了とする．

看護師が経胸壁心エコー法と経食道心エコー法の検査内容の違いを理解することで，患者に説明でき，患者が疑問や不安なく検査を受けることにつながる．

7 心臓カテーテル検査

1 心臓カテーテル検査とは

1 概要

心臓カテーテル検査は，局所麻酔下で外径1.2～3mm程度の細い管（カテーテル）を動脈，静脈に挿入して行う検査である．この検査は心臓カテーテル室（血管造影室）で，清潔操作で行われる．穿刺部位を中心に入念に消毒を行い，患者の全身に清潔な覆布をかける．穿刺部位に局所麻酔をした後，血管を針で穿刺し，透視下で0.5mm前後のワイヤーを血管内で進ませ，そのワイヤーに沿わせてシースを留置する（図3-24）．心臓カテーテル検査は右心カテーテルと左心カテーテルに大別され，検査内容は大きく3種類ある．

●心臓の各部位の負担（圧力），心拍出量を測定する

カテーテルで直接，心内圧を測ることができる．右心カテーテルでは心内圧測定に加え，簡便に心拍出量の測定が可能であり，心不全の病態評価と治療方針の決定に有用である．

●造影剤を用いて心臓の評価を行い記録する

冠動脈を造影することで冠動脈の狭窄度の評価が，心臓の各部位を造影することで弁膜症の重症度や心機能の評価ができる．

plus α

シース

外径2～3.5mm程度，長さ10～30cm程度の内腔のあいた管である．留置したシースの中にカテーテルを出し入れすることでスムーズな検査が可能となる．

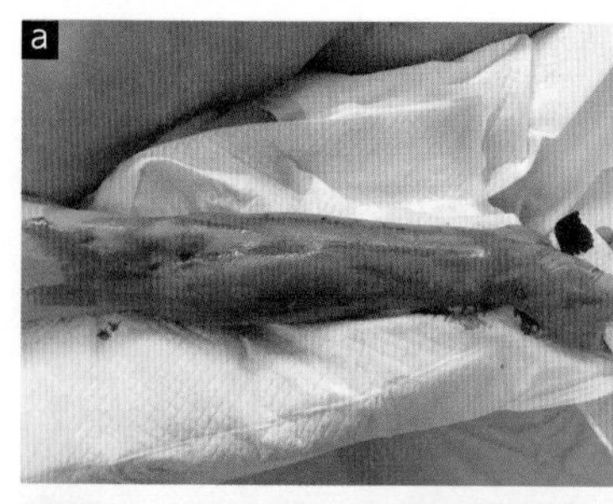

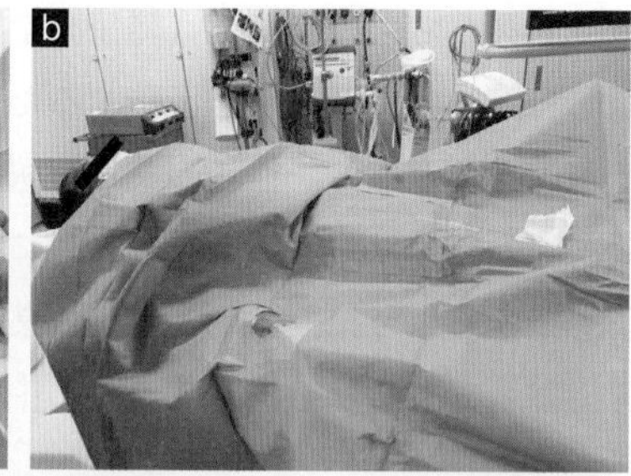

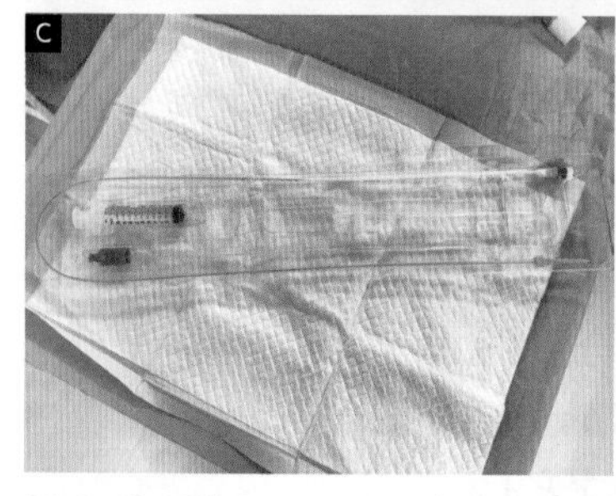

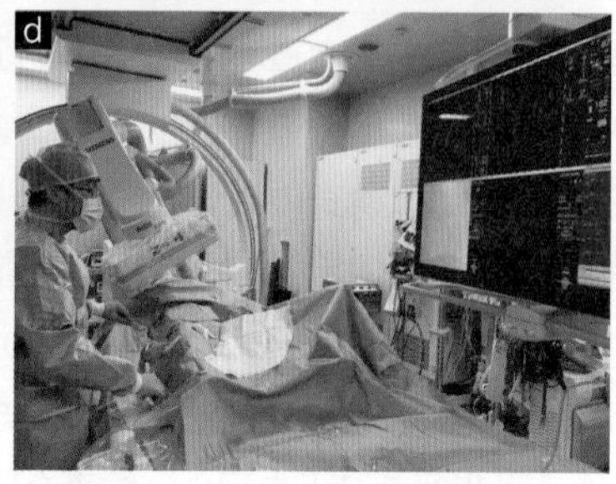

図 3-24 カテーテル室での実際

a. 橈骨動脈穿刺が不成功の場合のために上腕動脈穿刺部位まで消毒を行っている．b. 穿刺部位以外は清潔な覆布で覆われている．c. 上から順にシース外套，シリンジ，シース内套，ワイヤー．d. X 線を用いて連続的に撮影することで透視画像をリアルタイムで見ながら検査を行う．

●心臓の各部位で血液を採取する

心臓内の各部位での採血によって酸素飽和度を評価することで，短絡（たんらく）（シャント）血流の評価が可能である．

2 右心カテーテル検査

静脈からカテーテルを進めて，心臓の右側の部屋の圧を中心に測定するので，右心カテーテルと呼ばれる．穿刺部位は，大腿静脈，肘静脈，頸静脈の 3 カ所のいずれかで，先端にバルーン（風船）がついたスワンガンツカテーテルを上大静脈（下大静脈）→右心房→右心室→肺動脈主幹部→末梢肺動脈へと進めていく．右心カテーテルの詳細は次項の血行動態モニタリングで述べる．

3 左心カテーテル検査

動脈からカテーテルを進め，冠動脈造影，左室造影，大動脈造影，大動脈・左心室圧測定等の検査を行う．

穿刺部は，大腿動脈，上腕動脈，橈骨（とうこつ）動脈があるが，現在，第一選択となる穿刺部位は橈骨動脈である．圧迫の際，橈骨と止血点がサンドイッチされる形で最も止血が確実であること，周囲に太い神経が少なく神経損傷が少ないこと，圧迫の際に患者が楽であることが理由に挙げられる．

冠動脈造影法（CAG）

冠動脈造影法（CAG）*は，冠動脈にカテーテルを挿入し，造影剤を注入して撮影することで，冠動脈のどの部分にどんな狭窄があるのか，高度狭窄や閉塞

*用語解説

冠動脈造影法
Coronary angiography：CAG

の場合はどの血管から側副血行路*が発達しているかの評価が可能である．検査の目的は狭心症，心筋梗塞の確定診断である．現在，外来では負荷心電図，冠動脈 CT 検査，心臓核医学検査などで狭心症を評価することができるが，どの検査を行った場合でも確定診断をするには CAG が必要である．

▶ **冠動脈**

冠動脈は右冠動脈，左冠動脈からなり，左冠動脈は左主幹部から始まり左前下行枝と左回旋枝に分かれる．右冠動脈は心臓の下壁，左前下行枝は前壁，左回旋枝は側壁を栄養しており，それぞれの血管に起因した狭心症，心筋梗塞ではその血管が栄養している領域の壁運動の低下が起こる場合が多い（図3-25）．これらの冠動脈はアメリカ心臓病学会により 1 ～ 15 番に分類されており，日常臨床でもその番号で呼称されることが多い（図3-26）．

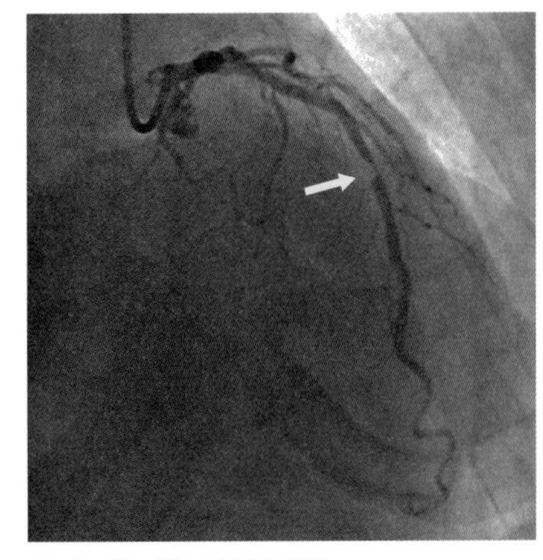

図 3-25 冠動脈造影

左前下行枝に高度狭窄を認める．

用語解説

側副血行路
主要血管に閉塞がみられた際に，血液循環を維持するために新たに自然形成される血管の迂回路．

瞬時血流予備量比
Instantaneous wave free ratio：iFR

冠血流予備量比
Fractional flow reserve：FFR

冠動脈血流・心筋虚血の評価

以前は冠動脈造影による狭窄度のみで，バイパス手術または経皮的冠動脈インターベンション（PCI）による血行再建の適応判定をしてきたが，近年は実際に心筋への血液が不十分かどうかの虚血評価が極めて重要視されている．外来では負荷心電図，冠動脈 CT 検査，心臓核医学検査などで虚血評価が可能であるが，最近ではカテーテル室でも，カテーテルの先端圧と病変より末梢の圧を特殊なアルゴリズムで同時測定を行う瞬時血流予備量比（iFR）*検査，血管拡張薬を冠動脈注入し運動負荷時の血行動態と近似の状態での圧較差を測定する冠血流予備量比（FFR）*検査等を行うことで，虚血評価が可能である．実臨

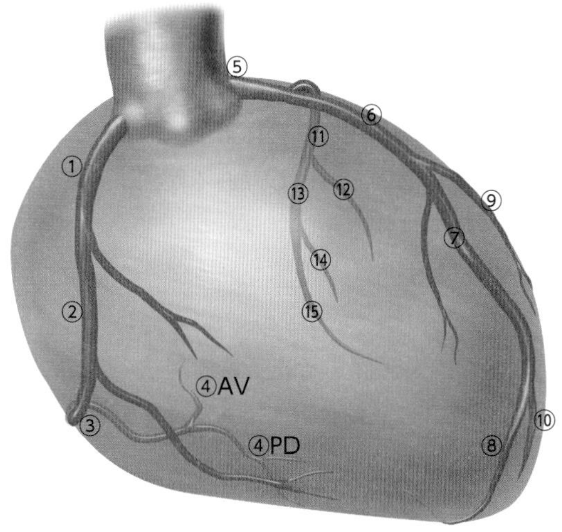

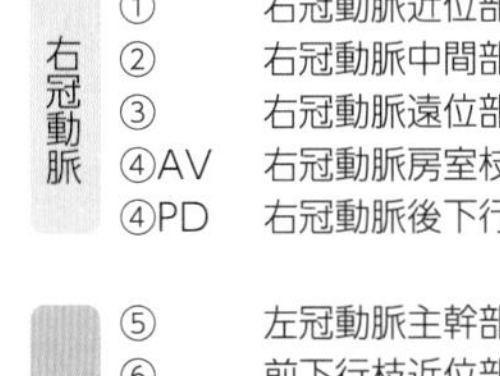

左冠動脈
⑤ 左冠動脈主幹部
⑥ 前下行枝近位部
⑦ 前下行枝中間部
⑧ 前下行枝遠位部
⑨ 第1対角枝
⑩ 第2対角枝
⑪ 回旋枝近位部
⑫ 鈍縁枝
⑬ 回旋枝遠位部
⑭ 回旋枝後側壁枝
⑮ 回旋枝後下行枝

図 3-26 冠動脈の AHA 分類

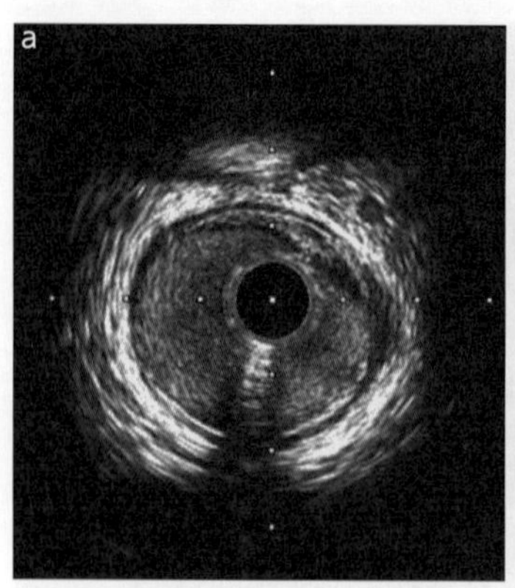
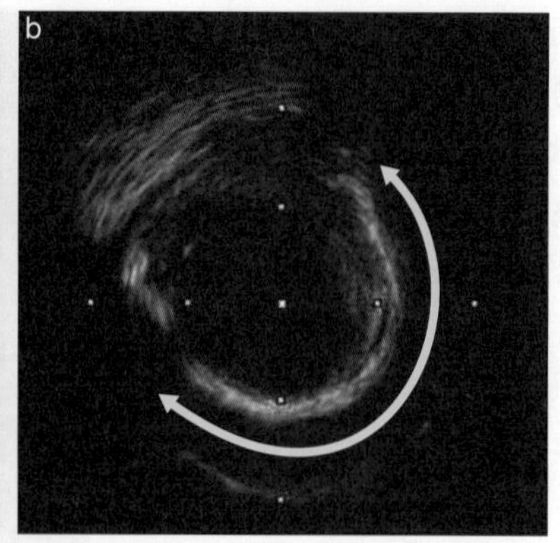

図 3-27 ■血管内超音波法（IVUS）

a. 正常血管の IVUS. 黒，白，黒の正常な内膜，中膜の構造がみられる.
b. 0 時から 9 時方向に 270 度の白く描出される石灰化病変がみられる.

床では冠動脈造影を実施し，中等度狭窄が見つかった場合はそのままiFR，FFR検査を行い，心筋虚血を有する冠動脈狭窄かを診断するケースが増えてきている.

血管内超音波法・光干渉断層法

PCIは狭窄，閉塞部にワイヤーを通過させ，そのワイヤーに沿って1～5mm程度のバルーンで拡張させ，多くの場合ステントと呼ばれる金属の網で狭窄部位を裏打ちし，ステントは留置したまま終了する．この治療の有効性と安全性を確保するには，プラークと呼ばれる動脈硬化巣の性状，バルーンやステントのサイズの正確性が非常に重要になってくる．そのため，日本ではイメージングデバイスと呼ばれる血管内超音波法（IVUS）*，光干渉断層法（OCT）*が盛んに行われている．これらの機器は診断検査の際に使用される場合は少なく，PCIの際に使われる場合がほとんどである.

▶ 血管内超音波法（IVUS）

血管内超音波法（IVUS）は，約1mm以下の細径の超音波端子を先端に装着したカテーテルをワイヤーに沿わせて血管内へ挿入し，血管内から超音波で血管壁の性状や血管径を評価する方法である．PCI中にバルーン拡張により破砕されたプラークが末梢動脈に塞栓し，血流低下を来すことがしばしばあるが，それは軟らかいプラークであることが多い．IVUSでは軟らかいプラークは黒く，比較的硬くなってくると白く描出される（図3-27）.

▶ 光干渉断層法（OCT）

近年，超音波の代わりに近赤外線を用いて血管内を評価する光干渉断層法（OCT）も使用される．OCTはIVUSに比べ，細部まで評価が可能である．一般的にIVUSは100～200μmまでの解像度があるが，OCTは10～15μmと約10倍の解像度をもつ．一方，観察する際には血液の除去が必要で，多くの場合造影剤を使用するため，腎機能の悪い症例などでは使用しづらいという

plus α

ステント圧着の評価
ステントが血管に圧着していないとステントの内側に新生内膜が張りづらく，ステント血栓症の原因になるとされている．ステントのサイズのみならず，ステントの圧着の評価にもIVUSは有用である.

＊用語解説

血管内超音波
Intravascular ultrasound：IVUS

光干渉断層法
Optical coherence tomography：OCT

点もある.

心臓電気生理学的検査（EPS）

電気生理学的検査（EPS）*とは，心腔内に電極カテーテルを挿入し，心腔内のさまざまな部位の電位記録と電気刺激（ペーシング）を組み合わせることで，不整脈の種類や機序を診断する検査である．めまい，失神を有する患者で徐脈性不整脈，動悸などで頻脈性不整脈を疑う場合があるが，24時間ホルター心電図でそれらを指摘できない場合は診断確定，治療方針決定のために必要な検査である.

用語解説

電気生理学的検査
Electrophysiologic study：EPS

心内膜心筋生検

心内膜心筋生検は，生検鉗子と呼ばれる開閉式の歯が先端についたカテーテルで，1 ～ 2mm 程度の心筋の小切片を採取して，顕微鏡下で調べる検査である．右心室から行う場合と左心室から行う場合がある.

急性心筋炎の原因診断と治療方針決定，心筋変性疾患である心筋症の確定診断に有用である．近年では心移植前の橋渡し治療（ブリッジ治療）として植込み型人工心臓の症例が増えてきているが，心移植の適応の有無を精査するには必須の検査である.

合併症

心臓カテーテル検査における合併症には大きく三つある．以下に説明する合併症は，合わせて 0.1％程度の発生率である.

▶ 薬物の副作用

局所麻酔，造影剤による薬物の副作用には，造影剤の過量投与により腎機能の悪化を来す造影剤腎症と薬剤アレルギーがある．造影剤腎症は，一般的に腎機能障害患者に起きやすいとされており，eGFR 50 ～ 60 以下の患者に対しては，予防として前日からのハイドレーション（補液負荷）を行うことが推奨されている.

一般的には重症度にかかわらず約 1％に薬剤アレルギーの出現があり，その際には，まずは抗ヒスタミン薬の投与を行い，亜急性期の対応を考える場合にはステロイドが必要になる．1 万人に 1 人程度にアナフィラキシーショックが出現する．致死的になる場合があるため早急な対応が必要となる．アドレナリン 0.3mg を筋肉注射し，呼吸状態，血行動態の厳重な管理を行う．以前にアレルギーを起こしている場合には，いくつかのプロトコールがあるがステロイド内服（プレドニゾロン 30mg/ 回）を 12 時間前および 2 時間前に前投薬を行う予防法がある.

plus α

推算 GFR（eGFR）
eGFR は以下の血清クレアチニン（Cr）の推算式で算出する.
成人男性の場合
eGFR（mL/ 分 /1.73m^2）＝194×$Cr^{-1.094}$×年齢$^{-0.287}$
成人女性は男性の eGFR × 0.739

▶ 血管損傷

穿刺部トラブル，カテーテルが通った部分の血管穿孔や血管解離，造影を行う際の冠動脈損傷が挙げられる．穿刺部トラブルは穿刺部の出血と周囲の神経損傷の2点が問題となるが，穿刺部位によって大きく異なることを理解したい．特に大腿動脈穿刺のみで起こる後腹膜血腫は，出血で致死的になることがある，一番注意しなければならない合併症である．神経損傷は大腿動脈，上腕動脈穿刺に多いことが知られている．

▶ **塞栓症**

カテーテル通過部のプラークや，カテーテル内の空気，血栓が主要臓器に塞栓を生じることで，脳梗塞，コレステロール塞栓症となり，腎機能障害や下肢末梢の血流障害を来すことがある．

2 心臓カテーテル検査の看護

心臓カテーテル検査は，以前は入院中に行われていたが，最近では日帰りで行う施設も増えてきている．これまで入院中に病棟の看護師が実施していた検査後の観察を患者自身が行うため，観察点を事前に患者に説明し，外来で経過を確認する必要がある．日帰りで心臓カテーテル検査を行う際には，患者に「穿刺部から出血がないか，血腫（コリコリとした塊）がないか，コリコリが歩くたびに大きくなってきていないか，穿刺した部位の先（末梢）の色が悪くないか，冷たくないか」など，帰宅後と寝る前，翌朝に観察し，何か異常があれば，すぐに受診するように説明する．

1 検査前

医師から検査の指示が出れば，検査やヨード造影剤使用の同意書を医師が作成し，患者からの同意のサインを得る．看護師は同意書に患者のサインがあることを確認する．事前に穿刺部位を確認し，剃毛の必要はないか，必要であれば剃毛の部位，方法を説明する．検査当日はシャワー浴が禁止となるため，検査前日には感染予防のためシャワー浴や入浴を行い，穿刺部を含め清潔を保つよう説明する．事前に医師がアレルギーの有無，特に造影剤アレルギーの既往を確認しているが，看護師も再度確認する．検査について，医師の説明する言葉が難しく理解できない場合もあるため，看護師は患者がわかるようにゆっくりと例を挙げながら説明する．また，腎機能データを確認し，造影剤腎症の発現の可能性についてアセスメントし，必要時には医師に報告し，事前にハイドレーション（補液負荷）を開始する．抗凝固療法を行っている患者は，血液の凝固系の指標であるPT-INR*やAPTT*などの検査結果とともに，内服がきちんと行えているかどうかを確認し，検査後出血や塞栓症のリスクを評価する．

電気生理学的検査（EPS）など検査の種類によっては，内服を中止して検査に臨むこともあるため，医師の検査前の指示を確認し，確実に検査前の処置を行っていくことが重要である．

循環器領域の看護師にとって心臓カテーテル検査は日常的によくある検査の一つであるが，患者にとっては侵襲を伴う大きな検査であり，不安を抱えていることも多い．看護師は患者の不安に配慮し，検査の説明や声掛け，準備を進めていく必要がある．

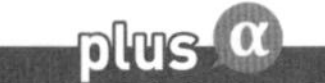

PT-INR，APTT

数値が高いということは，血液凝固に時間がかかることを示しており，太い動脈を穿刺する検査の止血に時間を要すことになる．反対にPT-INRやAPTTの数値が低いということは，血液が凝固しやすいため，カテーテルの操作で塞栓症を引き起こすリスクが高いことを意味している．

＊用語解説

PT-INR
プロトロンビン時間国際標準比

APTT
活性化部分トロンボプラスチン時間

2 検査中

心臓カテーテル検査は，カテーテル室で行われる．予定検査だけではなく，心筋梗塞で救急搬送され，緊急経皮的冠動脈インターベンションを施行することもあるため，カテーテル室には，救急カートや除細動器など，急変対応がすぐに行える準備が整えられている．検査開始前には，患者の緊張は最大になっているため，担当する看護師であることを自己紹介し，検査は局所麻酔で検査中も声が出せること，穿刺部などの痛みがあれば麻酔の追加ができることを説明する．また，胸痛や呼吸困難感などの症状があれば，すぐに教えてくれるようにと伝える．医師が手技を行う清潔区域を汚染しないように配慮しながら，患者に声をかけ，検査の進み具合などを伝えることも重要である．

検査中は，血圧や心拍数，心電図波形に注意し，検査前と変化がないか確認する．何か変化を認めたときは，患者に症状がないかを確認し，医師に報告する．検査終了後は，医師が穿刺部を圧迫止血しテープなどで固定する．圧迫止血はかなり強く押さえるため，それが痛いと苦痛を訴える患者もいる．圧迫止血中の患者の様子や血圧，心拍数にも注意する．そして最後に，検査中の医師や看護師の声が患者にすべて聴こえているということを忘れてはならない．検査後に患者から，医師や看護師が検査中にこんなことを話していたと聞くことも少なくない．見えないからこそ患者は音を頼りに現状を把握しようとしており，そのような患者の張りつめた状態を理解することが何より重要である．

3 検査後

検査後は，検査の合併症がないかどうかの観察を行う．造影剤腎症の有無がないか尿量を確認し，アレルギー症状がないか皮膚や呼吸状態を観察する．また，出血がないか穿刺部位を確認し，圧迫解除後に再出血がないか経時的に確認する．直後には何もなくても，検査数日後に遅発性のアレルギーや，穿刺部に仮性瘤や血腫を形成する場合もあり，患者に穿刺部の確認方法を伝えておく必要がある．穿刺部末梢の動脈が触れるか，色調に変化がないか，冷感はないかなど塞栓症状も確認する．それとともに脳梗塞の症状やコレステロール塞栓症（blue toe syndrome）の症状がないかを観察する．血圧や脈拍，心電図変化，不整脈の有無，患者の胸痛などの自覚症状の有無を観察することはいうまでもない．

plus α

止血
従来の用手圧迫は，大腿動脈，上腕動脈穿刺の際が多く，カテーテル室または病棟でシース抜去を行い，そのまま用手で圧迫する．用手圧迫時間はシースの太さにより5～20分程度で，その後，穿刺部の上に沈子を粘着テープで圧迫固定する．圧迫固定時間もシースの太さによって異なるが，4～8時間程度が多い．橈骨動脈穿刺の止血にはほとんどの施設で止血デバイスが用いられ，適宜の減圧処置は病棟で看護師が行う場合が多い．

Blue toe syndrome
下肢の趾先の動脈塞栓により，突然のチアノーゼ，疼痛を来す疾患である．Blue toe syndromeを起こす病態の中でも，コレステロール塞栓症によるものの頻度が高いといわれており，カテーテル検査後に起こることが多い．

8 血行動態モニタリング

1 血行動態モニタリングとは

1 概要

心臓の機能を監視するために，動脈・静脈や心臓内の圧・流量，血液中の酸素飽和度などを測定する検査を血行動態モニタリングという．静脈系と動脈系のモニタリングがあるが，静脈系のモニタリングは，心エコー法の発達により，近年では行われる機会は限られている．また，カテーテル室で単回測定を行う場合と，ベッドサイドで連続的に測定する場合がある．

2 静脈系のモニタリング

静脈系のモニタリングはスワンガンツカテーテル（図3-28）とCVカテーテルにて行われる．スワンガンツカテーテルは右心カテーテル法の手順で，肺動脈末梢まで挿入する．この際カテーテル先端のバルーンを膨らませることで，安全かつ容易に静脈の血流にのって肺動脈末梢まで進めることができる．スワンガンツカテーテルでは心拍出量（CO）*，それを体表面積で割った心係数（CI）*の測定と，右房圧，右室圧，肺動脈圧，肺動脈楔入圧（PAWP）*の測定が可能である．肺動脈末梢にバルーンカテーテルを固定させて測定する肺動脈楔入圧は左房圧，左室拡張末期圧（LVEDP）*を反映している．特に心係数と肺動脈楔入圧を用いることでフォレスター分類（➡ p.208 図8-19参照）と呼ばれる心不全の病態評価が可能となり，治療方針の決定に非常に有用である．

また，CVカテーテルによって中心静脈圧（CVP）*の測定ができ，簡便に全身の水分過不足の評価が可能である．ベッドサイドでの挿入，持続測定ができ，穿刺部位は大腿静脈，頸静脈，鎖骨下静脈の三カ所であるが，血管超音波での観察が可能な点と，安全に挿入できる点，感染・血栓等留置中の合併症が少ない点から頸静脈の穿刺が最も多く行われている．

3 動脈系のモニタリング

血管内留置針*（サーフロ®等）で動脈を穿刺し，外針（外筒）を動脈に留置し観血的かつ連続的に動脈圧を測定する検査である．

動脈系のモニタリングの目的は，連続的に血圧の管理をすることと，動脈血液ガス分析で動脈血酸素分圧（PaO_2）や二酸化炭素分圧（$PaCO_2$）の測定を何度も行うことの2点である．そのため，大動脈解離や脳出血など厳重な血圧の管理が必要な疾患の急性期や，人工呼吸器管理中の患者や重症心不全で呼吸状態の悪い患者など，動脈血酸素分圧を頻回に測定するような症例が適応となる．

2 血行動態モニタリングの看護

血行動態モニタリングは，CCUやICU，HCUという集中ケア部門で行われる．つまり，血行動態モニタリングを必要とする患者は，重症で循環動態は不安定であるということである．この急性期の状態を乗り切ることができなければ，命を落とすことに他ならない．モニタリングしているそれぞれの数値が何を意味しているのかを理解し，数値に変化があれば，その原因は何か，変化の範囲は正常か異常かの判断をし，患者の身

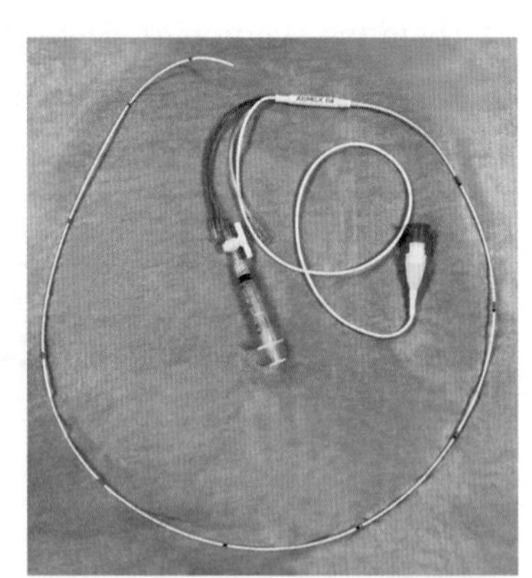

図3-28 ■スワンガンツカテーテル

用語解説

心拍出量
Cardiac output：CO

心係数
Cardiac index：CI

肺動脈楔入圧
Pulmonary artery wedge pressure：PAWP

左室拡張末期圧
Left ventricular end-diastolic pressure：LVEDP

中心静脈圧
Central venous pressure：CVP

血管内留置針
外筒と内筒で構成されており，外筒はテフロンコーティングされた軟らかい素材で作られている．

表 3-7 ▒スワンガンツカテーテルで得られる情報（CCO モニター接続時）

検査項目	数値の意味	基準値
心拍出量（CO）	1 分間に心臓が送り出す血液量	4.0 ～ 6.5L/min
心係数（CI）	心拍出量÷体表面積 体格を補正した数値	2.5 ～ 4.0L/min/m^2
中心静脈圧（CVP）	右心系の圧と同等 上昇：循環血液量増加，右心不全（静脈うっ血） 低下：循環血液量減少	平均圧 2 ～ 8mmHg
肺動脈圧（PAP）	肺高血圧の指標 肺動脈拡張期圧は左心系の前負荷の指標	収縮期：15 ～ 30mmHg 拡張期：5 ～ 15mmHg 平均圧：10 ～ 20mmHg
肺動脈楔入圧（PAWP）	左心室の前負荷を示す PAWP ≒肺動脈拡張期圧	5 ～ 15mmHg
混合静脈血酸素飽和度（$S\bar{V}O_2$）	酸素を使用して全身から戻ってきた静脈血の酸素飽和度 低下：酸素供給量低下，酸素消費量増加，心拍出量低下など 上昇：酸素供給量増加	70 ～ 80%
体血管抵抗係数（SVRI）	〔平均動脈圧（MAP）－中心静脈圧（CVP）〕× 80/ 心係数（CI）	1,970～2,390dyne·sec·m^2/cm^5

体に何が起こっているのか全身を観察し，アセスメントできなければならない（表3-7）．

1 血行動態モニタリング中の観察ポイント

スワンガンツカテーテルなど中心静脈を直接測定できる場合では，トランスデューサーの位置に常に注意し，ゼロ点を正確に合わせる必要がある．正しい数値を測定し，モニタリングできるように固定したり，屈曲がないか小まめに観察したり，ラインを管理する．また，動脈系のライン挿入中は，採血等の際に空気が混入し，空気塞栓を来さないよう注意する．

動脈系，静脈系のラインの管理では，感染予防が極めて重要である．重症患者では中心静脈ラインの留置が長期化し，カテーテル関連血流感染の頻度が高くなる．また全身状態の悪い患者にとって感染が致命的になることも少なくない．血液ガスや酸塩基平衡を評価するための動脈ラインからの採血や側管からの点滴投与など，ラインを触る機会の多い急性期には，特に清潔な操作が必要である．また，太い静脈や動脈の穿刺部からの出血が持続することも多く，固定や止血など刺入部の管理も重要である．

血行動態モニタリングを必要とする患者は，全身状態が悪く，せん妄を発症するリスクも高い．ライン類の自己抜去にも注意が必要である．身体拘束をしてでもライン管理をしなければならないこともあるが，身体拘束は必要最小限とし，解除できるかどうかを定期的にアセスメントし，検討していく．

最後に，血行動態モニタリング中は医療関連機器圧迫創傷（MDRPU）*の予防が重要である．重症患者では血圧が低く，末梢循環障害や栄養状態の不良により創傷を形成しやすい状況にあるが，血行動態モニタリングでは，ラインを

*用語解説

医療関連機器圧迫創傷
Medical device related pressure ulcer：MDRPU

管理するためにシーネや身体拘束器具を使用しており，MDRPU が出現しやすい状況である．定期的に固定位置を変更し，刺入部だけではなく，ラインの当たる部位に創傷ができていないか観察し，見つけた場合は早急に圧迫を解除して適切な処置を講じる必要がある．

9 冠動脈 CT 検査

1 冠動脈 CT 検査とは

冠動脈疾患の診断は，従来はカテーテル検査による血管造影が中心であった．しかし，CT 装置や冠動脈の撮像技術の進歩に伴い，比較的低侵襲かつ短時間に，外来でも CT による冠動脈疾患の評価が可能となった．このため，冠動脈疾患の高リスク患者に対するスクリーニング目的での施行も増えている．日本循環器学会の調査によると，冠動脈 CT の年間施行件数は 2006 年に 86,256 件であったものが 2021 年には 464,310 件と，5 倍以上に増加している[11]．

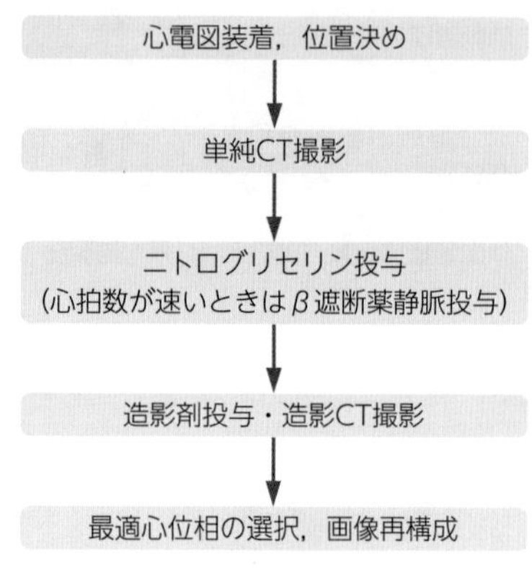

図 3-29 冠動脈 CT 検査の流れ

造影剤を静脈から投与して撮像するのは通常の造影 CT 検査と同様であるが，冠動脈 CT の場合は心電図に同期させて撮影し，拡張期の画像を取り出して再構成する（図3-29）．単純な横断像のほか，3 次元表示や血管造影に類似した画像に構築でき，狭窄の有無の評価のみならず，カテーテル治療の方針を事前に検討することもできる（図3-30）．また，冠動脈 CT は陰性的中率が高く，CT で有意狭窄が認められなかった場合には，冠動脈狭窄はほぼ否定できる[12]．高度な冠動脈石灰化が認められる場合は，評価が不十分となり診断能が低下するが，石灰化の存在自体が心血管疾患のイベント発症リスクと相関があるため[13]，カテーテル検査（冠動脈造影）を勧める根拠となる．

しかし造影剤の副作用の恐れがあり，特に腎機能障害や気管支喘息を有する患者への施行は慎重になる必要がある．また，乳酸アシドーシスを回避するため，緊急検査を除き造影剤使用の前後 48 時間はビグアナイド系糖尿病薬（メトホルミン）を中止する．高齢者などで息止めが不良であったり，不整脈・頻脈の場合には画像が不鮮明となり得る．心拍数を低下させる目的で，検査前にβ遮断薬〔セロケン®の内服またはランジオロール（コアベータ®）*の点滴〕などを投与することがある．

plus α

FFR-CT
冠動脈 CT で得られるのは狭窄の形態評価のみであるが，FFR-CT はさらにどの程度の心筋虚血が生じているかを示す心筋血流予備量比（FFR）を画像データから仮想的に算出する．2018（平成 30）年より保険適用となった．

単純CTによる石灰化スコア
単純 CT で算出された石灰化スコアが，脳梗塞・心筋梗塞など将来の動脈硬化疾患発症の予測因子になることが報告されており[3,4]，健康診査やドックなどで利用されている．

➡心臓カテーテル検査における造影剤使用については，３章７節参照．

2 冠動脈 CT 検査の看護

冠動脈 CT 検査では，心電図に同期させて撮影し，拡張期の画像を再構成す

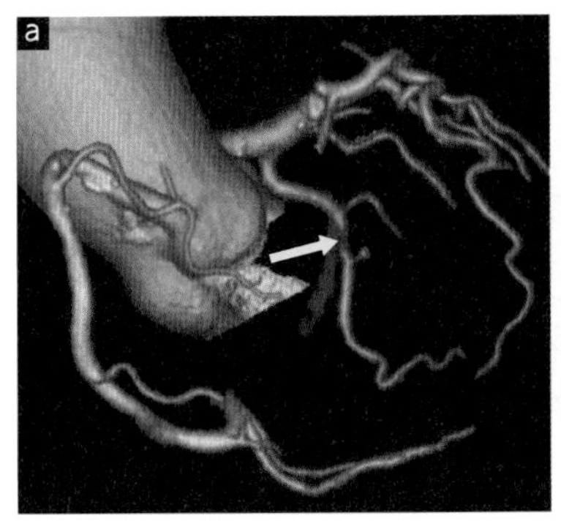

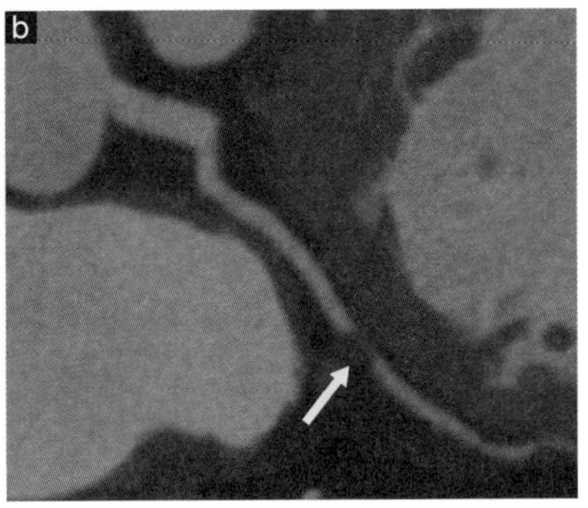

図 3-30 ■冠動脈 CT 画像

a. ボリュームレンダリング像．画像データを 3 次元表示しており，全体像の把握ができる．

b. 同症例の左回旋枝のカーブド MPR 像（curved multiplanar reformation）．注目する一つの血管を長軸方向に切断して表示，冠動脈狭窄の程度やプラークの状態を評価できる．矢印部に狭窄を認める．

用語解説

ランジオロール（コアベータ®）

冠動脈 CT において心拍数を低下させるための β 遮断薬で，静脈注射用薬剤として保険適用となっている．半減期が約 4 分と極めて短く，短時間で血中から消失するため，検査中のみ速やかに心拍数を下げることができる．

ることで，冠動脈の狭窄の有無を評価できる．頻脈の場合は撮影がしにくく，検査前に β 遮断薬の内服や点滴により，心拍数を減少させて検査することが多い．そのため，検査後に血圧低下がないか，徐脈が遷延していないか，ふらつきがないかなどを確認する必要がある．

また造影剤を使用するため，検査前の腎機能データを確認し，必要時には検査前から点滴を実施することもある．検査中・検査後は造影剤アレルギーや，造影剤の血管外漏出に注意する．

10 MRI 検査・MRA 検査

1 MRI 検査・MRA 検査とは

磁気共鳴画像法（MRI）*は心臓・大血管の形態，機能評価に有用な画像検査であり，CT と異なり放射線被曝がなく低侵襲なこと，心エコー法と異なりウインドウ制限（患者によって観察しにくい）がなく，正確な評価が可能な点が特徴である．

一般的な MRI では，動いてしまうとブレた画像になるため，心臓 MRI では心電図同期方式により，心臓の拍動をシネ画像という動画（図3-31）で表示し，虚血性心疾患や心筋疾患の心形態・機能を評価している．近年，特に複雑な先天性心疾患の形態および血行動態の評価には標準的検査となってきている．

また造影 MRI では，造影開始 10 分以降に遅延造影 MRI を撮像すると，障害された心筋組織が造影される．心臓核医学検査よりも解像度の高い画像で障害部位が同定されるため，心筋バイアビリティ（生存能）*の評価に活用されている（図3-32）．

用語解説

磁気共鳴画像

Magnetic resonance imaging：MRI

心筋バイアビリティ（生存能）

虚血により心筋収縮能が低下・消失していても，心筋バイアビリティが保たれていれば PCI などの血行再建によってその領域の壁運動改善が見込める．逆に，心筋バイアビリティのない陳旧性心筋梗塞の領域には血行再建を行っても効果が期待できない．

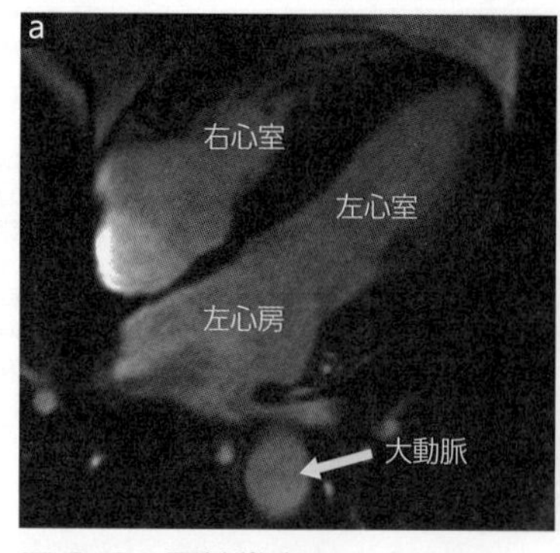

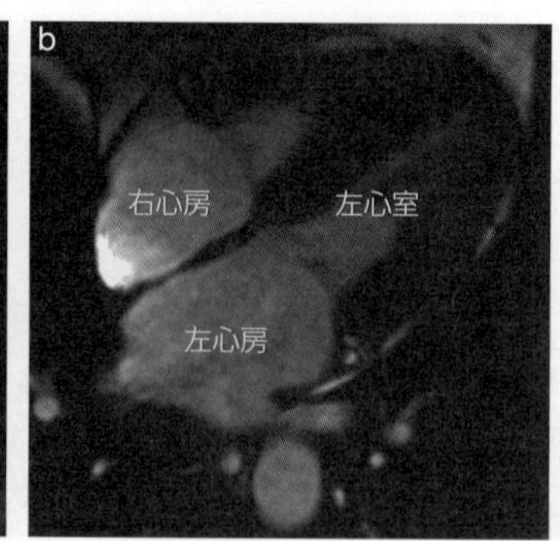

図 3-31 ■健常者のシネ MRI

a．拡張期．b．収縮期．動画像からの抜粋．

さらにMRIは冠動脈・大血管の血流評価も可能で，磁気共鳴血管造影法(MRA)*と呼ばれる．冠動脈MRAは放射線被曝を伴わずに，CTでは評価困難な高度石灰化症例でも，冠動脈の評価が可能である．

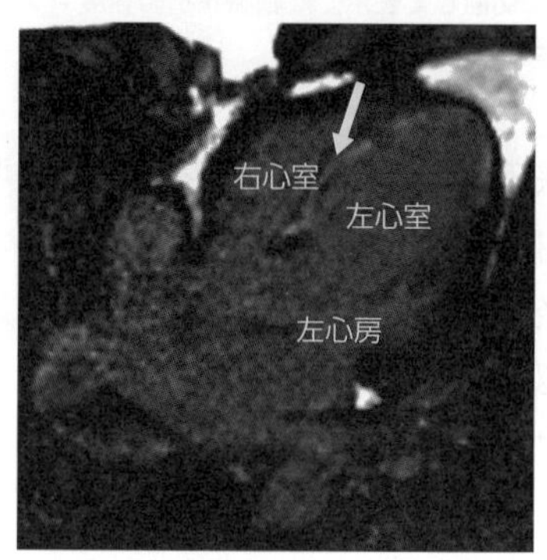

図 3-32 ■遅延造影 MRI 画像

陳旧性心筋梗塞の症例（58 歳男性）．遅延造影 MRI 法にて前壁領域に高信号（矢印）を認め，心筋梗塞に伴う障害心筋を示唆する．

＊用語解説

磁気共鳴血管造影法
Magnetic resonance angiography：MRA

心臓MRIは検査目的に応じてシネ画像，遅延造影，MRAといったさまざまな撮影法を組み合わせる必要があり，検査手技が煩雑になりやすい．そのため，検査に1時間前後を要することもあり，患者はその間安静が必要となる．また，閉所恐怖症では，検査困難な場合や，検査途中で中止となる例がある．

心臓MRIは心臓CTに比べてやや高額かつ設置施設数が少ないため，日本における実施件数は少ないが，心疾患の診断治療に有用な情報を無被曝かつ低侵襲的に提供してくれる画像検査であり，今後の日常臨床における活用が期待されている．

2 MRI 検査・MRA 検査の看護

心臓MRI検査は，装置が強い磁力を発するため，検査前に金属を装着または所持していないか注意して確認する．取り外すべき物品（眼鏡，時計，義歯，補聴器，ヘアピン，貼付薬等）の取り外しを必要により介助する．心筋症の確定診断として行われることも多く，検査後の外来では告知後の患者の理解や受け止めを確認し，支援する必要がある．

11 心臓核医学検査（心筋シンチグラフィ）

1 心臓核医学検査（心筋シンチグラフィ）とは

1 概要

核医学検査では，放射性同位元素（radio isotope: RI）で標識された薬剤（放射性医薬品）を被験者に投与し，目的とする臓器に集積させ，臓器から放出される放射線を専用のカメラ（ガンマカメラ）で検出，放射線量をコンピュータ処理して画像にする（図3-33）．投与される医薬品は生理的で投与量も少ないため副作用が少なく，被曝量もそれほど多くないため低侵襲であり，負荷を行う場合のリスクがあるが比較的安全な検査である．また，カテーテルによる冠動脈造影や冠動脈CTと異なり造影剤を使用しないため，造影剤アレルギー患者，腎機能障害の患者でも問題なく検査が施行できる．

核医学検査の主眼は「形態評価」ではなく「機能評価」にあることが特徴であり，心筋シンチグラフィでは心筋に取り込まれる製剤を用いて心筋血流，心筋代謝，心臓交感神経機能などを評価する．

2 心筋血流シンチグラフィ

心筋血流シンチグラフィは，最も繁用されている心臓核医学検査である．心筋虚血の有無（狭心症や心筋梗塞の診断）や心筋バイアビリティ（生存能）を評価できる．放射性医薬品は塩化タリウム（^{201}TlCl）やテクネシウム（^{99m}Tc-MIBIまたはtetrofosmin）を用いる．これらは心筋血流に比例して心筋に集積するため，虚血領域では心筋への集積が遅延し，集積低下・集積欠損像として観察される．心電図同期で撮像することにより，心臓の壁運動や左室容積，左室駆出率（ejection fraction: EF）も計測できる．心筋血流シンチグラフィは虚血性心疾患の予後予測に優れており，検査結果が正常であれば心事故の発生率は極め

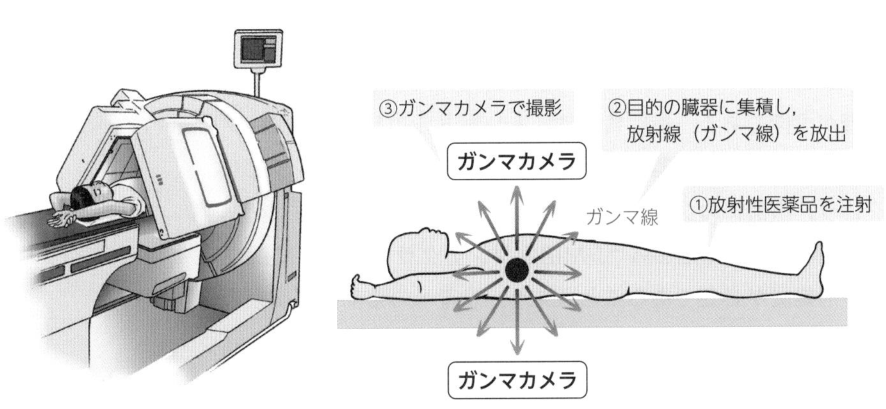
③ガンマカメラで撮影
②目的の臓器に集積し，放射線（ガンマ線）を放出
ガンマカメラ
ガンマ線
①放射性医薬品を注射
ガンマカメラ

図3-33 ■核医学検査（シンチグラフィ）のイメージ

て低く[16)]，逆に異常の程度が大きいほど心事故のリスクが上昇する[17)]．

冠動脈造影や冠動脈CTで冠動脈狭窄が認められても，その狭窄が機能的虚血を生じさせていなければ冠動脈インターベンション（PCI）などの血行再建の適応にはならない．機能的虚血を評価する手段として古くからエビデンスが確立しているのが心筋血流シンチグラフィである．他に運動負荷心電図，ドブタミン負荷心エコー，カテーテル時に行う心筋血流予備量比（FFR）などが評価手段として挙げられる．

3 タリウム心筋血流シンチグラフィの検査法

通常，運動あるいは薬物による負荷を行い，心臓に一過性の虚血を生じさせた状態でタリウム集積の程度を評価する．負荷直後の撮像を早期像（または負荷像），約4時間安静後の撮像を遅延像（または安静像）という．早期像と遅延像で集積の程度とその差（再分布現象）を確認し虚血の診断を行う．

- ●運動負荷：トレッドミルやエルゴメータによる負荷方法がある．不安定狭心症や解離性大動脈瘤などは運動負荷の禁忌である．骨・関節疾患や筋力低下などのために十分な運動負荷が困難と予想される場合も適応とならない．
- ●薬物負荷：アデノシンやジピリダモールを静脈投与する．正常冠動脈領域では血流は増加するが，狭窄冠動脈では血流の増加はなく，この差が集積低下としてとらえられる．アデノシンの使用禁忌として，気管支喘息，高度房室ブロックなどが挙げられる．

4 その他の心筋シンチグラフィ

① ^{123}I-BMIPP：心筋脂肪酸代謝障害の検出，② ^{123}I-MIBG：心臓交感神経機能障害の検出（心不全の重症度と予後評価），③ ^{99m}Tc-PYP（ピロリン酸）：心筋梗塞巣，心アミロイドーシスの検出，などがあるが，やや専門性の高い検査である．

2 心臓核医学検査（心筋シンチグラフィ）の看護

心臓核医学検査は，放射性同位元素を注射して実施する．検査によって，朝食止め，昼食は検査後，カフェインを控えるなどの飲食の制限に注意する．検査当日は少量ではあるが放射線（ガンマ線）の被曝があるため，他の検査や診察が入らないように配慮する．また，放射性同位元素の特徴を生かし，安静時と運動負荷時の検査が可能である．運動負荷は，トレッドミルやエルゴメータによる負荷を行うが，運動負荷が困難な患者には，薬物（アデノシンやジピリダモール）負荷を行う．事前にカフェイン制限や内服薬を中止（抗狭心症薬，β遮断薬，糖尿病薬等），または追加（^{123}I-MIBGシンチグラフィの甲状腺ブロック）するなどの前処置が必要であることもあり，患者への事前の説明が重要である．

引用・参考文献

1）日本循環器学会ほか．慢性虚血性心疾患の診断と病態把握のための検査法の選択基準に関するガイドライン（2010年改訂版）．日本循環器学会，2010.
2）日本循環器学会ほか．冠動脈病変の非侵襲的診断法に関するガイドライン．日本循環器学会，2009.
3）日本循環器学会ほか．心臓核医学検査ガイドライン（2010年改訂版）．日本循環器学会，2010.
4）日本循環器学会ほか．急性・慢性心不全診療ガイドライン（2017年改訂版）．日本循環器学会，2018.
5）日本循環器学会ほか．肺血栓塞栓症および深部静脈血栓症の診断，治療，予防に関するガイドライン（2017年改訂版）．日本循環器学会，2018.
6）日本高血圧学会高血圧治療ガイドライン作成委員会編．高血圧治療ガイドライン2019．日本高血圧学会，2019.
7）日本循環器学会ほか．心血管疾患におけるリハビリテーションに関するガイドライン（2012年改訂版）．日本循環器学会，2012.
8）川名正敏ほか．カラー版 循環器病学：基礎と臨床．西村書店，2010.
9）増田喜一ほか．心臓超音波テキスト（第2版）．日本超音波検査学会監修．医歯薬出版，2009.
10）Daimon, M. et al. Normal values of echocardiographic parameters in relation to age in a healthy Japanese population：The JAMP study. Cir J. 2008, 72（11）, p.1859-1866.
11）日本循環器学会．2021年度報告書 循環器疾患診療実態調査．2021.
12）Budoff, M. J. et al. Diagnostic performance of 64-multidetector row coronary computed tomographic angiography for evaluation of coronary artery stenosis in individuals without known coronary artery disease. JACC. 2008, 52, p.1724-1732.
13）Budoff, M. J. et al. Assessment of coronary artery disease by cardiac computed tomography. Circulation. 2006, 114, p.1761-1791.
14）Yamamoto, H. et al. Impact of the coronary artery calcium score on mid- to long-term cardiovascular mortality and morbidity measured with coronary computed tomography angiography. Circ J. 2018, 82, p.2342-2349.
15）Kramer，C.M. ほか．SCMRによる心臓MRI検査（CMR）標準化プロトコール．2013年改訂版．佐久間肇監修．石田正樹翻訳．SCMR，2013.
16）Matsuo, S. et al. Prognostic value of normal stress myocardial perfusion imaging in Japanese population. Circ J. 2008, 72, p.611-617.
17）Hachamovitch, R. et al. Incremental prognostic value of myocardial perfusion single photon emission computed tomography for the prediction of cardiac death. Circulation. 1998, 97, p.535-543.

4 循環器疾患の主な治療・処置と看護

1 薬物療法

心疾患に対する薬物療法の目的は，心疾患を予防する，心筋の働きを改善する，心筋血流を改善する，心拍を整える，血栓を予防することに大別できる．

1 リスク因子を治療する薬

心臓病のリスク因子で重要なものは，高血圧，脂質異常，糖尿病，喫煙であり，四大危険因子といわれる．これらを適切に管理することが，心臓病の発症を防ぐため（一次予防）にも，再発や悪化を防ぐため（二次予防）にも重要である．

1 降圧薬

●適　応：高血圧症

●概　要：主要な降圧薬は，Ca 拮抗薬，レニン - アンジオテンシン系阻害薬（ARB，ACE 阻害薬），利尿薬，β遮断薬の４種類であり，β遮断薬以外は第一選択薬となる．単剤で効果が不十分な場合は，適宜これらを組み合わせて用いる．近年の降圧薬は，長時間作用型で１日１回服用のものが多く，また複数の降圧剤が配合された合剤も多く使用されている．

●禁　忌：妊産婦，授乳婦

●副作用：いずれも過度の血圧低下には，注意が必要である．Ca 拮抗薬は，頭痛や顔面紅潮・ほてりなどの不快症状が出やすい．ACE 阻害薬は空咳を起こしやすく，特に日本人ではその頻度が高いとされる．β遮断薬は徐脈に注意する．

plus α

降圧目標

外来での降圧目標は 140/90mmHg 未満，糖尿病やタンパク尿陽性があれば 130/80mmHg 未満である．後期高齢者ではまず 150/90mmHg を最初の目標とし，可能なら 140/90 mmHg 未満を目指す．家庭血圧の測定が重要視される．

2 脂質異常改善薬

●適　応：脂質異常症

●目　的：動脈硬化を予防する，あるいは進行を食い止めるために，LDL コレステロールを低下させることが重要である．そのために，最もエビデンスのある HMG-CoA 還元酵素阻害薬（スタチン系薬剤）が主に用いられる．スタチン以外では，フィブラート系薬剤，小腸コレステロールトランスポーター阻害薬であるエゼチミブ，モノクローナル抗体製剤の皮下注射製剤である PCSK9 阻害薬*などがある．

●禁　忌：中等度以上の腎障害（フィブラート系）

用語解説

PCSK9 阻害薬

2016 年から発売された注射薬で，非常に強力な LDL 低下作用があるが，高価である．そのため，スタチンなどのように標準的治療ができない，あるいはそれでは不十分なハイリスク症例に限定して用いられる．

表 4-1 経口血糖降下薬

インスリンの分泌を促す薬剤	スルホニルウレア薬，グリニド薬，DPP-4 阻害薬
インスリンを効きやすくする（インスリン抵抗性を改善する）薬剤	ビグアナイド薬，チアゾリジン薬
糖の消化管吸収を阻害する薬剤	α - グルコシダーゼ阻害薬
糖の尿中排泄を促す薬剤	SGLT-2 阻害薬

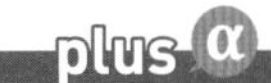

ビグアナイド薬の注意点
ヨード系造影剤を用いた造影 CT を行う際は，乳酸アシドーシスが起こりやすいため，検査前にビグアナイド薬を休薬する必要がある．

チアゾリジン薬の注意点
水分貯留を起こしやすく，浮腫・心不全増悪に注意する．

●**副作用**：スタチンによる筋肉痛は，よく知られている．筋細胞の破壊により，血中 CK 値の上昇を認めることも多い．重篤な場合は横紋筋融解症を起こす．

3 糖尿病治療薬

●**適　応**：糖尿病

●**目　的**：糖尿病は動脈硬化の強力な危険因子であり，心血管疾患が糖尿病患者の予後を規定するため，適切な糖尿病の管理が必須となる．さまざまな作用機序の糖尿病治療薬があるが，注射で用いるインスリン（またはその類縁物質）と経口薬に分かれ，経口薬としては表4-1 の分類がある．

2015 年以降，SGLT-2 阻害薬の心血管イベント抑制効果が大規模臨床試験で証明され，注目を集めている．

●**禁　忌**：1 型糖尿病，重度の肝障害や腎障害（経口薬）

●**副作用**：程度や頻度の差はあるが，すべての糖尿病治療薬で低血糖を起こしうる．低血糖は時に致死的であり，十分な注意が必要である．ビグアナイド薬では，特に腎機能の悪い場合に，乳酸アシドーシスを起こすことがある．

2 冠血流を改善する薬

狭心症などの冠動脈疾患においては，冠動脈の狭窄によって血流の供給が低下し，心筋の酸素需要を満たすことができない．したがって，冠血流を改善して供給を増やすことにより治療効果を得る．

冠動脈の狭窄に対して，カテーテルによる血行再建術（PCI）が標準治療となった現代においては，冠拡張薬の重要性は以前よりは低下しているが，一過性に冠動脈が攣縮するタイプの狭心症（冠攣縮性狭心症，異型狭心症）には，冠拡張薬が著効する．

1 硝酸薬

●**適　応**：狭心症

●**目　的**：強力な血管物質である一酸化窒素（NO）を遊離させることで，血管平滑筋の拡張をもたらし，冠血流を改善する．即効型のニトログリセリンは舌下錠として，発作の症状を緩和するために用いる．また，持続型の硝酸薬（徐放性ニトログリセリン，硝酸イソソルビド）は，症状の予防や慢性的な心筋虚血の改善を期待して用いる．硝酸薬以外で，カリウムチャネル開口作用のあるニコランジルや，Ca拮抗薬のジルチアゼムにも，冠動脈拡張作用があり，硝酸薬と組み合わせて用いたり，その代替として用いる．

●禁　忌：低血圧，心原性ショック

●副作用：血管拡張により，血圧低下，めまいや頭痛・頭重などの不快症状を起こす．

3 心臓の負担を軽くする薬

心臓の負担を軽くする薬には，レニン－アンジオテンシン系阻害薬（ARB，ACE阻害薬）や，心臓に分布する交感神経のβ受容体を抑えるβ遮断薬，体液貯留を改善する利尿薬，アルドステロン拮抗薬がある．

心不全，高血圧症においてこれらの薬が使用されることが多いが，β遮断薬は狭心症や頻脈性不整脈でも用いられる．

1 ACE阻害薬，ARB，直接的レニン阻害薬

●適　応：高血圧症，慢性心不全

●目　的：レニン－アンジオテンシン－アルドステロンは血圧や循環血液量の調整に関与するホルモンである．出血などによる血圧低下，ナトリウムの喪失によって腎臓から分泌されたレニンがアンジオテンシノゲンを活性化しアンジオテンシンⅠに変換させ，それが，アンジオテンシン変換酵素（ACE）により，アンジオテンシンⅡに変換される．アンジオテンシンⅡには，血管を収縮し，血圧を上昇させる作用があるが，さらに副腎皮質に作用してアルドステロンの分泌を促し，血圧上昇やナトリウムの再吸収による循環血液量の増加を引き起こすため，心不全を増悪させる（図4-1）．ACE阻害薬，アンジオテンシンⅡ受容体拮抗薬（ARB），直接的レニン阻害薬は，それぞれの過程を阻害することで，降圧作用や心保護作用を発揮し，慢性心不全患者の予後を改善する．

●禁　忌：妊産婦，授乳婦（催奇形性作用があるため），両側腎動脈狭窄症

●副作用：これらの薬剤は腎血流量を低下させ，腎機能を悪化させることがあるので注意する．特に両側腎動脈狭窄症では禁忌になる．また高カリウム血症にも注意が必要である．その他の副作用に血管浮腫がある．

plus α

ACE阻害薬の注意点

ACE阻害薬は，咳を引き起こすブラジキニンの分解も阻害するため空咳が出ることがある．空咳の症状がみられた場合にはARBを選択する．

2 β遮断薬

●適　応：高血圧症，狭心症，頻脈性不整脈，慢性心不全

●目　的：交感神経にはα受容体とβ受容体があり（表4-2），心臓には主にβ_1受容体が多く分布している．β遮断薬はβ受容体を遮断することで，心臓への交感神経の刺激を抑制し，心収縮力や心拍数を低下させる．慢性心不全では交

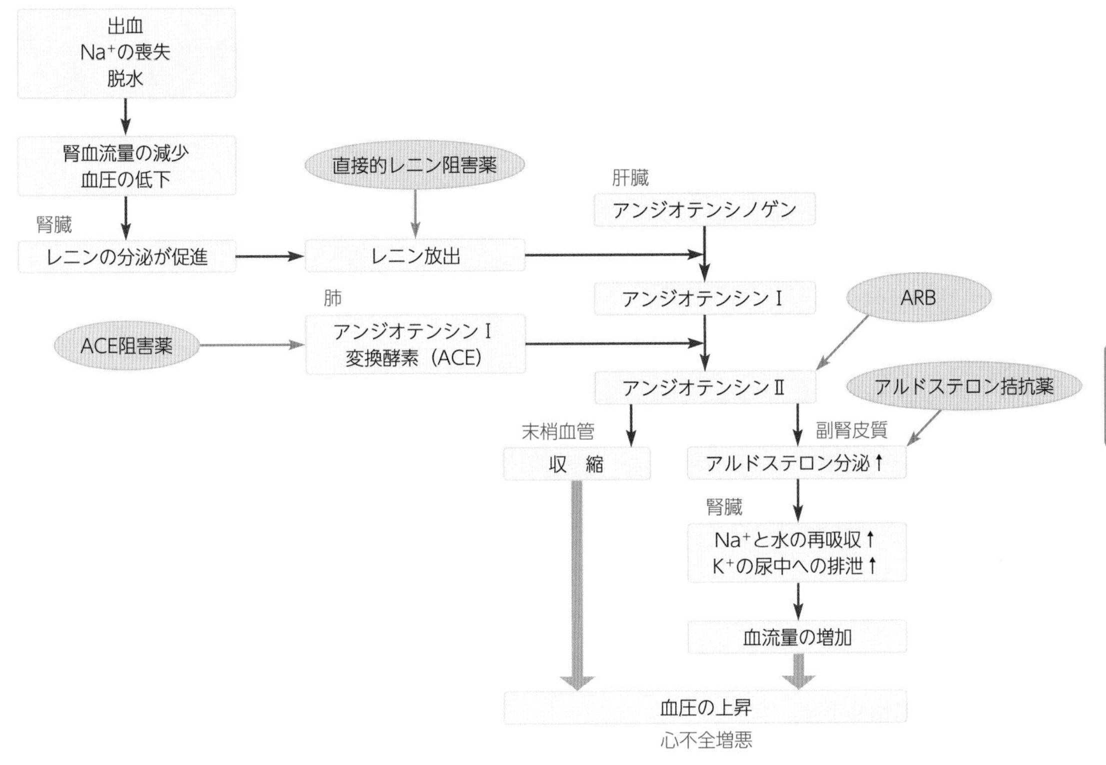

図 4-1 ■血圧調節（レニン - アンジオテンシン - アルドステロン系）と拮抗薬
レニン - アンジオテンシン - アルドステロン系による血圧調節は重要である．この系に作用する降圧薬は，高血圧の治療で多用される．

表 4-2 ■交感神経 α 受容体と β 受容体の作用

	α_1	α_2	β_1	β_2
主な作用	血管平滑筋収縮	血管平滑筋収縮	強心作用	血管・気管支平滑筋拡張
末梢血管抵抗	↑	↓	−	↓
血圧	↑	↓	−	↓
心拍数	(↓*)	(↑*)	↑	(↑*)
心拍出量	−	−	↑	−

＊末梢血管抵抗の変化による反射性の変化

感神経が活性化されており，心筋障害や不整脈を引き起こす．β 遮断薬は過剰な交感神経活性を抑制することで，心臓を保護する作用を発揮する．ACE 阻害薬，ARB と並んで，慢性心不全の予後改善のために極めて重要な薬である．

●禁　忌：気管支喘息，徐脈性不整脈，間欠性跛行，非代償性心不全

●副作用：心収縮力や心拍数を下げるため，低血圧や徐脈には注意が必要である．また心収縮力を低下させるため，心不全を悪化させることがあり，非代償性心不全への投与は基本的に禁忌である．β_2 受容体の遮断により気管支喘息が悪化するので，気管支喘息の症例には β_1 選択性の β 遮断薬を使用する．

表 4-3 ■利尿薬の作用の違い

	ループ利尿薬	サイアザイド系利尿薬	アルドステロン拮抗薬	トルバプタン	カルペリチド
機序	ナトリウム利尿	ナトリウム利尿	ナトリウム利尿	水利尿	ナトリウム利尿
腎臓での作用部位	ヘンレ上行脚	遠位尿細管	遠位尿細管，集合管	集合管	糸球体
ナトリウム	↓	↓	↓	↑	↓
カリウム	↓	↓	↑	→	↓
利尿作用	強い	弱い	弱い	強い	弱い
心保護効果	×	×	○	×	○
特徴	最も一般的で，作用も強い．血圧低下・腎障害・電解質異常が問題となる．	利尿薬より降圧薬として使用されることが多い．ARBとの合剤が発売されている．	カリウム保持性利尿薬．高カリウム血症に注意する．	水利尿薬．ナトリウムを低下させず，上昇させる．	点滴製剤．血管拡張作用もある．

3 利尿薬

●**適　応**：うっ血性心不全，高血圧

●**目　的**：利尿薬は腎臓の尿細管に作用して，水・ナトリウムの再吸収を抑制し，尿量・尿中ナトリウムの排泄を増加させる（表4-3）．ループ利尿薬・サイアザイド系利尿薬は，ナトリウムの再吸収抑制によりナトリウムの排泄を増加させ，尿量を増加させる（ナトリウム利尿）．アルドステロン拮抗薬はレニン－アンジオテンシン系の最終産物であるアルドステロンを抑制し，利尿作用や血圧降下作用を示す．他の利尿薬と異なり，カリウムを保持する作用がある．また，心保護作用（慢性心不全における予後改善効果）が示されている．トルバプタンは，水の再吸収に関わるホルモンであるバソプレシンを阻害することで，水の再吸収を抑制し，水分の排出を促す（水利尿）．他にナトリウム利尿ペプチドであるカルペリチドも，点滴製剤でうっ血性心不全の治療に使用される．カルペリチドは血管拡張作用とナトリウム利尿作用を併せ持っている．

●**禁　忌**：無尿，肝性昏睡には原則禁忌，高カリウム血症（アルドステロン拮抗薬）

●**副作用**：利尿薬全般の副作用として，腎機能の悪化や低血圧には注意が必要である．また電解質異常も来しやすく，ループ利尿薬やサイアザイド系利尿薬では低ナトリウム血症，低カリウム血症に，トルバプタンでは高ナトリウム血症に注意が必要である．

アルドステロン拮抗薬はカリウムを保持する作用があり，高カリウム血症となることがあるので，注意する．性ホルモン受容体にも結合するため女性化乳房を来すことがあるが，女性化乳房を来しにくい選択性の高いタイプの薬剤もある．

4 心筋の収縮を強める薬

心筋の収縮を強める薬には，カテコールアミン，ホスホジエステラーゼⅢ(PDE Ⅲ)阻害薬, ジギタリスがあり, ショックや低心拍出量の心不全で使用される.

1 カテコールアミン

●**適　応**：ショック，うっ血性心不全

●**目　的**：交感神経受容体を刺激し，心筋のエネルギー源であるcAMPの産生を増加し，心収縮力を増強させたり（強心作用），血管収縮を促し血圧を上昇させる（昇圧作用）（表4-4）．ドパミン，ドブタミンは主に強心作用を発揮し，ノルアドレナリンは主に昇圧作用を発揮する．アドレナリンは強力な強心作用と昇圧作用があり，アナフィラキシーショックや心肺蘇生時に用いる．

●**禁　忌**：褐色細胞腫，閉塞性肥大型心筋症（流出路狭窄を悪化させるため），一部の向精神薬を使用中の患者（緊急時はこの限りではない）

●**副作用**：交感神経活性の増加により，心拍数の増加や不整脈が出現することがあり，注意が必要である．またノルアドレナリンやアドレナリンは，末梢血管収縮作用が強いため，末梢循環不全を起こす可能性がある．

表 4-4 カテコールアミンの作用

カテコールアミンの種類	主に作用する受容体	主な効果
ドパミン	α_1，β_1（α_2）	腎血流増加，血圧上昇
ドブタミン	$\boldsymbol{\beta_1}$（α_1，β_2）	心収縮力増加
ノルアドレナリン	$\boldsymbol{\alpha_1}$，$\boldsymbol{\beta_1}$	ショック時の昇圧
アドレナリン	$\boldsymbol{\alpha_1}$，$\boldsymbol{\beta_1}$，β_2	ショック時に使用，強心作用，血圧上昇，気管支拡張
イソプロテレノール	β_1，β_2	心拍数増加

太字は強力な作用，（　）は弱い作用

2 PDE Ⅲ阻害薬

●**適　応**：うっ血性心不全

●**目　的**：PDE Ⅲ阻害薬は，cAMPの分解を阻害し，心収縮力を増加させる．カテコールアミンと異なった機序で強心作用を発揮するため，カテコールアミンに抵抗性の心不全に効果がある．

●**禁　忌**：カテコールアミンと同様，閉塞性肥大型心筋症は流出路狭窄を悪化させるため禁忌である．

●**副作用**：血管拡張作用もあるため，血圧低下に注意が必要である．

③ ジギタリス

●**適　応**：うっ血性心不全，頻脈性心房細動

●**目　的**：ジギタリスは，細胞内 Ca 濃度を増加させることで，心収縮力の増加（陽性変力作用）をもたらし，またムスカリン受容体の刺激により副交感神経を活性化し，心拍数の低下（陰性変時作用）をもたらす．

●**禁　忌**：他の強心薬と同様，閉塞性肥大型心筋症は禁忌である．また，高度の徐脈の患者も禁忌である．

●**副作用**：ジギタリスは血中濃度の安全域が狭く，過量投与によるジギタリス中毒*に注意しないといけない．

***用語解説**

ジギタリス中毒
食欲不振・悪心・頭痛・房室ブロックを伴った心房頻拍・房室接合部頻拍などの不整脈が起こる．

5　心拍数を下げる薬

頻脈性不整脈（心房細動や上室頻拍など）に対して，心拍数（レート）を下げることによって，動悸などの症状を緩和する．レートコントロール薬とも呼ばれる．β遮断薬，Ca 拮抗薬（非ジヒドロピリジン系のベラパミルとジルチアゼム），ジギタリスに大別される．Ca 拮抗薬（特にベラパミル）は，陰性変力作用があり，心不全には禁忌であることに注意したい．

●**適　応**：頻脈性不整脈

●**目　的**：房室伝導を抑制することで，心室の拍動数を減らす．

●**禁　忌**：高度の徐脈（すべて），左室収縮能の低下した心不全（Ca 拮抗薬）

●**副作用**：心拍数を下げる薬剤のため，徐脈に注意が必要である．

6　心拍の乱れを整える薬

心房細動や上室頻拍などの頻脈性不整脈に対して，そのリズムを洞調律に戻すことで，動悸などの症状を緩和する．抗不整脈薬，リズムコントロール薬とも呼ばれる．Vaughan Williams（ボーン ウィリアムズ）分類が有名で，そのⅠ群薬，Ⅲ群薬が該当する．これらの薬剤は，心機能を悪化させる陰性変力作用と心室性不整脈など致死性不整脈を誘発する催不整脈作用を有することから，漫然と長期に投与することのないよう，必要最低限の使用にとどめるように留意すべきである．

●**適　応**：頻脈性不整脈

●**目　的**：Ⅰ群薬は心筋 Na（ナトリウム）チャネルを阻害することで，心筋細胞の電気活動や伝導時間を抑制し，抗不整脈作用を発揮する．Ⅲ群薬のアミオダロンは，Na チャネル，K（カリウム）チャネル，Ca チャネルなど多数のチャネルを阻害して抗不整脈作用を発揮し，致死性の心室性不整脈（心室頻拍や心室細動）にも用いる．アミオダロンは，特異的な副作用もあり，使用には十分な注意が必要である．

●**禁　忌**：心不全（Ⅰ群薬）

plus α

Vaughan Williams 分類
ボーン・ウィリアムズ分類．数ある抗不整脈薬を薬理学的作用の特徴ごとにⅠ～Ⅳ群に分類し，簡潔に表現している．よく用いられる薬剤には，Ⅰ群薬のジソピラミド，シベンゾリン，ピルシカイニド，フレカイニド，Ⅲ群薬のアミオダロンがある．

●**副作用**：Ⅰ群薬では，催不整脈作用や心機能悪化に注意する．アミオダロンは，間質性肺炎や甲状腺機能障害を起こす場合があるので，定期的な胸部X線撮影やアミオダロン血中濃度を含めた採血検査が必要である．

7 血栓をできにくくする薬

血栓症を治療する薬剤で，抗血小板薬と抗凝固薬に大別される．心筋梗塞，脳梗塞など，動脈系の血栓症では，血小板血栓が主体であるため，抗血小板薬が用いられる．一方，静脈血栓症（深部静脈血栓症や肺塞栓症）などの静脈系や，心房細動による心房内血栓では凝固因子による凝固血栓が主体であるため，抗凝固薬を用いる．いずれも，その作用機序の反面として，出血の副作用を有する．抗血栓薬の投与にあたっては，それによって得られるメリットと出血のデメリットのバランスを，常に勘案する必要がある．

1 抗血小板薬

●**適　応**：心筋梗塞，脳梗塞，閉塞性動脈硬化症

●**目　的**：血小板の作用を阻害することで，血小板血栓を抑制する．アスピリン，チエノピリジン系（クロピドグレル，プラスグレル，チクロピジン），シロスタゾールに大別される（図4-2）．アスピリンは血小板のシクロオキシゲナーゼ1（COX-1）を，チエノピリジン系は血小板膜の表面のADP受容体を，そしてシロスタゾールは血小板のホスホジエステラーゼⅢ（PDEⅢ）をそれぞれ

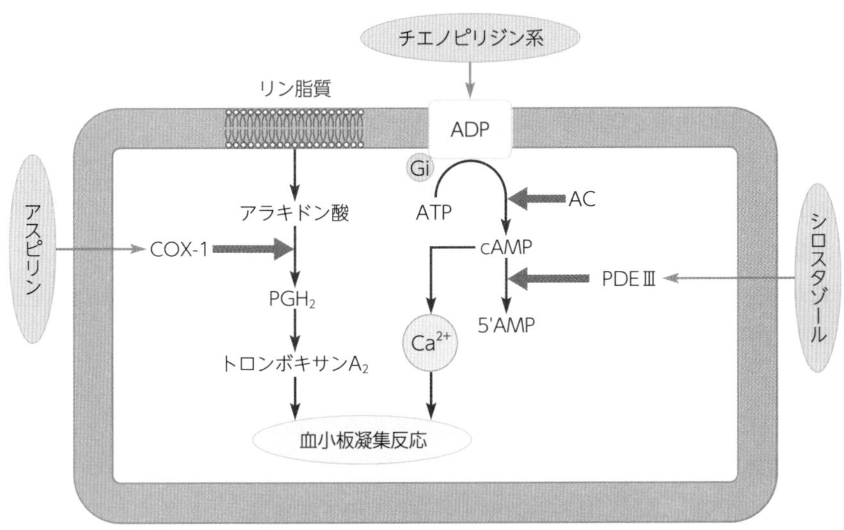

COX：シクロオキシゲナーゼ（cyclooxygenase）
AC：アデニレートシクラーゼ（adenylate cyclase）
PDE：ホスホジエステラーゼ（phosphodiesterase）

図4-2 血小板における抗血小板薬の作用機序

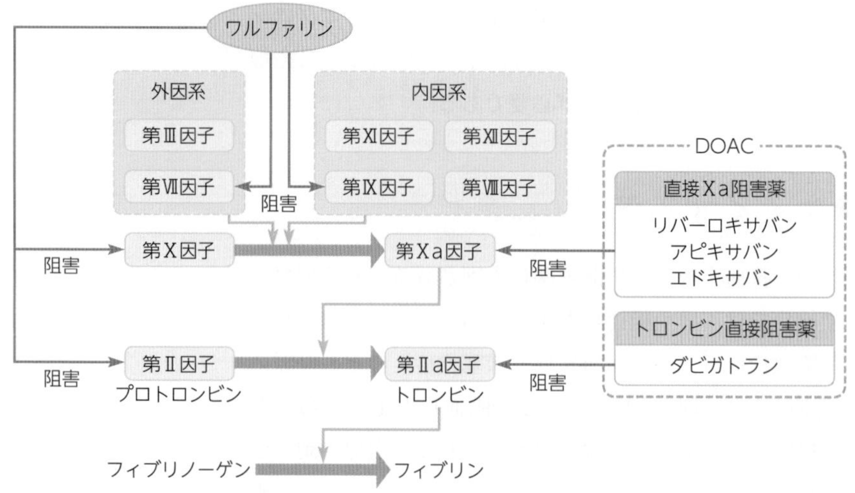

図 4-3 ■抗凝固薬の作用機序

阻害して，いずれも血小板凝集反応を抑制する．特に，冠動脈ステント留置後のステント血栓症の予防には，抗血小板薬2剤を用いるDAPT療法（アスピリンとチエノピリジン系を併用）が重要で，3～12カ月のDAPT期間の後は，アスピリンを生涯継続することが一般的である．シロスタゾールは，脳梗塞や末梢動脈疾患領域にエビデンスが多く，これらに対して用いられることが多い．

●禁　忌：活動性の出血

●副作用：すべての抗血小板薬には，出血の副作用がある．

2 抗凝固薬

●適　応：心房細動，静脈血栓塞栓症

●目　的：ビタミンK阻害薬であるワルファリンは，ビタミンK依存性の凝固因子である第Ⅱ，Ⅶ，Ⅸ，Ⅹ因子の生成を阻害することにより，抗凝固作用を発揮する．効果が不安定になりやすく，頻回の採血によってプロトロンビン時間を確認しながら用量をこまめに調節する必要がある．納豆やクロレラなど，ビタミンK含有量の多い食品により作用が減弱しやすく，また多くの薬剤との相互作用がある．2011年から，こうしたワルファリンの欠点を克服し，固定用量で投与でき，食品や薬物との相互作用の少ない非ビタミンK拮抗型抗凝固薬（NOAC）が使用できるようになり，日常診療の現場に急速に普及してきている．最近では，DOAC（直接作用型経口抗凝固薬）とも呼ばれるようになってきている．DOACは単一の凝固因子を選択的に阻害し，トロンビンを阻害する抗トロンビン薬（ダビガトラン）と，第Xa因子を阻害する第Xa因子阻害薬（リバーロキサバン，アピキサバン，エドキサバン）に分類される（図4-3）．それぞれの薬剤は，用法や用量設定が異なっており（表4-5），添付文書を順守して投与することが必須である．

plus α

アスピリンの注意点
消化性潰瘍が起こりやすく，長期に服用を継続する場合は，プロトンポンプ阻害薬のような消化性潰瘍予防薬の併用が望ましい．

チエノピリジン系の注意点
チエノピリジン系のなかでも古い世代の薬剤であるチクロピジンは，肝障害や無顆粒球症などの副作用があり，時に重篤となる．現在の使用頻度は低い．現在，主に用いられるチエノピリジン系のクロピドグレル，プラスグレルでも，チクロピジンほどではないが肝障害に注意が必要である．

シロスタゾールの注意点
出血の副作用は他に比べて少ないが，頻脈を起こすことが多く，これにより動悸を訴える場合が多い．また，頻脈によって狭心症や心不全が増悪することもあるので，注意が必要である．

表 4-5 抗凝固薬の種類

商品名	ワーファリン	プラザキサ®	イグザレルト®	エリキュース®	リクシアナ®
一般名	ワルファリンカリウム	ダビガトランエテキシラートメタンスルホン酸塩	リバーロキサバン	アピキサバン	エドキサバントシル酸塩水和物
抗凝固作用	ビタミンK阻害による凝固因子活性抑制	抗トロンビン	抗Xa	抗Xa	抗Xa
半減期	約40時間	12～14時間	5～13時間	8～15時間	10～14時間
用量	PT-INRにより調整	150mg×2回/日	15mg×1回/日	5mg×2回/日	60mg×1回/日
（低用量）	（通常1回/日）	110mg×2回/日	10mg×1回/日	2.5mg×2回/日	30mg×1回/日
中和薬	ビタミンK	イダルシズマブ	なし	なし	なし
減量基準	なし（PT-INRによるモニター）	なし	Ccr：30～49mL/分を満たす場合	・80歳以上 ・体重60kg未満 ・Cr（血清クレアチニン）：1.5mg/dL 上記のうち二つ以上を満たす場合	・体重60kg未満 ・Ccr：30～50mL/分 ・P糖タンパク阻害剤併用（キニジン，ベラパミルなど） 上記のうち一つ以上を満たす場合
腎機能による基準	なし	Ccr:30mL/分未満は禁忌	Ccr:15mL/分未満は禁忌	Ccr:15mL/分未満は禁忌	Ccr:15mL/分未満は禁忌

●**禁　忌**：活動性の出血，高度腎機能障害

●**副作用**：すべての抗凝固薬には出血の副作用がある．特に頭蓋内出血は致死的となることが多いが，DOACはワルファリンに対して頭蓋内出血が少ないこともメリットである．定期的な採血で，貧血がないか，凝固系マーカーの異常がないかをチェックする．

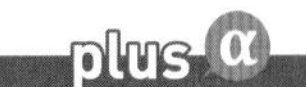

Ccr（クリアチニンクリアランス）
採血・採尿によるCcrの基準値は70～130mL/分で，腎機能障害時に低値となる．

8 薬物療法を受ける患者の看護

狭心症，心筋梗塞，不整脈，心不全などの循環器疾患の発症には，高血圧・脂質異常症・糖尿病・肥満・喫煙などの基礎疾患や生活習慣が関わっていることが多い．このため複数の薬剤を組み合わせて使用することから，薬剤管理は複雑化しやすい．看護師は，薬剤を安全に確実に与薬することに加え，患者が薬剤の知識を深め，自己管理できるように支援する．また薬剤管理と同様に，食事や運動などの生活習慣を振り返り，再発や悪化を防止できるように支援していく．

薬剤の知識

薬剤の用法・用量は，血液中の薬剤の濃度（血中濃度）によって決定される．薬剤の血中濃度が高すぎる状態（中毒域）では，中毒症状や臓器機能障害などの副作用が生じる．逆に薬剤の血中濃度が低すぎる状態（無効域）では，薬理作用を発揮しない．血中濃度が適切な状態で治療効果を得る（有効域）ために

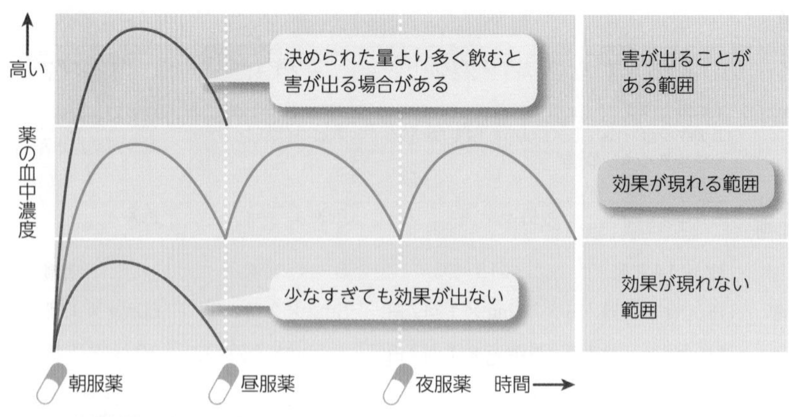

図 4-4 ■薬の血中濃度

も，用法や用量の順守が重要となる（図4-4）．使用する薬剤によって，作用，副作用，作用時間，作用持続時間，半減期はそれぞれ異なる．

循環器疾患の治療では，急性心筋梗塞，解離性大動脈瘤，重症不整脈の出現などといった緊急的な処置を要する場面に劇薬や毒薬を取り扱う場面が多々ある．また薬剤を微量に変化させて使用することも多く，誤った与薬は重大な医療事故に結びつく可能性が高い．安全に取り扱うためにも薬剤の準備時・投与直前には，6Right*を確認していく．

薬剤使用に当たっては，血中濃度を血液検査でモニタリングしたり，24時間心電図モニターや血行動態のモニタリング監視下のもと使用されることも多い．看護師は患者の意識レベルや全身状態を観察するとともに，モニターの変化にも留意し異常の早期発見や対処に努めていく．

用語解説

6Right（6R）
薬物療法を安全に行うために確認するべき六つのRである．
正しい患者：right patient
正しい薬剤：right drug
正しい目的：right purpose
正しい用量：right dose
正しい経路：right route
正しい時間：right time

1 薬剤の形態

薬剤の形態・投与方法は注射薬，舌下錠，スプレー剤，内服薬，貼り薬とさまざまである．薬剤の吸収速度は注射薬が急速であり，舌下錠・スプレー剤，内服薬の順に緩慢となる．例えば，胸痛発作時に舌下錠を内服すると薬剤の吸収速度が緩慢となり期待すべき効果が得られない．看護師は，薬剤の用途や目的・方法を十分に把握し期待すべき効果を得られるように援助していく．

plus α

内服薬の錠剤の形態例
錠剤には唾液や少量の水で溶ける OD 錠（口腔内崩壊錠），かみ砕いて唾液で溶かして飲むチュアブル錠，舌の下に薬を入れ口腔粘膜から急速に吸収させる舌下錠，頬と歯茎の間に薬剤を挟み口腔粘膜からゆっくり吸収させるバッカル錠がある．

2 薬剤アレルギー

薬剤によるアレルギーでは，発疹，発赤，瘙痒感といった皮膚症状から，肝臓や腎臓，胃腸などの内部臓器にも障害を生じることがある．皮膚や粘膜に皮疹や発疹を生じる薬疹は，アレルギー反応によるものが多い．看護師は，皮疹の発現時期，性状や分布を確認するとともに，眼球，眼瞼結膜，口唇粘膜，陰部のびらんや潰瘍の有無など，全身症状も併せて確認する．

高齢者の薬剤管理

高齢者は，若年者に比べて薬物アレルギーや臓器障害の発生の割合が高い．薬剤は肝排泄型や腎排泄型があるが，加齢とともに肝血流や肝細胞機能，腎血流量が低下し薬剤の効果が高まることがある．また併存疾患を抱えて複数の薬剤を服薬している場合や，認知機能・視力・聴力が低下している場合もあるため，薬剤管理は容易でない．そのため，処方内容を明確にするためにもお薬手帳の使用が望ましい．看護師は高齢者の特性を理解し，個別の生活状況に合った処方内容や回数であるかを確認する．

3 生活背景の把握

薬剤の効果は年齢，性別，基礎疾患，併用薬，薬物相互作用のみならず食事や生活習慣など環境因子によっても変化する．患者は指示された用法や用量を守って服薬することが原則であるが，患者は生活者であり日々の生活は変化する．そのため，薬の飲み忘れや外出時に利尿薬を中止したなどを患者から聞くことがある．患者自身が病状を把握し，納得して治療に臨むことができるよう服薬アドヒアランスを向上する必要がある．服薬中断によって病状が悪化する可能性もあるため，処方内容が患者にとって実行可能な内容であるのか，服薬を妨げる要因は何かを患者とともに把握する．また患者が生活の中で服薬が困難となる場面を医療者も認識し，具体的な対処方法を提示できるよう医師や薬剤師と連携する．自己管理が難しい場合は，本人や家族と相談して調剤薬局，訪問看護師の力を借りるなど，患者が薬剤を安全・確実に使用できるような手段を考えていく．

1 降圧薬，脂質異常改善薬，糖尿病治療薬

服薬によって動脈硬化の進行を抑え，虚血性心疾患や脳梗塞，下肢虚血疾患の発症を予防する．長期間の服薬が必要となることも多いため，自己中断することがないように，服薬目的を患者と共有する．日々の血圧変動を把握することは，患者が体調と向き合うきっかけとなる．また，血液検査では，コレステロール，中性脂肪，糖尿病など患者に関連する値から，日ごろの食生活や活動量，運動について把握する．看護師は，数値や症状の示す意味を，患者とともに振り返りサインマネジメント*できるよう支援する．

2 ACE阻害薬，ARB，直接的レニン阻害薬，アルドステロン拮抗薬，β遮断薬

これらは降圧薬と表示されることから，患者は同様の薬剤を服薬していると認識する場合がある．しかしそれらの作用機序は一つひとつ違うこと（➡p.95 図4-1参照），心臓の負担を軽減し，長期的にみて心疾患発症の予防効果があることを説明する．服薬開始後に血圧低下や徐脈からふらつきを生じることがある．立位前には，まず座位で足踏みを行ってからゆっくりと立ち上がるなど，転倒の防止に努める．また，服薬開始後に息切れや浮腫などの心不全症状や下

plus α

お薬手帳
複数の医療機関で処方された薬剤を一冊の手帳にまとめることで，薬の飲み合わせや重複処方のリスクを軽減させる．また過去のアレルギーや副作用の確認，旅行や災害時など緊急時にも活用できる．

アドヒアランス
患者が積極的に治療方針に参加し，その決定に従い治療を受けることを意味する．すなわち患者が納得して自分の意思で実行するものであり，医療者との相互の信頼関係から成り立つ．

用語解説

サインマネジメント
客観的に測定，観察できるデータや徴候の意味をアセスメントし対処する方法である．

肢筋力低下，しびれ，不整脈などの高カリウム血症の症状を呈することがある．症状出現時には次回外来を待たずに受診するよう指導する．

3 硝酸薬

冠動脈を拡張させ血液供給を増加させることから，主に狭心症発作時にも用いられる．血管拡張作用により血圧低下，めまい，動悸，頭痛を認めることがある．特に注射薬や舌下錠は薬剤の吸収速度が速く，血管拡張作用から起立性低血圧を起こす危険性がある．舌下錠は座位にて使用し，急に立ち上がらないよう指導する．舌下錠を内服するなど服薬方法を誤ると，期待する薬剤効果の発現時期が遅延するため，患者に使用方法を確認する．

4 頻脈性不整脈に使用する薬剤

脈拍は日々の健康状態を把握する有効な手段となるため，リズム，脈圧，回数の自己検脈の方法を患者に指導する．橈骨動脈での自己検脈が難しい場合は，総頸動脈での触知方法を指導する．頸動脈洞は，強く圧迫すると，迷走神経反射で徐脈や血圧低下の原因となるため，やさしく触知する．また左右同時に圧迫すると，脳への血流が阻害されてしまう可能性があるため，一方のみで検脈する．自己測定が難しい場合は，血圧計でも脈拍回数を確認できることを伝える．副作用として息切れ，痰を伴わない乾いた咳，頻脈，動悸を感じる際は，間質性肺炎や甲状腺機能障害を生じている可能性もあるため，次回の外来を待たずに受診するよう促していく．

5 抗血小板薬・抗凝固薬

動脈硬化による内皮細胞の損傷，血球と血管壁の摩擦，心不全や不整脈は，血栓を形成しやすい状況にある．血栓塞栓疾患を予防するための重要な薬剤となるが，副作用として出血傾向となることがある．鼻出血，歯茎からの出血，血便や黒色便，皮膚の内出血などの症状がないか患者が観察できるように指導する．また日常生活では転倒や打撲に注意を促す．抜歯や内視鏡検査では，塞栓疾患の発症リスクを高めることから，休薬することなく実施されることも多い．しかし，検査・治療の内容，薬剤の種類や組み合わせ，出血リスクの程度によって変化するため，患者が十分に理解できるように説明用紙を用いて確認していく．また，検査・治療後の飲酒，運動，入浴，喫煙は出血や感染の原因になるため避けるとともに，再開目安も同時に説明する．そのほか，外科的治療を要する場合には，一時的に休薬し，注射薬剤を使用して血栓形成を予防する．安全に検査や治療を進めるためにも，服薬している薬剤をすべて医師に提示するよう促す．

複数の薬剤を服薬している患者も多く，医療者から説明があっても，作用や副作用について十分に理解できていないことがある．患者が納得して服薬するためにも，薬剤の働きが疾患にどのように作用しているのかを表や図を用いて丁寧に説明していく．

plus α

飲食物と薬剤との組み合わせ

食品や飲み物と薬剤の組み合わせによっては，効果や副作用が増強したり減弱したりすることがあるので注意する．

降圧薬とグレープフルーツ：肝臓での薬物代謝が阻害され，効果の増強や持続時間が延長し血圧低下やめまいを生じることがある．

ワーファリンと納豆，クロレラ，青汁：ビタミンＫが有効成分を阻害し，効果が減弱する．

2 カテーテル治療

1 経皮的冠動脈インターベンション（PCI）

1 経皮的冠動脈インターベンション（PCI）とは

経皮的冠動脈インターベンション（PCI）*とは，心臓の血管を広げる治療である．心臓の筋肉を栄養する冠動脈の動脈硬化が進行して血管内腔が狭くなると，心臓の筋肉に必要な酸素を含む血液が十分に供給されていない**虚血性心疾患**という病態になる．まずは薬物治療を考慮するが，血管を拡張する硝酸薬や心筋の酸素消費量を減らすβ遮断薬などの効果が不十分な場合には，狭窄部の先に新たに血管をつなぐ冠動脈バイパス術（CABG）や，冠動脈狭窄部をカテーテル治療で拡張するPCIが施行される．

1 適応

虚血性心疾患である労作性狭心症や急性心筋梗塞の患者が，PCIの対象となる．ただし，心臓の血管が狭いだけでは治療の対象にならない．カテーテル検査や運動負荷心電図，RI検査などで症状や心筋虚血の原因になっていることを確認して，はじめて治療の適応となる．

CABGと比較すると，患者の負担が少ないこと，準備に時間を要さないことが利点といえる．そのため超高齢で手術には耐えられそうにない患者や，急性心筋梗塞で一刻も早い治療を要する患者はよい適応となる．一方で，PCIは再狭窄が多く，治療の確実性はCABGに劣るため，循環器内科と心臓外科でチームカンファレンスを行い，その患者に最も適当な治療法を選択することが大切である．

2 目的

PCIの目的は，冠動脈の狭窄部を拡張して心筋虚血を解除することである．方法としては，狭窄部をバルーンで拡張する（POBA*，図4-5），再狭窄を予防する薬剤を塗布したバルーン（drug-coated balloon：DCB）で拡張する，金属製の網状のコイル（ステント）を留置する（図4-6），先端部分にダイヤモンド粒子をコーティングしたドリルで硬い石灰化部分を削る（ロータブレーター，図4-7），プラークを鉋（かんな）のように削り取る方向性冠動脈粥腫切除術（DCA*，図4-8）などがある．血栓が関与している場合には，血栓吸引カテーテルで血栓を除去する（図4-9）．

3 禁忌

心臓カテーテル検査室で実施するため，設備がない病院では行えない．また，患者本人かその家族の同意を得ないと治療は行えない．ステントを留置した場合には抗血小板薬を服薬するため，出血やアレルギーなどで抗血小板薬の内服

plus α

経皮的冠動脈インターベンション（PCI）
以前は経皮的冠動脈形成術（PTCA）*といわれており，治療の主体はバルーン拡張のみの経皮的古典的バルーン血管形成術（POBA）であった．現在はステント治療が主体で，カテーテルを使用したPOBAやステント留置など，冠動脈の狭窄部を拡張する治療全体の呼び名としてPCIを用いている．

＊用語解説

経皮的冠動脈インターベンション
Percutaneous coronary intervention：PCI

経皮的冠動脈形成術
Percutaneous transluminal coronary angioplasty：PTCA

経皮的古典的バルーン血管形成術
Percutaneous old balloon angioplasty：POBA

方向性冠動脈粥腫切除術
Directional coronary atherectomy：DCA

➡CABGについては，p.118参照．

plus α

抗血小板薬
ステント留置後には，抗血小板薬2剤を1カ月から1年内服することが多く，その後単剤に減量して半永久的に飲み続けることが多い．

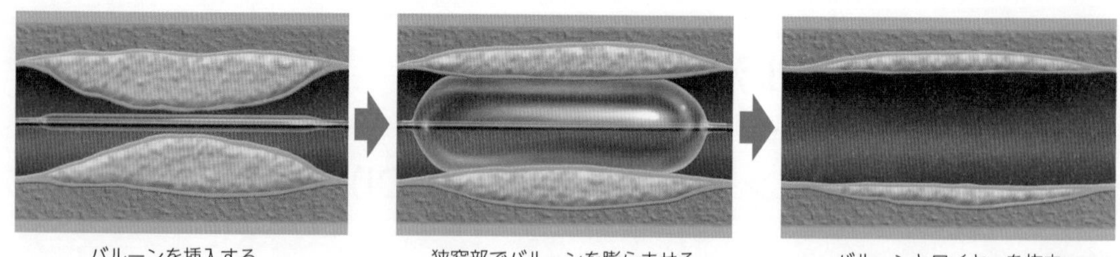

図 4-5 ■バルーン血管形成術（POBA）

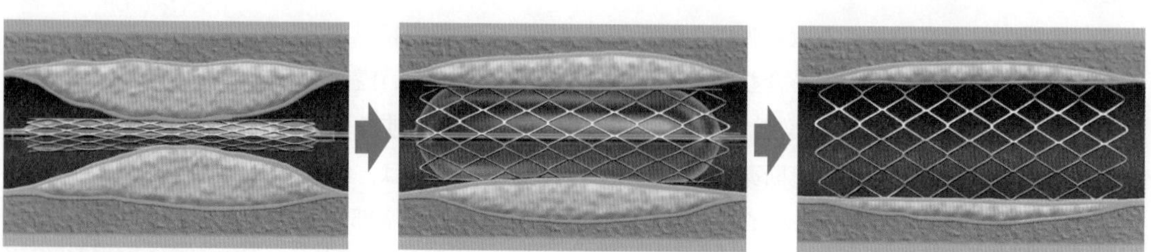

ステントを挿入する
狭窄部でバルーンを膨らませて
ステントを広げる
バルーンとワイヤーを抜いて
ステントを留置する

図 4-6 ■冠動脈ステント留置術

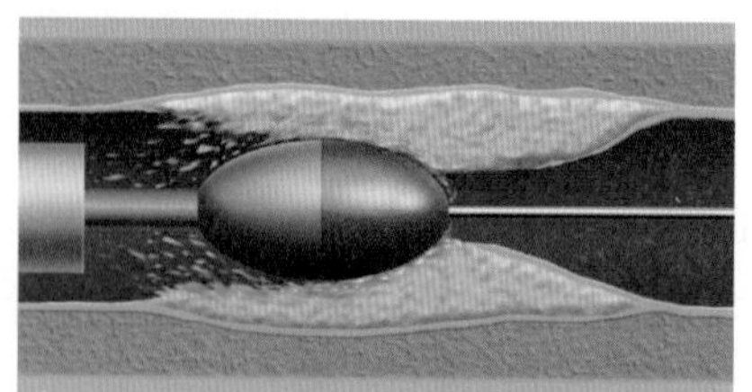

高速回転するドリルで粥腫を削り取る

図 4-7 ■ロータブレーター

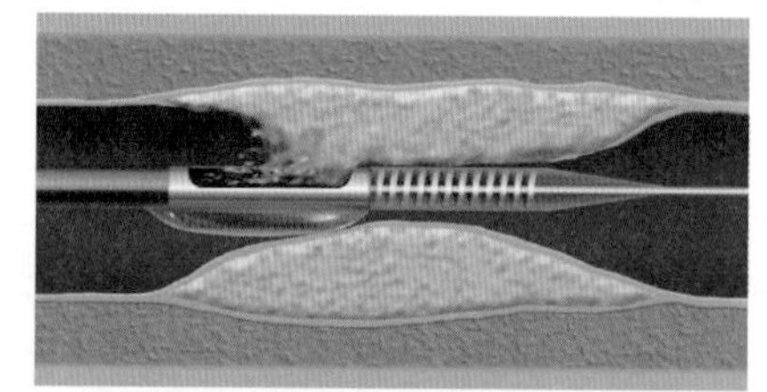

図 4-8 ■方向性冠動脈粥腫切除術（DCA）

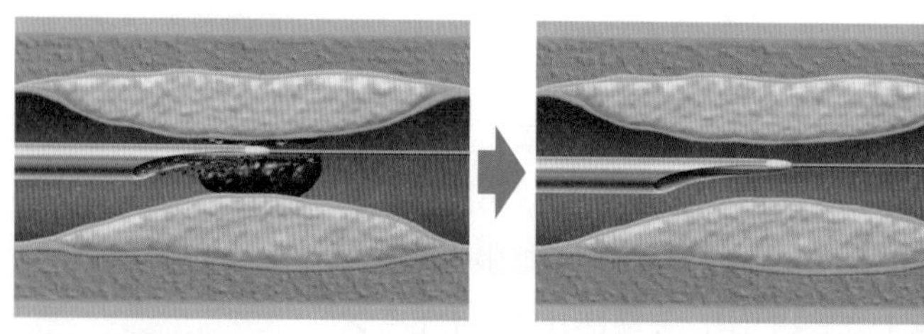
図 4-9 ■血栓吸引カテーテル

が難しい患者に対しては禁忌である．

4 合併症

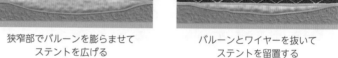

治療に伴う合併症を表4-6 に挙げた．治療前にあらかじめこれらの危険性を十分患者に説明し，そのリスクについて理解してもらうことが大切である．合併症にはそれぞれ適切な対応法があり，死亡率は患者の状態にもよるが，一般

表 4-6 PCI 治療に伴う合併症

冠動脈穿孔：血管に穴が開く
冠動脈解離：血管が裂ける
側枝閉塞：治療部位の脇から出る枝が詰まる
遠位塞栓：狭窄部位のプラークが末梢に飛んで目詰まりを起こす
その他：穿刺部の出血，脳梗塞，造影剤による腎障害

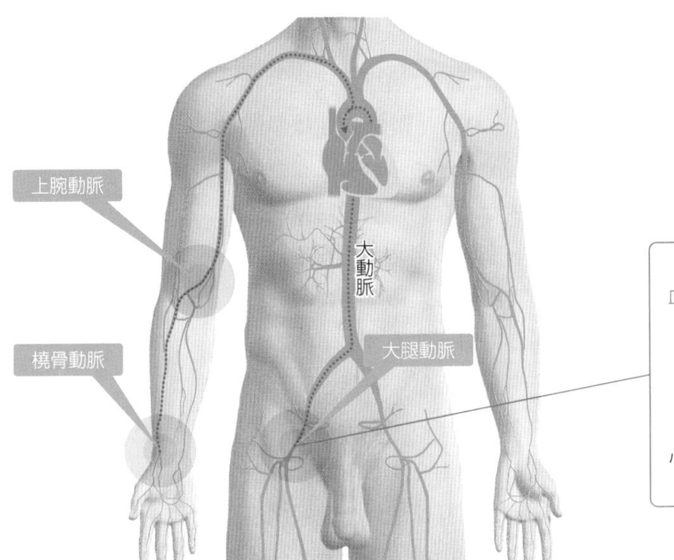

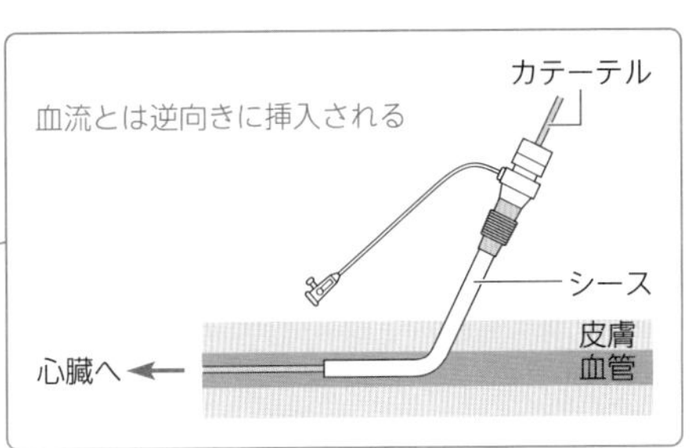

シースからカテーテルを挿入し，心臓の血管の入り口につなぐ.

図 4-10 PCI の一般的な穿刺部

的には 0.1 ～ 0.5%と報告されている.

5 治療・処置の方法

PCI は，以下の手順で行う（図4-10）.

①穿刺部は，手首，肘，鼠径などであり，この部位の動脈にシース（治療用の外筒）を挿入する.

②シースの一方向弁からカテーテル（直径 2mm 前後の細い管）の先端を血流とは逆向きに心臓の冠動脈入口まで進める．カテーテルを通じて，狭窄部に細いワイヤーを通す.

③血管内超音波などを用いて，病変形態と血管の太さを観察し，治療部位を決定する.

④バルーンで狭窄部を拡張する．ほとんどの場合，狭窄部にステントを留置する.

⑤冠動脈造影や血管内超音波で，ステントが拡張されていることを確認する.

⑥最後にカテーテルとシースを抜去し，圧迫止血する．完全に止血するまでが治療であり，出血や血管閉塞，麻痺といった穿刺部のトラブルがないように十分に注意する.

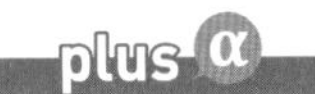

PCI でのステント留置
ステントを留置することで，バルーンだけでは不十分な仕上がり（裂け目を生じた場合や，血管がすぐに縮んで細くなってしまう場合など）に対処できる．ただし，もともと細い血管や抗血小板薬の内服が難しい場合などには，留置せずバルーンのみで仕上げることもある.

⑦病室に戻った後に，冠動脈の治療部位が再度閉塞して心筋梗塞を生じることがある．また薬の副作用である皮疹や，遅れて脳梗塞の症状が出ることもある．穿刺部の出血から，血圧が低下することもある．患者の症状や様子をよく観察し，異常があればすぐに主治医に報告する．

2 経皮的冠動脈インターベンションの看護

1 治療前の看護

経皮的冠動脈インターベンション（PCI）治療は，計画的に治療が実施される待機的 PCI と緊急な治療を要する緊急 PCI に分けられる．緊急 PCI は早期診断，早期治療が重要となるため，迅速な対応が看護師に求められる．また胸痛から生命の危機を覚え，強い不安を抱える患者も少なくない．看護師はどのような状況下においても患者の声に耳を傾け，患者・家族の抱える不安や疑問を最小限にするよう努める．看護師は安全に治療を実施するため事前に問診・触診，各種検査結果から，起こりうる合併症を予測して対応する（表4-7）．

問診では，既往歴，家族歴，内服薬，アレルギーや身体症状の有無を確認する．糖尿病患者は造影剤使用にて腎機能悪化のリスクが高まる．気管支喘息で造影剤アレルギーがある場合は，造影剤による重篤な副作用を生じる危険性が高い．また治療前は食止めとなることがあるため，インスリン注射や糖尿病治療薬を使用している患者では，低血糖を起こしたり造影剤の排出を遅延させることがある．触診では，予定穿刺部位の血管が狭窄し，血流障害を生じている場合もあるため，動脈触知して確認する．

2 カテーテル室での看護

PCI を受ける検査台は，幅が狭く高さがある．階段を上るときバランスを崩しやすいため，看護師は患者のそばで見守りを実施し，転倒の予防に努める．

表 4-7 ■ PCI 実施前の確認事項

問診	自覚症状	胸痛はいつから，胸痛の程度，最終発作，間隔，持続時間
	既往歴	心疾患，呼吸器疾患，糖尿病，気管支喘息など
	内服薬	糖尿病治療薬，インスリン，抗血小板薬など
	アレルギーの有無	消毒薬，麻酔薬，テープ，内服薬，食品，造影剤など
	嗜好品	喫煙歴（本数×喫煙年数），飲酒歴の有無など
触診	予定穿刺部の触知	予定穿刺部血管の狭窄の有無 ※血液透析シャント腕・乳房切除術側腕は処置禁止
	その他の触知	末梢冷感，足背動脈の触知
検査	12 誘導心電図	T 波，ST 上昇／下降，PCI 前の波形
	血液検査	血算，生化学，電解質，心筋障害マーカー
	心エコー法	心拡大の有無，肺うっ血所見，胸水
	胸部 X 線	心陰影拡大，肺うっ血，胸水

表 4-8 ▦ PCI 後の合併症と観察点

合併症	観察点
心筋梗塞	心電図，ST 上昇の有無，胸痛
冠動脈解離・閉塞	胸部圧迫感，疼痛，冷汗，血圧低下，尿量減少，致死性不整脈
冠動脈穿孔	心タンポナーデ，低血圧，頸静脈怒張，心音微弱
脳梗塞	意識レベル，言語障害，麻痺症状，末梢冷感，チアノーゼ
穿刺部出血・血腫	ヘモグロビン値，血腫の大きさ
腎不全	血清クレアチニン値
仮性動脈瘤・動静脈瘻	超音波，シャント音，動脈瘤の大きさ
迷走神経反射	穿刺部痛，冷汗，悪心，低血圧，徐脈

カテーテル室では心電図装着時や，穿刺時に穿刺部位を露出することから，寒さや羞恥心を感じやすいため，室温を調整したりバスタオルで不必要な露出を避けるなどの配慮をする．またドレープや滅菌布が掛かり，視野が狭くなること，体動の制限を強いられることから緊張や不安を感じやすい．看護師は適宜丁寧に声掛けを行い，患者の不安を最小限にするよう努める．

3 合併症の早期発見と対処

PCI の合併症頻度は技術の進歩に伴って減少しているが，対象となる患者の病変や病状によって注意すべき合併症は異なる．PCI の合併症と観察点を以下に示す（表4-8）．

冠動脈解離や閉塞を来すと，冠動脈の血流が減少することで，胸部圧迫感や疼痛，冷汗，血圧低下，尿量減少を生じる．また，心筋虚血から致死性不整脈に移行する危険性があるため，不整脈出現時には抗不整脈薬や除細動器が使用できるよう準備する．冠動脈穿孔では，血液が心膜腔内に漏れ出し心室拡張障害を来すことで，心拍出量が低下して循環不全を生じる．低血圧，頸静脈怒張，心音微弱を呈することが多い．心膜腔内に貯留した血液を体外に排出させるために，留置ドレーンを挿入する場合がある．

比較的頻度の高い合併症は，穿刺部出血・血腫，迷走神経反射（ワゴトニー）である．出血や血腫では，穿刺部位を適宜確認し，血腫がある際はマーキングして拡大傾向を把握する．迷走神経反射は，穿刺部痛がある状態や過緊張の状態では，冷汗，悪心，低血圧，徐脈などの症状を生じる．緊張を和らげるための声掛け，早めの鎮痛薬使用などで予防する．看護師は異常の早期発見・対処ができるよう，合併症における症状や対処を把握しておく．

4 治療後の看護

治療後は，穿刺部安静や圧迫固定による体動制限・可動制限から，食事がとりづらい場合がある．病院の栄養科と連携して主食をおにぎりやパンなどに変更し，食べやすいように配慮する．また造影剤排出のため経口水分摂取を促すが，心機能や腎機能が悪い患者には輸液量や水分摂取量にも注意する．

ステント留置した患者には，血栓症予防のため抗血小板薬が必要となる．服薬の必要性を十分に説明するとともに，内服における出血性合併症（下血や腹痛）について説明する．

冠動脈疾患は高血圧，脂質異常症，糖尿病，肥満，喫煙，運動不足といった危険因子が密接に関連していることが多い．そのため，バランスのよい食事や適度な運動習慣を身につけ，禁煙を促し，ストレスをためない生活を指導していく．

2 大動脈ステントグラフト内挿術

1 大動脈ステントグラフト内挿術とは

1 目的

大動脈瘤はいったん破裂すると極めて予後が悪い疾患であり，その治療は動脈瘤の破裂を予防することである．**ステントグラフト**は人工血管（グラフト）にステントを縫い合わせたもので，鼠径部からカテーテルで血管内に挿入して，大動脈瘤の内側で拡張，留置することで，動脈瘤にかかる血圧を減らす治療である（図4-11）．従来，治療には外科的人工血管置換術が行われてきたが，高齢者や合併症を伴う患者では侵襲が大きく，リスクの高い手術であった．近年はカテーテルを用いた，より侵襲の少ないステントグラフト内挿術が行われるようになっている．

胸部大動脈瘤に対する治療は TEVAR *，腹部大動脈瘤に対する治療は EVAR *と呼ばれる．

2 適応

従来の人工血管置換術が困難と考えられるような症例でステントグラフト内挿術が広く行われている．しかし，ステントグラフト内挿術を行うには一定の解剖学的要件を満たす必要があり，すべての大動脈瘤が適応となるわけではない．

3 禁忌

解剖学的要件を満たさない症例や，造影剤アレルギーの症例が禁忌となる．

4 合併症

エンドリークというステントグラフト内挿術に特有の合併症が存在し，慢性期に大動脈瘤が増大することで，再治療を要する場合がある．そのため長期的な成績は，人工血管置換術には及ばない．侵襲の少ない治療であるが，患者の年齢，全身状態などを慎重に検討して適応を決定することが重要である．

5 治療・処置の方法

鼠径部を 4 ～ 5cm 切開することで治療することができるため，術後早期に離

*用語解説

胸部大動脈ステントグラフト治療
Thoracic endovascular aortic repair：TEVAR

腹部大動脈ステントグラフト治療
Endovascular aortic repair：EVAR

plus α

ステントグラフト内挿術の解剖学的要件
血管の長さ・径，極端な屈曲蛇行がない，石灰化がみられないなど，使用するデバイスによって異なり，詳細に定められている．TEVAR や EVAR を行う場合は，造影 CT で条件を確認した上で実施する．

エンドリーク
大動脈瘤に対するステントグラフト治療で，最も問題のある合併症である．グラフトと動脈壁の隙間や，側副血行路から動脈瘤へ血液流入することをいう．

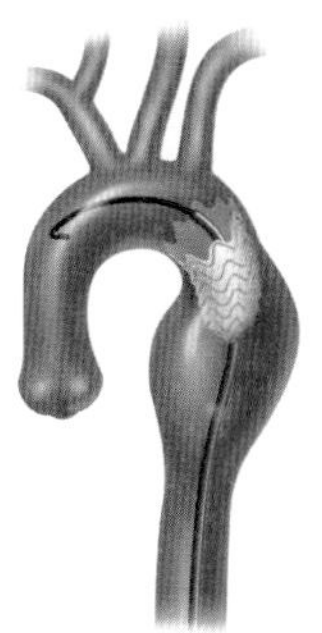

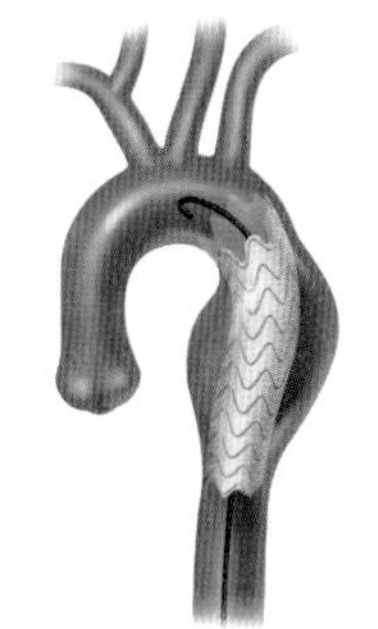

a. 胸部大動脈瘤

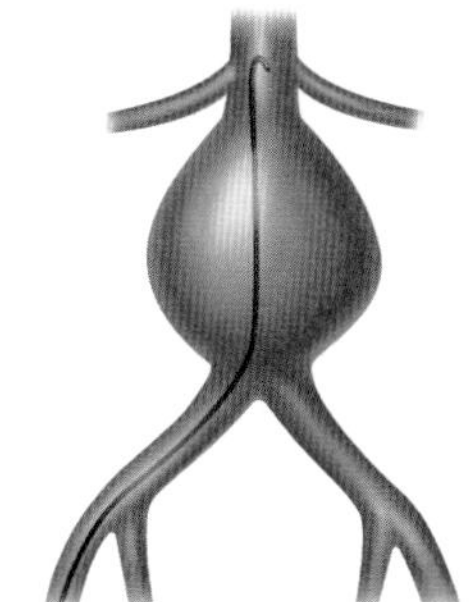
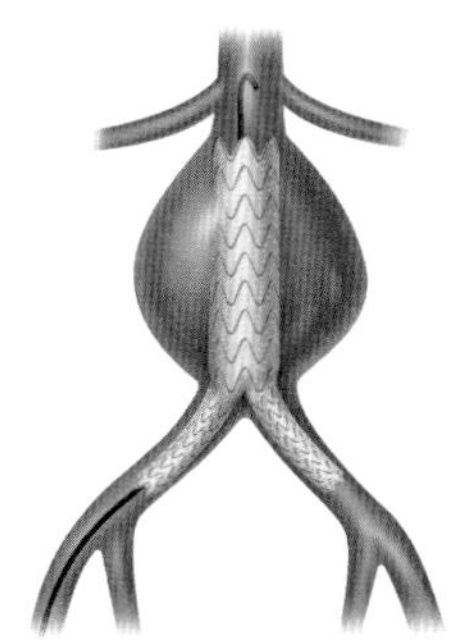

b. 腹部大動脈瘤

図 4-11 大動脈ステントグラフト内挿術

床が可能である．入院期間は 1 週間から 10 日程度で，施行される症例数は増加傾向にある．

2 大動脈ステントグラフト内挿術の看護

1 術前の看護

動脈瘤の血管は，もろく破裂しやすい状況にあるが無症状であることが多い．動脈瘤が拡大すると周囲組織を圧迫し，胸背部痛，嗄声（させい），嚥下障害，心不全徴候の症状を呈する．これらは破裂が切迫している可能性を示唆していることを念頭に置き，症状やバイタルサインの変動に留意する．また，降圧薬を確実に服薬し，寒冷刺激や日常生活上の負荷活動を回避し，血圧上昇を予防して安全に手術を受けられるように援助する．

2 合併症への看護

大動脈は図4-12 に示したように全身の臓器に血液を送る本幹であり，複数の血管が分岐する．ステントグラフトを留置し血管が遮断されることから，虚血に伴う合併症を生じることがある．

例えば，下行大動脈瘤のようにステントの留置が広範囲に及ぶ場合，脊髄に栄養を送る肋間動脈（アダムキュービッツ動脈）が閉塞され，脊髄虚血から対麻痺を生じる．また，腹腔動脈（胃・肝臓・脾臓），上腸間膜動脈，腎動脈が閉塞すると，消化管虚血，腸管虚血，腎不全を生じる危険性がある．そのため，治療後は下肢感覚鈍麻や運動障害の有無，腸蠕動音や悪心の有無，尿意や尿量流失状況に留意する．

また，動脈瘤は動脈硬化が主な原因のため，術操作に伴い動脈硬化性の粥腫が飛び散り，脳梗塞，腸管虚血，腎梗塞，下肢塞栓を生じることがある．術後は，麻痺症状，足背動脈の触知，しびれ，末梢冷感，チアノーゼ，腸蠕動音，

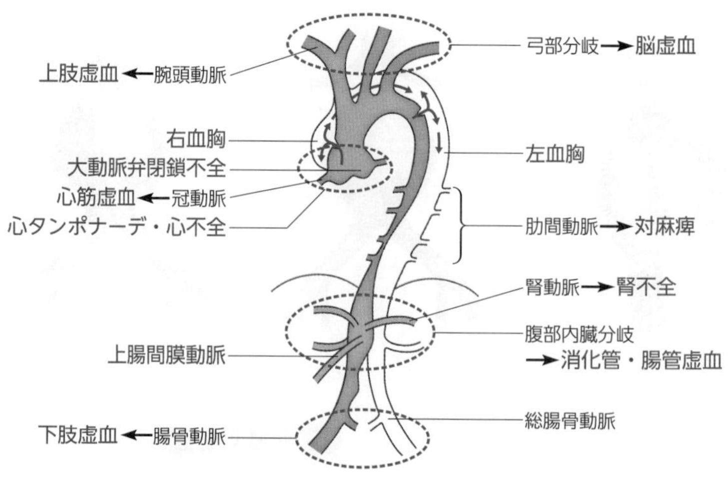

図 4-12 ■大動脈とステント留置に伴う合併症

尿量などを観察する.

手術後は凝固機能異常により，創部出血や穿刺部位血腫を生じることがある．大腿動脈から穿刺をするため，圧迫固定後は掛け物で穿刺部が見づらい状況にある．術後は特に，穿刺部からの出血がないか，圧迫固定が外れていないか，注意して観察する.

3 退院後の生活への看護

術後より穿刺部位の発赤，疼痛，滲出液など感染徴候を患者とともに観察する．抜糸後はシャワー浴にて，創部を泡石けんで優しく洗い，清潔を保持する．退院後も創部の観察を促し，異変を感じた際は受診を促す．動脈瘤の原因の多くは，高血圧，脂質異常症，糖尿病，喫煙などの生活習慣に起因する．そのため，食生活，喫煙，アルコール，運動，ストレスなどの生活習慣を患者と共に振り返り，血圧コントロールが図れるよう支援していく.

3 カテーテルアブレーション

1 カテーテルアブレーションとは

カテーテルアブレーション（catheter ablation）とは，**経皮的カテーテル心筋焼灼術**（しょうしゃく）とも呼ばれる．アブレーション治療用のカテーテルで，不整脈を起こす原因となっている異常な電気興奮の発生箇所を限局的に心筋壊死させることで，頻脈性不整脈を治療する方法の総称である（図4-13）.

図4-14a のような高周波エネルギーによる治療が最も普及しているが，他にも冷凍エネルギーや，最近ではレーザーエネルギーを用いたカテーテルデバイスが使用可能となり，使用するカテーテルの形態についても，図4-14b のよう

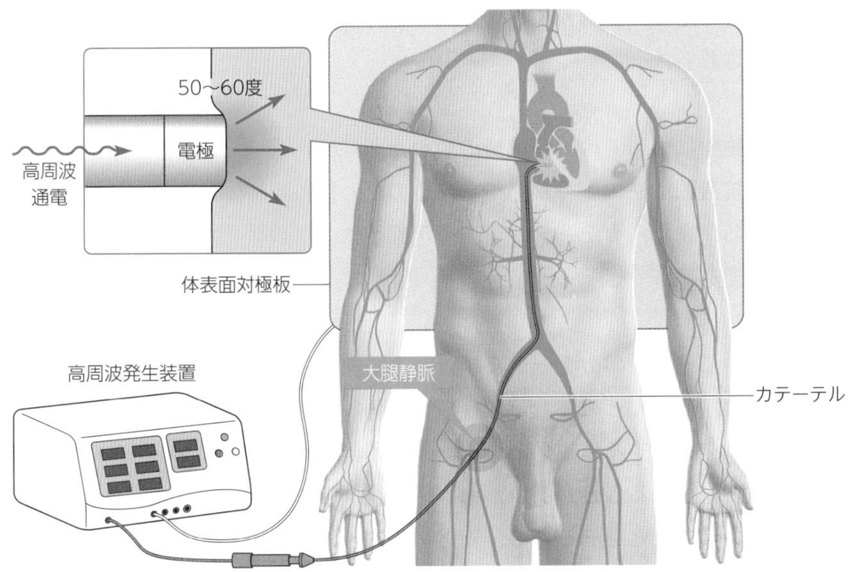

図 4-13 カテーテルアブレーション

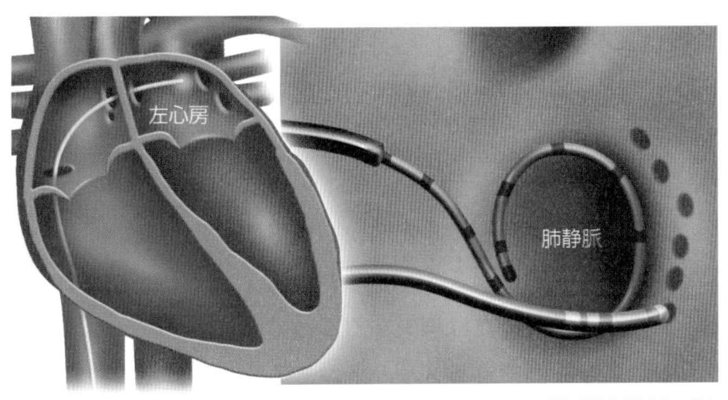

図 4-14 心房細動に対するカテーテルアブレーション

a. 高周波電流を心筋にあて，異常信号の発生を阻止する．

b. 左心房内でバルーンを拡張し，冷凍エネルギーによって左心房と肺静脈間の伝導を遮断する．

なバルーン（風船）で肺静脈を閉塞させて，一括で治療する技術の発展が著しい．

1 適応

大部分の頻脈性不整脈が，カテーテルアブレーションによる治療対象となる．原則として症状を伴う有症候性の患者が対象であるが，頻脈性不整脈による症状は一様ではなく，その持続時間や強度も患者により異なる．適応については，年齢や背景疾患なども含めたさまざまな臨床情報から総合的に判断される．

2 目的

頻脈性不整脈では，日常生活に支障を来すほどの強い症状が生じることがある．特に心室性不整脈では，生命の危機につながる場合があるため，頻拍自体の抑制または根治を目的に施行される．

3 禁忌

アブレーション治療中（心房細動については治療前後の数カ月間）は，塞栓症予防のためにヘパリンによる抗凝固療法の施行が必須であるので，抗凝固療法が不可能な例は原則禁忌となる．また，カテーテル留置予定部位に，心内血栓が疑われる例でも施行は困難である．

4 合併症

穿刺部の出血，感染などについては一般のカテーテル検査等と同様である．カテーテルの特性や治療の性質上，ほとんどの場合は鼠径部を穿刺して大腿静脈または大腿動脈からカテーテルを挿入する．複数本のシースの留置を要するため，同一箇所から複数の穿刺を施行することも多い．治療後は鼠径部を曲げない状態での安静が４～８時間に及ぶこともあるため，安静による苦痛・腰痛などの対策が術後の病棟で大切になってくる．

心内に複数本のカテーテルを挿入するので，心筋損傷による心タンポナーデには注意が必要である．左心房，左心室，大動脈といった動脈系にてカテーテルを操作する際は，心内血栓形成や空気塞栓による脳梗塞には，特に注意する．

また，治療エネルギーや治療の部位によっては心臓外の臓器への障害が起こることがあり，アブレーション治療に特有の合併症である．

plus α

アブレーションによる心臓外への障害

左房後壁への治療により，左房食道瘻，迷走神経障害による胃蠕動運動障害が起こりうる．横隔膜神経への障害による，横隔神経麻痺にも注意する必要がある．

5 治療・処置の方法

電極カテーテルを複数本，心房や心室に留置して，カテーテル先端から電気刺激を与えることで，臨床的に認められた頻脈を人為的に起こす，すなわち誘発する．頻脈が誘発された方が，治療後の誘発性が低下または消失することで治療効果を確認できる．カテーテル室で治療効果を評価できるメリットがあるため，治療前は抗不整脈薬などの薬剤は中止して，誘発されやすい状態で検査・治療をすることが多い．

①治療対象となる頻脈が誘発された場合

頻脈が起こっている際に，３次元マッピングや他の電気生理学的特性から，心房や心室内の頻拍回路を同定する．回路の一部を含む箇所を心筋焼灼することにより，回路を離断または修飾する．

②治療対象となる頻脈が誘発されない，または調べることができない場合

頻脈が誘発されなかったり，誘発されても不安定であったり，致死的な心室性不整脈の場合は，回路を調べることができない．その場合は，頻脈時の12誘導心電図などから，不整脈の原因となる場所を予測して，最も可能性が高い箇所を治療する．頻脈が誘発されずに，頻拍回路の推定もできない場合は，治療をせずに検査のみで終わる場合もある．

2 カテーテルアブレーション治療の看護

1 術前の看護

カテーテルアブレーション治療を受ける患者は，不整脈による頻拍や失神，心不全などの身体症状を有している．どのような症状につらさを感じ QOL を低下させているのか，治療に対する思いとともに把握していく．また，不整脈の種類，年齢，疾患背景によって治療方法や侵襲が異なるため，患者の全体像を把握した介入が求められる．治療前には，検査・治療内容・治療後の安静度について確認し，術後をイメージできるように支援する．

2 術後の看護

カテーテル操作による合併症は，心筋損傷に伴う心タンポナーデや血栓形成がある．心タンポナーデでは冷感，血圧低下，脈拍増加，尿量減少がみられる．血栓形成では血栓が血管に詰まり，呼吸困難，胸痛，麻痺症状が生じることがあるため注意深く観察していく．高周波通電によって，治療部位以外が障害され，刺激伝導系障害，左房食道瘻，迷走神経障害，横隔膜麻痺が起こりうる．心電図モニター，胸部 X 線を確認するとともに，胸部痛や発熱，息苦しさ，胃部不快感などの自覚症状について確認する．

治療中は，血栓形成予防のため抗凝固薬が使用されており出血しやすい状況にある．刺入部からの出血や血腫がないか，経時的に確認する．しかし圧迫が強すぎると血流障害を生じる恐れもあるため，皮膚色の確認や脈拍を触知する．

また安静の必要性を患者に説明し協力を得るとともに，ベッド周囲の環境整備や腰痛時は安楽枕の使用，鎮痛薬があることを説明し，患者の苦痛が最小限になるよう努める．

3 退院後の生活への看護

根治的治療を目標としているが，不整脈が再発する場合もあるため，一定期間抗凝固薬を服薬することがある．服薬の必要性を説明するとともに，検脈測定の指導を実施し，動悸や不整脈などの体調変化を感じた際は，早めに受診するように促す．

3 開心術

心臓は生命の根源であり，心臓の手術には「危険ではないか」という恐れにも似たイメージをもたれがちである．実際，他の領域の外科手術と比較して心臓手術のリスクは決して低くはない．しかしながら，適正に手術適応が判断され，正確な手術手技が施され，適切な周術期管理が行われれば，治療効果は絶大である．多くの手術では根治的治療が可能で，患者の生命予後や活動性を大きく改善できる．

1 開心術の原理と流れ

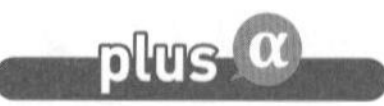

手術治療の指針
医学的には疾患に応じて手術治療の効果が検証されてきた．日本では日本循環器学会による診療ガイドラインによって疾患ごとに手術治療の指針が示されており，その内容については参照されたい．

心臓は常に拍動し，血液を拍出して全身の血液循環を維持している．そのままの状態で心臓にメスを入れることは困難かつ危険である．拍動していて正確な手術操作が行えないばかりか大出血を生じてしまう．心臓が静止し，内部構造が正確に確認できないと手術はできない．このため一部の手術を除いては，心臓を一時的に止めて手術を行う．心臓を止めている間，全身の血液循環を維持するために人工心肺装置を使用する．このように心臓を停止して行う手術を開心術という．

実際の手術では，以下のような手順で開心術が行われる．まず麻酔科医によって全身麻酔が導入され，中心静脈カテーテル，肺動脈カテーテル（スワンガンツカテーテル），経食道心エコーなど必要なモニタリングの準備が整って手術となる．消毒，ドレーピングしたのち，皮膚切開，胸骨切開にて開胸し，前縦隔から心嚢に到達する．心嚢を切開して心臓や大血管を露出する．この段階で，抗凝固薬であるヘパリンを投与して体外循環に備える．これは人工心肺装置の回路内部で血栓を作らないためである．

この段階ではまだ心臓は拍動し，全身から右心房に静脈血が還流し，右心室から肺へと駆出される．肺で酸素化された動脈血は，左心房から左心室に流入し，左心室から大動脈へと血液が拍出される．冠動脈には動脈血が流れているため，心拍動が維持されている（図4-15a）．人工心肺装置を装着するためには，心臓の出口にあたる上行大動脈に送血管という管を挿入し，上大静脈と下大静脈あるいは右心房に脱血管を挿入し，それぞれ人工心肺装置に接続する．心臓に戻ってきた静脈血は脱血管から人工心肺装置に送られる．人工心肺装置内で血液は酸素化され，送血管から上行大動脈経由で全身に送り込まれる．このように心臓と肺を循環するべき血液は，人工心肺装置を通って上行大動脈に

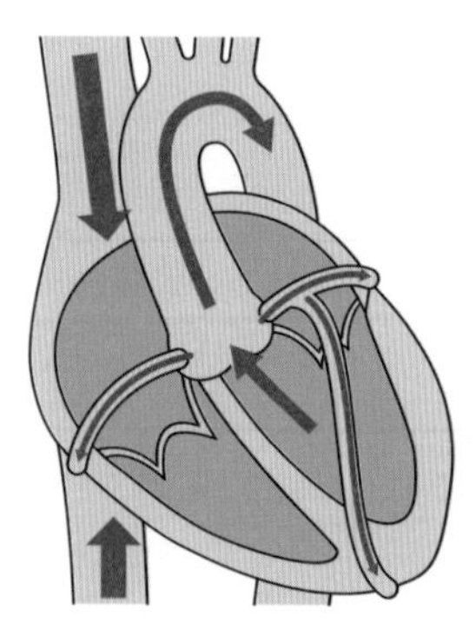

a. 通常の血液の流れ

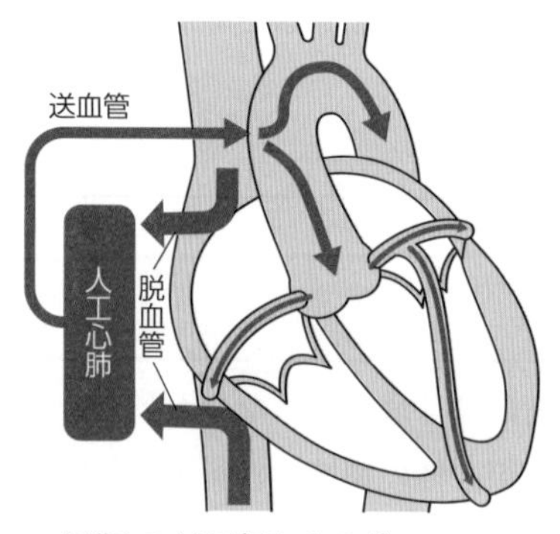

b. 人工心肺装着

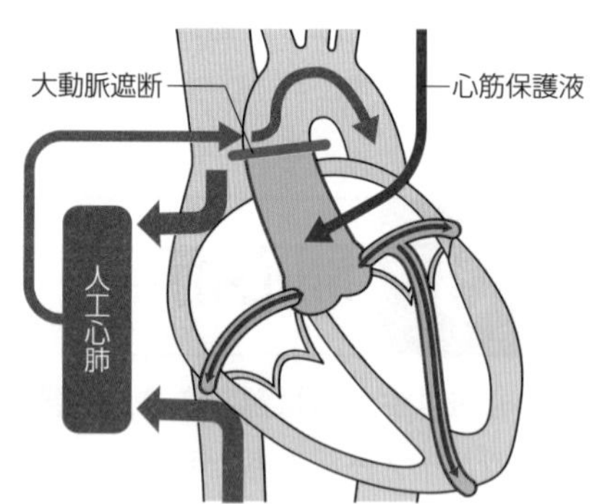

c. 心停止

図 4-15 ■人工心肺と心停止

戻る（体外循環）ため，心臓はほぼ空虚になる．これだけではまだ冠動脈には血液が流れ，心臓は動き続ける（図4-15b）．

次に上行大動脈を特殊な鉗子で挟んで遮断する（大動脈遮断，図4-15c）．冠動脈には血液が流れなくなるが，そのままでは心筋梗塞を生じてしまう．そこで大動脈の根元に心筋保護液という薬液を注入する．心筋保護液は冠動脈を介して心筋に到達し，速やかに心筋の電気活動，代謝を抑える．心筋保護液は間欠的に投与されて心停止を維持し，心筋障害を最小限に抑える効果がある．このようにして心臓が止まり，心臓の内部に血液が循環しなくなったら，心臓を切開して手術を行うことが可能になる．一般的には3時間程度までは安全に心停止が可能であるため，この時間内に心内操作を終えることが求められる．

心内操作が終了したら，大動脈遮断を解除し，冠動脈に動脈血を流し始める．通常，動脈血が心筋に流れ始めてしばらくすると心拍が再開する．心筋の収縮力が回復して全身循環を維持できるようになれば，今度は人工心肺側に流れる血液量を徐々に減量し，自己心臓での循環に移行していく．十分に心臓が回復したら人工心肺装置を取り外す．人工心肺装着中は全身の臓器保護のため，軽度に低体温とすることが多い．人工心肺を取り外したら止血を行い，閉胸する．

これら一連の流れ（図4-16）は開心術において一般的なものであるが，他の領域の手術と比べて人工心肺の使用，心停止の導入という大きなハードルがある．いずれも安全性は向上したものの，リスクのある補助手段である．これらの患者への影響，侵襲を考える上で時間的要素は重要である．

体外循環時間は人工心肺を装着し，体外循環を行った時間である．人工心肺回路内という通常と異なる非生理的な血液循環であるため，血小板や凝固因子が回路内で消費され，全身に影響が出ることもある．人工心肺回路の充填液により血液も希釈される．毛細血管の水分透過性が亢進して血管外に水分が漏出

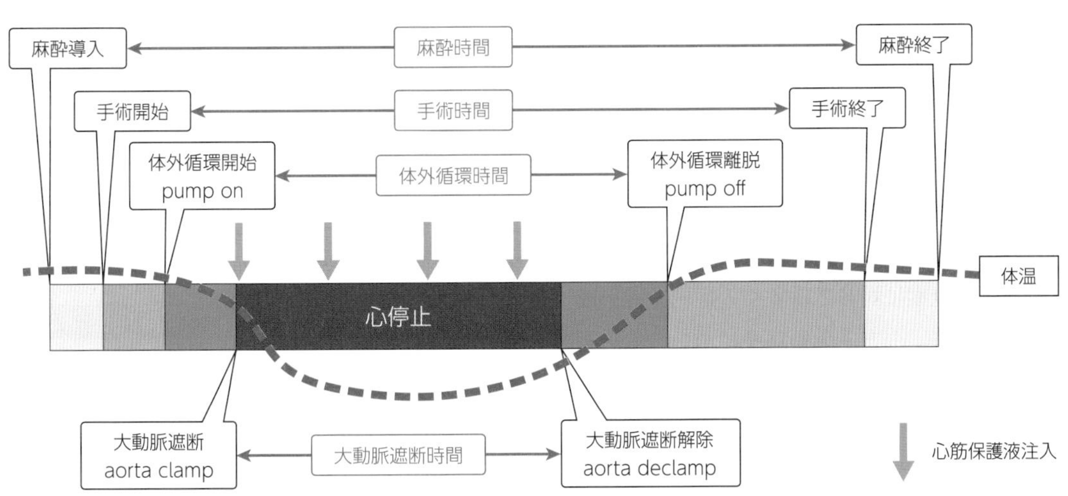

図4-16 ■心臓手術の流れ

し，浮腫を生じることもある．体外循環時間が長時間になると，これらの合併症リスクが増大する．体外循環時間は全身への侵襲の指標と考えられる．

大動脈遮断時間は上行大動脈を遮断し，心筋保護液を用いて心臓を停止していた時間である．長時間になると心筋障害を生じるリスクが高まり，低心拍出量症候群，心不全や不整脈を生じる可能性がある．大動脈遮断時間は心臓への侵襲の指標と考えられる．

これらをできるだけ短縮し，患者への侵襲を最小限にするために手術計画が練られる．

2 手術の適応とリスク評価

内科的治療すなわち薬物治療やカテーテル治療が奏功しないとき，あるいはより治療効果が期待されるときに手術治療が考慮される．言うまでもなく手術という治療が患者に与える侵襲は大きく，治療効果がリスクを上回ると想定されるときに限って適応となる．患者の病状や重症度だけでなく，年齢や背景疾患，また社会性や家族関係なども考慮される．

患者の心疾患の重症度から手術適応と判断されれば，次に患者の全身状態から手術リスクを考慮することになる．データベース等でリスク評価を行い，これらを参考に治療計画を立てる．

3 主な手術の種類

1 冠動脈バイパス術（CABG）

虚血性心疾患に対しては冠動脈バイパス術（CABG）*が広く行われる．カテーテル治療が適応とならない左主幹部病変や冠動脈３枝病変など，重症冠動脈疾患が適応となり，循環器内科とその適応について協議する．日本では人工心肺を用いない体外循環非使用冠動脈バイパス術（オフポンプ冠動脈バイパス術〔OPCAB〕*）が，CABGの60～70%を占めている．これは世界的にも多く，人工心肺使用に伴う合併症や大動脈に手術操作が及ぶことを回避するためにさまざまな工夫がなされている．長期開存性に優れる内胸動脈を，重要な冠動脈（左前下行枝）へのバイパスとして使用することが一般的であり，生命予後の改善や心筋梗塞予防効果が証明されている．

2 弁置換術

心臓弁膜症に対しては弁形成術や人工弁を用いた弁置換術が適応となる．僧帽弁閉鎖不全症に対しては多くの症例で弁形成術が可能であり，多くの術式が確立している．一方，大動脈弁については大動脈弁置換術が多く施行されている．人工弁については生体材料（ウシ心膜やブタ心臓弁）を用いた生体弁と機械弁が使用可能である．機械弁はワルファリンによる抗凝固療法が必須であるが，耐久性には優れている．一方生体弁は永続的な抗凝固療法は不要であるが，耐久性には劣る．患者の年齢やライフスタイルを考慮して選択する．

plus α

日本心臓血管外科手術データベース
日本心臓血管外科手術データベース機構によるデータベース（JCVSD）を利用してWeb上で患者の手術リスク評価を行うことができる（JapanSCORE）．予測手術死亡率，手術死亡および主要合併症発生リスク，術後出血，脳神経合併症，血液透析の新規導入，創部感染，長期人工呼吸管理，消化管合併症，長期の集中治療管理の可能性などが算出できる．

長期開存性
長期開存性とは，術後長期間が経過した時点でバイパス血管が開存しているか否か，要するに長持ちするかどうかということで，一般的には術後10年で評価されることが多い．せっかく作ったバイパスも新たな動脈硬化や血栓のために詰まってしまうこともあるため，術後も注意が必要である．バイパスのつながった部位にもよるが，手術から10年後，内胸動脈は90%以上開存しているとの報告が多く，静脈グラフトは70%程度との報告が多い．このため，最も重要な左前下行枝には「長持ちする」内胸動脈を使うのである．

＊用語解説

冠動脈バイパス術
Coronary artery bypass grafting：CABG

オフポンプ冠動脈バイパス術
Off-pumpcoronary artery bypassgrafting：OPCAB

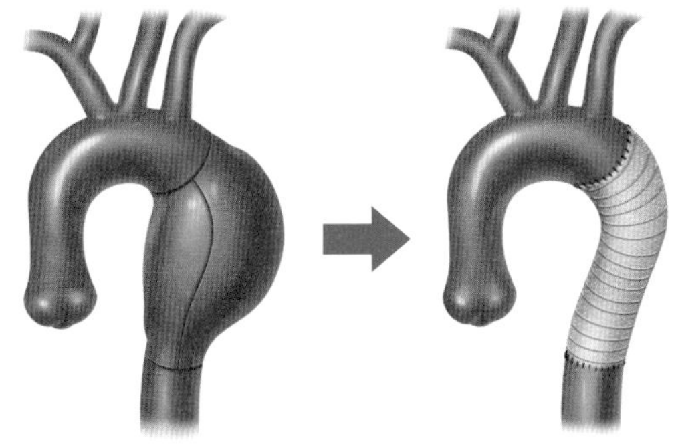

拡張し瘤となった大動脈を切除し，人工血管に取り換える

図 4-17 人工血管置換術

3 人工血管置換術

大動脈疾患については真性大動脈瘤と大動脈解離が問題となる．いずれも原則として人工血管置換術を施行する（図4-17）．

大動脈弓部からは脳を灌流する動脈が起始しており，大動脈弓部を人工血管に置換する際にはこれらの分枝血管を再建する必要がある．手術中に脳血流を維持する手段も必要となる．一般的には人工心肺から直接弓部分枝血管に送血して選択的に脳灌流を行い（脳分離体外循環），脳血流を維持しながら弓部大動脈を人工血管に置換する．

真性大動脈瘤は高齢患者も多く，背景疾患に注意しながら手術適応を考える．一方，急性大動脈解離は若年患者の緊急手術が多い．近年この領域ではステントグラフト治療が進歩し，開胸によらない手術も増加している．開胸手術であっても外科的にステントグラフトを留置するなど，手術の低侵襲化が図られている．

4 合併症

心臓手術の合併症はいったん生じると重篤化しかねない．術前からリスクを評価し，周術期のモニタリングには万全を期し，病態の変化を早期にとらえて治療のタイミングを失わないようにしなければならない．場合によっては他領域の専門医と連携しチームとして治療を行う．

心合併症としては，不十分な心筋保護や長時間の心停止，冠血流障害などによって心筋梗塞や心不全，低心拍出量症候群などを生じる可能性がある．術後心房細動は開心術後に多くの症例で経験され，複合的な原因が考えられている．脳合併症としては，人工心肺装着や大動脈への手術操作から生じるアテローム塞栓症，脳血流低下による脳梗塞，抗凝固薬の使用による脳出血などに注意を要する．創部感染は胸骨から前縦隔に及ぶと重篤化し難治性となる．特に糖尿病合併症例では注意が必要である．

そのほか，患者によって術後合併症のリスクやポイントは異なり，個別に術前から予防策を講じることでリスクを最小限にするよう努める．

5 今後の展望

他の外科的治療と同じく，開心術においても低侵襲化が求められている．具体的には部分胸骨切開や小切開の開胸アプローチで行う低侵襲心臓手術（MICS）*や胸腔鏡下手術，ロボット支援手術など心臓手術においても内視鏡を使用した手術の適応が広がりつつある．

高いリスクのために開心術が受けられない患者にとって，経カテーテル治療の進歩は福音となる．現在，経カテーテル大動脈弁置換術（TAVI）*やステントグラフト内挿術（TEVAR）をはじめとする血管内治療が著しい進歩を遂げ，適応の拡大が図られている．今後は今まで以上に内科医と外科医の協力，ハートチームとしての協働が必須となるであろう．

＊用語解説

低侵襲心臓手術
Minimally invasive cardiac surgery：MICS

経カテーテル大動脈弁置換術
Transcatheter aortic valve implantation：TAVI

6 開心術を受ける患者の看護

開心術は人工心肺を用いて心臓の拍動を止めて行うため，患者にとっては侵襲の大きい手術である．よって，術直後の全身の機能低下は避けられないため，いかに良いコンディションで手術に臨めるかが，術後の順調な回復過程をたどる鍵となる．そのため，術後管理において看護師には，循環動態の安定に加え，合併症を予測して生命の危機を回避するための看護支援が求められる．また，生命維持に直結した臓器である心臓の手術は，患者や家族にとっても不安が強いため，精神的な支援に努めていく必要がある．

1 術前の看護

患者が周術期を順調に経過するためには，個別性の高いアセスメントが行われていなければならない．術前の患者情報は，そのようなアセスメントのために活用される．具体的には，基礎疾患から手術に耐えうる身体機能か，合併症のリスクはないか，せん妄の可能性はないか，意思決定を含む患者・家族の心理状態はどのようなものか，などの情報が挙げられる（表4-9）．

術前オリエンテーションは，患者が主体的に手術に臨むための心的準備も兼ねており，手術を受けることが決定した段階から開始する．その内容は，周術期のスケジュール，術後の身体の状態（創部の位置，カテーテル等の留置物など），挿管中のコミュニケーション方法，集中治療室（ICU）の環境などについてであり，パンフレットやビデオなどの媒体を用いて説明が行われる．特にICUについては，非日常的な空間であり，説明だけではイメージしづらいことも多く，術前ICU訪問が推奨されている．

また，抗凝固薬・抗血小板薬を内服している場合は，出血を助長する可能性もあるため，休薬や他の薬剤に置換する必要がある．

呼吸訓練（表4-10）は，無気肺や肺炎などの術後呼吸器合併症を予防する効

plus α

術後の状態について事前に説明する
術後は人工呼吸器，末梢点滴，中心静脈カテーテル，尿道留置カテーテル，胸骨下ドレーン，胸腔ドレーン，心嚢ドレーンなど，さまざまな医療機器が装着，挿入されている．術後，患者が戸惑うことのないよう，事前の説明が重要である．

表 4-9 ■開心術前に確認すべき情報

診療情報	**循環器系の検査**		●12 誘導心電図，ホルター心電図（発作時，安静時） ●運動負荷心電図（トレッドミル法，ダブルマスター法，エルゴメータ法など） ●薬物負荷試験　●心臓カテーテル検査　●心臓核医学検査（心筋血流シンチグラフィ） ●心エコー（心機能）　●胸腹部 CT 検査，胸部 MRI 検査，胸部 X 線検査
診療情報	**脳神経系の検査**		頭部 CT 検査，頭部 MRI 検査
診療情報	**血液検査**	血球算定	赤血球，ヘモグロビン（Hb），ヘマトクリット（Ht），血小板（Plt），白血球（WBC）
診療情報	**血液検査**	凝固・線溶系	出血時間，全血凝固時間（PT%，PT，INR，APTT），トロンボテスト（TT），HPT，Fib，AT Ⅲ，FDP，赤血球沈降速度（ESR）
診療情報	**血液検査**	生化学検査	逸脱酵素（トロポニン T，CPK，CK-MB，AST，ALT，LDH），血糖値，HbA1c，CRP（C 反応性タンパク），ALP，BUN，Cr，尿酸，肝機能検査，腎機能検査，TCho（総コレステロール），BNP
診療情報	**栄養状態**		TP，ALB：血糖値が高い場合，血糖コントロールで早期入院が必要となる（リスク：術後感染症，創傷治癒遅延，血流障害による皮膚障害など）
診療情報	**感染症の有無**		肝炎，梅毒，HIV，HBV，HCV など
診療情報	**呼吸機能**		●胸部 X 線検査　●動脈血ガス分析 ●肺機能検査：肺活量（VC），% VC，努力肺活量，1 秒率（FEV1.0%）
診療情報	**その他**		●血液型検査：輸血に備える　●尿検査，便検査 ●虫歯の有無の確認：感染性心内膜炎 ●歯の動揺の確認：気管挿管時や挿管中の機械的刺激で抜けることがある
入院時の患者情報			●健康：既往歴，健康管理の方法，健康に対する価値観，支援者の有無，喫煙歴，飲酒歴，アレルギーの有無 ●栄養：食事の種類，摂取量，摂取回数，摂取内容，摂取時間，嗜好品，嚥下状況，義歯装着の有無 ●排泄（排便・排尿）：回数，量，性状，薬剤の使用の有無 ●運動：ADL，運動機能障害の有無，可動域，運動習慣 ●清潔：整容の習慣 ●睡眠：睡眠パターン，睡眠時間，薬剤の使用の有無 ●認知：認知レベル（意識レベル，記憶力，理解力など），気分障害の有無，視力や聴力など感覚障害の有無 ●自己概念・価値観：自分の病気や治療に対する考え・気持ち・受け止め方，苦痛や不安の有無，生きがい，信仰 ●役割：家族の有無，友人の有無，社会的役割（職業，家族の有無と構成），社会的活動 ●苦痛へのコーピング：疼痛や苦痛への対処法 ●セクシャリティ：出産，月経（閉経），家族やパートナーの有無，更年期症状の有無

入院時の患者情報では，収集する情報の一例を挙げた．入院および外来で実施された検査のデータなどの診療情報，入院時の患者情報のほか，現病歴，既往歴（リスクファクター）などの基本的情報もアセスメントする．

果がある．特に喫煙者には，全身麻酔に伴う呼吸器合併症を予防するために禁煙指導を行う．

2 患者の術後の管理

術後の身体の状況

開心術では，手術操作や人工心肺の影響で，心筋など生体へ侵襲が加わることにより，術直後は医原性の心不全状態となっている．また術後 24 ～ 72 時間は，手術侵襲により血管透過性が亢進する．血管内の細胞外液が，サードスペースと呼ばれる非機能化細胞外液へ移行するため，循環血液量は減少する．このような前負荷が不足した状態では，1 回拍出量が低下する．

表 4-10 ■術前訓練の例

呼吸訓練	吸気訓練：吸気訓練器具（インセンティブ・スパイロメトリー）を用いる
呼吸訓練	□すぼめ呼吸，深呼吸，腹式呼吸，創部を押さえた呼吸方法（疼痛回避訓練）
咳嗽訓練	ハフィング法，創部を押さえた咳嗽訓練

plus α

血管透過性の亢進による症状

非機能化細胞外液が増加することで，浮腫，胸水，腹水などが生じる．

低心拍出量症候群

一方，手術侵襲による炎症反応が鎮静化してくると，利尿期（refilling）となり循環血液量が増加する．この術後の心拍出量が低下した状態を，**低心拍出量症候群**（low cardiac output syndrome：**LOS**）という．

LOS に至る要因には，心機能を規定する因子（前負荷，後負荷，心筋収縮力，心拍数）が障害されている場合が多い．そのため，心機能を規定する因子についてアセスメントを行い，低血圧，末梢冷感，冷汗，乏尿，意識レベルの低下，不穏などの徴候の早期発見に努め，循環管理を行う必要がある．

3 予測される合併症と看護

開心術では，手術操作や人工心肺の使用などの影響で，合併症が生じることがある（表4-11）．合併症には，脳神経系，循環器系，呼吸器系のものがある．

開心術後の合併症

▶ 脳神経系合併症

人工心肺の使用，循環血液量の低下，心房細動や同一体位による血栓形成に

表 4-11 ■合併症が生じる要因

心臓への直接的な手術操作の影響	●心筋の障害が発生する ●心筋収縮力が低下する ●不整脈が起きる
人工心肺，人工呼吸器，麻酔薬の影響	●人工心肺の非生理的な循環により，生体が侵襲される ●人工心肺の使用により，表4-12のような生理的変化が生じ，術後合併症のリスクが高まる ●人工心肺により，心筋の障害が生じる ●人工心肺による末梢循環の低下や麻酔薬により，消化管機能の低下を招く ●人工呼吸器・麻酔薬により，線毛運動障害を来す ●人工呼吸器による陽圧換気で，無気肺が生じやすくなる ●気管分泌物の増加，粘稠度が増す
そのほか	●術中の体位で，無気肺が生じやすくなる

表 4-12 ■人工心肺使用による生理的変化

血液の希釈	人工心肺の回路を輸液で充塡するため血液が希釈され，ヘマトクリット値や組織への酸素運搬能が低下するほか，内分泌系や電解質のバランスを崩す．
非拍動性による血流の変化	心臓を無拍動にし血流を定常流，低灌流にするため末梢への循環が低下する．
全身性炎症反応症候群（SIRS） 播種性血管内凝固症候群（DIC）	血液と異物（人工心肺の回路）が接触することで生じる．脳の微小塞栓のリスクが高まるため，血栓予防として抗凝固薬を使用する（ヘパリン化）．SIRS は血管透過性を亢進させるために，浮腫や肺水腫を招く．
赤血球の破壊	人工心肺の回路の機械的刺激により赤血球は破壊され溶血が生じる．過度な溶血は腎機能障害や組織への酸素運搬能の低下を招く．
低体温による影響	術中，低体温で管理することで代謝を抑制し，臓器の酸素消費量を最小限にして重要臓器の保護を図るが，一方で低体温による凝固機能や末梢への循環が低下する．

より脳塞栓を生じるリスクがある．人工心肺を使用しないOPCABの場合も，CCABに比べて手術中に凝固能が温存されるため，術後数日経過してからの深部静脈血栓，肺塞栓，脳血栓塞栓といった血栓塞栓症に留意する．また，意識レベル，瞳孔径，四肢運動の左右差など，神経学的所見の変化をとらえ，循環血液量や心房細動の有無も把握する．

▶ 循環器系合併症

●**術後出血**：術後24時間以内は術後出血のリスクが高い．200mL/時間以上の出血は術後出血が疑われる．

●**その他**：不整脈や心タンポナーデの出現にも留意する．

▶ 呼吸器系合併症

肺水腫，無気肺，肺塞栓症に注意が必要である．

4 その他

疼痛

疼痛は痛みだけでなく，浅呼吸による組織への酸素供給不足や，咳嗽力の低下による不十分な気道浄化，血圧上昇，代謝亢進による酸素消費量の増加など，心臓への負担や早期離床の遅延を招くため，積極的に鎮痛を図る必要がある．術前から痛みを我慢しないよう患者に伝えることが大切であるが，遠慮や挿管で疼痛を訴えられない患者もいるため，表情やバイタルサインから看護師がアセスメントすることも大切である．

体位

ベッド上臥床は横隔膜が挙上するため，機能的残気量が低下しガス交換障害が生じる．また，背側などベッド接地面は胸郭の運動が阻害されるため，無気肺のリスクが高まる．術後は全身の炎症状態や心機能の回復具合をアセスメントしながら早期離床を進める．

皮膚

術中の同一体位やカテーテル類の体表との接触により皮膚障害が生じる可能性がある．糖尿病患者や低栄養患者は特にハイリスクとなるので注意する．

排便

麻酔や不動は蠕動運動の低下や停止を招くため，早期離床を図り蠕動運動の回復を目指す．努責は血圧の上昇を招き心負荷がかかるため，術後72時間以上経過しても排ガスや排便がみられない場合は，下剤の使用を検討する．

術後せん妄

せん妄は，錯乱状態による危険行動や治療拒否などの臨床的な症状により，ICU入室期間や入院期間を延長させ，予後を増悪させる．何よりも患者にとって苦痛であるため，患者因子より術前からせん妄発症のリスクを予測し，増悪因子の除去に努めることが大切である．せん妄予防や改善には早期リハビリテーションが推奨されている．

plus α

周術期心筋梗塞（PMI）
Perioperative myocardial infarction．冠動脈の酸素血流量不足から攣縮や狭心症発作を起こす可能性がある．過度な心負荷がかからない日常生活を目指し，胸部自覚症状，心電図変化，血液検査データより酵素系の推移に留意する．

術後の手術部位感染（SSI）
手術操作の加わった創部や深部臓器，体腔が感染することを手術部位感染（surgical site infection）という．免疫能の低下や高血糖状態によって易感染状態となる．既往歴に糖尿病，喫煙，副腎皮質ステロイドの使用，肥満，低栄養がある場合も感染を助長させる．

ドレーンからの逆行性感染
排液ドレーンや尿道留置カテーテルの挿入は逆行性感染の原因となる．

術後感染の看護
手術後の熱発が持続したり血液検査データより炎症所見が持続する場合，感染を疑う．不要なカテーテルやドレーンは早期に抜去できるよう必要性の有無をアセスメントする．

5 患者と家族の心理面への支援

順調に術後の回復過程をたどるには，医療者と患者が協働して治療目標の達成を目指す必要がある．患者が自身の状態と向き合い回復意欲が高まるよう，看護師は患者が受ける苦痛や不安が最小限となるよう支援する必要がある．

看護師による術前の患者教育や患者支援は，心臓手術を受けた患者の不安や術後合併症を軽減したとの報告がある．

成人患者の教育的支援において動機付けは大切である．手術に対する決意や心の準備は患者によってさまざまであるが，目指したい術後の生活は皆あるはずである．患者の思いや生活に合わせた具体的な目標設定を患者と共有するところから始め，目標達成のためには何が必要かを手術前から患者とよく話し，不安の軽減と合併症を予防するために必要な教育的支援を行う．心理面への支援ならびに教育的支援は，患者のみならず患者の家族も対象である．手術に対する不安や恐怖は家族も同様に感じているためである．糖尿病患者の血糖管理や弁置換術後の内服管理は，本人だけでなく家族へも同様の教育的支援を行うことで，患者が退院した後の安全な生活につながる．したがって，手術を受ける患者だけでなく，家族に関する情報収集も積極的に行うことが重要である．

4 補助循環療法

補助循環療法とは，薬物療法などの他の治療では循環が維持できない重篤な症例において，自己の心機能が回復するまでの間，補助循環装置を用いて一時的な循環維持を行うものである．

代表的なものには，大動脈内バルーンパンピング（IABP）と経皮的心肺補助法（PCPS）があり，心臓移植を考慮するような特別な症例には，心室補助人工心臓（VAD）が使用される場合もある．

1 大動脈内バルーンパンピング（IABP）とは

1 目的

大動脈内バルーンパンピング（IABP）＊とは，大動脈内でバルーンを膨らませたり，しぼませたりすることで循環を補助する装置である．心電図などで心臓の動き・リズムを確認し，それに合わせて使用する（図4-18）．心臓が血液を送り出す時（心収縮期）に合わせてバルーンをしぼませることで心臓の負担（後負荷）を軽減し，心臓の仕事量や酸素消費量の減少に効果的に働く．また，心臓が血液を送り出し終わった時（心拡張期）に合わせてバルーンを膨らませることで，冠動脈の血流を増加させることと，拡張期血圧を上げることで平均大動脈圧を上げることができ，臓器血流を改善させる働きがある．

＊用語解説

大動脈内バルーンパンピング
Intra-aortic balloon pumping：IABP

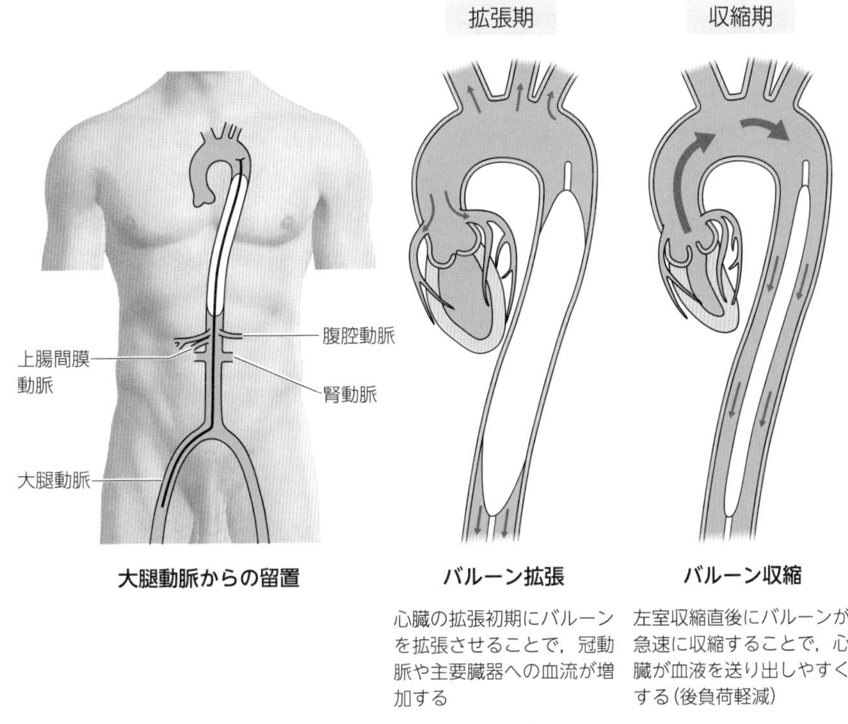
拡張期
収縮期
腹腔動脈
上腸間膜
動脈
腎動脈
大腿動脈
大腿動脈からの留置
バルーン拡張
バルーン収縮
心臓の拡張初期にバルーンを拡張させることで，冠動脈や主要臓器への血流が増加する
左室収縮直後にバルーンが急速に収縮することで，心臓が血液を送り出しやすくする（後負荷軽減）

図 4-18 ■大動脈内バルーンパンピング（IABP）

2 適応

内科的治療に抵抗性の心不全や，心原性ショックなどのほか，冠動脈の血流増加も図れることから，急性心筋梗塞などの冠動脈疾患に伴う不安定な血行動態の際にもよく使用される．また，心臓外科の手術中に使用される場合もある．

3 合併症

IABP は後述の PCPS に比べて合併症は生じにくいが，よく使用する補助循環なので，常に合併症を念頭に置いて観察する必要がある．

●**下肢虚血**：鼠径部の動脈から管を挿入するため，下肢の虚血症状（チアノーゼや冷感，疼痛など）が出る場合がある．

●**感染**：IABP は異物であるので，感染の危険は常にある．菌血症が疑われるような場合は，できるだけ早めに抜去する必要がある．

●**出血**：穿刺部からの出血や，血腫を形成することがある．

●**バルーン破裂**：バルーンが穿孔しバルーン内に血液が流入し，血管内にヘリウムガスが混入したりすることがある．ヘリウムガスは血液内にすぐに吸収されるため，混入しても問題になることは少ないが，バルーン内への血液流入は，バルーン抜去が困難になることがあり，早期の発見が大切である．

●**大動脈の損傷**：まれではあるが，大動脈の解離や穿孔による出血が報告されている．バイタルサインの急激な変化があれば，大動脈の損傷を念頭に置く．

2 経皮的心肺補助法（PCPS）とは

1 目的

経皮的心肺補助法（**PCPS**）*とは，体外式模型人工肺（ECMO）*を用いて右房内から血液を脱血し，大腿動脈に酸素化された血液を戻すことで循環を確保し，心肺の役割を果たす補助循環法である（図4-19）．血流量が確保できれば，たとえ心臓が止まっているような状態でも，脳をはじめとした主要臓器の循環維持が可能である．

2 適応

IABPでは不十分な重症心不全，心原性ショックなどへの補助循環や，心停止状態などでの心肺蘇生の一環として使用する場合がある．

3 合併症

IABPと同様に管を鼠径部の動静脈から挿入していることから，下肢虚血，感染，出血などの合併症が生じるが，IABPよりも侵襲は強く，合併症の頻度は高い．また，脱血の状態が悪くなって十分な血流が取れなくなったり，人工肺の機能が下がり酸素化が低下するような場合もある．回路のチューブが折れ曲がっていたり，きちんと固定されずに挿入している管の位置が変わるなどして，血流量が低下することもあるため，回路の異常にも注意する．

3 心室補助人工心臓（VAD）とは

心室補助人工心臓（**VAD**）*は，重症心不全患者に対して，その他の内科的治療を最大限施行しても生体の恒常性が維持できない場合に，心臓移植までの橋

用語解説

経皮的心肺補助法
Percutaneous cardio-pulmonary support：PCPS

ECMO
遠心ポンプを使用した血液の送脱血と，膜型人工肺を用いたガス交換を行う装置であり，重篤な呼吸不全のみで循環は保たれるような場合にも用いられることがある．その場合には，静脈（vein）系（大腿静脈－右心房）から脱血し，静脈（vein）系（内頸静脈－右心房）に送血するため，VV-ECMOという名称も用いられる．

心室補助人工心臓
Ventricular assist device：VAD

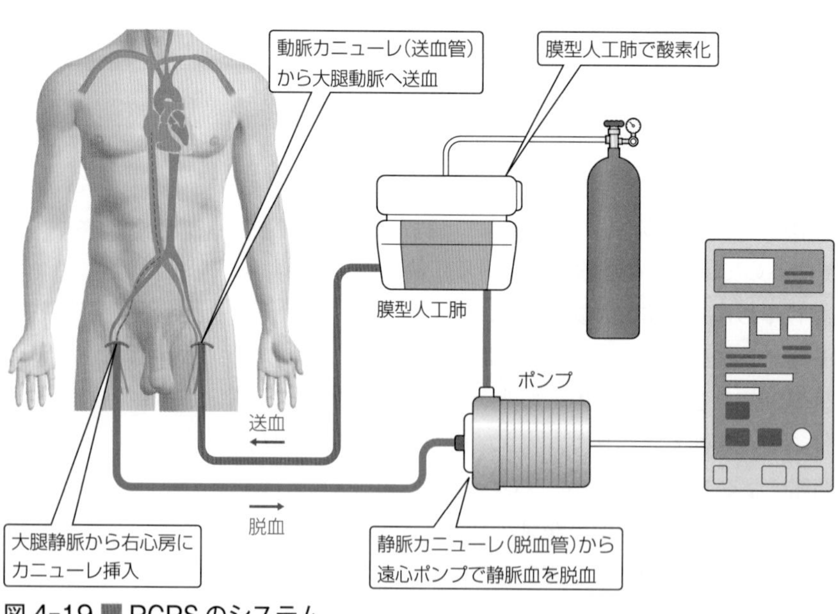
動脈カニューレ（送血管）
から大腿動脈へ送血
膜型人工肺で酸素化
膜型人工肺
ポンプ
送血
脱血
大腿静脈から右心房に
カニューレ挿入
静脈カニューレ（脱血管）から
遠心ポンプで静脈血を脱血

図4-19 ■ PCPSのシステム

渡し（ブリッジ），あるいは終身循環補助を目指した補助循環装置である．IABPやPCPSとは異なり，手術で直接心臓やその周囲の血管に脱血管・送血管を装着し，循環を助ける．

4 補助循環療法が必要な患者の看護

補助循環療法は，心臓が機能していない，もしくは心臓の機能が著しく低下している（心臓手術後も含む）など，患者の状況により導入の目的は異なっている．患者に装着されているIABPやPCPS，VADなどが，どのような目的で装着されているのかを理解しておくことが重要である．導入目的が理解できれば，自ずと観察や異常の早期発見のポイントが見えてくる．特に機器にトラブルが生じれば，生命の危機に直結する問題に発展することを念頭に置き，管理することが重要である．

補助循環療法を必要とする患者の看護においては，①循環動態の維持（機器および薬剤の管理），②呼吸器合併症や褥瘡などの２次合併症の予防，③リスク管理の視点から，常に観察しアセスメントをする必要がある．また補助循環療法は緊急度が高い場面での導入が多いため，看護師は日常的に緊急対応ができるよう，医療チームとして緊急場面を想定したシミュレーションを行い，スキルの習得と維持向上に努めておく必要がある．加えて補助循環療法を施行する患者や家族は精神的危機状態に陥っている場合も多いため，精神的支援も常にアセスメントし，必要な看護を行っていく必要がある．

装着期間が長期間に及ぶと機器や回路に不具合が生じる可能性が高まるため，補助循環装置の作動状況の異常の有無を確認する．また，抗凝固療法や抗血小板療法による易出血性のリスクとして，刺入部からの出血や，感染，下肢の虚血などは常に起こり得る合併症として認識し観察する．

このようにある程度の予見性を持って，リスク管理や合併症の徴候について早期発見，もしくはトラブルを未然に防ぐという意識をもって看護実践を行う．

5 植込み型心臓デバイス

植込み型心臓デバイスは，心臓に電気刺激を与えることで不整脈を治療する体内植込み型装置の総称で，ペースメーカ，植込み型除細動器（ICD），両心室ペースメーカ（CRT）*がある．

1 ペースメーカとは

1 適応・目的

ペースメーカは，失神といったアダムス・ストークス発作や，息切れなどの心不全症状がある有症候性の徐脈性不整脈に対し，体内に留置した電極リード

用語解説

CRT
Cardiac Resynchronization Therapy．心臓再同期療法，両室ペーシングを指す．CRTを行う機器には，心室全体の同期を目的とした両室ペースメーカであるCRT-Pと，除細動機能が加わったCRT-Dの２種類がある．

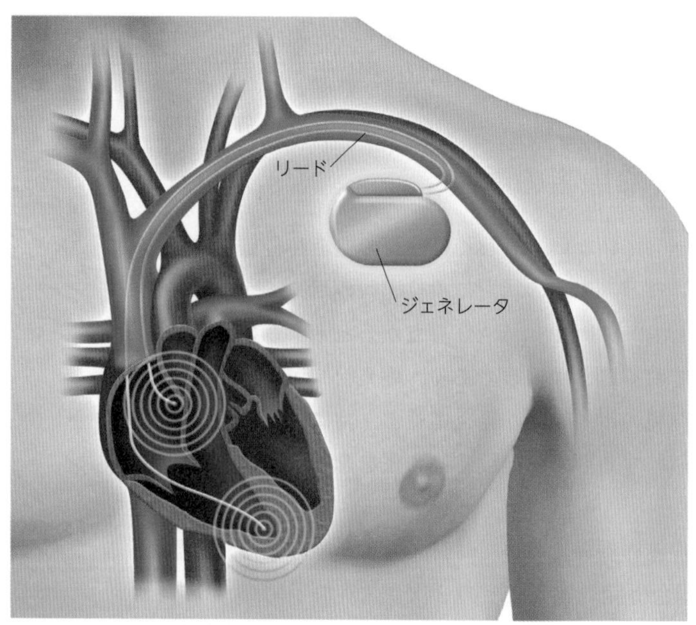

図 4-20 ■植込み型心臓デバイス

を介して心筋に電気的刺激を行い，心拍数を維持する装置である(図4-20).

2 禁忌

治療効果が期待できない場合は，行わないことが推奨される.

3 合併症

植込み型心臓デバイスでみられる，主な合併症を表4-13 にまとめた.

4 治療・処置の方法

①左もしくは右の鎖骨下側前胸部の皮膚を切開し皮下ポケットを作製する.
②血管を穿刺，もしくは剝離切開して１～２本のリードを右室・右房内に挿入し留置する.
③挿入したリードから電気刺激を行い，ペーシング*閾値と波高値を測定し，良好な位置が見つかるまで繰り返す.
④良好な部位でリードを固定し，リードをジェネレータ本体と接続する.
⑤リードとジェネレータ本体を皮下ポケットにおさめて，皮膚を縫合する.

用語解説

ペーシング
電気刺激によって心筋細胞の興奮を作り出し，この興奮の伝導により心収縮を引き起こすことをいう.

2 植込み型除細動器（ICD）とは

1 適応・目的

植込み型除細動器（ICD）は，致死性不整脈である心室頻拍（VT）・心室細動（VF）といった頻脈性不整脈が適応となる．頻脈性不整脈に対して，留置した除細動リードとジェネレータ本体の間に電流を流すことで電気的除細動を行い，VT・VF を停止させる.

表 4-13 植込み型心臓デバイスの主な合併症

術中・術後早期にみられる	術後出血，皮下出血，感染，気胸，血胸，リード移動，血管損傷，心穿孔，心タンポナーデ，横隔神経刺激
術後遠隔期にみられる	感染，皮膚圧迫壊死，リード断線，リード損傷
ICD に特有	不適切作動
CRT に特有	冠状静脈洞解離・穿孔，左室リード移動，横隔神経刺激

2 禁忌

他の治療困難な慢性疾患のため 12 カ月以上，予後が期待できない場合は，行わないことが推奨される.

3 合併症

ペースメーカの合併症に加え，ICD 特有のものとして，本来治療すべき VT・VF ではなく，ノイズや上室頻拍など，ほかの不整脈を誤認識して除細動が行われる不適切作動がある(表4-13).

4 治療・処置の方法

手術の流れはペースメーカと同様だが，右房リードが除細動用のリードとなり，一般的にペースメーカ用リードより太い点と，手術の後半に除細動閾値を測定するため，実際に VT・VF を誘発して ICD を作動させる除細動試験を行う場合がある点が異なる.

3 両心室ペースメーカとは

1 適応・目的

両心室ペースメーカ（心臓再同期療法；CRT）では，右心室からのペーシングに加えて，冠状静脈洞を経由して冠静脈にペーシングリードを挿入し，左心室からもペーシングすることで右心室と左心室の同期不全を補正し，心不全を治療する.

2 禁忌

心不全以外の慢性疾患のため 12 カ月以上，予後が期待できない場合は，行わないことが推奨される.

3 合併症

ペースメーカの合併症に加え，CRT は冠状静脈洞に左室リードを挿入するため，それに関連して特有の合併症がある(表4-13).

●**左室リードの移動**：左室リードは冠静脈に挿入するが物理的に固定が難しいため，移動しやすい.

●**横隔神経刺激**：ペースメーカでも起こり得るが，左室リードは心外膜に位置し，左横隔神経が近くを走行することが多いため，頻度が高い．ペーシングのたびに横隔膜が刺激され，しゃっくりのような症状が出現する.

4 治療・処置の方法

手術の流れはペースメーカと同様で，冠状静脈洞を経由して左室リードを留置する手順が加わり，症例によっては困難なケースがある．

4 植込み型心臓デバイス挿入術を受ける患者の看護

植込み型心臓デバイスの挿入術を受ける患者の看護では，異常の早期発見，合併症の予防を含めて心身両面の支援が極めて重要である．また，デバイスによる治療であることから，療養上の不安を抱く場合もある．看護では生活改善・セルフケア向上に向けた支援，心理的支援など，いくつかのポイントがあることを理解しておく．

1 術前

挿入術を受ける患者は，外来通院中または術前の入院中であっても，かなりのハイリスク状態にあると理解しておくべきである．めまい，失神などの症状が頻回に出現したり，致死的な不整脈が出現したりする可能性があり，その障害の程度は疾患によってさまざまである．

そのため，外来通院時には病状の悪化や緊急性が高い症状が出現していないかを確認すること，術前（入院中）には24時間心電図を監視できる条件環境にいてもらうこと，不用意に心負荷をかけないように療養することなどについて，指導・教育していく．また，手術に向けて十分な理解ができるよう，繰り返しオリエンテーションをすることも重要である．

2 術中から術後

術中から術後では，表4-13に挙げた合併症の出現には十分注意する．それ以外にも，術中には処置台の硬さによる皮膚トラブル，露出による羞恥心，室温調整不良による悪寒発生など，不快な経験をしやすい．また，術後の創部感染などを回避するために術中は清潔野を確保する（ドレープに覆われる）ため，視界が遮断されたり，閉塞感を感じたりする可能性がある．これらのストレスや術中不安から不整脈発生を助長したり，術後の心身面のアンバランスさを生じさせるなどのリスクもあるため，十分な声掛けや説明，羞恥心への配慮を行う．

術中には，造影剤や局所麻酔薬を使用する．これらの薬剤はアレルギー症状を呈しやすく，十分な注意と観察は不可欠である．特に造影剤は，薬剤注入とともに体の灼熱感を感じたり，悪心を誘発しやすくなったりすることが多く，この点の説明と観察も重要となる．

術後には，皮膚を切開し皮下操作をしたことによる皮下気腫，血管操作による出血リスクがあるため，術創部周囲の観察を十分に行う．創部は清潔に保ち，感染を予防する．また，気胸や血胸リスク，心タンポナーデのリスクもあり，全身観察，血行動態のモニタリングも必要となる．

一番重要なことは，挿入した各機器の作動確認である．正確に問題なく作動

plus α

合併症のリスク
血胸リスクは術中，胸腔周囲操作を行うことによるもので，心タンポナーデは心腔内にリードを留置するため，心筋を貫いてしまうことから生じる．

表 4-14 ■ペースメーカの機能を表すコード（ペーシングコード）

1 文字目 ペーシング部位：刺激をするための電極位置	2 文字目 センシング部位：自己波を感知するための電極位置	3 文字目 反応様式：自己心拍を感知した時の機器の反応
A：心房	A：心房	I：抑制
V：心室	V：心室	T：同期
D：両方	D：両方	D：両方
—	O：なし	O：なし

DDI モードであれば，
1 文字目 D：心房と心室に刺激する電極がある（＝刺激は心室で生じる）
2 文字目 D：心房と心室に感知する電極がある
3 文字目 I：心室の自己波による刺激が生じたら刺激は行わない（＝刺激を抑制する）

表 4-15 ■ペースメーカの不適切作動

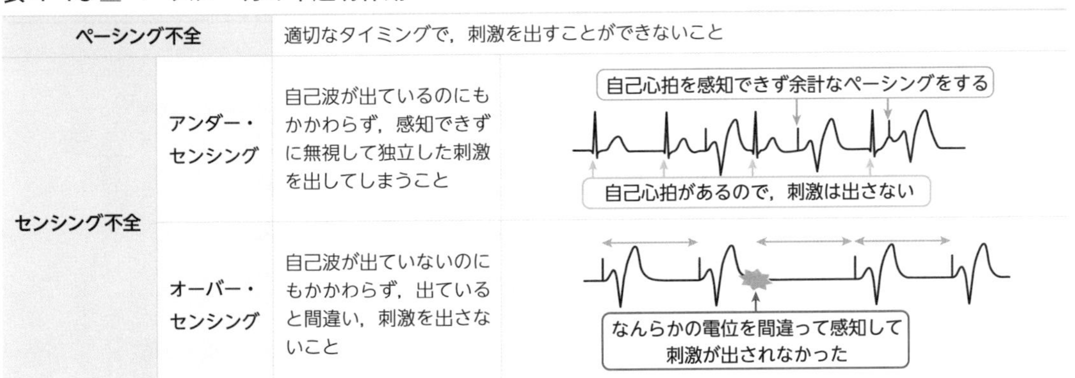

ペーシング不全		適切なタイミングで，刺激を出すことができないこと	
センシング不全	アンダー・センシング	自己波が出ているのにもかかわらず，感知できずに無視して独立した刺激を出してしまうこと	
	オーバー・センシング	自己波が出ていないのにもかかわらず，出ていると間違い，刺激を出さないこと	

自己心拍を感知できず余計なペーシングをする
自己心拍があるので，刺激は出さない
なんらかの電位を間違って感知して
刺激が出されなかった

しているか，不用意に作動し過ぎていないかなど，経時的な観察を行う．通常，術直後から数日間は心電図モニターを装着して管理することが多いため，挿入している機器の設定モード(表4-14)を理解し，正確かつ適切に作動しているか，不適切作動がないか(表4-15)を注意深く観察していく．異常を認める場合の作動変更は，特殊機械を挿入機器部分に当てる対外式にて行うことができるが，いずれもすぐに担当医師へ報告し，適切な対処ができるよう援助することが重要である．

なお，デバイスからの電気信号は留置したリードから心筋に伝達されるため，リードが留置場所から逸脱しないように注意する必要もある．留置側（ほとんどが左側）の上肢は数日間動かず固定，また数カ月は上肢を挙上しないなどの順守条件も出てきている．片手で過ごせるように療養環境を整え，リード逸脱予防，転倒転落予防，体動制限によるストレス緩和などの具体的なケア方法を検討する必要がある．

3 退院支援

比較的早期に退院となることも多く，療養指導・支援は欠かすことができな

plus α

ペースメーカの設定モード
ペースメーカでは，ペーシング部位，センシング部位，作動様式とその他の機能を設定するが，その内容ごとにさまざまなモードがある．特殊モードを除き，3 文字で表現される(表4-14)．

ペーシング不全の原因
挿入後，刺激に対する心臓の閾値は通常数カ月で安定して刺激を出せるようになる．初期にうまく刺激が出せなくなる原因は，機器本体のトラブル，リード断線や位置不良の可能性が考えられる．数カ月以降で生じる場合は病的なことが多く，電極近くでの心筋梗塞，代謝・電解質異常，薬剤の影響などが考えられる．

い．創部やその周囲の感染予防，脈拍数とリズムの自己チェック，段階的な活動範囲の拡大，電磁波影響からの回避（MRI 検査は原則禁止）なども説明を行い，退院後のセルフケアの促進を行う．また，定期的な外来受診等の重要性や，異常時にはすぐに受診することなども説明する．

ICD 挿入後の患者の場合には，術前から継続して不整脈治療での内服管理を必ず行えるよう指導する．ICD 自体は対処療法の一つにしかすぎず，内服等による治療も重要となることを十分説明したい．それに加え，不整脈発生時の体内でのショック（ICD 作動）を経験することもあるため，その心理的準備への支援も忘れずに行う必要がある．

6 心臓リハビリテーション

1 心臓リハビリテーションとは

心臓リハビリテーション（図4-21）は，「リハビリテーション」という名ではあるが薬物療法や手術と同様，治療の一つである．個々の患者の心疾患に基づく身体的・精神的影響をできるだけ軽減し，突然死や再梗塞のリスクを是正し，症状を調整し，動脈硬化の過程を抑制あるいは逆転させ，心理・社会的ならびに職業的な状況を改善することを目的とする，長期的で包括的なプログラムである．

これを行うことによって心疾患の再発予防，生活の質の向上，最終的には生命予後の改善が期待できる．

1 適応・目的

心臓リハビリテーションの目的は，①身体的，精神的コンディショニングの是正と早期社会復帰，②動脈硬化危険因子の是正と二次予防，③QOL（quality

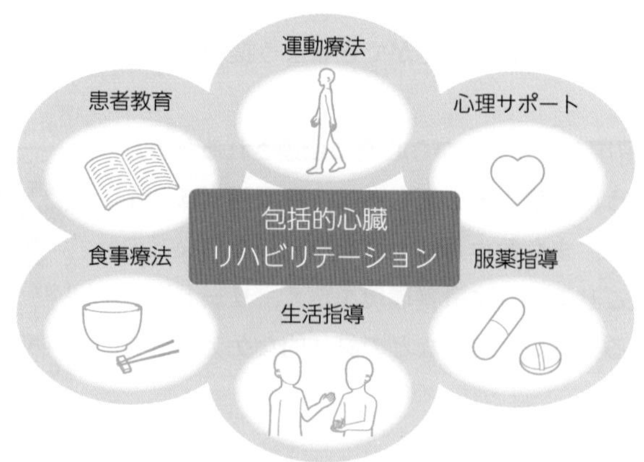

図 4-21 ■心臓リハビリテーション

表 4-16 運動負荷の中止基準

症状	狭心痛，呼吸困難，失神，めまい，ふらつき，下肢疼痛（跛行）
徴候	チアノーゼ，顔面蒼白，冷汗，運動失調
血圧	収縮期血圧の上昇不良ないし進行性低下，異常な血圧上昇（225mmHg 以上）
心電図	明らかな虚血性 ST-T 変化，調律異常（著明な頻脈ないし徐脈，心室頻拍，頻発する不整脈，心房細動，R on T，心室期外収縮など），Ⅱ～Ⅲ度の房室ブロック

日本循環器学会．心血管疾患におけるリハビリテーションに関するガイドライン（2012 年改訂版）．https://www.jacr.jp/pdf/RH_JCS2012_nohara_h_2015.01.14.pdf，（参照 2024-05-29）．

of life）の向上により，心疾患の症状を改善するとともに，再発予防を行い最終的には生命予後を改善することにある．

その適応は，狭心症，急性心筋梗塞，経カテーテル大動脈弁置換を含む開心術後，大血管疾患（大動脈解離，解離性大動脈瘤，大血管術後），間欠性跛行を呈する下肢閉塞性動脈硬化症，慢性心不全である．慢性心不全は，左室駆出率40％以下，最高酸素摂取量が基準値80％以下，BNP が 80pg/mL 以上の状態のもの，または NT-proBNP が 400pg/mL 以上の状態のものが該当する．

2 禁忌

運動療法は心臓リハビリテーションの中心的な役割を担っているが，その内容，強度については，患者ごとに検討していく必要がある．狭心痛，呼吸困難，めまいなどの症状やチアノーゼ，冷汗などがみられる場合，あるいは血圧や心電図の結果により，運動療法が中止となる場合もあるので注意する（表4-16）．

3 合併症

運動療法の際には血圧の低下，不整脈等の出現の可能性がある．心臓リハビリテーションの前後で体調，血圧，心拍数のチェックを行い，運動中は常にモニター監視を怠らないようにする．心臓リハビリテーションは適正なリスク評価の上で行えば，安全に行うことが可能である．

4 治療・処置の方法

運動療法

運動療法によって運動耐容能の増加，心不全・狭心症症状の改善が認められる．運動負荷量は少なすぎると効果が得られず，逆に負荷量が多くても心事故のリスクが高まるため，適正な負荷量を決定することが極めて重要となる．

そのために心肺運動負荷試験（CPX）を行って嫌気性代謝閾値（AT）を決定し，AT レベルの運動を行うのが理想的ではあるが，この検査は時間的，人員，設備的な制約があるため，いつでもどこでも簡単に行うことができるわけではない．そこでボルグ指数を用いて，ボルグ 11 ～ 13 を目安に運動強度を決定することも行われている．

具体的には運動強度に合わせてウオームアップ→有酸素運動→レジスタンストレーニング→クールダウンを組み合わせて行う．中心となるのは有酸素運動

plus α

ガイドラインにおける中止基準

2021 年に改訂された『心血管疾患におけるリハビリテーションに関するガイドライン』では，心臓リハビリテーションの中止基準は患者側の主観的な要素と医療従事者からの客観的な要素の両側面から判断すべきとされた．また，中止基準を考える際は，患者の病態や併存疾患などから中止基準を検討すべき相対的基準と，原則的に運動を中止すべき状態と考えるべき絶対的基準の二種類に分けて考えることを推奨している．

➡ BNPについては，p.148 plusα参照．

plus α

有酸素運動

大きな筋群を使うリズミカルな動的運動で，競技性のないものが良いとされている．具体的には歩行，走行，サイクリング，水泳等であるが，気軽に毎日の生活に取り入れることができるのは何といってもウオーキングである．病院ではトレッドミル，自転車エルゴメータ等の器具を使用して行うことが多い．

レジスタンストレーニング

筋に一定の負荷をかけて行う筋力トレーニング．筋力や筋持久力を強化することによって，身体活動量を増加させる効果がある．基礎代謝が上がり，体脂肪の減少，脂質・糖代謝の改善が期待できる．

➡ボルグ指数については，p.67 plusα，p.68 表3-6 参照．

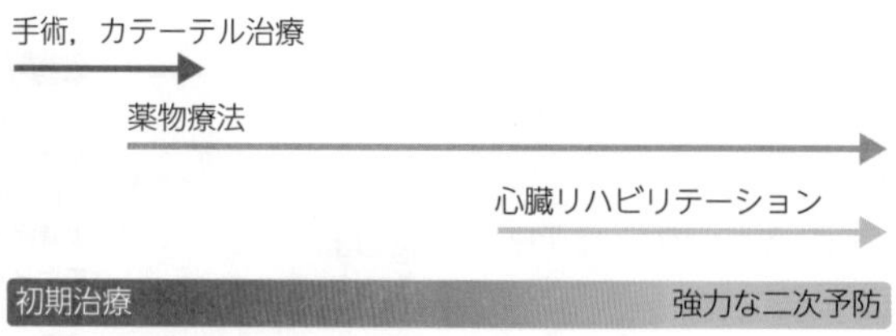

手術，カテーテル治療
薬物療法
心臓リハビリテーション
初期治療　強力な二次予防

図 4-22 ■初期治療から二次予防への移行

で週に 3 ～ 5 回が推奨される.

生活指導（患者教育）

それぞれの疾患に応じた生活指導を行うことも，心臓リハビリテーションの重要な要素である.

とりわけ狭心症，急性心筋梗塞といった虚血性心疾患の発症には冠動脈危険因子が深く関わっており，初期治療が成功しても危険因子をそのまま放置しておくと再発の危険性が高いため，強力に二次予防を行う必要がある（図4-22）. そのために，心臓リハビリテーションにおいては医師，理学療法士，薬剤師，管理栄養士，臨床心理士といったさまざまな職種が関わって再発予防（二次予防）のための患者教育を行うが，その中でも看護師の果たす役割は非常に重要である. 業務の中で患者の家族背景，生活習慣等を把握しやすい立場にあり，かつ患者自身も身近な存在として信頼していることが多いため，食事・服薬等の生活習慣の改善に際して，個々の状況に即した適切なアドバイスを行うことが可能である. 心臓リハビリテーションは看護師の関与なくしては行うことができないといっても過言ではない.

2 心臓リハビリテーション患者の看護

心臓は，生命を維持するためには不可欠な臓器の一つであり，心臓・大血管系は，人間が QOL を維持して生きていくことと密接な関係性があるといっても過言ではない. しかし，心臓は一度大きなダメージを受けてしまうと，回復することが難しいという不可逆性がある. 治療はなるべく早期に介入することが重要で，治療自体の侵襲性も当然高いため，罹患後には計画的で緻密なケア介入が必要となる.

また，超急性期には心負荷低減のために治療上で安静臥床を強いられることも多く，安静による弊害（ディコンディショニング）や，身体機能の廃用化の問題から回復遅延を生じたりする. そのため，なるべくこの障害（心不全）を最小限に食い止め，増悪しないように予防（病気の悪化予防だけでなく，再入院予防も含め）することを目的とした介入が重要であり，元の生活基盤に近づけられるような中長期的で包括的な支援内容と計画が必須となる.

昨今では慢性化，あるいは治療困難な状況になる場合も少なくなく，急性期から終末期における心臓リハビリテーションの具体化，必要に応じた症状マネジメントも大切である．どのような病期であっても，その患者にとって必要な内容や方法を具体的に考え，QOL を維持できるケアが重要といえる．

これらを踏まえ，心臓リハビリテーションにおける看護のポイントを以下にまとめた．病態を理解し，その上でそれぞれの病期に見合った最善な看護ケアの方法を見いだすことが必要である．

1 運動負荷の程度を検討する

術後直後や発症直後では，障害されている心機能を医師とともに検討し，実施可能な範囲（安静度支持範囲）で少量・頻回にできることから始める．床上安静が必要である場合も，できる範囲の四肢関節運動，下肢の運動，深呼吸，両上肢や肩周囲の運動などを行うことは重要である．ただし過度に動かすとかえって心負荷にもなりかねないので注意する．

2 日常生活動作を段階的に行う

ベッド上での半座位・座位，端座位，食事摂取，排便（努責のしかた）など，日常の生活動作を段階的に行い，一足飛びの運動負荷にならないような介入が必要である．心疾患の場合，患者自身は障害の程度を目で確認できない．患者の参加，協力を得るためにも，段階的なケアの必要性や目的，その具体的な方法を説明していく．

3 合併症への注意

病態と治療内容によるが合併症が起こりやすい時期であるため，急激な運動負荷による心負荷が生じないように細心の注意を払う．具体的には，胸苦しさや胸痛，息苦しさや頻呼吸，皮膚湿潤などの症状の出現には注意し，特に心不全徴候を認めた場合には中止して安静にしてもらう必要がある．自覚症状以外の客観的情報にも留意し，実施前，実施中，実施後のバイタルサインの変化，不整脈の出現や ST 変化など心電図上の変化がないかを慎重に確認しながら実施することも忘れてはならない．

4 運動負荷中止後の観察

中止したのにもかかわらず，症状が改善されずにさらなる悪化を認めた場合，または終了後に安静を促しても開始前の状態までに戻らない場合などは，医師へ報告し，必要に応じて診察依頼をする．運動負荷を加えることはすなわち，筋肉などの使用により酸素消費量が増えることにも等しく，心機能が低下していると，酸素需給バランスが容易に崩れる．その状態を少しでも改善しようと頻呼吸や頻脈を来すが，低心機能すぎると血圧低下や代償性の頻脈が認められない場合などもあるため，十分に観察する．

5 心身のバランス，成長発達段階を考慮する

急性期から回復期，慢性期（維持期）へと病期が変化していくため，その状況に即した段階的な運動負荷量とリハビリテーション内容を検討していく．特に退院後には定期的な通院の必要性を理解してもらい，日常生活の中での運動療法を患者とともに計画するなどの工夫も重要である．

心不全フレイル

最近では**心不全フレイル**にも注目する必要がある．加齢に伴うもの，あるいは心臓の障害（心不全）に伴うものなど，両方の視点から患者の状態を把握し，成長発達段階に見合った支援方法を検討していく．特に高齢者や，慢性化している場合などには十分注意し，多職種と連携しながら取り組むことが重要である．慢性化すればするほど，あるいは急性発症に伴い中等度以上の障害を生じた場合などには，心身両面の諸問題を抱えることも多いため，どのような生活の再構築をするとよいか，具体的に考え支援していく．

6 生活の再構築（QOL 維持）を支援する

最も重要なことは，その患者の生活を支えていくための方法の一つとして心臓リハビリテーションがあるという意味を理解することである．患者だけでなく，家族の協力も得ながら，さらには医師や看護師のみならず，セラピスト，栄養士，医療ソーシャルワーカー，必要に応じ地域スタッフ等の多職種と連携し，具体的な**包括的心臓リハビリテーション**を検討する必要があることも忘れてはならない．

引用・参考文献

1）日本老年医学会．高齢者の安全な薬物療法ガイドライン2015．老年医学会，2015.

2）日本循環器学会ほか．不整脈薬物治療に関するガイドライン 2009 改訂版．日本循環器学会，2009.

3）加藤真帆人．心不全とはなんだろう？：慢性心不全という新しい概念とその管理． 日大医学雑誌．2015，74（4），p.153-160. https://www.jstage.jst.go.jp/article/numa/74/4/74_153/_pdf/-char/ja（参照 2024-05-29）.

4）稲田英一編．心臓手術周術期管理．克誠堂出版，2015.

5）日本循環器学会，日本胸部外科学会ほか．虚血性心疾患に対するバイパスグラフトと手術術式の選択ガイドライン．2011 年改訂版．2012.

6）湊直樹ほか．動脈グラフト時代の静脈グラフト，日本冠疾患学会雑誌．2017，23（3），p.184-188.

7）Székely,A., Balog,P.,Benkö, E.,Breuer,T., Székely,J., Kertai,M.D., Horkay,F., Kopp, M.S., Thayer,J.F.. Anxiety predicts mortality and morbidity after coronary artery and valve surgery--a 4-year follow-up study. Psychosom Med. 2007，69（7），p.625-631.

8）Kalogianni,A., Almpani,P., Vastardis,L., Baltopoulos,G., Charitos,C., Brokalaki,H.. Can nurse-led preoperative education reduce anxiety and postoperative complications of patients undergoing cardiac surgery?. Eur J Cardiovasc Nurs，15（6），p.447-458.

9）日本集中治療医学会，J-PAD ガイドライン検討委員会編．実践 鎮痛・鎮静・せん妄管理ガイドブック．総合医学社，2016.

2

循環器の疾患と看護

5 心不全

心不全とは

全身の臓器の需要に対応する十分な血液を供給できなくなった状態をいう．心筋梗塞などの虚血性心疾患が最も多い原因であるが，その他，原因となる基礎疾患は多彩である．

最多

虚血性
心疾患

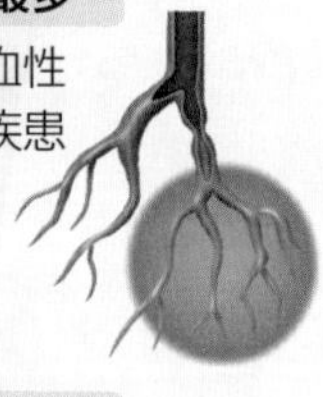

その他

高血圧，弁膜症，心筋症，不整脈など

心不全が起こるメカニズム

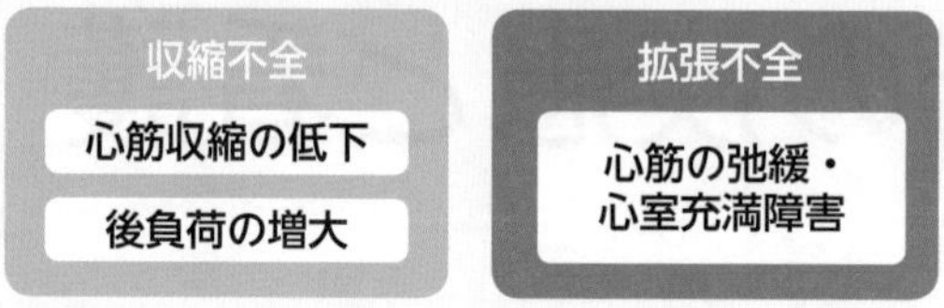

収縮不全	拡張不全
心筋収縮の低下 後負荷の増大	心筋の弛緩・ 心室充満障害

心筋収縮の低下や後負荷の増大は収縮不全を来し，心拍出の低下につながる．一方，拡張期の心筋の弛緩・心室充満障害は拡張不全を来す．

心筋障害と時間経過

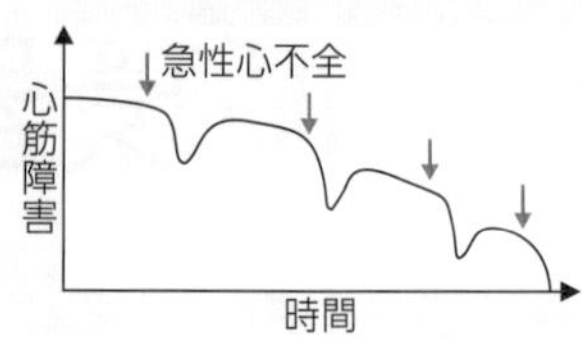

急性心不全が生じると，心機能が低下し，心不全そのものが進行する．

左心不全の病態

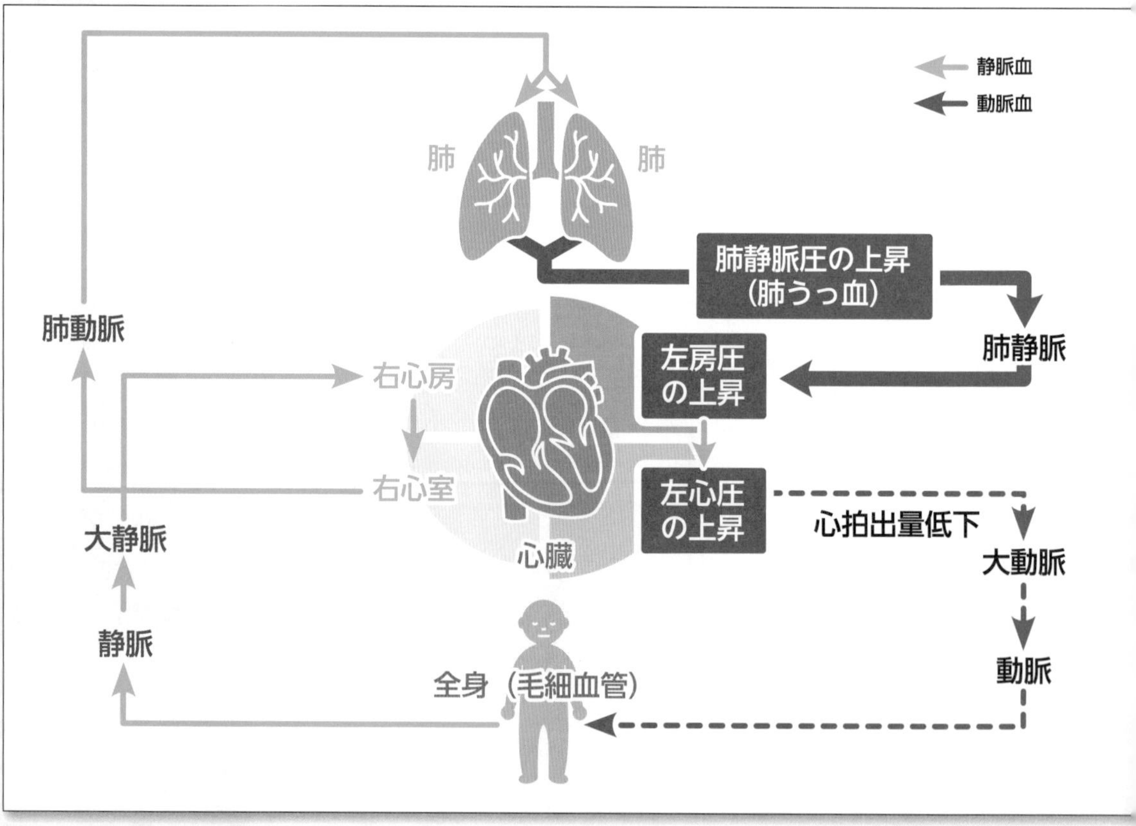

静脈血
動脈血
肺
肺
肺静脈圧の上昇
（肺うっ血）
肺動脈
肺静脈
右心房
左房圧
の上昇
右心室
左心圧
の上昇
心拍出量低下
大静脈
心臓
大動脈
静脈
動脈
全身（毛細血管）

左心不全の症状

ピンク色の
泡沫状喀痰
肺うっ血
喘息
肺水腫
起座呼吸
尿量減少
蝶形陰影
心臓に血液が戻れない
左心系：
肺うっ血，肺水腫
心臓が十分な血液を
送り出せない
低心拍出
血圧低下，末梢冷感，
尿量減少，意識障害

右心不全の症状

頸静脈怒張
胸水
腹水
浮腫
肝腫大
心臓に血液が戻れない
右心系：
浮腫，胸膜水

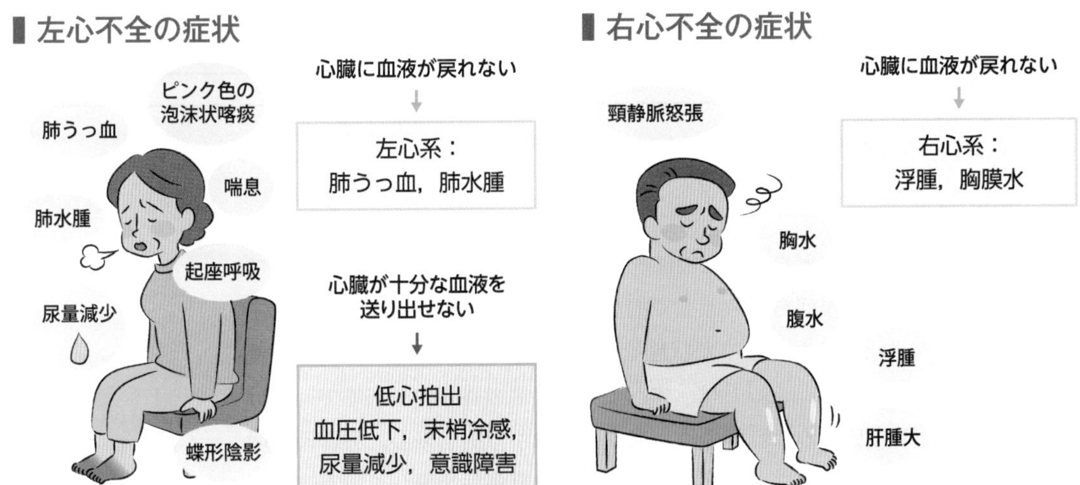

心不全の看護

急性心不全では，生命の危機的な状態を回避するために迅速な情報収集，治療の援助を行う．慢性心不全では徐々に身体機能が制限されていくため，QOL の維持・向上を支援する．いずれもさまざまな症状を呈するため，症状に合わせた看護を行う．

右心不全の病態

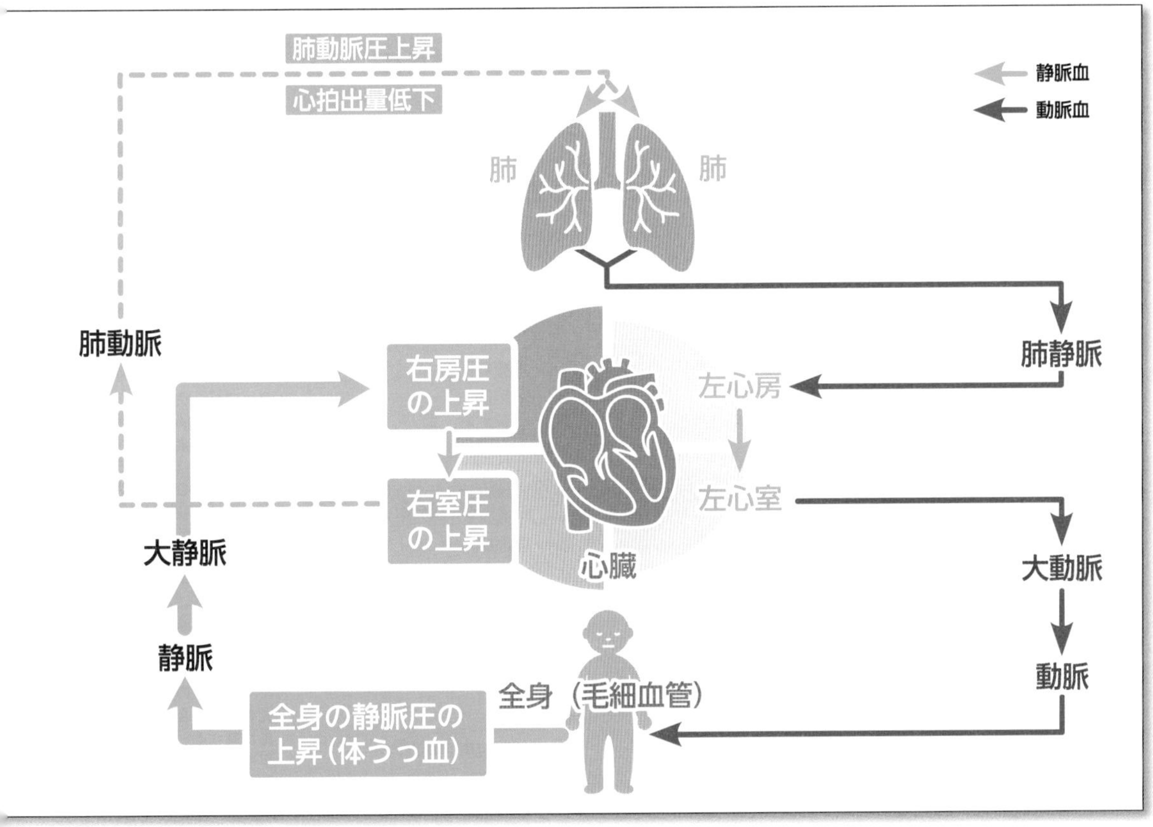

肺動脈圧上昇
心拍出量低下
静脈血
動脈血
肺
肺
肺動脈
肺静脈
右房圧
の上昇
右室圧
の上昇
左心房
左心室
心臓
大静脈
大動脈
静脈
動脈
全身（毛細血管）
全身の静脈圧の
上昇（体うっ血）

1 心不全

heart failure

1 心不全とは

1 定義

心臓は酸素や栄養分などを含んだ血液を全身に送り出すポンプの働きをしている．このポンプ機能が何らかの原因で損なわれ，全身の臓器の需要に対応する十分な血液を供給できなくなった状態を心不全（heart failure）という．慢性心不全（chronic heart failure）は，すべての心疾患の終末的な病態で，十分な血液を送り出せないために肺静脈うっ血や体静脈うっ血を来し，労作時呼吸困難，息切れ，四肢の浮腫などの症状が出現して日常生活を著しく障害する．

2 原因と基礎疾患

心不全の原因で最も多いのは，心筋梗塞などの虚血性心疾患である．高血圧，弁膜症，心筋症，不整脈などがその他を占めるが，その基礎疾患は多岐にわたる（図5-1）．

特に肥満やメタボリック症候群では，生活習慣の乱れがインスリン抵抗性，動脈硬化，高血圧などを引き起こす．これらは睡眠時無呼吸症候群や心房細動の原因ともなり，いずれ心不全を引き起こすことが予想される．

➡睡眠時無呼吸症候群については，p.168 参照．

3 心不全の病態・メカニズム

心不全を学ぶにあたり，まずは心機能を決定する因子とその代償機構について解説する．

心拍出量は何で決まるのか

心拍出量を決定する因子として，**前負荷**，**後負荷**，**心筋の収縮力**，**心拍数**があり，心拍出量は次のように表される．

心臓に原因

心臓への過負荷	心筋の障害	不整脈（血行動態の悪化）
•高血圧 •弁膜症 •先天性心疾患　など	•心筋梗塞 •心筋症 •心筋炎　など	•洞機能不全 •頻拍症 •心房細動　など

心臓以外に原因

代謝異常	塩分・水分排泄能低下	全身疾患
•甲状腺機能異常 •アミロイドーシス •ファブリー病*　など	•腎機能低下 •腎不全　など	•膠原病 •サルコイドーシス

慢性的な低酸素症	外的因子	その他
•貧血 •睡眠時無呼吸症候群 •慢性肺疾患　など	•脱水 •過剰輸液 •大量出血　など	•薬剤（抗がん薬） •アルコール •肥満 •精神疾患　など

図 5-1 ■心不全の主な原因

用語解説

ファブリー病

ファブリー病は，細胞内の加水分解酵素の一つであるα-ガラクトシダーゼA（α-gal A，α-Gal A）の活性が欠損・もしくは低下して生じる遺伝性疾患（X連鎖遺伝形式）であり，患者のほとんどは男性だが女性でも発症することがある．全身の細胞に糖脂質が蓄積するため，幼児期に手足の鋭い痛み・無汗・殿部や陰部の発疹などの症状により発見される場合があるが，発見が遅れると青年期から中年期に腎症状，心症状（心肥大・心不全），脳症状が出現し，より重症化する．

1 分間の心拍出量（CO）* = 1 回拍出量（SV）* × 1 分間の心拍数（HR）*

1 回拍出量は，心臓に戻ってくる循環血液量（前負荷）と心臓から血液を出す際の抵抗（後負荷），および心臓の収縮力が関係し，心拍出量を一定に維持するために調節されている．

▶ 前負荷（容量負荷：心臓に戻ってくる血液量）

収縮開始前に心臓にかかる負荷を指し，心筋の収縮前準備段階での長さを意味する．心室に流入する血液が多いほど前負荷は大きくなり，逆に出血や脱水によって循環血液量が減少すれば前負荷は小さくなる．そのため，前負荷は**容量負荷**とも呼ばれ，循環血液量，静脈還流量など心臓に戻ってくる血液量で決まる．

▶ 後負荷（圧負荷：心臓から血液を出すときの抵抗）

心臓が収縮して血液を全身に拍出しようとするときに受ける抵抗で，心筋壁にかかる壁応力（伸展ストレス）を意味する．出口である弁の狭窄や血管の動脈硬化，末梢血管収縮によって末梢血管抵抗が増大している場合などで後負荷は増大する．そのため，後負荷は**圧負荷**とも呼ばれ，末梢血管抵抗，血圧，大動脈弁狭窄症の有無など，心臓から血液を出すときの抵抗で決まる．

後負荷が大きいほど心臓は強く収縮しようとして仕事量が増大するが，1 回の拍出量は減少する．この際に，心拍出量を維持するために心拍数が増加する．

▶ 心収縮力（ポンプを押す力）

心臓の収縮機能は，心筋障害，心臓への負荷，不整脈，貧血，代謝異常など，さまざまな要因で低下する．収縮能が低下した場合，それを代償しようとするしくみが働き，前負荷を上昇させて心拍出量を維持しようとしたり，後負荷を上昇させて血圧を維持しようとする．

▶ 心拍数（1 分間の心拍数）

心臓の拍動は，成人では 1 分間に 60 ～ 90 回程度である．交感神経刺激で心拍数は上がり，副交感神経刺激で心拍数は下がる．心拍出量を一定に保つために心拍数が調節されている．

代償のメカニズムには何があるか

慢性の心筋障害など何らかの原因によって，心臓のポンプ機能が低下し心拍出量が減少すると，重要臓器への血流供給が不足することになる．このような状態を解消し心拍出量を一定に維持するために，以下のような**代償機構**が働く．

▶ フランク・スターリングの法則*

前負荷を増やすことで心機能を維持しようとするしくみである．心室内に流入する血液量（すなわち前負荷）が増加し，心筋壁が強く引き伸ばされて心筋の長さが増すと，心筋の収縮力が強くなり，心室の 1 回拍出量が増加する．

▶ 交感神経系，レニン - アンジオテンシン - アルドステロン系

交感神経系が亢進して末梢血管を収縮させ，静脈血流量を増加させる．同時にレニン - アンジオテンシン - アルドステロン（RAA）系も活性化され，腎臓

用語解説

心拍出量
Cardiac output：CO

拍出量
Stroke volume：SV

心拍数
Heart rate：HR

フランク・スターリングの法則
Frank-Starling mechanism
機序ともいう．

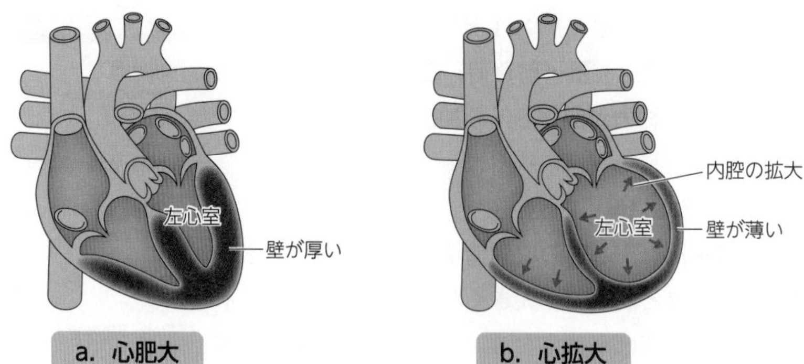

図 5-2 ■左室リモデリング

a. 高血圧などで長期的な圧負荷がかかると，高い収縮期壁応力を正常化させ，心収縮力を保持するために，左心室は求心性に肥大する．
b. 圧負荷が加わり続けると，心筋の過剰な線維化を来し，左室ポンプ機能が低下する．それを代償するために，容量を増やして心拍出量を維持しようとする．容量負荷による高い拡張期壁応力を是正するために心内腔が拡大し，遠心性に肥大する．

での水分，ナトリウムの再吸収が亢進して循環血液量を増加させ，主要臓器への血液循環を維持しようとする．

▸ 左室リモデリング

心機能を維持するために，左心室の形態が変化することがあり，これを左室リモデリングという（図5-2）．心臓に過剰な負荷がかかると，心筋細胞が個々の細胞を肥大させて心機能を保持するために適応する現象である．

代償のメカニズムが破綻すると，心不全症状が出現する

心臓では上記のような代償のメカニズムが働くため，一定期間は心機能を保持している．心臓の負荷が長期となり，左室リモデリングが進行するようになると，慢性的な前負荷（容量負荷）増大に対しては遠心性肥大（心拡大）が，後負荷（圧負荷）増大に対しては求心性肥大（心肥大）が起こり，心筋には線維化などの器質的変化を起こすようになる．このようにして代償機構が破綻してくると，心拍出量の維持が困難となり（代償不全），心拍出量の低下を生じ，心不全症状が出現する．

4 心不全の分類

進行の程度，病態，病状によるさまざまな分類があることを理解しておく．

左心不全と右心不全

心不全には，左心室のポンプ機能が悪化した**左心不全**と，右心室のポンプ機能が悪化した**右心不全**がある（➡ p.138 参照）．

▸ 左心不全（心拍出量低下と肺静脈のうっ血）

肺静脈，左心房，左心室，僧帽弁・大動脈弁，大動脈で構成される左心系の機能不全に伴う一連の病態である．左心機能が低下すると，全身へ送り出される血液（心拍出量）が低下し，血圧低下や，各臓器の灌流低下による臓器障害が出現する．

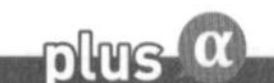

左心不全による臓器障害
以下のような症状がみられる．
脳：意識障害，不穏
腎臓：尿量減少
骨格筋：易疲労感や倦怠感
皮膚：チアノーゼ，冷感
消化管：肝機能障害，腸管蠕動低下

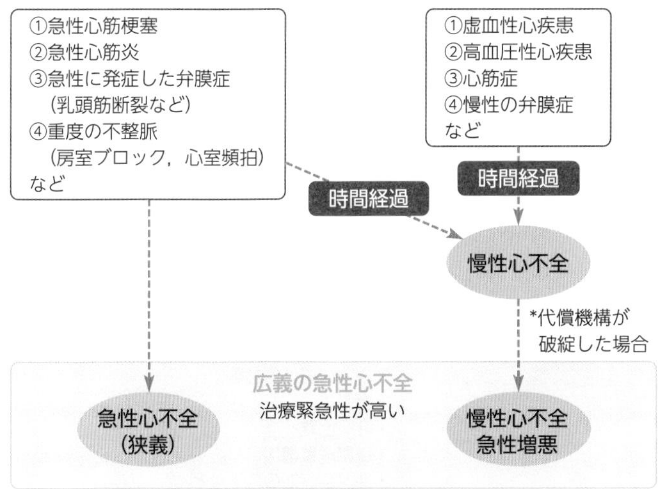

図 5-3 ■急性心不全と慢性心不全の関係

また，左房圧上昇により肺静脈圧上昇を来し，肺毛細管の内圧が上昇して血管外へ水分が漏出する．これを肺うっ血と呼ぶ．さらに毛細血管透過性の亢進から気管支粘膜の浮腫や肺胞浮腫を来して換気障害が生じ，喘鳴や起座呼吸の要因となる．進行すると，間質を越えて肺胞内へ水分が漏出して肺水腫となり，ピンク色の泡沫状喀痰や胸部 X 線写真での蝶形陰影を認めるようになる．

▸ 右心不全（体静脈系のうっ血）

体静脈（上下大静脈），右心房，右心室，三尖弁・肺動脈弁，肺動脈から構成される右心系の機能不全に伴う一連の病態であり，静脈系のうっ血が主体となる．右心系のポンプ機能低下により，全身の静脈系から右心房への還流が妨げられ，全身に血液や水分がうっ滞する．主な症状としては，下肢の浮腫，腹水，肝腫大，食思不振，頸静脈怒張などが起こる．

右心不全は通常，左心不全に続発する形で発症し，臨床では左心不全と右心不全症状が混在した状態であることも珍しくはない．右心不全が単独で出現するような疾患には，右心室の心筋梗塞や，肺高血圧症のほか，心タンポナーデによる右室拡張不全によるものが挙げられる．

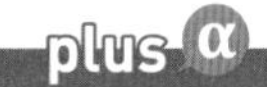

頸静脈怒張の評価
仰臥位では，正常でも頸静脈怒張がみられる場合があるため，必ず45° にギャッチアップした状態で観察，評価する．

➡内頸静脈レベルによる中心静脈圧の推算は，p.53 図3-1 参照．

急性心不全と慢性心不全

心不全発症の時間的経過，進行速度と，代償機構の効果や治療緊急度によって分類する（図5-3）．**急性心不全**とは，血行動態の悪化を急激に来す状態を指す．**慢性心不全**は，代償機構が長期間働いた結果，血行動態の悪化が徐々に起こる状態を指す．急性・慢性心不全の特徴を表5-1 に示す．

収縮不全と拡張不全

心臓は収縮による血液の拍出と，それに次ぐ拡張による血液の流入を繰り返すことでポンプ機能を果たしている．心不全の病態は，心室の収縮能力の低下（**収縮障害**）が主体となる収縮不全と，拡張能力の低下（**拡張障害**）が主体とな

表 5-1 ■急性心不全と慢性心不全の特徴

	急性心不全	慢性心不全
病態	• 急激な心ポンプ機能低下による血行動態の悪化が生じ，代償機構が破綻して，必要な心拍出量が維持できない状態 • 緊急治療を要する原因疾患の存在，または，慢性心不全の急性増悪	• 慢性の心筋障害により心臓のポンプ機能が低下し，血行動態を長期間維持していた代償機構が破綻して，血行動態の悪化が徐々に出現・進行する状態 • 肺，体静脈系または両方にうっ血を来し，日常生活に支障を来した病態
原因疾患	• 急性心筋梗塞 • 急性心筋炎 • 急性発症した弁膜症 • 重度の不整脈など	• 虚血性心疾患 • 高血圧性心疾患 • 心筋症 • 慢性の弁膜症など
症状	• 呼吸困難，起座呼吸 • 心停止 • 心原性ショック	• 易疲労感，倦怠感 • 浮腫 • 呼吸困難 • 夜間尿量増加 • 運動耐容能の低下など
治療方針	• 早急な血行動態の正常化 • 補助循環，人工呼吸器使用となる場合もある • 原因の検索と緊急治療 急性心筋梗塞：再灌流療法 大動脈解離：外科的治療 心タンポナーデ：心膜穿刺ドレナージ 徐脈性不整脈：一時的ペーシング 頻脈性不整脈：心拍コントロール，除細動	• 心不全の増悪予防：減塩，水分制限，服薬コンプライアンスの改善，セルフモニタリングなど • 血行動態の改善による自覚症状の軽減 • 原因疾患，合併症に対する治療

る拡張不全とに分類される．

▶ **収縮不全（血液を送り出す機能の低下）**

心臓の収縮力が低くなると，流入する血液量が正常でも拍出量としては減少する．心筋の壊死，梗塞，および線維化などで心筋自体の収縮機能が低下し，心筋が血液を十分に送ることができなくなり心拍出量が減少する．

▶ **拡張不全（次に送る血液を吸い込む機能の低下）**

高血圧や加齢による心筋肥大，線維化などで左心室が硬くなると，伸展，弛緩しにくく，拡張期に心室が十分に広がらないため，流入血液量が減少し，拍出量も減少する．頻拍や心タンポナーデ，心膜炎などでも心臓の拡張が制限され，拡張不全となる場合がある．

▶ **左室駆出率による分類**

収縮不全では左室駆出率の低下がみられるが，拡張不全では保たれることが多い．左室駆出率50％未満を「左心室の駆出率が低下した心不全（HFrEF）*」，50％以上を「左心室の駆出率が保持された心不全（HFpEF）*」と呼ぶこともある．収縮不全と拡張不全，両方を伴っている場合も多くみられる．

心不全のステージ分類

心不全の進行程度を示すのに，AHA/ACC*心不全ステージが用いられる（図5-4）．AHA/ACC心不全ステージでは，心不全のハイリスクをステージA，心疾患はあるものの心不全の徴候・自覚症状がないものをステージB，心疾患とともに心不全の既往または自覚症状があるものをステージC，特別な介入を

用語解説

左心室の駆出率が低下した心不全
Heart failure with reduced ejection fraction：HFrEF

左心室の駆出率が保持された心不全
Heart failure with preserved ejection fraction：HFpEF

米国心臓協会（AHA）
American Heart Association：AHA

米国心臓病学会（ACC）
American College of Cardiology：ACC

	心不全のリスクがある				心不全		
ステージ	ステージA 心不全のハイリスク，構造的心疾患なし		ステージB 構造的心疾患があるが，心不全の徴候・症状がない		ステージC 構造的心疾患とともに心不全症状の既往または現病がある		ステージD 特殊な介入（医療行為）を要する難治性心不全
患者	• 高血圧 • 動脈硬化性疾患 • 糖尿病 • メタボリックシンドローム • 心毒性のある薬剤使用歴 • 心筋症，家族歴	構造的心疾患	• 心筋梗塞既往歴 • 左室肥大および駆出率低下を含むリモデリング • 無症候性弁膜症	心不全症状の発現	• 構造的心疾患の診断が確定している，および息切れと疲労，運動耐容能の低下がある	治療抵抗性心不全	• 最大限の薬物治療にもかかわらず安静時に著明な症状がある（繰り返し入院している患者あるいは特殊なインターベンションなしでは安全に退院できない患者など）
治療・ケア指針	■高血圧治療 ■禁煙 ■脂質障害治療 ■定期的運動の奨励 ■アルコールの摂取や非合法的薬物の使用を認めない ■メタボリックシンドロームのコントロール ■ACE阻害薬/ARBを，血管疾患または糖尿病を有する適切な患者に対して使用		■ステージAすべての指標 ■ACE阻害薬/ARBを適切な患者に使用 ■β遮断薬を適切な患者に使用 ■患者の状態に応じて用いる • 植込み型除細動器		• ステージABすべての指標 • 塩分摂取の制限 ■ルーチンで使用する薬剤 • 体液貯留に対する薬剤 • ACE阻害薬・β遮断薬 ■特定の患者に使用する薬剤 • アルドステロン拮抗薬 • ARB・ジギタリス • 硝酸薬 ■患者の状態に応じて用いる • 両室ペーシング • 植込み型除細動器		• ステージABCの適切な治療 • 適切なケアレベルに関する決定 ■選択肢 • 思いやりのある終末期ケア／ホスピス • 特別な手段 心臓移植 強心薬の持続投与 恒久的な機械的サポート 実験的手術または薬剤

図 5-4 ■心不全のステージ分類

Hunt, S.A.et al. 2009 focused update incorporated into the ACC/AHA 2005 Guidelines for the Diagnosis and Management of Heart Failure in Adults. Circulation. 2009, 119 (14), e391-e479 より一部改変.

要する難治性心不全をステージＤとし，ステージごとの疾患の進行状況と治療，患者ケアの指針が網羅されている．

心不全の病態・重症度分類

臨床の現場でよく使われる分類である．

▶ NYHA 心機能分類

New York Heart Association（ニューヨーク心臓協会）による心機能分類である．患者自身の日常生活活動における自覚症状をもとに分類し，広く用いられている．

➡NYHA 心機能分類については，p.30 表2-9 参照．

▶ フォレスター分類

スワンガンツカテーテルを用いて心係数と肺動脈楔入圧で４群に分類したものである．治療方針の選択にも用いられる．

➡フォレスター分類については，p.208 図8-19 参照．

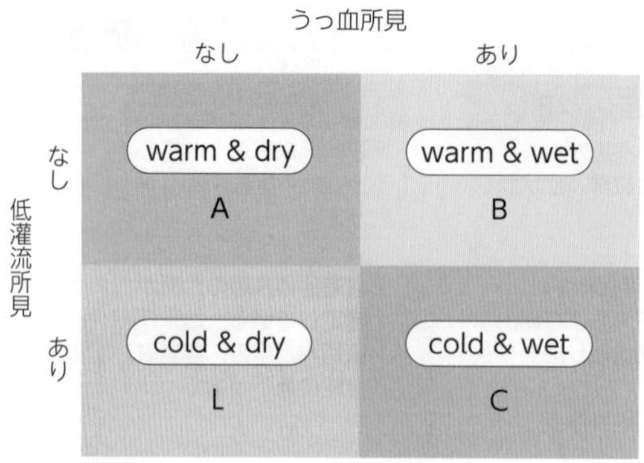

図 5-5 ノーリア・スティーブンソン分類

▶ ノーリア・スティーブンソン分類

➡ノーリア・スティーブンソン分類については，p.55 plus α参照.

主に急性心不全の重症度分類として使用される（図5-5）．うっ血所見の有無（wet/dry），低灌流所見の有無（cold/warm）の組み合わせで判断する．Wet はうっ血所見を意味し，起座呼吸，頸静脈怒張，湿性ラ音，腹水，末梢性浮腫などの存在，cold は低灌流所見を意味し，脈圧減少，低血圧，四肢冷感などの存在を示す．カテーテルなどの侵襲的処置を行うことなく，状態を判断できる．

▶ キリップ分類

➡キリップ分類については，p.207 表8-7参照.

急性心筋梗塞時の心不全で使用する．胸部理学所見，肺音による評価であり，心音や肺の聴診技術が必要である．

5 心不全の主要な症状・身体所見

心不全には，肺静脈系のうっ血ならびに心拍出量低下に基づく左心不全と，体静脈系のうっ血に基づく右心不全があり，その病態によって治療方針が異なる．そのため，両者の鑑別を意識した症状の観察，身体所見が極めて大切である．右心不全は左心不全に続発することも多いため，両心不全の症状を呈する場合があるが，右心不全が高度になると逆に左心不全の肺うっ血による所見が乏しくなることがあるため注意が必要である（表5-2）．

- ●呼吸困難：心不全の中で最も多い症状で，早期から出現する．肺うっ血に起因する症状であり，軽症の場合は階段や坂道を上るなどの労作時に息苦しさが出現する．うっ血が進行すると安静時にも呼吸困難を自覚するようになる．
- ●発作性夜間呼吸困難，起座呼吸：就寝後数時間すると突然呼吸困難が生じることがある．これは，日中に下半身にたまっていた血液が，仰臥位になってから急激に心臓に戻り肺うっ血を来すためである．上体を起こし起座位をとることで横隔膜が下がり，血液も下方にシフトして呼吸困難が軽減される．
- ●咳・痰：体動時にうっ血している肺の毛細血管圧が上昇して，咳嗽を生じる．重症例では，肺胞内の血球など微小血管が破綻して痰に混じり，ピンク色の泡沫状痰となる．
- ●心臓性喘息：肺胞の分泌物の増加，気管支粘膜のうっ血などにより気管が閉

表 5-2 左心不全と右心不全の症状と他覚所見

病態	機序	自覚症状	他覚所見
左心不全	左房圧上昇による肺うっ血	息切れ，呼吸困難，起座呼吸，発作性夜間呼吸困難，咳・痰，心臓性喘息	湿性ラ音，喘鳴，ピンク色泡沫状喀痰，Ⅲ音・Ⅳ音の聴取，大脈・小脈，心尖拍動の偏位，房室弁逆流性雑音
	心拍出量低下	夜間多尿・乏尿，易疲労感，全身倦怠感，意識障害，不穏，動悸	低血圧，頻脈，交互脈，遅脈・奇脈，末梢の冷感，チアノーゼ，身の置き場がない様相
	その他	口渇	チェーン・ストークス呼吸，睡眠時無呼吸，ばち状指
右心不全	右房圧上昇による体静脈うっ血	食欲不振，悪心・嘔吐，下痢・便秘，腹部膨満感，体重増加，浮腫	頸静脈怒張，肝腫大，肝・頸静脈逆流，腹水貯留，黄疸

塞する．呼吸に伴って「ヒューヒュー」という気管支喘息様の喘鳴を呈する．

- 浮腫：右心不全症例で，全身から心臓へ戻る体静脈にうっ血が生じると出現する．多くは下肢にむくみがみられるが，重症例では全身にむくみが出現する．体重増加を伴うことが多い．
- 消化器症状：腸管の浮腫や心拍出量低下による腸管の虚血などによって食欲低下，便秘，下痢などを起こす場合がある．また，体液量の増加に伴い腹水が貯留し腹部膨満感を自覚する．右心不全例では肝腫大による右下肋部痛がみられる場合がある．
- 倦怠感：心拍出量が低下すると骨格筋への血液量が不足し，疲れやすさや体のだるさが出現する．乳酸アシドーシスの原因となる場合もある．
- 夜間多尿：日中は，骨格筋への血流分布によって腎血流量は減少しているが，一方で夜間安静臥床の状態になると，腎血流量が増加して夜間の尿量が増加する．
- 四肢冷感：末梢循環が低下し，皮膚血流量が減少すると四肢冷感を自覚するようになる．また，心不全に対して代償性の交感神経緊張が起こると末梢血管が収縮し，手足の冷えや皮膚蒼白が増強する．
- 精神・神経症状：心拍出量低下に伴って，脳血流量の減少や肺うっ血による低酸素血症が生じる．このため，意識障害やせん妄などがみられる場合がある．
- 頻拍：1 回拍出量が低下すると，それを補うために交感神経活性が亢進して頻拍となる．動悸を自覚する場合もある．

6 検査と診断

➡心不全の検査については，p.51 表3-1 参照．

心不全の症状・徴候は，心不全以外の疾患でも認められることがあるため，他の病気と鑑別を行う必要がある．急性心不全，または慢性心不全の急性増悪時は，救急搬送される場合が多く，治療緊急性が高い．まず自覚症状の問診をしっかりと行う．意識レベル，呼吸状態，循環動態などの全身所見をチェックし，心臓カテーテル検査や再灌流療法，ペーシング治療，補助循環，人工呼吸器などの緊急介入を要するものかを鑑別する．心不全の病態と重症度を把握す

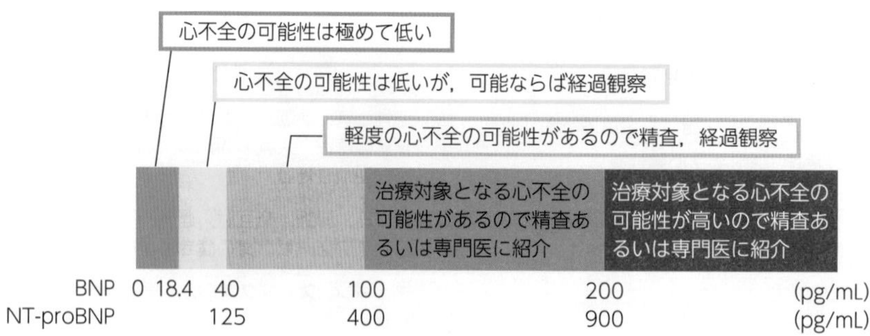
心不全の可能性は極めて低い
心不全の可能性は低いが，可能ならば経過観察
軽度の心不全の可能性があるので精査，経過観察
治療対象となる心不全の可能性があるので精査あるいは専門医に紹介
治療対象となる心不全の可能性が高いので精査あるいは専門医に紹介
BNP 0 18.4 40 100 200 (pg/mL)
NT-proBNP 125 400 900 (pg/mL)

図 5-6 ■ BNP，NT-proBNP 値の心不全診断へのカットオフ値

診断の基準値となるカットオフ値として，BNP では 40 ≧ pg/mL，NT-proBNP では 125 ≧ pg/mL が用いられる．

日本心不全学会．血中 BNP や NT-proBNP 値を用いた心不全診療の留意点について．http://www.asas.or.jp/jhfs/topics/bnp201300403.html，（参照 2024-05-29）．

ること，心不全の原因疾患を明らかにすること，増悪因子を検索することが大切である．

心不全診断に有用な項目として，心室への負荷の程度に鋭敏に反応する生化学マーカーである脳性ナトリウム利尿ペプチド（BNP）が用いられることが多い．肺炎などとの鑑別がしにくい場合の除外診断や，心不全の重症度診断，治療効果の指標としても活用されている（図5-6）．

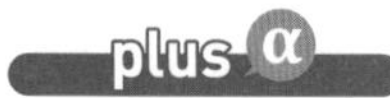

脳性ナトリウム利尿ペプチド（BNP）
BNP は心室から分泌される循環調節ホルモンであり，心不全が重症化すると血中濃度が上昇し，治療により低下する．そのため，心不全マーカーとして血液検査による血漿濃度の測定が行われる．BNP の前駆体（前段階の物質）には NT-proBNP があり，こちらも心不全の重症度診断に用いられる．

7 治療

急性心不全の治療

急性心不全の治療は，救命と苦痛症状の改善が最優先であり，早期に治療開始することが重要である．自覚症状の緩和，血行動態の安定化，基礎心疾患または心不全増悪因子に対する診断と治療が原則となる（表5-3）．

急性期の処置の流れとしては，以下の通り．

①起座位とし，意識レベルとバイタルサインをチェックする．
②酸素投与は SpO_2 の著明な低下があれば，非侵襲的陽圧換気療法（NPPV）が用いられる．動脈血液ガスを採取する．
③モニター心電図を装着して不整脈を監視し，12 誘導心電図で急性の心筋虚血が疑わしい場合は緊急カテーテル検査を行う．
④末梢静脈を確保し，検査後に薬剤投与を開始する．

慢性心不全の治療

慢性心不全の治療は，基礎疾患を明らかにし，重症度や心機能評価を行った上で適切な治療方針を決定する．心不全治療は，個々の病態に基づいて，目に見えて悪い状態からの脱却を目指す「症状の軽減のための治療」と，エビデンスに基づいた「長期予後を改善させるための治療」に分けられる．原則としては，「症状の軽減のための治療」を優先させ，心不全症状を改善させて状態が安定してから，予後改善に効果が示されている薬剤を適正量まで増加させていく．その目標は，QOL の維持・向上と，余命の延長である．AHA/ACC 心不全ス

表 5-3 心不全の治療

		急性期		慢性期	
		薬物療法	非薬物療法	薬物療法	非薬物療法
症状の軽減	うっ血に対する治療	• 利尿薬 • 血管拡張薬 • 硝酸薬	• 酸素療法 • 呼吸補助療法(CPAP, NPPV, 機械的換気) • 安静	• 利尿薬	• 酸素療法 • 呼吸補助療法 • 適正な酸素化(CPAP, NPPV, ASV)
	低灌流に対する治療	• 静注強心薬	• 機械的補助(IABP, PCPS)	• ジギタリス製剤 • 内服強心薬	• 酸素療法
心筋, 血管の保護	エビデンスに基づく治療	• ACE 阻害薬 • ARB	• 早期からの患者教育と指導	• β遮断薬 • ACE 阻害薬, ARB • アルドステロン拮抗薬	• 運動療法 • 継続的, 包括的患者教育
原因に対する治療	原疾患の治療など	• 抗血小板薬 • 抗凝固薬 • 抗不整脈薬	• ペーシング • 酸素療法 • 冠動脈の治療	• 抗血小板薬 • 抗凝固薬 • 抗不整脈薬 • スタチン製剤	• 心臓再同期療法 • 弁膜症の治療 • アブレーション

ACE 阻害薬：アンジオテンシン変換酵素阻害薬, ARB：アンジオテンシンⅡ受容体拮抗薬, CPAP：経鼻的持続陽圧療法, NPPV：非侵襲的陽圧換気, IABP：大動脈内バルーンパンピング, PCPS：経皮的心肺補助, ASV：適応補助換気

テージ分類では, 各ステージで推奨される治療が呈示されている(➡ p.145 図5-4 参照).

▸ 症状の軽減のための治療

●うっ血の治療を目的とする：利尿薬, 血管拡張薬

●心拍出量低下の改善を目的とする：強心薬, 血管拡張薬

●心リズムの適正化：ペースメーカ, 抗不整脈薬, 除細動など

▸ 長期予後を改善させるための治療

●ACE 阻害薬／ARB：心筋に直接作用し, 心肥大や線維化を抑制する. 利尿作用, 血管拡張作用もあり, 前負荷・後負荷ともに軽減させ, 総合的に心臓を保護する.

●β遮断薬：少量から慎重投与することにより, 心拍数や血圧を下げ, 心筋の酸素需要量を抑制して心不全の予後を改善する.

●アルドステロン拮抗薬：全死亡率や心不全死亡率, 突然死減少の効果がある.

2 心不全患者の看護

心不全とは, 何らかの原因によって心臓のポンプ機能が低下し, 血液循環がうまく行われなくなった状態であり, 呼吸困難や浮腫といったさまざまな症状が出現する. 心不全には種々の分類方法があるが, 特に急性心不全と慢性心不全の看護は大きく異なるため, それぞれの病態と看護の視点を十分に理解する必要がある.

1 急性心不全における看護

心臓のポンプ機能が低下し, 急激に血行動態が悪化することを急性心不全と

いう．何らかの原因によって突然，発症することもあれば，疾患の慢性経過のなかで代償機構が破綻し，急性増悪することもある．急性心不全は，呼吸状態や循環動態が著しく悪化するため，適切な治療を行わなければ死に至る場合もある．そのため，急性心不全における看護では，生命の危機的な状態を回避するために，迅速に情報を収集することやアセスメントを行うこと，治療における援助をすることが重要となる．

急性心不全における観察とアセスメント

急性心不全では，心臓のポンプ機能の急激な低下や代償機構の破綻によって，左心室から十分に血液を送り出すことができず，体循環の血液量が減少する．このことを心拍出量低下（低心拍出状態）という．心拍出量低下はショックを来し，生命の危機につながりかねないため，早期に発見し，迅速に対処することが求められる．バイタルサインだけでなく，ショックの徴候である5P（冷汗，蒼白，呼吸不全，脈拍触知，虚脱）を観察する．

さらに，心拍出量低下では臓器への灌流を維持することができず，臓器障害を来しうるため，臓器の機能が維持できているのかを観察し，アセスメントすることも重要である．尿量やクレアチニン，尿素窒素の値などから腎機能を評価する．また，脳への灌流量が低下すると，不穏や身の置き所のなさなどの意識障害が出現するため，せん妄との判別が重要となる．

肺うっ血による呼吸困難への看護

肺うっ血による低酸素血症を来している場合には，主に安静保持と酸素療法，薬物療法が行われる．

起座位やファウラー位は上半身を起こした体位である．下半身に血液が貯留することで，右心に戻る血液量（静脈還流量）が減少し，肺うっ血を軽減する．また，起座位は内臓と横隔膜が下降することで，肺胞の拡張する面積（呼吸面積）が大きくなるだけでなく，横隔膜が可動しやすいことから換気量の増加が期待できる．安静を保つことは全身の酸素消費量を下げ，心筋の酸素需要量を抑えることにもつながる．このことによって，心負荷を軽減する．

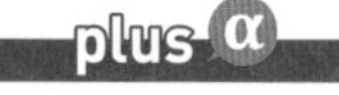

体位保持の注意点
頭部を45～60°に挙上したファウラー位では，上半身がずり落ちるなど体位の崩れが生じやすい．安静を保ち，安楽に過ごせるように膝の下に枕を入れるなどして体位の保持ができるように努める．

肺うっ血に伴い，低酸素血症を来している場合には，酸素療法を行う．肺水腫ではピンク色の血性泡沫状痰が多量に分泌されるため，呼吸状態の管理と併せて痰の性状の観察を行う．肺水腫にはPEEP（呼気終末陽圧換気）が有効であり，通常の酸素投与では低酸素血症が改善されない場合には非侵襲的陽圧換気（NPPV）や挿管による人工呼吸器管理が行われる．

呼吸困難の軽減や苦痛の緩和のために，少量の鎮静薬や鎮痛薬が用いられる場合がある．血圧が低下することもあるため，心拍出量低下を伴う場合やNPPVによるPEEPを併用する際の使用には注意が必要である．また，低酸素血症により呼吸回数が増加している場合には，鎮静薬によって呼吸抑制が生じると換気量が低下し，さらに呼吸状態が悪化するため留意する．

心理的支援

呼吸困難は患者に死を想起させ，不安や恐怖心を抱かせることがある．また，不安や恐怖心は呼吸困難を助長させることもある．身体的苦痛と精神的苦痛は密接に関連しているため，患者を全人的にとらえ，呼吸困難の軽減を図るだけでなく，安楽な体位を保つことや，話を傾聴すること，タッチングなどによって安心感を与えるよう心掛けて関わることが重要である．

治療・処置における看護

心不全や心不全の原因となる疾患の重症度によって，薬物療法だけでは呼吸や循環動態が維持できない場合があり，大動脈内バルーンパンピング（IABP）や経皮的心肺補助装置（PCPS）といった補助循環装置の使用や，人工呼吸器（NPPV 含む）や持続的血液濾過透析（CHDF），ICD や CRT-D などのペースメーカといった機器による治療が行われる．

➡補助循環療法については，4章4節参照．

➡ペースメーカについては，4章5節参照．

必要時には速やかに処置・治療が行えるように準備する必要があり，また，機器を適切に管理しなければ生命維持が困難となる場合も多くあることから，医師や臨床工学技士などと連携を取りながら管理を行う．加えて，多数の挿入物があることから，ライン管理を厳重に行うとともに，挿入に伴う痛みや行動の制限などによる苦痛を軽減するようにケアすることが重要である．

▶ 水分出納管理における注意点

急性心不全の治療では，厳密な水分出納（すいとう）管理が行われる．浮腫や呼吸状態，これまでの水分出納の推移，胸部 X 線検査や CT 検査によるうっ血や水分貯留の評価，必要時には中心静脈圧や観血的動脈圧計測，肺動脈カテーテルによる循環血液量の評価によって，適切な水分出納目標を医師が設定し，看護師は水分出納管理を行う．

薬物療法において利尿薬を用いたり，治療に伴い，急激に尿量が増加したりすることがある．その際，循環血液量の減少に伴う血圧低下だけでなく，血清カリウム値などの電解質が尿中に排泄されることで電解質バランスが崩れ，不整脈が出現しやすくなる．水分出納管理とともに，心電図モニターを注意深く観察して，不整脈を見逃さないようにすることや，採血で電解質の確認を行うことが重要となる．

利尿を促す治療に伴い，患者は口渇感を強く感じ，飲水を希望するが，飲水制限によってその欲求を十分に満たすことが困難なこともある．そのような場合には，飲水ではなく氷を摂取する，氷水での含嗽などによって口腔内を潤すなどの方法で口渇感を軽減したり，少ない飲水によって満足感を得られるように工夫したりする．

plus α

水分出納管理
点滴投与量や飲水量から体内に入った水分量を計算する．体外に排出された水分量は膀胱留置カテーテルを用いて尿量を経時的に測定し，必要時，排便量を測定して計算し，水分出納管理を行う．体重測定も行うが，毎日，同じ条件となるように測定時間を決めることや，装着している機器の重さが含まれないように留意する．

2 慢性心不全における看護

慢性心不全とは，虚血性心疾患や高血圧症などの疾患の慢性経過に伴い，心臓のポンプ機能が低下した状態から，何らかの原因によって代償機構が破綻して徐々に症状が出現し，進行する状態を指す．慢性心不全は，増悪と回復を繰り返しながらも，徐々に身体機能が制限されていく．主な治療は薬物療法であり，QOLの維持・向上を目的としている．

心不全の予後予測は，患者や家族，医療者においても困難であるという特徴をもつ．そのため，慢性心不全の看護では，症状へのケアやセルフマネジメントにおける関わりのみならず，アドバンス・ケア・プランニング（ACP）を含めた看護を行う．患者のこれまでの生活や習慣といった背景を理解し，今後の人生における見通し，患者や家族の考える望ましい生の過ごし方，急性増悪や急変時といった万が一の時について考えることができるような関わりが重要となる．

➡アドバンス・ケア・プランニングについては，18章も参照．

plus α

アドバンス・ケア・プランニング（ACP）
患者の人生観や価値観を家族や医療者と共有し，患者の意思決定能力が低下する前に，患者や家族が望む治療や生き方について対話し，共有しながら計画するプロセス全体のこと．病状や患者の生活状況などが変わるごとに繰り返し行い，終末期においても患者に納得した人生を送ってもらうことを目標とする．

塩分制限での注意点
塩分制限によって食欲が減退することもあるため，1日の食事量から実際の塩分摂取量を考える．患者の嗜好や食習慣に合った食事について，患者や家族，看護師や管理栄養士などが共に考え，継続できる方法を検討することが望ましい．

慢性心不全における観察とアセスメント

慢性心不全における観察とアセスメントでは，急性心不全の観察とアセスメント（➡p.147 表5-2参照）に加えて，日常生活や習慣，認知機能，家族背景や仕事といった患者を取り巻く社会的な状況，これまでの自己管理方法や大事にしてきたこと，価値観などについての情報を収集し，病態の病期（➡p.145 図5-4参照）に合わせた包括的なアセスメントを行う．そのことが，患者とその家族におけるQOLの維持・向上に向けた関わりを考えることにつながる．

疾病のセルフマネジメントにおける関わり

慢性心不全のセルフマネジメントに向けて，まず心不全という疾病についての理解を深めることが重要となる．心不全の病態や病因，増悪因子やその徴候，現在の自己の病状をどのように理解しているかなどについての情報を収集し，必要時，不足している部分について支援する．情報収集の際には，患者や家族にこれまでの生活や体験を振り返りながら語ってもらうことが大切である．また，高齢心不全患者は自己管理能力に限界がある場合もあるため，看護師は患者の能力をアセスメントすることに加えて，患者をサポートする人についての情報収集を行うとともに，社会資源の活用についても検討することが必要となる．

▶ 食事と水分管理

心不全では水分管理が重要であり，食事での塩分摂取量を制限することも必要となる．心不全や腎機能障害の程度によって塩分制限の目標はさまざまであるが，6g/日未満が推奨されている．しかしながら，高齢の心不全ではフレイル*やサルコペニア*といった問題があるため，食事摂取量の低下による筋力低下や栄養不良を予防することが重要となる．

1日の飲水量も管理する必要がある．食事や服薬でどれくらいの水分を摂取しているのかも含めて情報を収集する．飲水量の目安としては，ペットボトル500mLを何本といった具体的な指標で指導や情報収集を行うとよい．心不全だけでなく，腎機能障害の増悪徴候を察知するためにも，1日の排尿量についてセルフモニタリングする必要がある．そのため，入院生活の中でトイレ（排尿や排便）の回数をカウントすることや，尿量を計測することの必要性について

用語解説

フレイル
健康な状態と要介護状態の間で，身体機能や認知機能の低下がみられる虚弱状態をいう．早期の適切な介入・支援で，生活機能の維持向上が可能とされる．

サルコペニア
加齢や疾患により，筋肉量が減少すること．

教育を行い，習慣化できるように支援する．退院後には，体重や血圧と併せて，排尿回数や排尿量を記録することが望ましい．

▶ 服薬管理

慢性心不全の治療において，薬物療法は基本でありその後のQOLを左右するといっても過言ではない．そのため，服薬の重要性について，患者や家族が十分に理解し認識できるように教育する必要がある．服薬を生活に織り込み，継続して間違いなく服薬することができるように，それぞれの患者の生活に合わせた内服のタイミングや方法，薬剤の形態について，薬剤師を含めて検討する．

▶ 生活活動と運動

その人の心肺機能によって運動耐容能は異なる．退院後，家事などによって活動量が増え，心負荷が増大して症状が増悪することもある．そのため，個人の運動耐容能に合わせた生活活動をすることが心不全の管理において重要となる．元々の生活活動や，仕事や家庭での役割などについて振り返りながら，退院後の生活について患者や家族とともに考える．また，活動を行う際には活動の二重負荷を避けることを入院中から習慣化できるように教育する．

筋力や心肺機能の低下を防ぐために，有酸素運動も重要である．しかしながら，過度な活動は心不全を増悪させることから，理学療法士や医師と相談しながら運動負荷の程度について調整するとともに，中止基準などの注意点なども合わせて教育する．医療者と患者とが共通の認識をもてるように，ボルグ指数などを用いて評価することが望ましい．

▶ 感染予防

感染症は，発熱などによって代謝が亢進することで心負荷が増大し，心不全を増悪させるため，感染予防の必要性と具体的な方法について指導し，習慣化できるように支援する．また，インフルエンザや肺炎などはワクチンの予防接種を受けるよう勧める．

▶ 受診について

慢性心不全においては，セルフマネジメントが重要となる．定期受診では，医療者の診察と患者がこれまで行ってきたセルフモニタリングの視点にずれがないかを確認する．その際，心不全手帳*などセルフモニタリングを記録したものを用いるとよい．また，これまで行っていた生活活動で息切れがするようになったときなど，受診が必要となる症状や徴候について具体的に指導し，速やかな受診行動を促す．

3 心理的支援と緩和ケア

慢性心不全は治癒することがない．病いと共に生きていく患者やその家族は，疾病の急性増悪と回復，安定期を繰り返しながら，生活を編み直し，日常生活を送る．また，心不全患者は高齢者も多く，加齢と心不全の増悪によって日常生活行動や身体機能が制限されていく．症状の増悪によって入退院を繰り返

plus α

二重負荷（ダブル負荷）

食事や歯磨き，入浴，排泄などの生活動作は，循環器疾患をもつ人においては，運動と同様に心臓に大きく負担がかかる．これらの生活動作や運動を二つ続けて行うことを二重負荷という．トイレに行った後にすぐに入浴するなどの二重負荷は控え，30分程休憩した後に次の動作を行うなどの指導を行う．

用語解説

心不全手帳

日本心不全学会が発行した心不全患者のための手帳で，疾患や日常生活で守ってほしい内容等が掲載されているほか，日々の体重・血圧・脈拍が記録できるようになっている．このような資源を活用して教育することは，疾病の理解だけでなく，セルフモニタリングや地域連携にも役立つ．

し，患者は今後の人生に不安を抱いたり，死を意識することもある．そのため病いの経過の中で，うつ状態となることも少なくない．看護師は，患者の抑うつ状態といった精神状態のアセスメントを行い，医師や理学療法士と情報を共有することが望ましい．

慢性心不全をもつ人は，呼吸困難や倦怠感などの身体的苦痛だけでなく，精神・心理的苦痛や社会的苦痛，スピリチュアルな苦痛をもつことから，心不全のステージC（➡p.145 図5-4参照）の段階から緩和ケアを行うことが推奨されている．心不全の病期に合わせた緩和ケアを医療チームで行う．看護師は，患者や家族の望む生き方を支援できるように情報を収集，共有するとともに，多職種と連携して，患者のQOLを保つことができるように関わる．また，必要時，臨床心理士などと協働し，精神的ケアを行う．

2 肺性心

cor pulmonale

1 肺性心とは

1 定義

肺性心とは，一次的に肺，肺血管，または肺のガス交換を障害して肺高血圧症を来す疾患によって生じた右室拡大（右室内腔の拡大または右室肥大），あるいは右室不全と定義されている．つまり，肺に何らかの障害が生じたために肺高血圧となり，右心不全となった状態を指す．

2 原因と分類

臨床経過によって，肺性心は急性，亜急性，慢性に分類される．急性には，急性肺血栓塞栓症や，肺癌による肺動脈閉塞などが含まれる．急性肺血栓塞栓症は，下肢の深部静脈にできた血栓が遊離して肺動脈を詰まらせることによって発症し，エコノミークラス症候群として広く知られている．亜急性には，血行性転移による播種性転移性肺癌や，癌性リンパ管症などが含まれる．また，慢性で最も多いのは慢性閉塞性肺疾患（COPD）に伴う右心不全である．COPDは慢性気管支炎や肺気腫などを含む疾患概念であるが，肺炎などを合併することによって肺性心が生じることが多い．一般的に肺性心といえば，COPDによって生じた肺高血圧症，右心不全を指すことが多い．

3 病態・症状

心臓と肺は循環系の中で直列に配列しており，相互に影響しあう．肺動脈が血栓により閉塞すれば肺高血圧症となる．また，肺動脈の閉塞がなくとも，COPDによる低酸素状態は肺血管攣縮を引き起こすため，これが肺高血圧の原因となる．長期間，高い肺動脈圧にさらされていると，肺動脈の壁（特に中膜）が肥厚・リモデリングしてくるため，酸素吸入のみでは圧が下がらなくなってくる．肺高血圧症は右心室にとって後負荷増大となるため，右心不全を引き起こす．症状は右心不全の症状がメインであり，元々COPDのため労作時息切れの自覚症状がある患者に下肢の浮腫が出現してきた場合は，肺性心の合併を疑う必要がある．

4 検査と診断

心電図では右房拡大所見，胸部X線検査では，肺疾患の所見とともに肺高血圧による肺門部肺動脈の拡大を認める．心エコー法にて，右心系の拡大と，肺高血圧（三尖弁逆流のドプラ波形から推定が可能）の所見が確認できれば確定診断となる．

5 治療

右心室の負荷を軽減し，体静脈系のうっ血を軽減するために利尿薬が治療の中心となる．COPD自体の治療も必要である．さらには，その他の原疾患，特に肺血栓塞栓症や特発性肺動脈性肺高血圧症などによる場合は，それらに対して，カテーテル治療，肺血管拡張薬による治療などが必要である．

2 肺性心患者の看護

肺性心とは，何らかの原因によって肺実質や肺血管，肺の機能が障害されることで肺高血圧を来し，右心不全となることである．そのため，循環動態の観察のみならず呼吸状態についても観察を十分に行うことが必要となる．

肺性心は，急性に発症することもあるが，多くの患者はCOPDなどの基礎疾患の経過の中で肺性心となり慢性経過をたどる．そのため，肺性心をもつ人の看護においては，薬物療法や在宅酸素療法のセルフケア，日常生活における教育が重要となる．

1 観察とアセスメント

下肢の浮腫や頸静脈の怒張，肝腫大，易疲労感や倦怠感，腹部膨満感，食欲低下などから右心不全の徴候の有無を観察する．また，肺高血圧による呼吸困難や労作時の息切れ，胸痛，めまい，チアノーゼなどの観察も行う．重度の肺性心では心拍出量低下となるため，呼吸回数の増加や血圧の低下，頻脈などのバイタルサインに注意する必要がある．

さらに，肺性心の要因となる既往歴（基礎疾患）とその経過や症状について情報収集し，観察する．そして，日常生活をどのように過ごしているのか，活動量と症状もあわせて聴取し，リハビリテーションの計画や生活指導を行う．

2 在宅酸素療法における指導

低酸素血症は息切れや呼吸困難を生じるだけでなく，肺血管抵抗を増大し，肺高血圧を増悪させることから，予後が悪化することにつながる．そのため，肺性心では低酸素血症を改善することを目的に，在宅酸素療法（HOT）を行うことも多い．在宅酸素療法が必要な患者は，COPDなどによりⅡ型呼吸不全*をもつ人もいることから，CO_2ナルコーシス*には注意が必要である．また，

用語解説

Ⅱ型呼吸不全とCO_2ナルコーシス
呼吸不全とは，動脈血中の酸素分圧が60mmHg以下になることであり，加えて二酸化炭素分圧が45mmHgを超える場合をⅡ型呼吸不全という．Ⅱ型呼吸不全の患者に高濃度の酸素を投与すると，呼吸中枢から呼吸を抑制するように指令が出る．それにより，換気量が低下し，さらに二酸化炭素（CO_2）が蓄積して，CO_2ナルコーシスとなり，頭痛や意識障害などの中枢神経症状を来すため注意が必要である．

酸素投与中は火気に注意し，外出時には酸素ボンベの残量にも留意するよう指導する．

➡飲食物と薬剤との組み合わせについては，p.104 plus α参照．

3 薬物療法における援助

肺性心における薬物療法は，利尿薬や血管拡張薬が多く用いられる．血管拡張薬は，肺血管抵抗を下げる目的で投与するが，それによって急激な血圧低下を来すことがあるため注意が必要である．また，Ca 拮抗薬には，グレープフルーツと一緒に摂取することで薬効に変化を来すものもあるため，薬剤師と協働し，薬剤と食事の食べ合わせについても指導をする．

退院後も，血管拡張効果をもつ薬剤を中心静脈カテーテルや皮下への持続点滴によって投与することがある．そのため，薬剤についての知識や管理のための手技について患者や家族に指導することが重要となる．

4 日常生活における教育

肺炎などの呼吸器感染症は予後を増悪させることから，外出時のマスクの着用や手洗い，含嗽といった感染予防行動について説明する．

! 臨床場面で考えてみよう

Q1 心筋梗塞の既往を有する高血圧患者が，最近，夜間の頻尿と就寝中の息苦しさを自覚するようになった．医師にどのような提案を行う必要があるか．

Q2 急激な胸痛と呼吸困難を来した患者が救急車で搬送された．まず何を行うべきか．

考え方の例

1 慢性心不全の急性増悪による肺うっ血の可能性がある．心拍出量低下も考えられることから，まずは心不全の増悪因子についての情報収集を行う．塩分・水分摂取の状態や，自宅での血圧・体重の推移，服薬ができているかなどの情報を医師に伝え，共有する．また，胸部 X 線検査や BNP 測定による心不全診断を提案する．

2 急性心不全，特に心筋梗塞による心不全の可能性を念頭に置き，まず意識レベルとバイタルサインをチェックする．さらに酸素投与，モニター心電図装着，12 誘導心電図の準備，末梢静脈の確保を素早く開始する．

6 血圧異常

高血圧症

放置し進行すれば脳や心臓，腎臓，頸部，眼といった臓器の血管が徐々にむしばまれていく．早期発見，その後のコントロールが重要となる．

高血圧症の分類

本態性高血圧症と二次性高血圧症に分かれる．

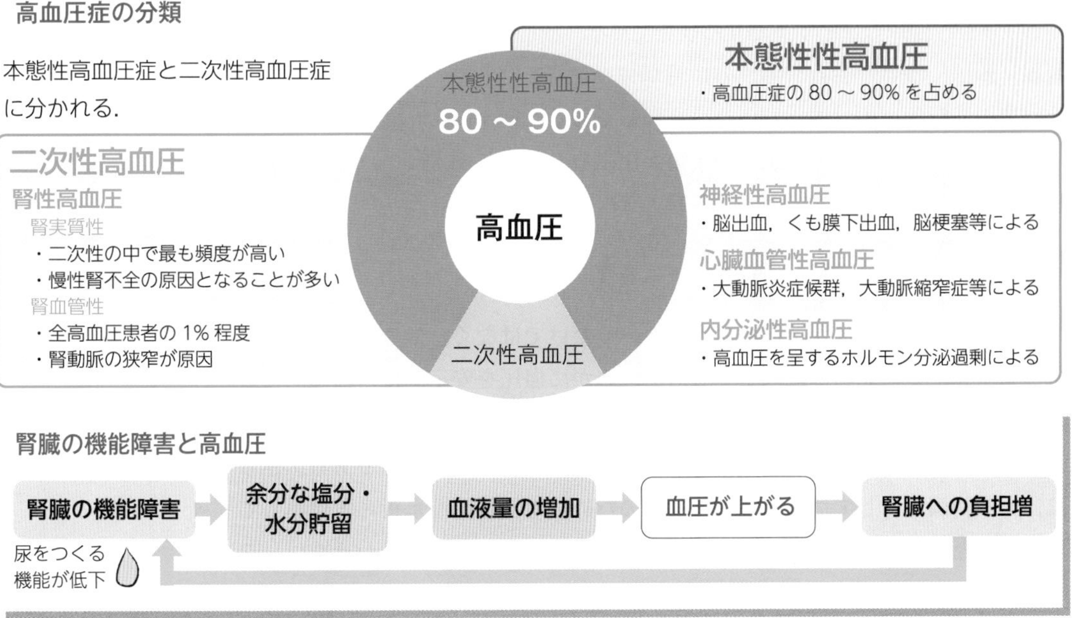

高血圧症の看護

血圧を安定的に目標値内に管理できるよう，患者自身が血圧をモニタリングしていくことが重要である．生活習慣を是正・再構築し，薬物治療に対する理解を深め，遵守できるよう支援していく．

高血圧に関連する生活習慣

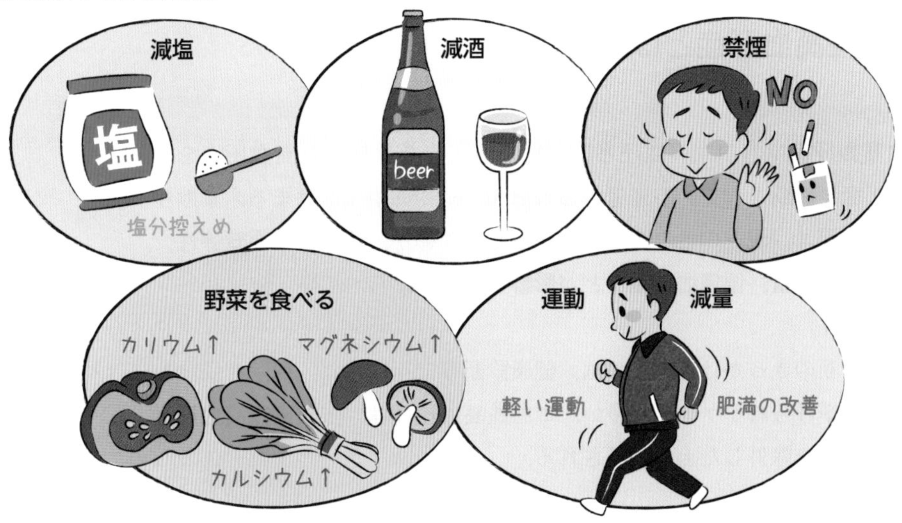

減塩
塩
塩分控えめ
減酒
beer
禁煙
NO
野菜を食べる
カリウム↑
マグネシウム↑
カルシウム↑
運動
減量
軽い運動
肥満の改善

1 高血圧症

hypertension

1 高血圧症とは

日本における高血圧症患者は4,300万人と推定されている．日本のみならず，世界で最もポピュラーなコモンディジーズ（日常的な疾患）といえる．実際，外来・入院患者のほとんどが高血圧症の罹患歴があり，投薬治療を受けていることが多く，臨床では必ず遭遇する疾患である．放置し進行すれば，脳や心臓，腎臓，頸部，眼等の臓器や部位の血管が徐々にむしばまれていく．そのため，すべての血管疾患の元凶ともいうべき病態であり，いかに早期に発見し，コントロールできるかで，その患者の予後が決まるといっても過言ではない．高血圧症には大きく分けて，本態性高血圧症と二次性高血圧症の二つのタイプがある．

2 高血圧症患者の看護

高血圧症はそれ自体が循環器の疾患というだけではなく，他の循環器疾患，脳血管疾患，腎疾患の危険因子でもある．いかに血圧を安定的に目標値内に管理できるかが重要であり，そのためには，まず血圧をモニタリングする技術と，目標値内にある血圧の状態を維持・継続していく管理技術が必要である．さらに，非薬物療法として危険因子への対処のために生活習慣を是正・再構築していく技術と，薬物療法のレジメンを遵守していく技術の両方が欠かせない．そしてこれらを患者が獲得していけるよう支援することが主な看護となる．

本態性高血圧症の看護では基本的な非薬物療法の支援を中心に，二次性高血圧症の看護では各原因疾患に特化した病態と支援について解説していく．

1 本態性高血圧症 essential hypertension

1 本態性高血圧症とは

1 概要

本態性高血圧症は，白衣高血圧と二次性高血圧症を除外した高血圧症を指し，高血圧症と診断されている患者のおよそ80～90%が当てはまる．本態性高血圧症の原因は，現在のところよくわかっていないが，遺伝性や血管弾性，血液粘度，心拍出量，循環血液量などが影響すると考えられている．

2 検査と診断

高血圧症診断のきっかけとなるのは，健康診断等で指摘され，病院を受診した際に鑑別に挙げられるケースが多い．本態性高血圧症は，まず白衣高血圧と二次性高血圧症を除外した上で診断される．

➡血圧測定については，3章3節参照．

Study

白衣高血圧と仮面高血圧

白衣高血圧

白衣を着た医師の前で緊張して血圧が高くなるようなイメージである．診察室血圧は高値（140/90mmHg以上）だが，家庭血圧や24時間自由行動下血圧などの診察室外血圧は非高血圧（家庭血圧の場合は135/85mmHg未満）を示す状態をいう．基本的に降圧薬を用いた治療は不要だが，今後，持続性高血圧に移行する可能性もあるため，慎重な経過観察が必要である．

仮面高血圧

診察室内では血圧正常の仮面をかぶっているが，診察室外で，その仮面を外すようなイメージである．診察室血圧は非高血圧（140/90mmHg未満）だが，診察室外の血圧は高血圧（家庭血圧で135/85mmHg以上）を示す状態をいう．治療は一般の高血圧治療に準じて行う．

6 血圧異常

健康診断にて140かつ/または90mmHg以上を認めた場合には，患者が高血圧症であることを念頭に置き，家庭血圧の測定を依頼する．測定値を血圧手帳等に記録してもらい，次の外来受診時に持参したものを主治医がチェックする．その上で，家庭血圧が135かつ/または85mmHg以上が持続するようであれば，本態性高血圧の診断となる．また，24時間自由行動下血圧での高血圧基準としては，24時間平均では130かつ/または80mmHg以上，昼間の血圧が135かつ/または85mmHg以上，夜間の血圧が120かつ/または70mmHg以上の場合，高血圧と診断する．

➡成人における血圧値の分類については，p.57表3-2参照．

3 治療

まずは生活習慣の是正が第一となる．最優先は減塩であり，高血圧患者では1日の塩分摂取量が6g未満になるよう，厳格な塩分制限を指示する．さらに減量や運動，減酒，禁煙を指示する．それでも血圧値の改善がみられない患者には，降圧薬の内服を開始する．降圧薬の種類は数多くあり，副作用や禁忌などもさまざまであるため，各患者の日常生活動作（ADL）の状況や年齢，生活背景に応じた個別性のある処方を行うことを心掛ける．

生活指導

- 減塩：日本高血圧学会は，高血圧患者の1日の塩分摂取量の目標として，6g未満を掲げている．しかし，日本における平均食塩摂取量は1日10gを超えているのが現状であり，食生活を根本的に見直すことが望ましい．
- 減量：肥満は高血圧の要因であり，減量は重要な指導項目である．具体的には体格指数（BMI）が25未満を目指した減量の指導をする．
- 運動：ウオーキング，ジョギング，サイクリング，水泳などの有酸素運動を基本とし，スクワットなどのレジスタンス運動*を補助的に組み合わせ，1日の合計時間が30分程度になるように行う．
- 減酒：飲酒により身体へのポジティブな効果が示されている研究は乏しい．飲酒習慣は血圧上昇につながり，大量飲酒は心疾患のみならず，脳血管疾患

用語解説

レジスタンス運動
筋肉に抵抗（レジスタンス）をかける動作を繰り返し行う運動をいう．

やがんの発症にもつながる．1日の適量エタノールは男性で20g，女性は10gといわれている．

●禁煙：喫煙は心疾患のみならず，脳血管疾患やがんの発症リスクを上昇させ，受動喫煙により周囲の非喫煙者にも影響を及ぼす．禁煙により2kg程度の体重増加を生じる報告もあるため，禁煙後の食生活の指導を併せて行う．

●その他：寒冷刺激は血圧上昇につながるため，冬季は暖房器具や防寒具で寒冷対策を十分に行う．入浴の際の温度変化にも注意する．熱すぎないこと，冷水浴やサウナは避けることが重要である．また便秘によるいきみ（努責）は血圧上昇につながるため，排便コントロールは重要である．

薬物療法

▸ Ca拮抗薬

降圧薬の第一選択となっている．大きくジヒドロピリジン系か非ジヒドロピリジン系かに分かれる．高血圧治療には，基本的にはジヒドロピリジン系の薬剤を使用する．降圧作用は大きい．

▸ ACE阻害薬／ARB

降圧薬の第一選択となっている．高血圧の原因の一つとして知られるのが，アルドステロンという副腎皮質から分泌される物質であるが，分泌に至るまでの経路をレニン - アンジオテンシン - アルドステロン系と呼ぶ．この経路内を阻害し降圧するのがACE阻害薬・ARBである．

ACE阻害薬は，アンジオテンシンⅠから昇圧作用のあるアンジオテンシンⅡへの変換と降圧作用のあるブラジキニンの不活化を阻害することで，降圧作用をもたらす．副作用に空咳があり，臨床でもしばしば「ACE阻害薬を開始してから咳が出るようになった」という患者の声を聞く．原因の一つとして不活化が阻害されたブラジキニンの影響とも考えられている．

ARBでは，アンジオテンシンⅡと受容体の結合をブロックすることで，降圧作用を生み出す．こちらはブラジキニンの不活化には作用しないため，空咳が生じることはない．

▸ 利尿薬

降圧薬の第一選択となっている．サイアザイド系利尿薬，ループ利尿薬，アルドステロン拮抗薬（カリウム保持性利尿薬）がある．降圧目的として使用する場合には一般的にはサイアザイド系利尿薬を使用するが，eGFR30mL/分/1.73m^{2}未満での効果は低下するため注意が必要である．副作用として電解質異常があるため，血液検査を適宜行う．

▸ β遮断薬

降圧薬の第一選択ではないものの，心保護作用が認められており，高血圧のみならず，心不全や虚血性心疾患，不整脈に対しても積極的に使用される．離脱症候群の可能性があるため，突然の薬剤の中止は避ける．

plus α

エタノール20gの目安
日本酒：1合
ビール：中瓶1本
酎ハイ：ジョッキ1杯
ワイン：グラス2杯
ウイスキー：ダブル1杯

Ca拮抗薬
左室肥大や狭心症に対して使用される．非ジヒドロピリジン系については頻脈の際にも使用されるが，徐脈への投与は禁忌である．

ACE阻害薬／ARB
左室肥大や心機能の低下した心不全，心筋梗塞後，タンパク尿・微量アルブミン尿を有する慢性腎臓病の際に使用される．いずれも妊婦や高カリウム血症患者への使用は禁忌で，腎動脈狭窄症患者へは慎重使用となっている．

利尿薬
心機能の低下した心不全に使用される．サイアザイド系の利尿薬では低カリウム血症への投与は禁忌である．

β遮断薬
心機能の低下した心不全，頻脈，冠攣縮性以外の狭心症，心筋梗塞後に使用される．徐脈や気管支喘息への投与は禁忌である．

➡ ACE阻害薬，ARBについては，4章1節3項参照．

表 6-1 高血圧治療ガイドラインによる降圧目標

	診察室血圧 (mmHg)	家庭血圧 (mmHg)
75 歳未満の成人[*1] 脳血管障害患者（両側頸動脈狭窄や脳主幹動脈閉塞なし） 冠動脈疾患患者 CKD 患者（タンパク尿陽性）[*2] 糖尿病患者 抗血栓服用中	＜ 130/80	＜ 125/75
75 歳以上の高齢者[*3] 脳血管障害患者 （両側頸動脈狭窄や脳主幹動脈閉塞あり，または未評価） CKD 患者（タンパク尿陰性）[*2]	＜ 140/90	＜ 135/85

＊1　未治療で診察室血圧 130 ～ 139/80 ～ 89mmHg の場合は，低・中等リスク患者では生活習慣の修正を開始または強化し，高リスク患者ではおおむね 1 カ月以上の生活習慣修正にて降圧しなければ，降圧薬治療の開始を含めて，最終的に 130/80mmHg 未満を目指す．すでに降圧薬治療中で 130 ～ 139/80 ～ 89mmHg の場合は，低・中等リスク患者では生活習慣の修正を強化し，高リスク患者では降圧薬治療の強化を含めて，最終的に 130/80mmHg 未満を目指す．
＊2　随時尿で 0.15g/gCr 以上をタンパク尿陽性とする．
＊3　併存疾患などによって一般に降圧目標が 130/80mmHg 未満とされる場合，75 歳以上でも忍容性があれば個別に判断して 130/80mmHg 未満を目指す．
降圧目標を達成する過程ならびに達成後も過降圧の危険性に注意する．過降圧は，到達血圧のレベルだけでなく，降圧幅や降圧速度，個人の病態によっても異なるので個別に判断する．
日本高血圧学会高血圧治療ガイドライン作成委員会編．高血圧治療ガイドライン 2019．日本高血圧学会，2019，p.53.

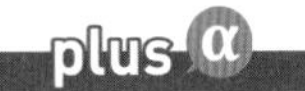

α遮断薬休薬時の注意
前立腺肥大症に対して処方されている場合，突然の休薬は尿閉を来す可能性もあるため，α遮断薬が投薬されている患者には，高血圧か前立腺肥大症に対してか，確実な情報を得ておく．

▶ α遮断薬

降圧薬として使用されることもあるが，高齢では前立腺肥大症に対して投薬されていることが多い．α遮断薬が投薬されている場合には，高血圧か前立腺肥大症か，いずれに対して処方されているかを聴取する．副作用として起立性低血圧があり，ふらつきや転倒に注意する．

▶ 合剤

近年は，上記薬剤のうち 2 種類または 3 種類が一つになった合剤が発売されるようになった．多疾患に罹患していると内服錠数が増えてくるため，合剤に変更し錠数を減らすことで，患者の服薬アドヒアランスの向上につなげる．

治療目標

若年，中年，前期・後期高齢者，糖尿病患者，慢性腎不全患者，脳血管障害患者，冠動脈疾患患者それぞれで異なり，かつ，診察室血圧と家庭血圧で降圧目標は異なる．降圧目標を達成できるよう，生活指導や薬物治療を適宜行う（表6-1）．

2 本態性高血圧症患者の看護

本態性高血圧症の患者にとって，最も大切な治療は生活習慣の是正である．減塩，減量（適正体重の維持），運動，減酒（節酒），禁煙，さらに食事においては野菜や果物などの生鮮食料品を積極的に摂取することなどが挙げられる．高血圧の患者の看護をする上では，血圧を管理する主体は患者自身であるこ

表 6-2 ■血圧測定と日常生活のアセスメントのポイント

■血圧測定について ●患者が自宅で使用している血圧測定器具は何か. ●どの動脈を用いて計測するか（手首か上腕か）. ●その器具自体の精度はどうか. ●患者はその器具で正しく計測できているか. ●実測した値と差はあるか. ●差は一定であるか. **■日常生活について** ●日常生活の中でいつ計測しているか（時刻だけではなく，どのような日常生活動作の後に計測しているか）. ●高値や低値が出た場合，その対処方法も含めどのように計測値を記録しているか. ●その値をどのように受け止め，日々の生活行動を送っているか，もしくは生活行動を選択しているか.

と，またそのための生活様式を再構築していく主体も患者自身であることを念頭に置く．患者が日常生活の中でそれぞれの習慣や行動を是正していく方法を獲得し，それを継続できるように支援していくことがケアである．最終的には，患者の血圧が目標値に近づき，安定的に維持できること，高血圧の合併症を引き起こさないことが目標となる．

1 血圧測定方法

自宅での血圧管理に際して，患者自身が自宅で正確に血圧を測定できるか，自分の血圧を適切にモニタリングしていく知識・技術を獲得できているかを，確認することが最も重要である．そのためにはまず，表6-2 に挙げた内容について患者の退院前，もしくは外来受診時に確認し，アセスメントしていく．

具体的な方法として，普段自宅で測定する器具を持参してもらい，家で測定する方法と同じようにするところを見せてもらうとよい．患者がどのように値を解釈しているか，高値が出たときはどうするか，再測するか否か，その方法などを観察することで，患者が普段どのように測定しているかの全容を，より正確にアセスメントすることが可能になる．測定手技だけではなく，血圧をモニタリングする一連の行動や判断を含めて，血圧の測定ととらえ，患者の測定技術の獲得を支援することが大切である．

2 患者の基本情報と生活に関する情報収集

血圧管理には，患者の年齢・性別などの基本情報や，喫煙を含めた生活習慣，どのようなストレスを感じているか，などのアセスメントが欠かせない．

▌患者の基本情報，既往歴，治療の状況，家族歴の聴取

患者に対して表6-3 の情報を集める．

▌喫煙状況

喫煙について，本人および同居する家族から表6-4 の情報を聴取する．さらに，患者のニコチン依存度や，禁煙への行動変容に向けた準備がどれくらい整っているか，禁煙を開始した際に再喫煙してしまうリスクはどこにあるかなどの情報を集める．そして，禁煙外来や他の禁煙支援の資源などについて情報提供

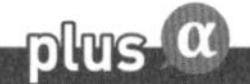

患者の血圧測定法を観察する利点

実際に行っている場面を観察することで，患者が動作の中であいまいなまま行っていた細かな点を，看護師が確認する機会となる．また修正したほうがよいと思われる，患者の慣習的な考えや判断などが見受けられた場合には，看護師がその場で確認や修正ができるという利点もある．

禁煙支援の資源

厚生労働省は，ホームページで禁煙支援に役立つ教材や資料を提供している．

禁煙支援マニュアル（第二版）増補改訂版

https://www.mhlw.go.jp/topics/tobacco/kin-en-sien/manual2/addition.html

日本循環器学会禁煙推進委員会も，ホームページでセルフヘルプアプローチでの教材やパンフレットを紹介している．

禁煙教材

http://www.j-circ.or.jp/kinen/public/index.htm

表 6-3 ■患者・家族から聴取すべき基本情報

- 年齢，性別，高血圧を指摘されてから現在までの経緯，既往歴や現在治療中の疾患と治療の状況.
- 高血圧以外の循環器疾患の危険因子（糖尿病，脂質異常，肥満など）の有無と治療の状況.
- 高血圧の随伴症状の有無やその程度（頭痛や頭重感，めまい，耳鳴り，肩こり，心悸亢進，倦怠感，顔面紅潮，不眠，悪心・嘔吐など）.
- 高血圧によって障害を受けやすい臓器に関連する検査所見（腎機能に関連する検査所見，眼底所見，心電図など）.
- 高血圧の治療は受けているか，内服治療の場合は，どのような薬剤をどれくらい，いつ内服しているか，その遵守の状況はどうか，血圧のコントロール状況はどうか.
- 家族歴，遺伝的要因，家族の中で受け継がれた生活習慣（食行動や運動習慣，喫煙など）.

表 6-4 ■喫煙状況についての情報収集

- 1 日当たりの喫煙本数.
- 喫煙を始めた年齢と喫煙歴.
- 同居する家族の喫煙者の有無と人数.
- 朝，起床してから何分後に初めてのたばこを吸うか（この時間が短ければ短いほどニコチン依存度は高いと判断できる）.
- 家や職場は禁煙か.
- 今までに禁煙に挑戦したことがあるか.
- その場合どれくらい継続できたか.
- また再喫煙した理由は何か.
- これから禁煙する予定や意思はあるか.

表 6-5 ■身体活動についての情報収集

- 日常生活の身体活動強度と 1 日の歩数.
- 運動習慣の有無（ある場合は運動の内容と頻度，一回の継続時間）.
- 運動経験はあるか，運動施設は近所にあるか.
- 運動をする際の留意事項の有無（膝や腰の痛みの有無，足病変の有無，そのほか安全に運動するための留意点など）.

する．患者の意向も確認した上で，禁煙外来の受診予約の調整などの支援も必要となってくる.

喫煙は，ニコチンによる血管収縮で血圧上昇を引き起こすだけではなく，血管の内皮細胞を傷害することから，血圧以外にも循環器系疾患と関連している．動脈硬化の悪化，冠血管疾患や脳血管疾患，腎臓疾患や眼底の傷害を引き起こさないためにも，禁煙は最優先にすべきである.

適正体重の維持に向けた生活習慣のアセスメント

血圧管理には，適正体重の維持が欠かせない．そのためにまずは，患者の身体活動，食行動，飲酒などについて，アセスメントすることが大切である.

▸ 身体活動の状況

日常生活で身体をどれくらい，どのように動かしているか(表6-5)．適切な運動は，運動後に交感神経の興奮を和らげ，末梢血管の拡張をもたらし，血圧を下げる効果がある．加えて体重の減量やストレス発散，筋力の維持，糖質や脂質の代謝を亢進するなど，さまざまな効果が期待できる．ウオーキングなどの軽・中度の持続的な有酸素運動を30分以上行うことが適当とされているが，個人の身体状況や体力に合わせて，安全に行い，その効果を得ることが最も重要である．一律な目標値の伝達や一般的な方法の情報提供でなく，個々に合わせた実施可能な目標設定と実施方法を，患者とともに検討していく必要がある.

表 6-6 ■食行動についての情報収集

- 塩分摂取量，脂質摂取量，エネルギー摂取量，栄養素のバランス．
- 嗜好品の摂取（飲酒量や頻度，喫煙と食行動や，喫煙と飲酒との関連など）．
- 食事時間や欠食．
- 自炊，外食，出来合いのものなどをどのように組み合わせて，日々の食事としているか，また自宅で炊事している場合の調理者は誰か．

▸ 食行動

1日，もしくは1週間の生活サイクルの中で，食事や間食について，何をいつどれくらい摂取しているか，表6-6 に挙げた内容を総合的に考慮し，患者の1日および1週間の生活サイクルの中での習慣やパターンを十分に踏まえた上で，行動変容ができそうな要素はないかなども含めてアセスメントする．年齢や性別，職業の有無や職種，家族構成や家族内の役割，居住する地域特性などの生活習慣に影響する患者の背景を考慮して，塩分や脂質，エネルギー量が目標値に近づくようにする．さらに野菜，果物，魚（魚油）の積極的摂取には，どのような方法があるか，患者それぞれの食行動や習慣とともに検討する．ただし，患者が内服している薬や腎機能低下によって，目標値や達成するための方法が異なることに留意する．

▸ 飲酒

飲酒で気をつけるべきことは，アルコール摂取による血圧上昇の影響だけではない．飲酒に伴い，塩分やエネルギーを多量に含んだ食品を摂取してしまうことが多い．アルコール摂取量だけではなく，飲酒する際の習慣も併せてアセスメントして調整する必要がある．

ストレスとその要因・対処法

▸ ストレスの要因

ストレスのアセスメントで留意すべきことは，ストレスとは，社会的生活の中で個人が感じる，人的，物理的，化学的要因から生じた主観的なものだということである．そのため同じ環境におかれていてもそれをストレスに感じるか否かは個人によって異なる．また不安，怒り，イライラ感，恐怖といったストレスに対する反応やその程度もさまざまである．各自の属するコミュニティの中での人間関係，職場や家族内の役割・責任などでも，ストレスの要因と強度が異なる．

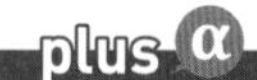

職業的な背景のアセスメント

職種によって，仕事の拘束時間や勤務形態（規則的・不規則的），夜間勤務の有無など異なる．職業的な背景からくる身体的ストレスも併せてアセスメントすることが大切である．

▸ 対処法

ストレス発散方法の有無や，獲得しているストレスコーピングのスキルの程度によっても，ストレスに対する反応は異なる．これらをアセスメントし，要因の除去と，ストレスコーピングのスキルの獲得，具体的なストレス解消法の工夫ができるように，必要なときは家族の協力を得ながら，生活全般を見据えた調整ができるよう支援する．

睡眠と休養

適切な睡眠と休息は，心身のストレスや疲労を回復させる上で欠かすことができない．

その他の生活習慣

▶ **寒冷刺激**

寒冷が血圧を上昇させることは知られている．患者の居住する生活環境に応じて外的環境を調整していく．

▶ **便通の管理**

排便時の努責は，胸腔内圧を高め一時的に血圧を上昇させる．便通自体の調整とともに，トイレの室温や便座の種類（保温機能の有無等）などの環境をアセスメントした上で，排便行動の調整をする．

3 薬物治療での治療計画管理とコンプライアンス強化

薬物による血圧コントロールをする場合，長期にわたり複合的な面から生活の調整や習慣の是正が必要となってくる．自覚症状がない場合も内服は継続する必要があり，患者には服薬方法を自己判断で調整することのないように伝える．服薬の中断や，量の調整（特に増量）は，薬物の血中濃度を急激に変化させ，急激な血圧の上昇や下降を招き，それに伴って脳，心臓，腎臓などの臓器に悪影響をもたらす．加えて高齢者の場合，加齢に伴う生理的機能低下によって肝臓や腎臓の薬物代謝の能力が低下していることで，薬効が強く出たり，副作用が出現することもある．服薬の自己調整は，患者なりの理由はあるが，非効果的な治療計画管理の結果，危険な状況を招かないようにしなければならない．自己判断する前に，医師や看護師，薬剤師に相談することの重要性を，患者および家族に理解してもらうことが大切である．

plus α

寒冷刺激に対する外的環境の調整

生活環境に合わせて，暖房による室温の調整や入浴時の浴室・脱衣所の温度の調整，外出時の衣服の調整などを行う．また入浴の温度は温かめ（40度くらい）が望ましい．

2 二次性高血圧症 secondary hypertension

1 腎性高血圧

1 概要

腎性高血圧は，**腎実質性**と**腎血管性**の高血圧症に分かれる．

腎実質性高血圧

二次性高血圧の中で最も頻度が高く，慢性腎不全が原因となることが多い．慢性腎不全は，高血圧の原因になることもあるが，その逆に高血圧が慢性腎不全の原因になることもある．そのため両者は悪循環に陥り，末期腎不全となり透析導入に至ることが多い．2011年の統計では，1年間に透析導入された患者の基礎疾患は，1位糖尿病腎症，2位慢性糸球体腎炎，3位腎硬化症，4位多発性囊胞腎となっている．ここではこの4疾患と高血圧について解説する．

● 糖尿病腎症：糖尿病に合併した腎症である．糖尿病に罹患することで，細小血管が徐々にむしばまれていく．その障害臓器の一つに腎臓があり，糖尿病性糸球体硬化症を呈することで，高血圧をもたらす．

●慢性糸球体腎炎*：初期から高血圧を合併する頻度が高く，末期腎不全まで進行するとほとんどの場合で高血圧を伴う．高血圧を呈する原因として，Na排泄障害による体液貯留や，レニン-アンジオテンシン（RA）系の不適切な活性化，交感神経系の関与が考えられている．

●腎硬化症：高血圧が原因で，腎内の細小血管に動脈硬化性病変を生じる．

●多発性囊胞腎：両側の腎臓に囊胞が多発する疾患である．疾患は進行性であり，腎機能も時間とともに低下していく．高血圧は腎機能が正常である初期から半数以上にみられるが，末期腎不全まで進行すると高血圧は必至である．囊胞による腎血管の圧排が原因で，レニン分泌や交感神経系が活性化されることで高血圧を発症すると考えられている．

腎血管性高血圧

腎動脈の狭窄が原因で生じる高血圧で，全高血圧患者の約1%である．その原因として，若年者では線維筋性異形成が，中高年では粥状動脈硬化が，女性では高安動脈炎（大動脈炎症候群）が多い．この三つの疾患で腎血管性高血圧の80～90%程度を占めている．狭窄は左右の腎血管のうち，基本的には片側性狭窄が多い．また，高血圧の割に腎機能は正常なことも少なくない．

2 検査と診断

腎実質性高血圧

疾患ごとに検査は異なる．

●糖尿病腎症：血液検査での血糖やHbA1c測定，尿検査（特に微量アルブミン尿が重要）を行う．

●慢性糸球体腎炎：尿検査でのタンパク尿と糸球体性血尿（変形赤血球や赤血球円柱など）が通常1年以上にわたり持続的にみられる場合に診断される．疾患の同定が重要となるため，腎生検を行うことが多い．

●腎硬化症：高血圧を有し，かつ，腎機能障害はあるものの，尿中のタンパク量が少なく硝子円柱程度の軽微な尿所見であれば，本症例を疑う．確定診断は腎生検であるが，臨床所見（網膜症や心肥大，エコーやCTなど）から判断する場合もある．

●多発性囊胞腎：エコーやCTなどの画像診断がすべてである．両側腎に多数の囊胞の存在が確認できれば診断できる．

腎血管性高血圧

身体所見では，腹部血管雑音が聴取されることがある．血液検査では，血漿レニン活性高値，血漿アルドステロン高値を確認する．また腎動脈エコーは非侵襲的で，かつ簡便で正確性もあり非常に有用である．他にはCTA*や，造影剤を使用できない場合にはMRA*などでの評価方法がある．

用語解説

慢性糸球体腎炎
慢性糸球体腎炎とは症候学的病名であり，原因疾患名はIgA腎症や膜性増殖性腎炎，全身性エリテマトーデスなどがある．

plus α

多発性囊胞腎
常染色体優性遺伝形式が主であるが，常染色体劣性遺伝形式を示すものも存在し，原因遺伝子も同定されている．

plus α

微量アルブミン尿の検査の重要性
通常タンパク尿（検尿の試験紙で確認できる）が出現している患者は，病変が進行していることがほとんどである．そのため，早期発見が必要だが，その指標の一つが微量アルブミン尿である．通常の検尿試験紙では，不可能なため，特殊なテープを用いて検出する．この検査は早期腎症に行うが，血糖を厳密にコントロールすることにより，腎症が治る可能性があるため，非常に重要な時期である．

用語解説

CTA
CT angiography．造影剤を用いて，腎動脈などを描出する方法である．

MRA
MR angiography．MRIを用いて，腎動脈などを描出する方法である．

3 治療

腎実質性高血圧

糖尿病腎症，慢性糸球体腎炎，腎硬化症，多発性嚢胞腎における高血圧治療は，慢性腎不全合併高血圧に準じ，ACE 阻害薬や ARB を用いた降圧が中心となる．

腎血管性高血圧

薬物による治療と，経皮的腎動脈形成術（PTRA）や外科的治療による血行再建術がある．薬物治療では降圧薬が基本になる．効果のある降圧薬としては，ACE 阻害薬，ARB が認められているが，両側腎動脈狭窄患者での使用は原則禁忌のため注意する．また投与後に，腎機能障害の進行や高カリウム血症がみられることもあるため，投与開始後しばらくは定期的な血液検査を行うことが望ましい．これら副作用がみられた場合は，投与の中止と他の薬剤への変更を検討する．また降圧目標が達成できるよう，多剤を併用することも重要である．

血行再建術では，侵襲性の低さから PTRA が第一選択となる．PTRA 施行が困難な場合には，血管バイパス術や，腎移植，腎摘出術などの外科的治療が検討されるが，世界的には減少している．

2 内分泌性高血圧

1 概要

内分泌性高血圧は，内分泌臓器からホルモンが過剰に分泌されることで生じる高血圧症である．代表的疾患に原発性アルドステロン症，クッシング症候群，褐色細胞腫がある．その他，先端巨大症や甲状腺機能亢進・低下症，原発性副甲状腺機能亢進症が存在する．

2 検査と診断

各疾患の原因となるホルモン値の測定が中心となる．

- 原発性アルドステロン症：血漿レニン活性（PRA），血漿アルドステロン濃度（PAC）を測定し，PAC/PRA ＞ 200 の際に本疾患を疑う．確定診断は，カプトプリル試験，立位フロセミド負荷試験，生理食塩水試験を行う．
- クッシング症候群：スクリーニング検査として，①少量のデキサメタゾン抑制試験，②血中コルチゾール値の日内変動の消失，③ DDAVP 試験がある．どの臓器が原因かの病型鑑別に血漿 ACTH 測定，CRH 試験，デキサメタゾン抑制試験があり，部位診断に副腎 CT や下垂体 MRI などを行う．
- 褐色細胞腫：血中・尿中カテコールアミン代謝産物測定を行う．部位診断として MRI，副腎髄質シンチグラフィを行う．

3 治療

各疾患に応じた摘出術を実施する．

plus α

内分泌性高血圧の原疾患における摘出術

原発性アルドステロン症：腹腔鏡下副腎摘出術（腺腫の場合）

クッシング症候群：腹腔鏡下副腎摘出術（副腎性の場合），下垂体摘出術（下垂体性の場合）．下垂体摘出術は Hardy 手術（経蝶形骨洞下垂体腺腫摘除術）ともいう．

褐色細胞腫：外科的腫瘍摘除術

3 血管性（脈管性）高血圧

1 概要

代表的な原因疾患として高安動脈炎（大動脈炎症候群），大動脈縮窄症が挙げられる．高安動脈炎では，約4割に高血圧症を認め，血圧の左右差を呈することがある．大動脈縮窄症は上下肢の血圧の左右差をきっかけに疑われる．狭窄部より近位側の上肢の高血圧と，遠位側の下肢の低血圧を来し，上下肢の収縮期血圧差が20～30mmHg以上になることもある．

CTやMRAなどの画像検査で診断される．

高安動脈炎で高血圧を合併している場合には，降圧薬を使用する．大動脈縮窄症は原則的には小児期に外科的治療による狭窄解除を行う．

➡高安動脈炎（大動脈炎症候群）については，14章1節2項を参照．

4 神経性高血圧

1 概要

脳出血やくも膜下出血，脳梗塞などの脳血管障害や脳腫瘍，脳炎などによる高血圧が存在する．これらは頭蓋内圧亢進により，交感神経活動が亢進（クッシング現象*）することで，高血圧を呈すると考えられている．

診断はCTやMRAなどの画像検査が中心であるが，感染症の場合には，血液検査や血液培養，髄液培養検査も行う．

原疾患の治療が重要で，脳出血やくも膜下出血であれば外科的治療が優先され，かつ，厳格な降圧治療も求められる．脳梗塞では，薬物治療の他に血管内治療が行われる場合もある．脳梗塞では，急性期は血圧を下げすぎないように注意する．感染症が原因であれば，抗菌薬の投与等が検討される．

用語解説

クッシング現象
頭蓋内圧亢進にみられる血圧上昇と徐脈をいう．頭蓋内圧亢進から交感神経活動優位になり，脳内の血液増加のために血圧が上昇し，血圧増加に伴う血流増加を抑えるために徐脈となる．

5 その他

1 妊娠高血圧症候群

妊娠が原因で高血圧を生じる病態である．通常，妊娠初期の血圧は低下し，20～32週付近にかけて妊娠前の血圧値に戻る．その後，32週を過ぎて分娩に向け上昇傾向となる．しかし妊娠高血圧症候群では，20週付近から血圧上昇を呈することが多い．妊娠時に収縮期血圧140mmHg以上，または拡張期血圧90mmHg以上を認めた場合に，妊娠高血圧症候群と診断する．

軽症の場合は，基本的に母児管理での経過観察である．降圧薬の使用や過度な減塩は，胎盤での血流低下を来し，胎児の発育不全につながるため注意が必要である．重症の場合には，降圧薬の開始を検討する．使用可能な降圧薬はメチルドパ，ヒドララジン，ラベタロールを第一に選択する．しかし，根本治療は妊娠の終了である．

2 睡眠時無呼吸症候群

睡眠中の無呼吸により，低酸素血症が繰り返される疾患である．肥満や加齢

plus α

妊娠高血圧症候群（HDP）の病型分類
HDPは妊娠高血圧腎症，妊娠高血圧，加重型妊娠高血圧腎症，高血圧合併妊娠の四つの病型に分類される．

睡眠時無呼吸症候群の重症度
無呼吸数と低呼吸数を合わせた数（無呼吸・低呼吸指数）を睡眠時間で割った値をAHIという．AHIが5以上15未満を軽度，15以上30未満を中等度，30以上を重度とする．治療開始の目安については，AHIが15以上で治療開始を検討し，30以上でCPAPを用いた積極的な治療を行う．

睡眠時無呼吸症候群と高血圧
睡眠時無呼吸症候群と高血圧が関係のある理由の一つとして，無呼吸により，換気がうまくできず，血中の酸素濃度の低下と二酸化炭素濃度の上昇が交感神経を刺激し，血圧を上昇させると考えられている．あるいは無呼吸状態から呼吸が再開する際に，脳が一時的に覚醒状態となり，交感神経が亢進することで，血圧が上昇するとも考えられている．

に伴い増加するが，非肥満者でも生じることがあり，小顎症，扁桃肥大，軟口蓋低位などでみられる．診断は就寝時の脳波や呼吸，心電図などを測定するポリソムノグラフィーを用いて行う．治療の基本は減塩や減量，禁煙，就寝前の飲酒の禁止といった生活習慣の改善である．また，中等度・重度の睡眠時無呼吸症候群を合併する高血圧患者では，持続的陽圧呼吸（CPAP）の装置の装着を優先する．しかし，日中の眠気などの自覚症状に乏しい患者の場合，CPAPをきちんと装着してくれない場合がある．その際にはマウスピースなどの口腔内装置も有用であり，耳鼻科や歯科口腔外科へのコンサルトも検討する．それでも高血圧のコントロールが困難な場合には降圧薬を用いる．

3 薬物誘導性

非ステロイド性抗炎症薬，甘草（かんぞう）製剤，グルココルチコイド，シクロスポリン，エリスロポエチン，経口避妊薬，交感神経刺激薬，近年では分子標的薬などは血圧上昇作用があるため，高血圧患者にはこれらの薬剤使用がないかを観察し，使用している場合には，必要最低限の使用にとどめる．

4 肥満・メタボリックシンドローム

肥満者の場合，睡眠時無呼吸症候群に陥りやすく，高血圧を呈する場合もある．減量が有効で，食事や運動療法などの生活習慣の改善を行う．

6 二次性高血圧症患者の看護

1 腎性高血圧

ここでは，腎実質性高血圧と腎血管性高血圧，それぞれの看護について解説する．

腎実質性高血圧

腎実質性高血圧は，腎機能の低下により，体液量の増加，レニン－アンジオテンシン系の産生物の過剰が起こり，降圧機序の機能が低下（ナトリウムの再吸収を促進）して，血圧が上昇する．腎臓の障害の程度により降圧目標は異なる．良好な高血圧管理がされていないと腎不全に移行し，さらに腎不全が高血圧管理を難しくさせるという悪循環に陥りかねない．原因疾患の治療とともに，血圧の管理が重要となる．

腎血管性高血圧

腎血管性高血圧は治療可能な高血圧の一つである．腎動脈の片側，もしくは両側が狭窄・閉塞することで，腎血流は減少する．それが刺激となり，レニンが過剰に放出され，副腎皮質のアルドステロンの分泌が促される．これによって尿細管におけるナトリウムの再吸収が促進され，高血圧が引き起こされる．経皮的腎動脈形成術などの外科的治療を施すことで，原因となっている腎動脈の狭窄・閉塞が改善し，血行が回復される．薬物治療の場合，腎機能障害の程度により，副作用の出現や高カリウム血症を引き起こす可能性があるので，それらの徴候の早期発見に努めることが重要である．

plus α

腎血管性高血圧での注意点
薬物治療では，β遮断薬，Ca拮抗薬，アンジオテンシンⅡの産生を抑えるACE阻害薬，アンジオテンシンⅡの作用をブロックするARBといった降圧薬が使われる．副作用として，過剰な降圧や高カリウム血症，腎機能障害がある．両側腎動脈狭窄症の場合は，ACE阻害薬，ARBは禁忌である．また腎機能が急速に悪化する場合は投薬を中止しなければならないので，腎機能に関連する検査値のチェックも大切である．

2 内分泌性高血圧

以下に挙げる疾患が代表的であるが，いずれも摘出術により回復する．摘出手術前後の看護と各血圧上昇のメカニズムの理解が重要である．

●原発性アルドステロン症：副腎皮質からのアルドステロンの過剰分泌により，水分とナトリウムが貯留することから血圧が上昇する．

●クッシング症候群：コルチゾール系ホルモンの過剰分泌により，末梢動脈の収縮，細胞外液量の増加が起こり，血圧上昇を来す．糖尿病を合併する場合がある．

●褐色細胞腫：副腎髄質ホルモンのカテコールアミン（アドレナリンとノルアドレナリン）の過剰分泌により，末梢血管収縮，心収縮力の増強を来すことで，高血圧となる．また耐糖能異常を合併する．

3 心臓血管性高血圧

高安動脈炎（大動脈炎症候群）によって高血圧となる．

大動脈狭窄，大動脈と主な分岐部に生じた動脈炎による狭窄性変化により，血圧が上昇する．大動脈弓部の分岐の狭窄・閉塞の場合は，腕頭動脈，鎖骨下動脈で脈が触れにくくなる．

また高安動脈炎は，胸部以外の頸部や腹部などの太い動脈に障害がある場合にも発症する．頸動脈部位の障害では，頸動脈洞反射亢進として，失神やめまいの症状が現れる．下行大動脈・腹部大動脈の狭窄では上肢の高血圧を示し，腎動脈の狭窄を伴って腎性高血圧が現れる場合がある．薬物療法が行われ，日常生活動作に支障を来す症状がある場合は，症状管理の支援が必要になる．

4 神経性高血圧

頭蓋内圧亢進により，交感神経活動が亢進することで高血圧になると考えられている．そのため，まずは脳出血，くも膜下出血，脳梗塞などの原因疾患の治療が重要である．回復過程における厳密な血圧管理が大切である．また血圧のみではなく，ほかの頭蓋内亢進に伴う症状のモニタリングが必要で，異常の早期発見・治療が重要である．

5 その他

二次性高血圧には，原因疾患があるもの以外に，妊娠や薬剤の影響によるものなどがある．

妊娠高血圧症候群

妊娠に伴う高血圧で，腎症の場合はタンパク尿を伴う．過度な降圧は，胎盤の血流低下から胎児の発育不全を招く恐れがあるので，血圧や他の症状の経過観察をするとともに，随伴症状に伴う妊婦の日常生活動作や行動の工夫に関する支援が必要となる．

睡眠時無呼吸症候群

肥満や加齢に伴うものと，扁桃腺や顎の疾患によって引き起こされるものとがある．基本的に患者に応じた生活習慣の是正（減量，禁煙，就寝前の過剰アルコール摂取の回避，減塩）の支援を行う．また日中の眠気などがある場合は，車の運転やその他，安全な日常生活を送るための調整も必要となってくる．

薬物誘導性によるもの

高血圧の患者に対して生活歴を聴取する際には，内服している薬剤のアセスメントを行う．特に高血圧に関連すると推測される薬剤を摂取している場合は，その摂取歴や摂取量，随伴症状を観察する．

使用量の調整の際は，血圧の観察とともに使用している薬剤の作用に関連する症状も併せて観察する．

plus α

高血圧に関連する薬剤の例
非ステロイド性抗炎症薬，経口避妊薬，交感神経刺激薬，副腎皮質ホルモン，甘草製剤など．

2 低血圧症 hypotension

1 神経調節性

1 起立性低血圧 orthostatic hypotension

1 概要

起立したときに，血圧が低下して立ちくらみやめまい，失神などの症状を呈することを**起立性低血圧**と呼ぶ．加齢に伴い多くみられる．起立時には瞬間的に500～800mL程度の血液が下半身へ移動するが，その際，正常時には血液の移動を感知してくれる圧受容体が刺激される．その結果，交感神経の亢進と副交感神経の抑制により，心拍数と心収縮が増加し，末梢血管が収縮することで血圧は安定し，脳血管系への血流も保持される．しかし，この一連の調節機構が機能しない場合，血圧上昇作用が働かず，脳血流量が減少し起立性低血圧が生じる．

調節機構が機能しない原因として，①調節機構の問題，②血液量の問題のどちらかが考えられる．①調節機構の問題としては，薬剤性（降圧薬や利尿薬，向精神薬など）や神経原性（糖尿病性，アミロイドーシス，アルコール性，脊髄疾患など），加齢，飲酒などが挙げられる．②血液量の問題には出血や脱水，発熱，貧血などが挙げられる．

plus α

起立性低血圧の定義
仰臥位・座位から立位への体位変換後3分以内に収縮期血圧が20mmHg以上低下，あるいは拡張期血圧が10mmHg以上低下，または収縮期血圧が90mmHg未満に低下が認められた際に診断される．

2 検査と診断

症状出現時の問診が重要で「立ち上がった後に，症状が出た」という情報を得られれば，ほぼ診断は確定である．また診断を確定する方法として起立試験がある．患者に立位負荷をかけ，血圧が実際に低下するかどうかを観察するため，医師立ち会いのもと行う．

3 治療

原因の除去が第一である．薬剤性であれば，その薬剤の休薬や変更を考慮し，血液量の問題であれば，飲水や輸液，輸血などの適切な処置を施行する．

また，急激な体位変換を行わないように指導することも重要である．弾性ストッキング着用が有用な場合もある．それでも効果が不十分な際には薬物治療を行うこともある．

2 迷走神経反射

1 概要

若年者に多くみられる．自身への何らかの精神的・身体的ストレス負荷により交感神経が抑制され，副交感神経（迷走神経）が興奮することで血圧低下や徐脈を呈する．ストレスには長時間の立位・座位姿勢，痛み刺激，不眠，疲労などが考えられる．

病歴聴取が重要で，診断には症状を呈した際の状況を得ることである．

前兆や発作が出た際には，臥位・安静での経過観察を行う．難治例には薬物投与を行う場合もある．

2 心拍出量減少性

1 徐脈性・頻脈性の不整脈

➡刺激伝導系の障害については，9章参照．

1 概要

低血圧症に陥る病態として，不整脈が原因となる場合もある．不整脈には徐脈性（脈拍 50 回 / 分未満の状態）不整脈と頻脈性（脈拍 100 回 / 分より多い状態）不整脈が存在する．

徐脈性不整脈の代表例としては，洞不全症候群（Ⅰ～Ⅲ型）や房室ブロック（Ⅰ～Ⅲ度）が挙げられる．

頻脈性不整脈の代表例としては，発作性上室頻拍，発作性心房細動，心房粗動，心室頻拍が存在する．

2 検査と診断

基本的にはモニター心電図や 12 誘導心電図で診断を行う．同定できない場合には，ホルター心電図を用いる場合がある．それでも同定できないが，強く不整脈を疑う場合には，最近は植込み型ループレコーダーという胸部皮下に植込むタイプの心電図を装着する場合もある．

3 治療

何らかの疾患や薬剤性が原因となっている場合もあるため，まずは原因の同定と治療・除去を検討する．また，各不整脈に対する有効な薬剤使用が必要となる場合がある．徐脈性不整脈では緊急度に応じて，一時的ペーシング（経皮的，経静脈的）を行いつつ，専門医へのコンサルトと，永久的ペースメーカ挿入を検討し，頻脈性不整脈では，電気的治療（カルディオバージョン）を検討する．

2 閉塞性循環障害

1 概要

閉塞性循環障害は「循環経路」の「閉塞」が原因で生じる低血圧であり，緊急性が高い．代表的な疾患としては心タンポナーデ，緊張性気胸，肺塞栓症が挙げられるが，いずれも突然発症の疾患であることを念頭に置く．自覚症状で胸痛を訴えることが多く，検査を迅速に行い鑑別診断し，状態の解除を最優先する．

心タンポナーデ

心タンポナーデは，心嚢液貯留により心臓が圧排されることで心拍出量が減少する病態で，心破裂や外傷，大動脈解離が原因となることが多い．血圧低下，頸静脈怒張，心音の低下が特徴的な所見である．検査では，心エコー法での心嚢液貯留を確認することが重要である．状況が許せば，大動脈解離などの鑑別のため造影 CT を検討してもよい．血圧低下による血行動態が悪化しているため，まずは心嚢穿刺によって心嚢液を除去し，心臓が拍動できるようにする．ある程度の拍動が得られたら，原因疾患に応じて外科的手技を検討する．

緊張性気胸

緊張性気胸は外傷などで肺損傷を生じ，損傷部が弁状となり，空気の流れが一方通行となって胸腔内に空気が貯留する病態である．貯留した胸腔内の空気は逃げ場がなく，心臓が圧排され，心拍出量が減少し血圧低下に陥る．頸静脈怒張と患側肺の呼吸音の消失，気管の健側への偏位がみられる．胸腔穿刺を緊急に行い，胸腔に貯留している空気を除去する．その後ドレーンを挿入し，管理する．

肺塞栓症

肺塞栓症は，血栓や脂肪，腫瘍細胞などの塞栓子が，肺動脈を閉塞する状態を指す．例えばエコノミークラス症候群などでは，下肢に生じた静脈血栓が飛んで，下大静脈→右心房→右心室→肺動脈と流れていくことでこの疾患を生じる．塞栓を生じた肺動脈以降への血流がなくなるため，心拍出量が減少し，低血圧に陥る．突然の呼吸困難，頻脈，頻呼吸がみられることもあるが，身体所見上は，肺実質には問題はないため呼吸音はクリアに聴取できる．心電図での変化（Ⅰ誘導での深い S 波，Ⅲ誘導での異常 Q 波出現，Ⅲ誘導での陰性 T 波）がみられることもある．しかし，基本的には造影 CT による診断が重要である．治療は，ヘパリンなどを用いた抗凝固療法を行うが，状況に応じては外科的な血栓除去術も考慮される．

3 低血圧症患者の看護

血圧が下がりすぎた場合，初めに機能不全を来す臓器は脳である．ファウラー位，座位，立位などの完全にフラットな臥位以外の体位では，脳は人体の最も高い位置にあり，心臓は重力に逆らった状態で脳へ血流を送っている．なんらかの原因で一時的に，また急激に脳の血流が減少すると，めまいや立ちくらみ，さらに失神を引き起こすことにもなる．

代表的な低血圧の原因として，**起立性低血圧**と，**食事性低血圧**がある．低血圧になる主なメカニズムの一つは，臥位から起き上がる，座位や立位になるといった体位の変化で，重力によって血液が下方向に移動し，結果，脳血流が急激に減少することによる．もう一つは食事などによって，一時的に血液の需要が増した臓器が存在し，体内での血液分布が変わることで起こる．

健康な身体では，圧受容体反射によって，血管平滑筋が作用して末梢血管が収縮し，急激に体内の血液分布が変わらないようになっている．しかし，加齢による血管の圧受容体の機能低下や，糖尿病やアミロイドーシスなどの原疾患があり，それらに由来する血管内皮細胞の合併症がある場合，また高血圧治療薬（血管拡張薬）を服用し，その効果が強く出てしまった場合などは低血圧を引き起こす．

これらのことから低血圧では，原因のアセスメントと，患者の日常生活における安全を確保するための体位変換技術などの習得，QOL 向上に向けた支援，さらに低血圧を引き起こしている原因疾患の管理が重要となる．

1 症状の観察・アセスメントと看護

疾患，薬の副作用など低血圧を引き起こす原因を明確化し，それに的確に対応した看護支援を行う．

- 疾患によるもの：原疾患によって血圧を調節する神経性・体液性因子に何らかの障害が生じ，循環血液量の減少，末梢血管の拡張もしくは収縮能の低下，心拍数や心収縮力の低下が低血圧をもたらす．原疾患の治療を優先する．
- 薬効性（降圧薬や利尿薬，向精神薬）によるもの：医師や薬剤師とともに薬物治療計画自体の見直しや調整を行う．体液量の調整（飲水，輸液），弾性ストッキングの着用や，日常生活労作における急激な体位変換を避ける方法を指導する．
- 栄養不良：タンパク質，ミネラル，ビタミンが豊富な食事摂取を促す．特に食事制限のない場合，十分な水分摂取と塩分の摂取を促す．
- アルコール過剰摂取：アルコールは末梢血管を拡張させ，さらにアルコールの利尿作用により血管内の水分が失われ，脱水状態を引き起こし，血圧が下がりやすくなる．
- 若年者にみられる血管迷走神経反射の障害によるもの：精神的・身体的ストレス負荷を除去する必要がある．長時間の立位や座位，痛み刺激，不眠，疲労などのストレス負荷が軽減，解消されるよう支援する．
- 食後低血圧：一回の食事量を少なくし，回数を多くするように調整する．

また，上記に加え，表6-7 のような看護支援を行う．

表 6-7 ■低血圧症患者に対する看護のポイント

- 日常生活や社会生活で低血圧に伴う支障を来さないように調整をする.
- めまいや失神による転倒や転落事故を防止する.
- 随伴症状（めまい，動悸，あくび，不眠，手足の冷え，食欲不振，胃部不快感，易疲労性，倦怠感，精神力や活力の減退など）をコントロールする.
- 日常生活の調整を行う.
  食事や睡眠などの日常生活習慣のリズムを整える，適度な運動を促す（心機能や筋力を強化し，血管運動反射を高める).
- 高齢者は特に圧受容体の機能の低下や，筋肉量の低下に配慮する.

高齢者は老化に伴い血圧の変動を来しやすく，またその調整機能の働きが低下することから，起床や起立時，食後や入浴後，運動後など，ちょっとしたことで低血圧を引き起こしやすい．さらに食事摂取量が減少することからも血圧が低下しやすい．一つの動作から次の動作に移行するときはゆっくり行うこと，また加齢による変化で特に疾患がなくても血圧低下が起こる可能性があることの理解を促す．それとともに，看護師は患者の訴えをよく聞き，普段とは異なる体験をしていることから患者が表現する苦痛や，その状態を適切に把握することが必要となってくる．

! 臨床場面で考えてみよう

Q1 高血圧患者に対して生活指導を行う際の留意すべき項目と，その内容にはどのようなものがあるか.

考え方の例

1 最も重要なのは，1 日 6g 未満の減塩である．また，肥満は高血圧の要因となることが多く，BMI25kg/m^2 未満を目指して減量指導を行う．運動については有酸素運動を基本とし，レジスタンス運動を補助的に組み合わせ，1 日の合計時間が 30 分程度になるように指導する．飲酒は 1 日の適量エタノールが男性で 20g（日本酒：1 合，ビール：中瓶 1 本，酎ハイ：ジョッキ 1 杯，ワイン：グラス 2 杯，ウイスキー：ダブル 1 杯），女性で 10g を超えないよう，適度な飲酒を勧める．喫煙は心疾患のみならず，脳血管疾患やがんの発症リスクも上昇させるため，禁煙を強く勧めるが，禁煙による 2kg 程度の体重増加も報告されており，禁煙後の食生活の指導も重要である．その他，寒冷対策や排便コントロールも指導する．

引用・参考文献

1）日本高血圧学会高血圧治療ガイドライン作成委員会編．高血圧治療ガイドライン 2019．日本高血圧学会，2019.

7 アテローム性動脈硬化症

アテローム性動脈硬化と動脈硬化性疾患

動脈硬化性プラークの特徴

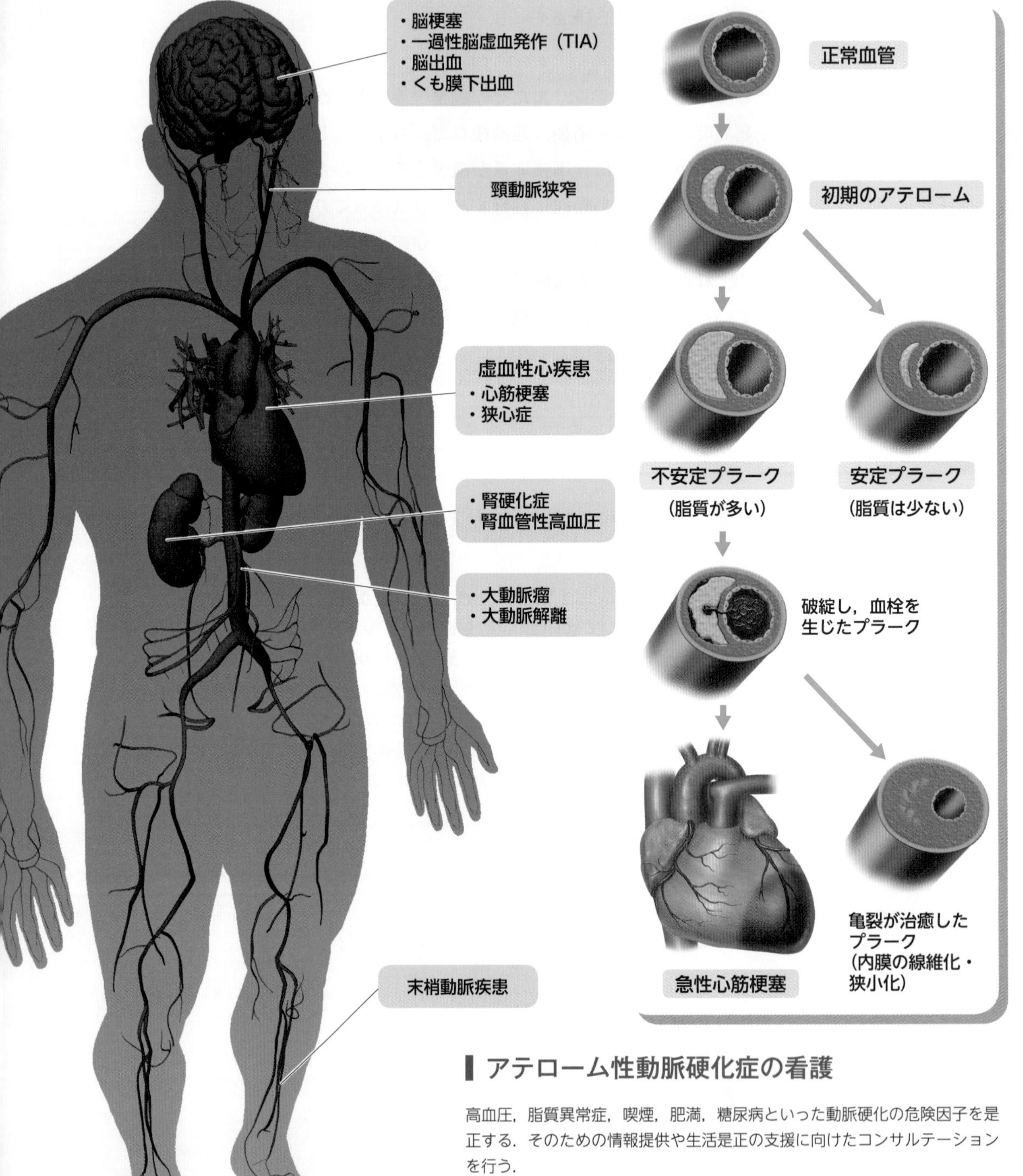

アテローム性動脈硬化症の看護

高血圧，脂質異常症，喫煙，肥満，糖尿病といった動脈硬化の危険因子を是正する．そのための情報提供や生活是正の支援に向けたコンサルテーションを行う．

1 アテローム性動脈硬化症

atherosclerosis

1 動脈の構造と機能

1 動脈（血管）の構造

動脈は**内膜**，**中膜**，**外膜**の3層からなり，内膜と中膜の間に内弾性板，中膜と外膜の間に外弾性板が存在する．内膜は1層の内皮細胞，内皮下組織，基底膜，中膜は平滑筋細胞と膠原線維，弾性線維などの細胞外マトリックス，外膜は線維芽細胞，細胞外マトリックス，毛細血管，神経から構成されている（図7-1）．動脈は静脈に比べて中膜が厚いのが特徴で，大動脈など中枢に近い太い動脈の中膜は弾性線維が比較的多く（弾性動脈），末梢や臓器内の細い動脈の中膜は平滑筋細胞が多い（筋性動脈）．外膜の毛細血管は栄養血管（vasa vasorum）と呼ばれ，中膜の外側3分の2と外膜を栄養する．内膜と中膜の内側3分の1は動脈内腔からの浸透により栄養される．

2 血管内皮細胞の機能

血管内皮細胞は内膜を介した物質輸送以外にも，表7-1に挙げる機能があ

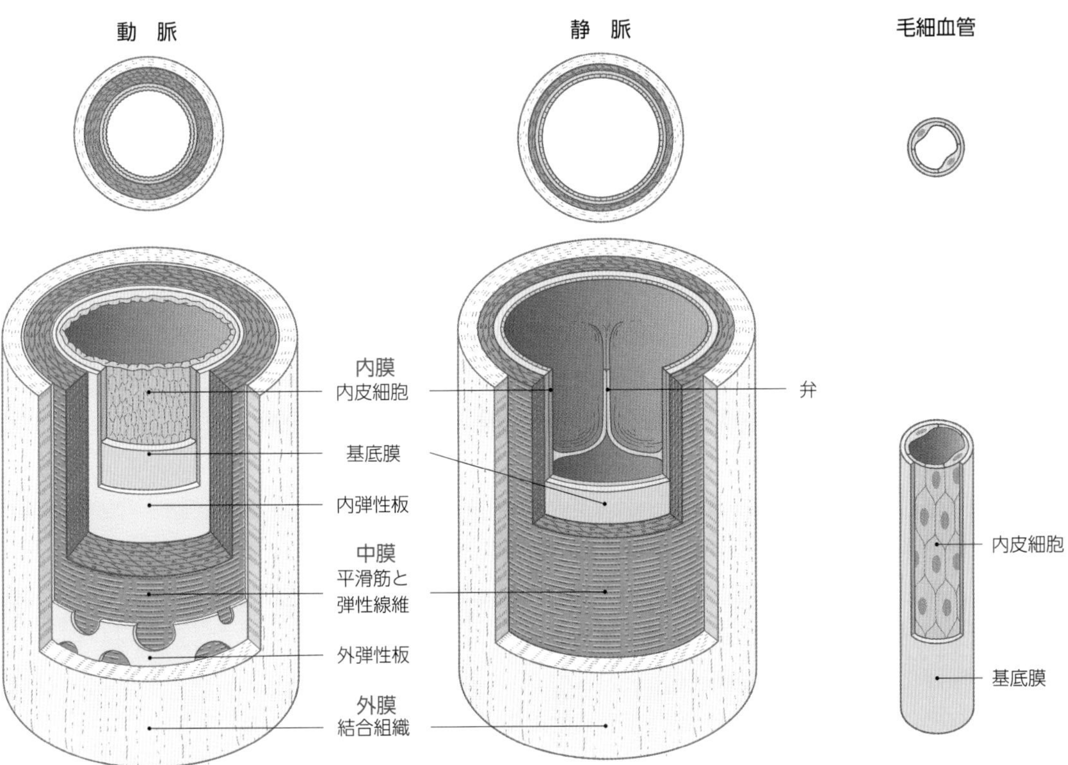

図 7-1 血管の構造

動脈壁と静脈壁の違い：心臓から強い圧力で拍出される血液を受け取る動脈は，静脈に比べその壁は厚く，弾力性があり，収縮性に富んでいる．静脈では，平滑筋からなる中膜が発達していないために，静脈壁は動脈壁に比べてはるかに薄い．

表 7-1 ■血管内皮細胞の正常時の機能と傷害内皮

作用	正常内皮	傷害された内皮
バリア機能（血管透過性の制御）	細胞間接着装置により内皮細胞は強固なバリアを形成し，大分子や細胞の内皮下への侵襲を防ぐ．	透過性が亢進し，血管内の血漿成分が漏出する結果，浮腫を来す．
抗血栓作用	血小板抑制・抗凝固・線溶系亢進作用の三つの機序により，抗血栓作用を示す．	内皮下組織の露出により組織因子（TF）が活性化されて血液凝固が進行．抗血栓作用が減弱する．
血管緊張性（トーヌス）の調節	血管収縮性ペプチドであるET-1や，血管拡張物質であるPGI2，NO，EDHFを分泌して血管壁の緊張性（血管トーヌス）を調節する．	PGI2，NO分泌低下による血管収縮，ET-1による血管収縮を来す．
免疫機能	白血球の接着・遊走を制御する．	炎症刺激などで内皮細胞上に接着分子が発現し，白血球の接着と血管外への遊走・傷害部位への侵入を促進する．
動脈壁平滑筋細胞への影響	平滑筋細胞の増殖・遊走を阻害する（ヘパラン硫酸，NOを介する）．	平滑筋細胞の増殖・遊走を促進する（ヘパラン硫酸，NO分泌低下とPDGF分泌，アンジオテンシンⅡ増加を介する）．

TF：tissue factor，ET-1: エンドセリン-1，PGI2：プロスタサイクリン，NO：一酸化窒素，EDHF: 内皮細胞由来過分極因子，PDGF：血小板由来増殖因子

plus α

血管壁への機械的刺激
血管壁に負荷される機械的刺激（メカニカルストレス）には，ずり応力，伸展，圧力がある．血管の最も内側に存在する内皮細胞は，血流によって発生するずり応力などの刺激を直接受ける．

る．内皮細胞では，血流の乱れによる傷害（ずり応力）や高血圧による血管壁への機械的刺激などの物理的要因，喫煙，糖尿病，脂質異常症，特に酸化LDLなど化学的要因によって傷害を受け，その機能が低下すると調節制御のバランスが崩れ，動脈硬化の発症・進展を引き起こす．冠動脈ではプラーク（粥腫（じゅくしゅ））の形成および不安定化を生じ，急性冠症候群を発症するリスクが高くなる．

2 動脈硬化とは

1 分類

動脈硬化とは，動脈壁の肥厚，硬化，改築，機能低下を示した動脈病変の総称で，次の三つに分類される．

中膜動脈硬化

中膜動脈硬化（mediasclerosis）は，筋性動脈，特に小動脈または中等大動脈に発生することが多く，大腿動脈が好発部位で，中膜の石灰化沈着が特徴である．メンケベルグ型動脈硬化ともいわれる．

細動脈硬化

細動脈硬化（arteriosclerosis）は，全身の細小動脈（直径50～400μm）に認められ，高血圧症との関連が重要視されている．日本では，細小動脈破綻による脳出血の発症率が高いことからも注目される．

粥状動脈硬化（アテローム動脈硬化）

粥状動脈硬化（atherosclerosis）は，主として大型・中型動脈に生ずる限局性病変で，血管内皮細胞傷害に伴い**粥腫**（**アテローム**または**プラーク**）を形成する．症状が進展すると，全身に動脈硬化性疾患として発症する点で臨床病理学的意義が最も大きい．WHOは粥状動脈硬化の進展に従い，肉眼的所見を，

①脂肪線条，②線維性プラーク，③複雑病変の三つに分類している．

2 危険因子

動脈硬化は長い経過で発生・進展し，その危険因子には，喫煙，脂質異常症，高血圧，糖尿病や慢性腎臓病など，生活習慣の改善や薬物療法で修正できるもののほか，加齢・性差，家族歴など修正不可能なものがある．中でも，LDLコレステロールは動脈硬化と最も関係が深い危険因子である．

3 粥状動脈硬化の発症機序（図7-2）

粥腫（アテロームまたはプラーク）の発症

▸ 内皮傷害

喫煙，糖尿病，脂質異常症や高血圧は炎症性サイトカイン血症，インスリン抵抗性，レニン－アンジオテンシン系の活性化などを通じて血管内皮細胞機能障害を起こすと考えられる．

▸ LDLの内膜下侵入と酸化変性

内皮細胞傷害部位では血管透過性が亢進する結果，リポタンパク，主としてLDL粒子が内膜下に侵入しやすくなる．それらが血管壁内でプロテオグリカンなどの細胞外マトリックスに結合して血管壁内に長時間停滞した後，酸化修飾を受けて変性した**酸化LDL**が形成される．酸化LDLは酸化ストレスや炎症性サイトカインを産生して血管内皮細胞を活性化させる．

▸ 白血球の内皮接着と内膜下侵入

内皮細胞機能障害により白血球の接着・遊走の制御が破綻し，動脈硬化の初期には単球やTリンパ球が内皮細胞に接着し，内皮細胞間隙から内皮下に侵入する．

▸ 単球からマクロファージへの分化と泡沫化

内皮下に侵入した単球は血管壁内でマクロファージに分化し，その細胞表面に発現したスカベンジャー受容体を介して，酸化LDLを貪食する．また，細胞内に蓄積する脂肪滴の増加により泡沫化を起こす（**泡沫細胞**）．

▸ 平滑筋細胞の増殖・遊走

活性化された内皮細胞や泡沫細胞は，平滑筋細胞の増殖・遊走因子であるPDGF（血小板由来増殖因子）を分泌する．その他にも種々のサイトカイン，エンドセリン-1やアンジオテンシンⅡなどの血管作動性物質の関与により，中膜平滑筋細胞は内膜に遊走して形質転換（合成型）を起こして増殖する．また，内膜に遊走してきた平滑筋細胞は細胞外マトリックスを合成・分泌し，線維性変化を引き起こす（**線維性被膜**の形成）．その結果，プラークは肥厚していく．

粥腫（プラーク）の進展

近年，動脈硬化は血管壁に起こる炎症と理解され，自然免疫と獲得免疫の2種類のメカニズムが粥腫の進展に重要である．前者は抗原に依存しない非特異的な炎症反応であり，主に泡沫細胞が中心となり，炎症性サイトカイン，ケモカイン，ROSが炎症のメディエーターとなる．後者は抗原特異的な反応であ

plus α

LDLコレステロールと動脈硬化
内皮傷害により内膜下に侵入したLDL粒子が酸化変性を受けて生成される酸化LDLによって，粥状動脈硬化の発症が惹起されると考えられている．

酸化LDLと泡沫化
高濃度のLDLのみが存在しても内皮下でマクロファージ泡沫化は起こらず，酸化ストレスなどの修飾を受けた酸化LDLがマクロファージに発現したスカベンジャー受容体を介して際限なく取り込まれ，泡沫化を生じる．

スカベンジャー受容体
マクロファージと一部の内皮細胞にのみ存在する受容体で，酸化LDLをはじめ，さまざまな異物を特異的に認識して結合する．酸化LDLなどの異物は，この受容体を介して処理される．

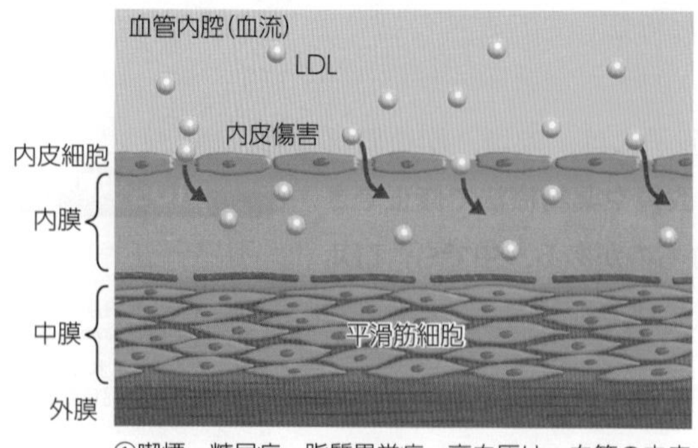

①喫煙，糖尿病，脂質異常症，高血圧は，血管の内皮を傷つける．コレステロールを運ぶLDL（低比重リポタンパク）は，次々と傷ついた内皮から，内膜に入り込む．

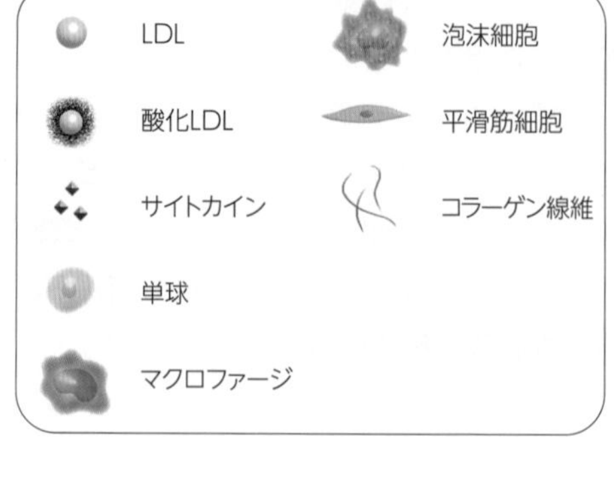

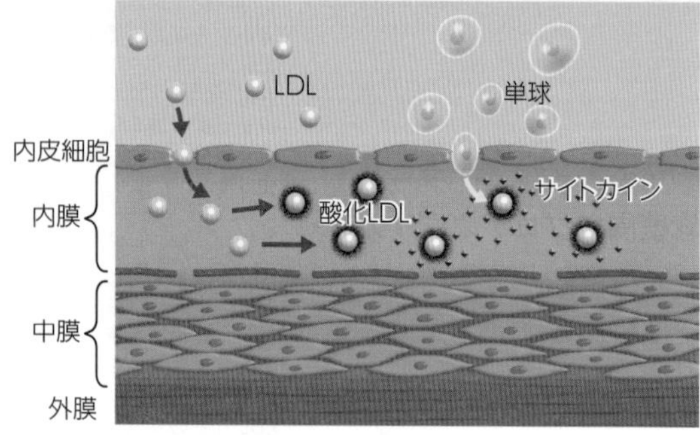

②LDLは内膜で酸化LDLになる．酸化LDLはサイトカインを産生する．サイトカインによって，単球やTリンパ球などの白血球が集まってくる．

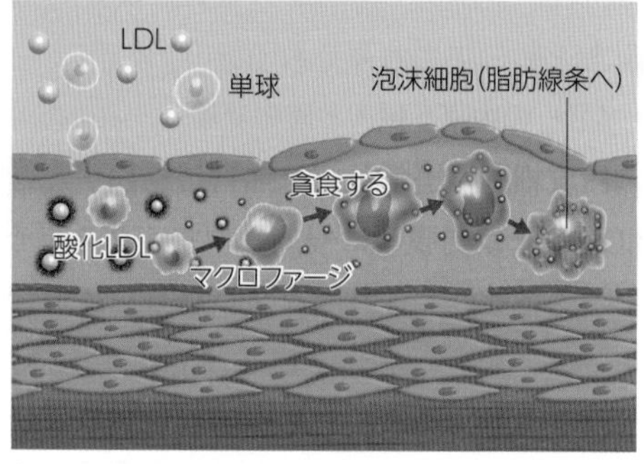

③単球は内膜に入るとマクロファージになり，スカベンジャー受容体を介して酸化LDLを貪食する．貪食したマクロファージは泡沫細胞になる（脂肪線条）．

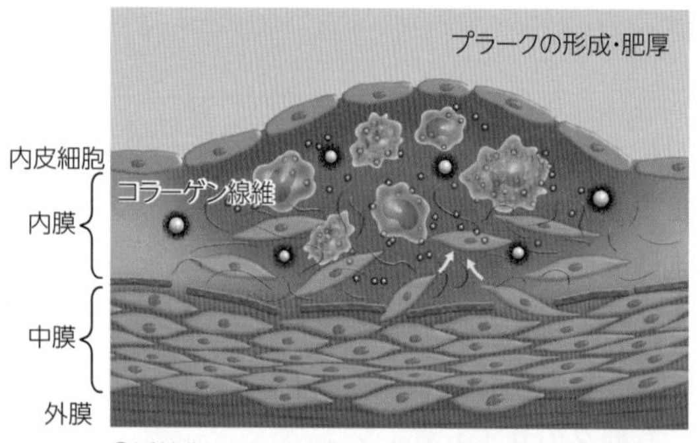

④活性化された内皮細胞や泡沫細胞の分泌する種々のサイトカインにより，中膜の平滑筋細胞が内膜に遊走すること（黄色矢印）で，プラークが形成される．さらに平滑筋細胞の増殖や結合組織の分泌，アポトーシス細胞の増殖（壊死コア）などによって，プラークは肥厚する．

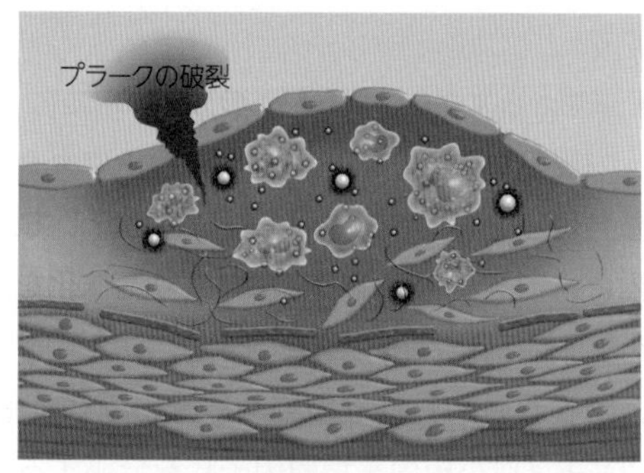

⑤炎症性サイトカインやマトリックスメタロプロテアーゼ（MMP）により，プラーク表面を覆う被膜（線維性被膜）は菲薄化する．これにより易破裂性の脆弱な粥腫が形成され，結果的に粥腫の破裂を生じる．

図 7-2 粥状動脈硬化の発症機序

り，マクロファージや樹状細胞がリポタンパク，熱ショックタンパク，感染性病原体などによって抗原提示細胞となることから開始する．動脈硬化病変には細胞傷害性 T 細胞も存在し，Fas リガンドを発現し，Fas 受容体を発現する血管内皮細胞，血管平滑筋細胞，マクロファージのアポトーシスを誘導し，プラークの進行や合併症にも関係する．したがって，動脈硬化巣における粥腫形成・進展は，細胞増殖と細胞死の結果と考えられる．

粥腫（プラーク）の破裂

心筋梗塞や不安定狭心症など急性冠症候群（ACS）の病態には，粥腫の破裂やびらん形成，それに引き続く血栓形成が重要な役割を果たすと考えられている．

➡急性冠症候群（ACS）については，8章2節参照．

粥腫の破裂には，マクロファージが産生する炎症性サイトカインやマトリックスメタロプロテアーゼ（matrix metalloproteinase：MMP）が深く関与している．血行動態，傷害，炎症，酸化ストレスはMMPの発現と活性を調節する刺激因子となり，MMPが粥腫内の細胞外マトリックス分解を促進する結果，脂質コアを覆う線維性被膜が菲薄化し，易破裂性の脆弱な粥腫（不安定プラーク：vulnerable plaque）が形成される．また，アポトーシスを起こした泡沫細胞（壊死コア）に含まれる脂質成分はプラーク内に放出され，脂質コアを形成する．易破裂性の脆弱な粥腫の特徴として，①薄い線維性被膜，②大きな脂質コア，③豊富に存在するマクロファージ，④大きな壊死コア，⑤微小石灰化，⑥ポジティブリモデリング（血管拡張）などがある．

4 血管リモデリング

血行動態の生理的および病的な変化に対して，心臓や血管の構造や機能が変わる現象を**リモデリング**（remodeling）という．負荷に対する適応現象であるが，過度で長期にわたる負荷に対しては適応不全となり，臓器障害を増悪させる要因となる．

血管リモデリングは血行動態の変化に起因するものと，血管内皮細胞傷害に起因するものに大別される．動脈硬化および冠血管形成術後に起きる血管構造の変化は，血管内皮細胞傷害による血管リモデリングである．

バルーンやステントで血管狭窄部位を拡張すると，粥腫の圧縮とともに血管内皮細胞傷害や中膜の伸展・損傷が起きる．そのため，血小板の活性化や炎症の惹起に続いて，ケモカインやサイトカインの刺激から血管平滑筋細胞の増殖と遊走が起き，細胞外マトリックスの産生亢進と内膜肥厚が生じる．バルーンによる血管形成術後では，6カ月以内に約30%の症例で再狭窄を認めるのはこのためである．また内膜過形成のほかに，外膜の炎症による血管収縮（ネガティブリモデリング）も関与している．

一方，ステント留置後の再狭窄は内膜過形成のみで生じ，組織所見として星形細胞（未分化な血管平滑筋細胞）と細胞外マトリックスからなる粘液腫様の特徴をもつ．薬剤溶出性ステント（drug eluting stent：DES）の登場によって，再狭窄は劇的に減少した．

5 好発部位と疾患：動脈硬化性疾患

動脈硬化の中でも臨床的に問題となるのは，前述の通り粥状動脈硬化である．粥状動脈硬化の分布には特徴があり，大動脈では胸部大動脈と比べて腹部大動脈での発生が多い．また頸動脈，腎動脈，下肢動脈などの大動脈分岐部の開口部にその病変が顕著である．これらは**動脈硬化性疾患**と総称され，動脈硬化による血管の狭窄や閉塞，血管壁の脆弱化による疾患などが含まれる（➡p.176参照）．動脈硬化の隆起病変（プラーク）で血管内腔が狭くなり血流が障害され，その先の臓器の血液（酸素）不足を生じる病態が**虚血性疾患**で，血栓などで血管内腔が完全に塞がり血液が遮断され，臓器が壊死した場合が**梗塞**である．

6 検査と診断

個々の動脈硬化性疾患の診断は別章に譲るが，動脈硬化の進行過程では自覚症状や症候が全くないといってよい．したがって，動脈硬化性疾患の予防という観点からは，臨床症状が出現する前に動脈硬化の有無と程度を把握し，その進展予防，退縮までをも考慮に入れた**危険因子**の管理・治療が重要である．動脈硬化性疾患の既往がある症例（二次予防）では，血管造影をはじめとする侵襲的検査が診断には必要となるが，既往がない症例（一次予防）においては，その評価方法は非侵襲的検査が中心となる．

形態学的検査法

- 超音波検査：特に頸動脈における動脈硬化度の評価として，内膜中膜厚（IMT），プラーク（限局性隆起性病変），狭窄度の計測などが日本超音波医学会と日本脳神経超音波学会から標準的評価法として推奨されている．また，下肢動脈においても頸動脈同様，プラーク性状と狭窄率の評価が重要である．さらに，側副血行路の存在確認，血流波形パターンや下腿血流通過時間などから狭窄部位の推定が可能である．また，腎動脈においても動脈硬化性腎動脈狭窄の診断には超音波検査法が有用である．
- CT：動脈瘤や石灰化病変の存在を確認できる．
- MRI/MRA：MRIは，特に脳において虚血性変化や脳梗塞の病変確認に有用である．また，MRAは頭蓋内動脈，頸動脈，大動脈や腎動脈などにおいて，狭窄・閉塞性病変の描出に優れている．MRIプラークイメージング検査を用いることにより，プラーク性状を評価することも可能である．
- 血管造影（カテーテル検査）：カテーテルを用いた血管造影は侵襲的検査法であるが，今なお，動脈狭窄の中心的診断法の一つである．近年は，血管内超音波法（IVUS）や光干渉断層法（OCT），血管内視鏡などによって，プラーク量のみならず，プラーク性状の評価が行われている．

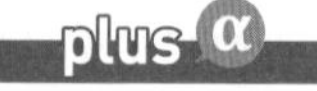

MDCT
X線検出器を多数並べたCT装置で，短時間で撮像できるだけでなく，空間分解能に優れている．全身の動脈や冠動脈疾患の描出が可能で，冠動脈疾患のスクリーニングとして汎用されている．

➡IVUS，OCTについては，3章7節参照．

血管機能検査法

- 足関節上腕血圧比（ABI）：上腕動脈の血圧に対する足関節レベルの血圧の比をみることで，足関節より中枢の主幹動脈の狭窄または閉塞性病変の存在と側副血行路による代償の程度を判別する．0.9以下は下肢閉塞性病変を疑う．
- 上腕－足首間脈波伝播速度（baPWV）：心拍出によって生じる動脈の脈波伝播速度（PWV）は，動脈の硬化度を反映する．専用機器で四肢の脈拍を計測することで簡便に評価できるが，動脈の硬さの指標であり，必ずしも粥状動脈硬化を反映しないこと，測定時血圧の影響を受けることにも注意する．

➡ABI，baPWV，CAVIについては，3章3節参照．

表 7-2 動脈硬化の予防・退縮を目指した一次予防

- 健康診断などで動脈硬化の有無と程度を把握する．
- 動脈硬化性疾患の発症予防に向けた危険因子の管理を，患者が自律的に実施できる．
- 動脈硬化性疾患の危険因子を一つでも有する場合，その因子是正（治療）のために早期に受診行動をとることができる．
- 加齢により変化していく身体の状態に併せて，日常生活習慣を見直すことができる．

- CAVI（キャビィ）：大動脈起始部から下肢足首までの動脈全体の弾性能を表す指標である．CAVI の特徴は測定時の血圧に依存しないことである．
- 血管内皮機能検査：上腕動脈を用いた FMD* は非侵襲的にも実施可能で，内皮傷害によって NO 産生が低下すると FMD は低値を示すため，動脈硬化性疾患の初期評価に有用である．

7 予防・治療

動脈硬化性疾患の予防においては，禁煙や食事・運動など生活習慣の管理が重要であるのはもちろん，個々の危険因子の包括的管理が重要で，動脈硬化性疾患の発症予防効果が，疫学研究や大規模臨床試験などで確認されている．

3 動脈硬化症患者の看護

動脈硬化は症状がなく発生，進展していく．その発生機序は，血管の内皮細胞の傷害から始まることから，動脈硬化症患者の看護として，危険因子の是正が重要である．年齢や性別，家族性遺伝などの自身の努力では変えられないものを除き，生活習慣に由来するものの是正や管理が重要になる．しかし自覚症状がなく，日常生活に特に支障を来していない状況の中で，食事内容の調整や量の制限を行い，運動を生活に取り入れ，喫煙をやめ，さらに高血圧や糖尿病に合併した脂質異常症の場合では薬物療法の管理も同時に行っていくということは，容易ではない．患者によっては「薬を飲んでいるから大丈夫」と思い，生活習慣の是正においては，都合のよい部分だけ，自身が取り組みやすいことのみを行うことで病気の予防ができていると認識してしまうこともある．日常生活行動の是正自体に無頓着な患者もいる．

高血圧，脂質異常症，喫煙，肥満，糖尿病が動脈硬化の代表的な五つの危険因子といわれている．アメリカ・マサチューセッツ州のフラミンガムで行われた疫学調査では，総コレステロール値が上昇し，高血圧，喫煙，耐糖能異常（糖尿病），さらに心電図異常（左室肥大）といった因子が加わるにつれ，心筋梗塞や狭心症など“心臓事故”の頻度が高くなっていることが報告されている．さらに下肢に動脈硬化が起こった場合は，下肢閉塞性動脈硬化症となり，足への血流が減少・断絶することで，さまざまな障害を引き起こす．このようなことから，動脈硬化の臨床症状が出る前の動脈硬化の進展予防と退縮を目指した一次予防について，表7-2 に挙げた四つの行動を患者が取ることができるよう，情報提供や生活是正の支援・コンサルテーションを行うことが重要である．

用語解説

FMD
Flow-mediated dilatation．血管内皮機能検査の一つで，アセチルコリンなどの薬物や前腕駆血後の反応性充血による血管内皮依存性血流増加反応について，動脈血管径や動脈血流量の増加を測定して評価する．

➡血管内皮機能検査については，3章3節 study 参照．

plus α

The Framingham heart study
1948 年からアメリカのフラミンガムで実施されている疫学調査であり，リスクファクター（危険因子）という考え方を提唱したことで有名である．危険因子の是正により心血管疾患を予防できるという考え方は今日の臨床に大きな影響を与えた．

➡一次予防については，16 章も参照．

臨床場面で考えてみよう

Q1 52歳，男性．最近，会社の同僚が心筋梗塞で倒れたため，自覚症状はないが不安になって来院した．この患者における動脈硬化の評価には，どのようなものがあるか．

考え方の例

1 まずは，家族歴や喫煙歴，血圧，脂質異常症，糖尿病の合併症など動脈硬化リスクの有無を確認することが重要である．その上で，本人が動脈硬化のスクリーニング検査を希望する場合には，侵襲性の低い検査を選択する．頸動脈超音波検査や，① ABI，② baPWV，③ CAVI や④ FMD などによる血管機能（内皮機能）検査などが推奨される．

引用・参考文献

1）Min, J.K. et al. Dunning A, Lin FY, et al: Age- and sex-related differences in all-cause mortality risk based on coronary computed tomography angiography findings results from the International Multicenter CONFIRM (Coronary CT Angiography Evaluation for Clinical Outcome：An International Multicenter Registry) of 23,854 patients without known coronary artery disease. J Am Coll Cardiol. 2011, 58 (8), p.849-860.

2）Motoyama, S. et al. Multislice computed tomographic characteristics of coronary lesions on acute coronary syndromes. J Am Coll Cardiol. 2007, 50 (4), p.319-326.

8 冠血流障害（虚血性心疾患）

狭心症と心筋梗塞

冠動脈の狭窄・閉塞により，心筋への血流が阻害され，心臓に障害が起こることを虚血性心疾患という.

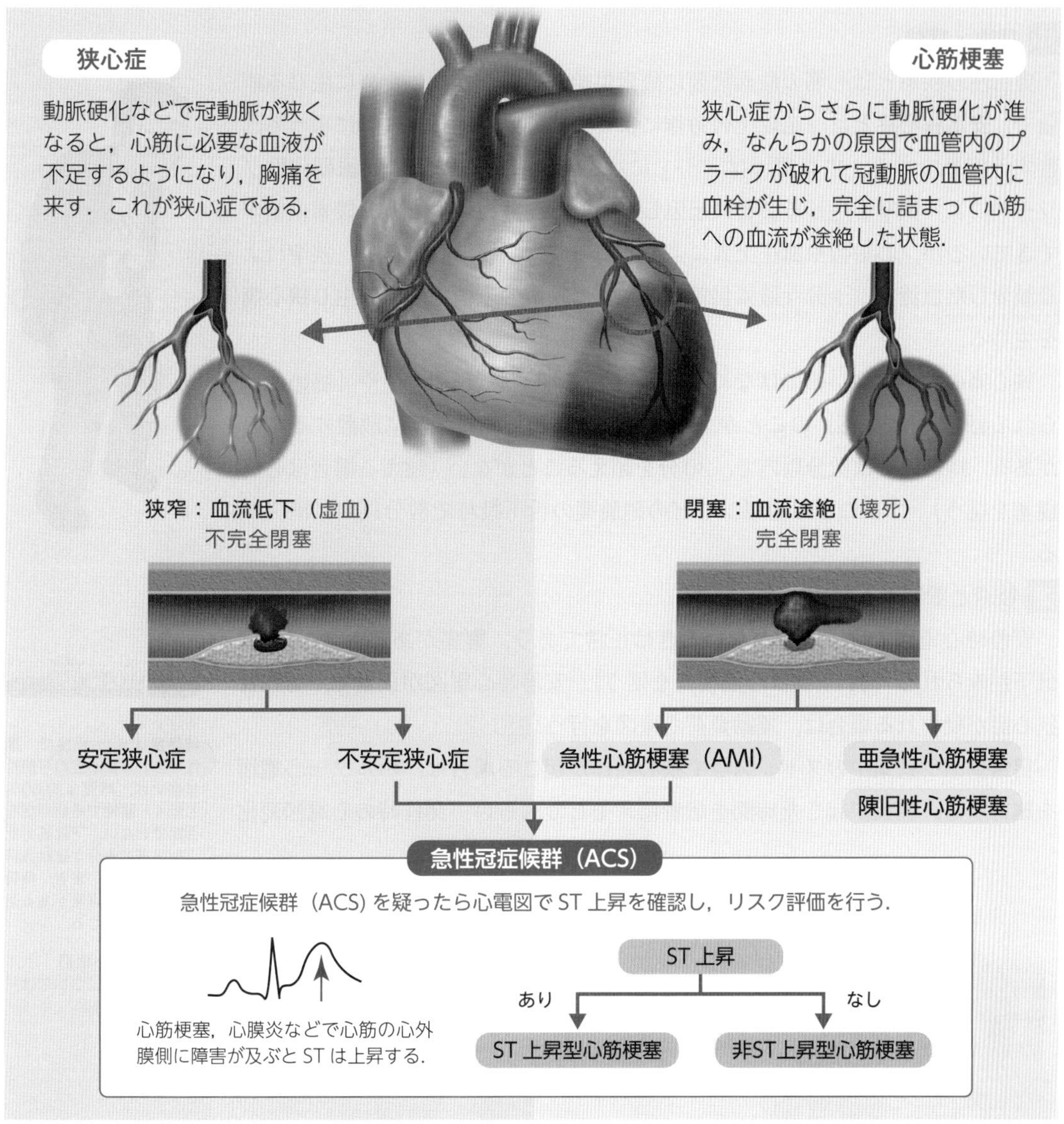

狭心症
動脈硬化などで冠動脈が狭くなると，心筋に必要な血液が不足するようになり，胸痛を来す．これが狭心症である.
心筋梗塞
狭心症からさらに動脈硬化が進み，なんらかの原因で血管内のプラークが破れて冠動脈の血管内に血栓が生じ，完全に詰まって心筋への血流が途絶した状態.
狭窄：血流低下（虚血）
不完全閉塞
閉塞：血流途絶（壊死）
完全閉塞
安定狭心症
不安定狭心症
急性心筋梗塞（AMI）
亜急性心筋梗塞
陳旧性心筋梗塞
急性冠症候群（ACS）
急性冠症候群（ACS）を疑ったら心電図でST上昇を確認し，リスク評価を行う.
心筋梗塞，心膜炎などで心筋の心外膜側に障害が及ぶとSTは上昇する.
ST上昇
あり
なし
ST上昇型心筋梗塞
非ST上昇型心筋梗塞

冠血流障害の症状

狭心痛：圧迫感，絞扼感
放散痛：左肩，左腕，頸部など

冠血流障害の治療

急性期には，梗塞拡大の予防，苦痛の緩和，合併症の予防と早期発見が重要である．回復期は心機能を評価しながら，生涯にわたる日常生活での療養を支援する.

冠危険因子に対する日常生活の是正

狭心症や心筋梗塞などは，アテローム性動脈硬化を基盤として発症する．脂質異常症，高血圧，糖尿病，肥満，喫煙や慢性腎臓病などの冠危険因子を予防・是正することが重要である.

1 狭心症

angina

1 安定狭心症 stable angina

1 安定狭心症とは

1 病態・症候

虚血性心疾患とは心筋の酸素需要に酸素供給が追い付かないために生じる病態で，**安定狭心症**とは一定以上の労作によって狭心痛が生じ，安静によって改善する疾患である．主な原因は図8-1 に示すように，冠動脈に動脈硬化性プラークによる狭窄を生じることに起因している．安静時には十分な酸素供給ができているが，心拍数や血圧上昇により心筋の酸素需要が高まると，狭窄により減少した血流では十分な酸素供給が行えず，狭窄の末梢で虚血が生じ**狭心痛**を生じる．

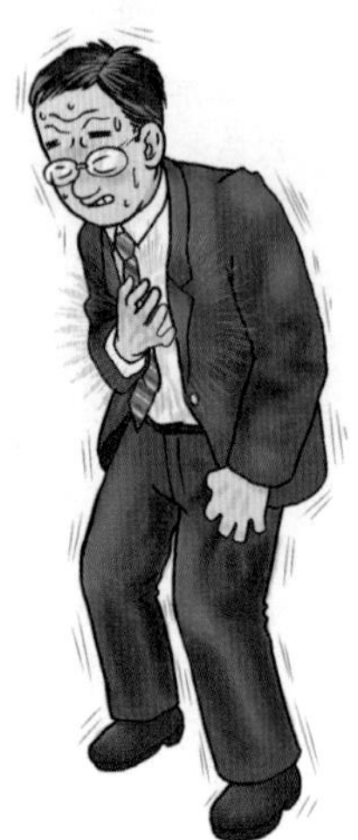

狭心痛の性質は痛いのではなく，「圧迫される感じ」（圧迫感）や「締め付けられる感じ」（**絞扼**（こうやく）**感**）のことが多く，左肩や左腕，時に頸部に放散することがある．持続時間は数分以内で，30 分を超えることがない（超える場合は心筋梗塞を疑う）．**ニトログリセリン**などの硝酸薬の舌下投与で数分以内に消失する．

2 検査と診断

安静時心電図では，症状がないときは正常であり，胸痛があるときにはST低下がみられる（ST 上昇は心筋梗塞を疑う）．安静時心電図が正常で，労作性狭心症が疑われる場合は，運動負荷心電図を行う（図8-2）．

日常生活や就業中のストレス等で狭心発作が起こる場合は，ホルター心電図を施行する．症状が起きた時間を患者にメモしてもらい，発作時の心電図変化

> **plus α**
>
> **負荷心電図**
> 特異度は 80％程度で，陽性であれば狭心症の可能性は高いが，感度は約 60％と低く，陰性でも狭心症を否定できない．下肢筋力低下や障害で十分な運動負荷をかけられない患者，負荷前から心電図異常がある患者は適応外となる．
>
> ➡運動負荷心電図，ホルター心電図については，3 章 4 節参照．

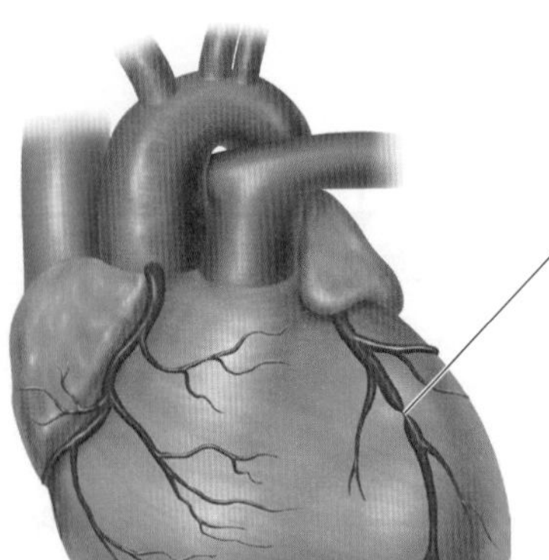

安静時
血流は減少しているが，酸素供給は足りている

↓ 脈拍や血圧が上昇すると

労作時
心筋の酸素消費量が増加する．減少した血流では狭窄部より先の心筋に十分な酸素が供給されず虚血となる

図 8-1 ■安定狭心症の病態

を観察する．しかし体位により ST は変化するため，判定が難しい場合がある．

心エコー法は，高度の冠動脈狭窄がある場合は，壁運動低下を認めることがあるが，安静・無症状時には正常であることが多い．そのため運動負荷やドブタミンによる薬剤負荷によって虚血を生じさせ，壁運動低下を検出する．

負荷心筋シンチグラフィは ^{201}Tl（タリウム）や ^{99m}Tc（テクネシウム）心筋血流製剤を用い，ガンマカメラで撮影する．心筋血流製剤は正常心筋で取り込まれる（図8-3）．感度 80%，特異度 90%と診断率が高い．負荷は運動もしくは薬剤（アデノシンやジピリダモール）で行い，負荷直後の画像で欠損があり，数時間後の画像で同部位に取り込みがあれば，虚血の診断となる（図8-4）．心筋が壊死している場合は，安静時

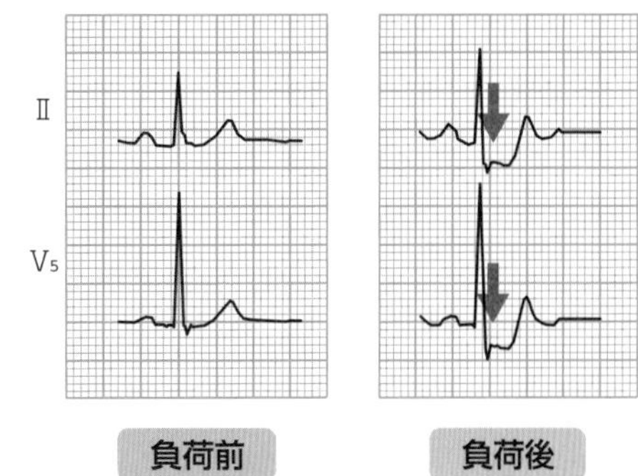

図 8-2 ■負荷心電図陽性例

負荷前に正常な心電図が負荷により 1mm 以上の ST 低下を認めている（赤矢印）．

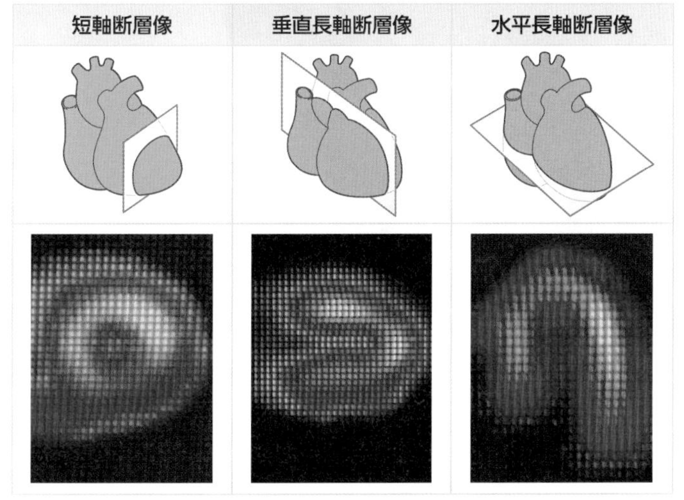

図 8-3 ■心筋シンチグラフィ正常断層像

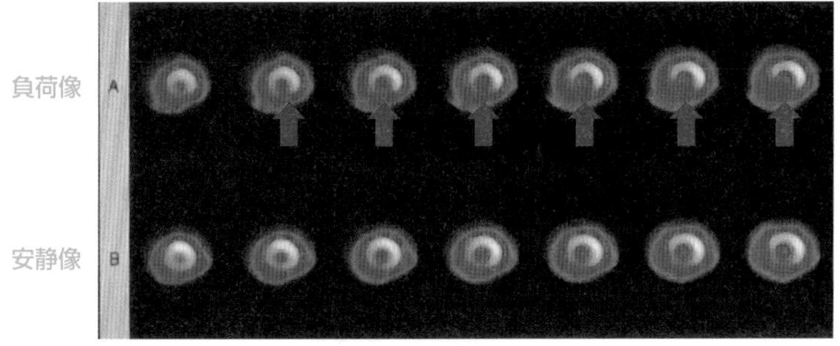

図 8-4 ■負荷心筋シンチグラフィ陽性例

^{99m}Tc（テクネシウム）を用いた負荷像で下壁に欠損を認め（矢印），安静像で正常の取り込みを認める．下壁の虚血の診断となる．

8

冠血流障害（虚血性心疾患）

にも取り込みがみられず欠損したままとなる．

冠動脈CTは，静脈内に造影剤を注入して画像を得るため，動脈内にカテーテルを挿入する冠動脈造影より低侵襲・低リスクで冠動脈を撮影できる（図8-5a）．さらにCTが高分解能となったため，冠動脈内のアテローム性プラークを描出できることがある（図8-5b）．しかし高度石灰化の場合は，病変部の狭窄は判定が困難である．

冠動脈造影法（CAG）は心臓カテーテルの先端を冠動脈入口部に置いて造影剤を注入し，これをX線撮影する検査である．冠動脈は大きく右冠動脈，左前下行枝，左回旋枝の3本からなる（図8-6a）．安定狭心症であれば，辺縁がスムーズなプラークによる狭窄を認める（図8-6b）．一般に75％狭窄以上（左冠動脈主幹部は50％）を有意狭窄とする．冠動脈病変数，左冠動脈主幹部病変の

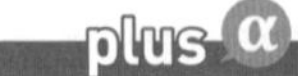

辺縁が不整なプラーク
辺縁が不整の場合は，プラーク表面の糜爛（びらん）やプラークの破綻を示唆し，血栓形成を伴う不安定プラークと考えられている．

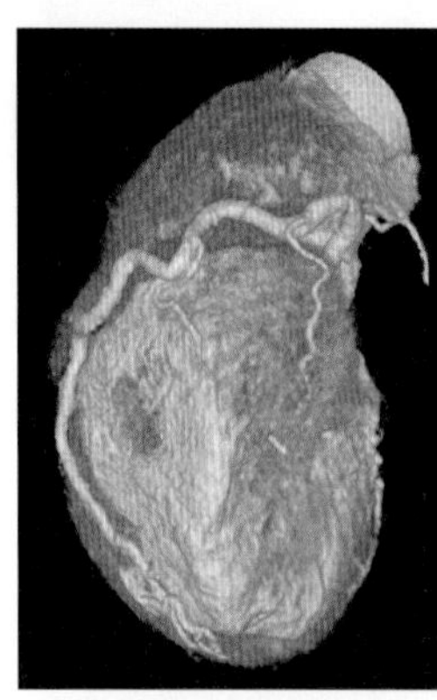

a. 3DCT像

b. 曲面任意多断面再構成（CPR）像

図8-5 冠動脈CT

b. 左前下行枝近位部に辺縁がスムーズで石灰化の少ないプラークによる狭窄を認める（矢印）．

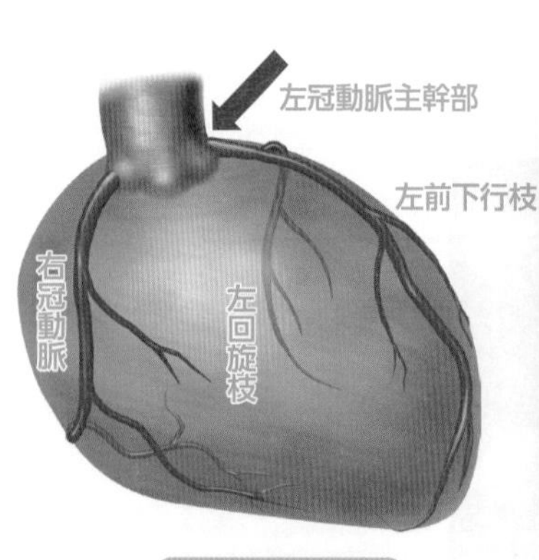

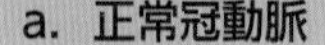

a. 正常冠動脈

b. 冠動脈造影法の実例

図8-6 冠動脈造影法

b. 冠動脈造影で左前下行枝に辺縁がスムーズなプラークによる狭窄を認める（矢印）．

有無などを評価し，経皮的冠動脈インターベンション（PCI）か，冠動脈バイパス術（CABG）の適応かの決定を行う．

3 治療

一般療法は，狭心痛の出現を抑え，患者のQOL向上を目指すことと，心筋梗塞への進展を阻止して，生命予後を改善することが目的となる．そのためには，①冠動脈危険因子の管理，②心筋の酸素消費量増加の抑制が主体となる．①には，禁煙や，高血圧，脂質異常症，糖尿病のコントロールを行う．②には，過度の身体的労作を回避し，精神的興奮を避けるように指導する．

狭心発作時の薬物療法としては，即効性の硝酸薬であるニトログリセリン舌下錠を用いる．硝酸薬は体内で一酸化窒素（NO）となり，血管拡張作用をもたらす．静脈系の血管拡張により，心臓の前負荷を軽減することで，心仕事量を軽減する．また，冠動脈と側副血行路を拡張して，心筋の酸素供給量を増やす．これらの作用は数分で発揮され，20分経つと血中から消える．

安定狭心症の非発作時には心拍数増加を抑えるβ遮断薬を第一選択として用い，血管の攣縮を抑えるCa拮抗薬を併用することが多い．狭心痛のコントロールが十分でない場合は，持続性硝酸薬の併用を検討する．さらに血栓形成を抑制し，心筋梗塞への移行を予防するため，アスピリン，クロピドグレルなどの抗血小板薬が使用される．

経皮的冠動脈インターベンション（PCI）は大腿動脈や橈骨動脈を経皮的に穿刺し，そこから冠動脈にデバイスを挿入して狭窄を解除する手技である．

経皮的バルーン冠動脈形成術（POBA）は，狭窄部でバルーンを膨らませ血管を伸展させるとともに，プラークを潰すことで狭窄を解除する．急性冠閉塞や再狭窄率が高いため，ステント*が追加されることが主流となっている．

粥腫切除術（アテレクトミー）はプラークを切除して，血管内腔を広げる方法である．バルーンと反対側にカッターが付いているDCAは石灰化の少ない粥腫に用いる．一方，石灰化の強い病変では，先端にダイヤモンド粒子の付いたバーを高速回転させて削るロータブレーターを使用する．どちらの方法も単独では再狭窄を来しやすいため，ステントを追加することが多い．

冠動脈バイパス術（CABG）は大動脈（A）と冠動脈（C）の間をグラフトで吻合する手術で，それぞれの頭文字を取ってA-Cバイパス手術とも呼ばれる．以前は，血管径が太く血流が豊富な大伏在静脈をグラフトに使用することが多かったが，近年は長期開存率に優れた動脈グラフト（内胸動脈，右胃大網動脈，橈骨動脈）を使用するのが主流となった．CABGの適応は，PCIが困難な症例や，PCIを施行したがうまくいかなかった症例が主体であるが，左冠動脈主幹部病変もCABGを選択肢の一つとして考慮しなければならない．

2 安定狭心症患者の看護

安定狭心症は，労作による心筋酸素需要の増加に対し，供給が追いつかない

plus α

硝酸薬の副作用
副作用は体血管拡張による血圧低下と脳血管拡張による頭痛がある．

左冠動脈主幹部病変でのCABG適応
左冠動脈主幹部は，大動脈の近位部であり灌流域が大きいため，ここで問題が生じると広範囲の心筋虚血を来し，重篤な臨床状況をもたらす．左冠動脈主幹部におけるPCI，特に分岐部病変については，ステントを2本以上複雑に組み合わせて留置することになり，血栓症や再狭窄の頻度が高くなるため，CABGが考慮されることが多い．

➡ PCIについては，4章2節参照．

用語解説

ステント
血管壁を内腔から支える金属で，十分な内腔を保持し，リコイルもほとんど生じない．従来のベアメタルステント（BMS）では，20％前後の再狭窄が問題となっていたが，最近は免疫抑制薬や抗がん薬が溶出する薬剤溶出性ステント（DES）が使用されるようになって再狭窄は激減した．

状況で生じる一過性の虚血発作である．心筋梗塞とは異なり，心筋自体は壊死に至っていない．必ず引き金となる労作があり，発作の持続時間や，薬剤による治療効果が安定しているため，このような名称がついている．安定狭心症の看護のポイントは，①どのような症状があるのか，②そのような症状が現れたとき，どのように対処するべきか，③不安定狭心症への移行を防ぐためにどのような支援が必要か，を理解することである．

1 特徴的な症状

安定狭心症の特徴は，圧迫感・絞扼感といった狭心痛，左腕痛・左肩痛・歯痛といった放散痛に代表される．「痛い」という感覚は少なく，「胸が締め付けられるような感じ」といった典型的な表現から「胃の辺りがおかしい」「少し息苦しい」「肩凝りがひどくなった」「顎が痛い」「だるい」「階段をゆっくりしか上れなくなった」など患者の表現はさまざまである．したがって，安定狭心症に特徴的な症状を踏まえた上で，患者の語りの中から，その可能性のあるサインを汲み取り，患者と共に確認していくことが重要である．また，表8-1で示した具体的な質問から，患者の主観的情報を得る．特に安静時の発作や，発作回数・持続時間の増加は，「不安定化のサイン」と呼ばれ，安定狭心症から不安定狭心症への移行を早期に知るための重要な観察ポイントである．

2 狭心発作寛解への対処

安定狭心症の虚血発作に対しては，酸素の需要を減少させ，酸素の供給を増加させる対処が必要である（図8-7）．

安静

速やかに契機となる労作を中止し，その場に座る，何かにもたれるなど，安静にすることで酸素需要を減少させる．

ニトログリセリンの使用

短時間作用型のニトログリセリン（舌下錠やスプレー）は，副作用に頭痛や急激な血圧低下があるため，必ず座った状態で使用し，使用直後の自動車などの運転は避けるよう説明する．また効果がみられないときには5分程度空けて，舌下錠はトータル3回まで，スプレーは2回まで追加使用が可能であるが，発作が20分以上続くような場合は急性冠症候群の可能性もあるため，直ちに医

plus α

狭心症のSAVENS
狭心症発作の自覚症状を表している．
sudden onset：
突然の発症
anterior chest pain：
前胸部痛
vague sensation：
漠然とした前胸部圧迫感
effort participation：
労作による誘発
nitroglycerin effective：
ニトロの効果
short duration：
短い発作時間

表8-1 安定狭心症患者への具体的質問と不安定化のサイン

	具体的な質問	不安定化のサイン
発作時の状況	●どのような症状でしたか． ●何をしていた時に起きましたか． ●月に何回くらいそのような症状を自覚されますか．	●以前よりも軽労作，または安静時での発作 ●発作回数の増加 ●持続時間の増加 ●胸部症状の増悪 ●硝酸薬の効果の減弱
症状の程度	●安静にすると症状は治まりますか．また，治まるまでどのくらいの時間がかかりますか． ●以前より症状が強くなってきたと感じますか．	
硝酸薬の効果	●ニトログリセリンを使用した後，どれくらいで症状が治まりますか． ●以前よりニトログリセリンの効きが悪くなったと感じますか．	

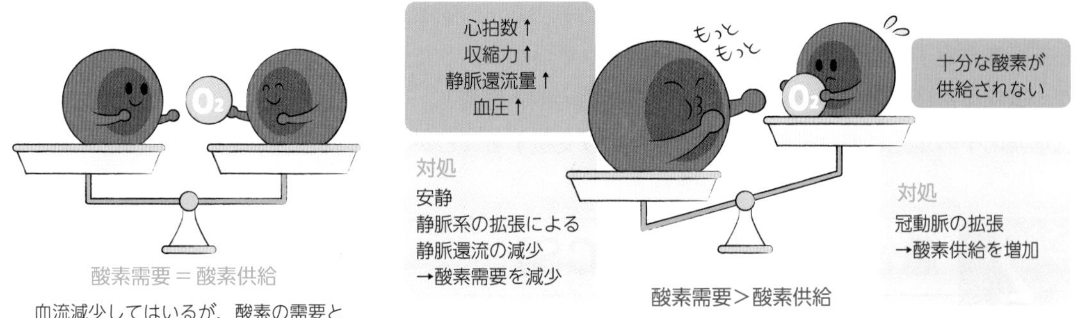

図 8-7 ■安定狭心症の病態と寛解への対処

療機関を受診するよう説明する．適切な対処を怠ると生命に関わる病態であるため，これらの内容は一方的に説明するだけではなく，患者・家族が正しく理解しているかどうか，繰り返し確認することが必要である．

3 長期的な支援

安定狭心症の非発作時の看護において最も重要なことは，プラークを退縮または安定化させ，不安定狭心症や心筋梗塞への進展を抑制することである．心筋梗塞を発症し心筋が壊死すると，運動耐容能が低下し，身体的な影響が出るばかりでなく，経済的負担や社会活動にまで影響を及ぼし，患者の QOL を大きく低下させることになる．安定狭心症がその他の虚血性心疾患と異なる点は，PCI や CABG などの血行再建術が必ず施されるわけではない点である．病変部

Study

冠血流を調節する機能（冠動脈予備能・自動調節能）

労作により一時的に多くの血液が骨格筋に供給されるような状況になっても，冠動脈の血管拡張作用により，冠血流量が増加し，心筋は十分な酸素を受け取ることができ，増大した仕事量に見合った働きができる．これを冠動脈予備能（coronary flow reserve）という．50％狭窄を超えると徐々に低下してくるが，側副血行路の有無などにより個人差がある．

また，冠動脈には自動調節能（autoregulation）もある．これは，冠灌流圧（冠動脈に血液を流すための圧力）がおおよそ 60 ～ 130mmHg の範囲であれば，安静時に冠動脈を流れる血流量はほぼ一定に保たれるという働きである．この自動調節能は，血管内径が 80％程度狭窄していても維持される．

これらが十分に機能していれば，冠動脈に狭窄があっても，虚血による症状を来しにくく，逆に高血圧や左心肥大などの基礎疾患があれば，わずかな狭窄でも症状を来すことがある．よって，症状，カテーテル検査の結果，冠血流調節機能を低下させるような基礎疾患の有無を統合的にアセスメントし，予測的に関わることが重要である．

位や発作の頻度などによっては適応されることがあるが，生命予後改善効果や心筋梗塞発症予防効果は，現時点では証明されていない．したがって，プラークの退縮または安定化のためには，適切な薬物治療の継続と，生涯にわたり，冠危険因子の是正に取り組むことができるよう支援することが必要である．

2 急性冠症候群（ACS）

acute coronary syndrome：ACS

急性冠症候群（ACS）とは，不安定プラークに機械的ストレスがかかり，プラークの破綻部を起源に急激に血栓形成を来すことで生じる．血栓が不完全閉塞の場合は不安定狭心症となり，完全閉塞の場合は急性心筋梗塞を発症する．この不安定狭心症と急性心筋梗塞を合わせて急性冠症候群という（図8-8）．

1 不安定狭心症 unstable angina：UA

1 不安定狭心症とは

1 病因・症候

不安定狭心症とはプラークが破綻し，急激に形成された血栓により冠動脈が不完全閉塞もしくは高度狭窄を来した状態である．発症した場合は速やかに血行再建を行わなければ，心筋梗塞に進展するリスクが高い．

胸痛は，安定狭心症とは異なり，労作時のみならず安静時にも生じるのが特徴である．狭心痛は左肩や左腕，時に頸部に放散することがある．持続時間は

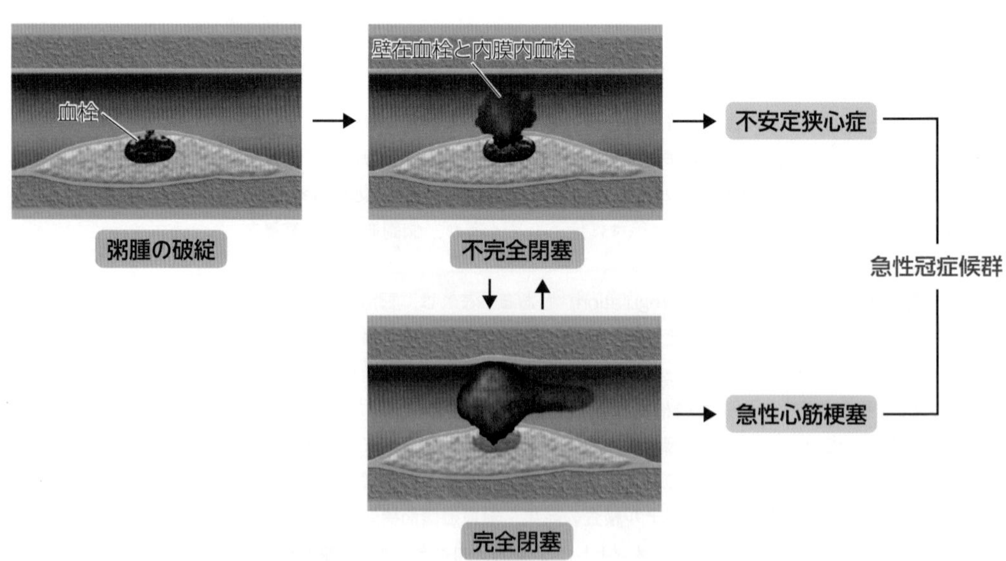

図 8-8 ■急性冠症候群の病態

数分～ 20 分程度で，30 分を超える場合は心筋梗塞への移行を疑う．ニトログリセリンなどの硝酸薬の舌下投与は安定狭心症ほど著効しない．

2 検査と診断

安静時心電図では，症状がないときは正常だが，胸痛があるときには著明な ST 低下がみられることが多い．安静時心電図が正常であっても，不安定狭心症が疑われる場合は心筋梗塞に移行するリスクが高いため，運動負荷心電図は禁忌である．

心エコー法は，高度冠動脈狭窄により局所壁運動低下を認めることがある．心筋梗塞へ移行するリスクが高いため，運動負荷や薬剤負荷（ドブタミン）は行わない．

採血は，クレアチンキナーゼ（CK）および CK-MB 分画，心筋トロポニン T（TnT），心臓型脂肪酸結合タンパク（H-FABP）などの心筋障害マーカーを測定する．来院時に正常であっても，4 ～ 6 時間後に再検査し，上昇の有無をチェックする．

胸痛の特徴，臨床所見，心電図，心筋障害マーカーなどでリスク評価を行い，緊急度の判断につなげる．低リスクであれば侵襲度の低い冠動脈 CT で冠動脈狭窄の有無をチェックすることが多いが，リスクが高いと判断されれば，すぐに治療に移行できる冠動脈造影（CAG）を施行する．CAG では，高度狭窄や血栓を伴った不完全閉塞を認める（図8-9a）．

3 治療

心筋梗塞への移行を阻止して，生命予後を改善することと，心筋虚血の解除が目的となる．発作時の薬物療法としては，即効性の硝酸薬であるニトログリセリン舌下錠を用いる．さらに，新たな血栓形成抑制のため抗血小板薬（アス

plus α

心筋障害マーカー

筋細胞が壊死すると心筋に特異的なタンパクが血中に流出するため，血液検査によってそれらをとらえて診断につなげる．無症状，ST 上昇を認めない胸痛症例では胸部 X 線，心電図等で心筋梗塞を診断することは困難であるため，早期診断に有用である．

➡心筋障害マーカーの検査項目については，p.199 参照．

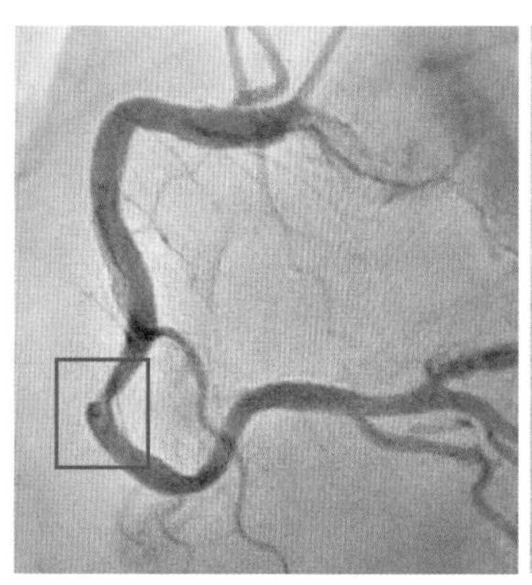
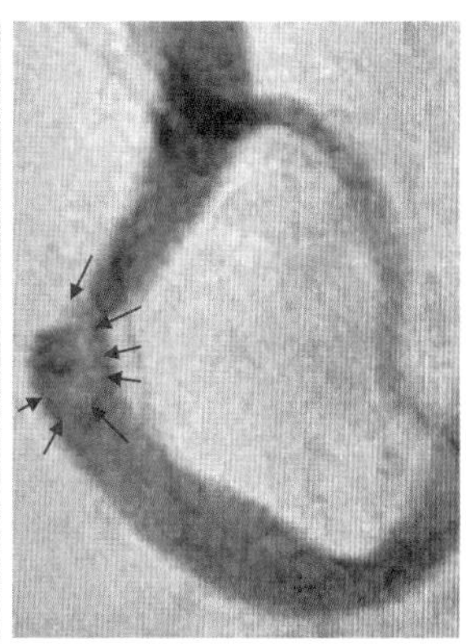

a．ステント留置前

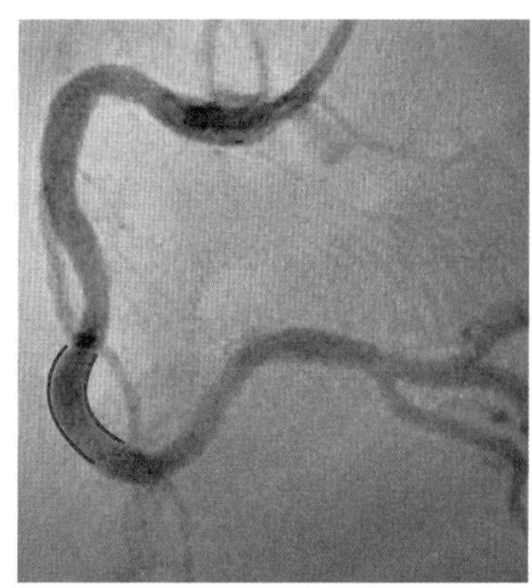

b．ステント留置後

図 8-9 不安定狭心症（冠動脈造影像）

a．右冠動脈に血栓を伴う高度狭窄を認める．末梢までの造影は良好で，心筋梗塞には至っていない．中央拡大図の矢印で囲まれた白っぽく見えるのが血栓の所見である．

b．赤線で挟まれた部位にステントを留置した例．高度狭窄は解除され，胸痛は消失した．

ピリン）の経口投与と，血栓の安定化を図るためヘパリンの静脈注入を行う．

胸痛発作が頻回に起こる場合は，ニトログリセリンとヘパリンの持続静脈注入を行い，心筋障害マーカーと心電図を4～6時間おきにチェックする．

症状が安定し，リスクが低いと判定された場合は，抗血小板薬（アスピリン），抗狭心症薬（β遮断薬，Ca拮抗薬，硝酸薬），およびスタチン投与を行い安定化を図る．

リスクが高いと判定された場合は，CAGを施行し，経皮的冠動脈インターベンション（PCI）の適応を検討する．適応と判断された症例はバルーン冠動脈形成術（POBA）とステント留置（図8-9b）が施行されることが多い．

PCIが困難と判定された場合は，冠動脈バイパス手術（CABG）が施行されることもある．

2 不安定狭心症患者の看護

「必ず引き金となる労作があり，持続時間や，薬剤による治療効果が安定している」のが安定狭心症とするならば，これらの前提がすべて不安定になった状態が不安定狭心症であるといえる．つまり「安静時であっても発作が起き（もしくは労作時の胸痛が以前より増悪し），発作頻度や持続時間が長くなり，ニトログリセリンによる効果が乏しくなる」状態である．もともと安定狭心症と診断されていた患者は，不安定狭心症による発作を起こす前に，不安定化のサインがみられる（➡p.190 表8-1参照）．

圧迫や絞扼感などの主訴が多い安定狭心症に比べ，不安定狭心症では，前胸部や下顎，肩や頸部に「痛み」を自覚することが多いが，中には明確な「痛み」を伴わないケースもある．

1 病院外での発作時の看護

安静によって症状が消失しにくく，ニトログリセリンも著効はしないが，病院外で発作を起こした際は，安定狭心症か不安定狭心症の判別はできないため，安定狭心症と同様に安静にし，ニトログリセリンでの対処を試みる．ニトログリセリンを使用しても発作が20分以上続く場合は，不安定狭心症や心筋梗塞が強く疑われるため，救急車を呼ぶなどして，できるだけ早く医療機関を受診するよう促す．発作後20分は様子をみるということではなく，症状が強い場合にはすぐに医療機関を受診することを伝える．また意識があっても，自分で運転をして，医療機関を受診することは禁忌である．

2 入院後の看護

不安定狭心症は，非閉塞性血栓の状態であるため，心筋灌流は減少しているが途絶はしていないので壊死には至っていない．しかし短時間のうちに完全閉塞し，急性心筋梗塞へと移行する可能性が高いため，早期に心筋虚血を改善し，心筋梗塞への進展を抑制することが重要である．入院後はベッド上安静とし，持続的にバイタルサインと心電図をモニタリングする．発作時にはST低下がみられるが，非発作時にはST変化を認めないことがあるため注意が必要である．胸部症状やST変化がなくても，不安定狭心症が疑われる場合には，安静を保ち，酸素需要の増大を最大限抑えることが重要である．また，虚血による心不全の徴候を早期に発見するため，呼吸音，呼吸回数，酸素飽和度などの呼吸状態にも注意して観察し，必要時には酸素投与も考慮する．ほとんどの場合，PCIやCABGなどの血行再建術が行われるが，リスクが低いと判断された場合は，薬物療法と生活習慣の是正を基軸とした保存的な治療が行われる．

2 非ST上昇型心筋梗塞
non-ST elevation myocardial infarction : NSTEMI

1 非ST上昇型心筋梗塞とは

非ST上昇型心筋梗塞とは，前述のようにプラークが破綻し，急激に形成された血栓により生じるが，心筋壁全体が梗塞に陥るのではなく，心内膜下のみが梗塞を起こしている状態である．冠動脈は心臓の外膜側を走行し，心筋内に分枝を出して血液供給を行うが，心内腔の圧が高いため，十分な血流がないと心内膜側より虚血が生じやすいことが本疾患の病態に大きく関係している．

1 病因・症候

冠動脈内の血栓により高度狭窄が生じたために，心内膜までの血液供給が不十分になることが主因となる（図8-10a）．さらに，血栓が末梢に飛散することにより心筋内の微小血管の閉塞を来すことでも，心内膜下に梗塞を生じる（図8-10b）．非ST上昇型心筋梗塞は心内膜下に梗塞を生じるため，不安定狭心症と異なり心筋障害マーカーの上昇を認める．梗塞巣は小さい場合もあるが，

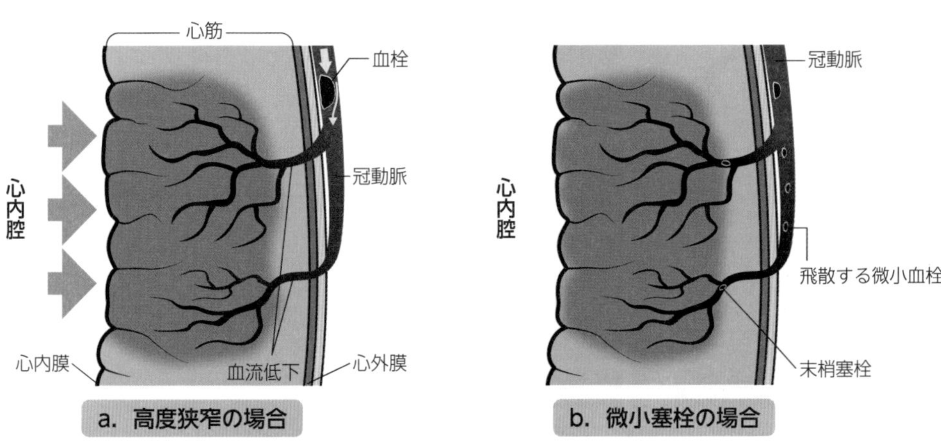

図8-10 非ST上昇型心筋梗塞の病態
a. 心内腔の圧が高いため，高度狭窄により十分な血流がないと心内膜側から虚血が生じやすい．
b. 血栓が末梢に飛散することにより心筋内の微小血管が閉塞する．

微小血管閉塞では十分な血行再建ができないため，心筋梗塞の再発を繰り返し，予後は不良である．

胸痛は，安静時にも生じる激しい痛みで，冷汗を伴うことが特徴である．痛みは，左肩や左腕，時に頸部に放散することがあり，20分以上持続する．ニトログリセリンなどの硝酸薬の舌下投与は著効しないことが多い．

2 検査と診断

安静時心電図でST低下を示し，時間の経過とともにST低下が深くなったり，陰性T波を生じたりするが，Q波は出現しない．非Q波心筋梗塞ともいわれる（図8-11）．

心エコー法は，高度の心内膜下虚血により，局所壁運動低下や収縮時壁厚増加率の低下を認める．

採血は白血球，アスパラギン酸アミノトランスフェラーゼ〔AST（GOT）〕，乳酸脱水素酵素〔LDH（LD）〕，クレアチンキナーゼ（CK）およびCK-MB分画，心筋トロポニンT（TnT），心臓型脂肪酸結合タンパク（H-FABP）などの上昇を認める．

早急に冠動脈造影（CAG）を施行し，治療方針を決定する．CAGでは，高度狭窄や血栓を伴った不完全閉塞を認める（図8-12）．

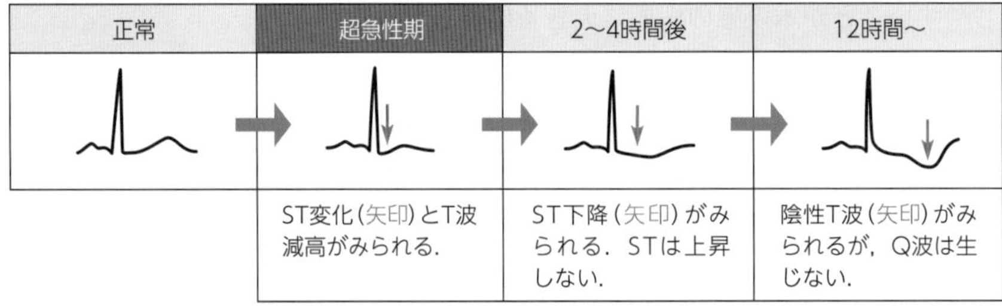

正常
超急性期
2～4時間後
12時間～
ST変化（矢印）とT波減高がみられる．
ST下降（矢印）がみられる．STは上昇しない．
陰性T波（矢印）がみられるが，Q波は生じない．

図8-11 ■非ST上昇型心筋梗塞の心電図経時的変化

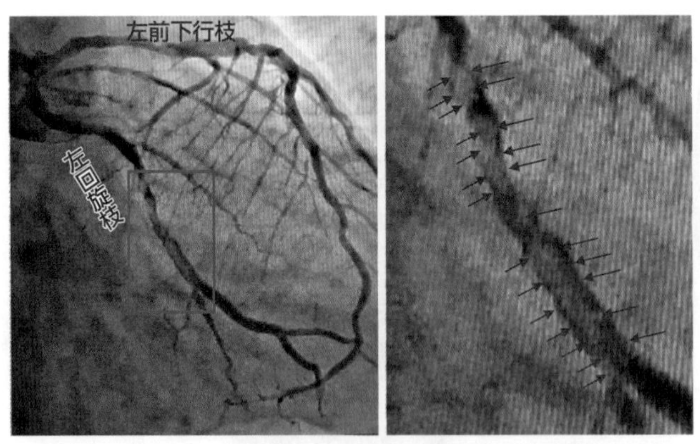

図8-12 ■非ST上昇型心筋梗塞（冠動脈造影像）

左回旋枝の非ST上昇型心筋梗塞．CAGで回旋枝末梢までの血流は確認できるが，右拡大図の矢印で挟まれた部位に多量の血栓を認める．心筋内への血流は十分供給できず，微小血管の塞栓も起こしている可能性がある．

3 治療

心筋壊死の範囲拡大を阻止して，生命予後を改善することと，心筋虚血の解除が目的となる．発作時の薬物療法，PCIの適応検討については，不安定狭心症と同様であるが，血栓が多量であれば，血栓吸引を施行し，バルーン冠動脈形成術（POBA）とステント留置を行うことが多い．

➡血栓吸引については，p.199 ST上昇型心筋梗塞の治療参照．

2 非ST上昇型心筋梗塞患者の看護

非ST上昇型心筋梗塞は高度な狭窄や微小血栓によって，心外膜を走行している冠動脈の本幹ではなく，心内膜側の細い血管に虚血が生じることで起こる．不安定狭心症との違いは，心筋障害マーカーの上昇を認めるか認めないか，つまり心筋が壊死に至っているか至っていないかである．心内膜側の細い血管であっても，非ST上昇型心筋梗塞は「心筋梗塞」であるため，心筋壊死を来している状態である．よって迅速に検査や初期治療が行われるよう，情報を共有し，心電図モニター，酸素，採血，持続点滴の準備，心臓カテーテル室との連携など，予測的に環境を整えることが重要である．

病院外での対処方法は不安定狭心症と同様であり，症状も類似しているが，より胸痛が激しく，持続時間が長く，冷汗を伴う傾向がある．激しい症状にもかかわらず，意識は保たれていることが多いため，患者にとっては大きな苦痛体験であり，患者・家族の不安は大きい．過度な苦痛がさらなる酸素需要の増大を招くため，不安の軽減に努めるとともに，虚血状態を速やかに改善するよう指示された薬物投与を迅速に行い，呼吸状態によっては酸素投与を考慮することが必要である．非ST上昇型心筋梗塞でもリスクを評価した上で，PCIや血栓吸引といった身体侵襲を伴う治療が行われることが多いため，治療に応じた看護ケアを行う．急性期の看護および，急性期を脱した長期的な看護支援については，虚血性心疾患全体に共通することが多いため，次のST上昇型心筋梗塞のところで述べる．

3 ST上昇型心筋梗塞 ST elevation myocardial infarction : STEMI

1 ST上昇型心筋梗塞とは

1 病態・症候

ST上昇型心筋梗塞とは，脂質に富んだ薄い線維性被膜の不安定プラークが破綻し，破綻部で急激に形成された血栓により冠動脈が完全閉塞することにより生じる．完全に血流がないため，心筋壁全体が壊死に陥った状態である．心筋梗塞は，発症時間やST変化により分類される（表8-2）．

60～80％の患者に梗塞前狭心痛と呼ばれる狭心発作を認め，その後心筋梗塞を発症するとされるが，20～40％の患者は前触れなく突然発症する．性質は冷汗や不安感を伴う激痛で，狭心症同様に左肩や左腕への放散痛を伴うことがある．持続時間は30分以上で，ニトログリセリンなどの硝酸薬の舌下投与で軽快しないことが多い．

表 8-2 ■心筋梗塞の分類

発症時間による心筋梗塞の分類	
急性心筋梗塞	発症から 72 時間以内
亜急性心筋梗塞	発症から 72 時間～ 1 カ月以内
陳旧性心筋梗塞	発症から 1 カ月以上が経過
ST 変化による心筋梗塞の分類	
ST 上昇型心筋梗塞	心筋壁全層が梗塞（貫壁性梗塞）となる
非 ST 上昇型心筋梗塞	梗塞が心内膜下（非貫壁性梗塞）にとどまる

2 検査と診断

心電図

心電図では，発症時間と梗塞部位を推定できる．

●経時的変化：発症直後に T 波の増高を認め，2 ～ 3 時間で ST 上昇が始まる．その後，貫壁性梗塞が完成すると異常 Q 波が出現する．数日かけて ST は低下し T 波が陰転化し，1 週間から 1 カ月程度で冠性 T 波と呼ばれる陰性 T 波を形成する（図8-13）．波形の変化をみて，発症時間を推定できる．

●梗塞部位診断：ST 上昇や異常 Q 波の出現する誘導で，心筋梗塞発症部位の推定を行う．ST 上昇や異常 Q 波が V_1 ～ V_4 誘導でみられた場合は前壁中隔梗塞を疑い，I，aV_L，V_5 ～ V_6 誘導であれば側壁梗塞，Ⅱ，Ⅲ，aV_F であれば下壁梗塞を疑う（図8-14）．いずれも早急に治療する必要があるが，前壁中隔梗塞は梗塞が完成すると最も予後が悪いため，特に注意を要する．

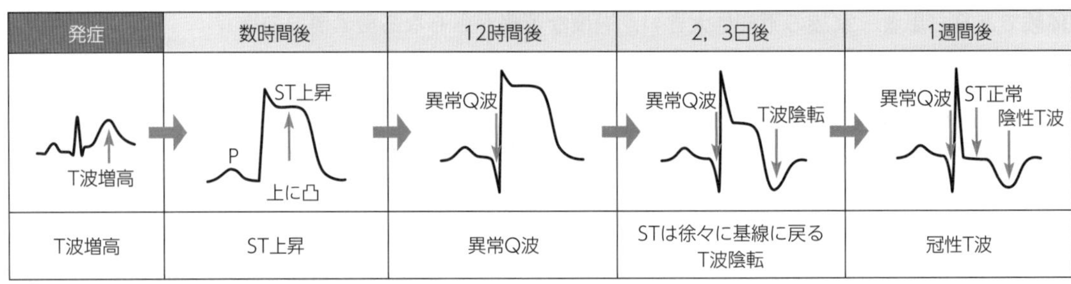

図 8-13 ■ ST 上昇型心筋梗塞の心電図経時的変化

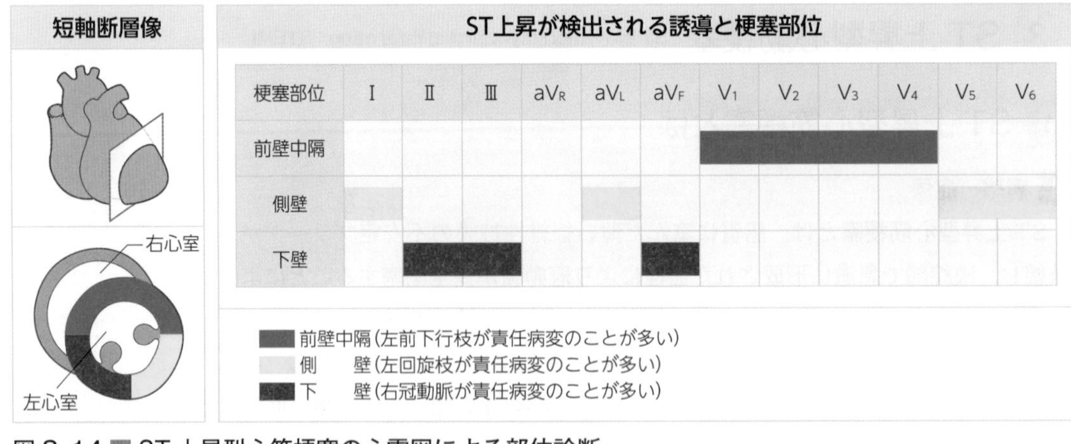

図 8-14 ■ ST 上昇型心筋梗塞の心電図による部位診断

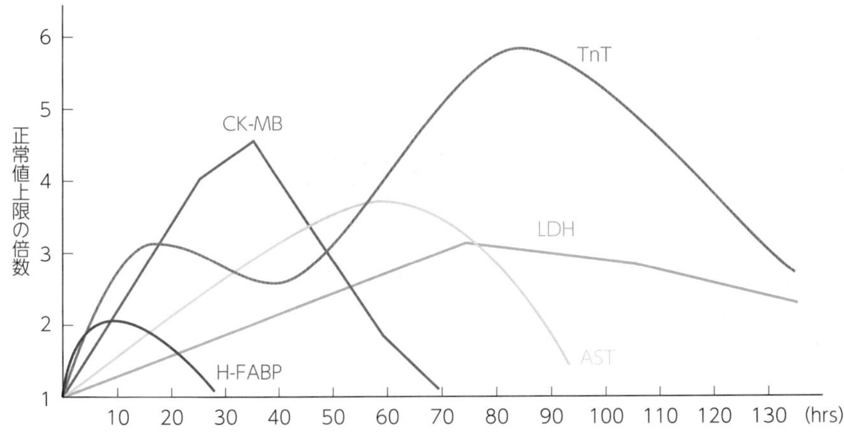

図 8-15 心筋梗塞発症後の検査値推移

血液検査

血液検査では，白血球，アスパラギン酸アミノトランスフェラーゼ〔AST (GOT)*〕，乳酸脱水素酵素〔LDH (LD)*〕，クレアチンキナーゼ (CK*) および CK-MB* 分画，心筋トロポニン T (TnT*)，心臓型脂肪酸結合タンパク (H-FABP*) などの上昇を認める．これらの上昇の順番を把握しておく必要がある．

超急性期には白血球，H-FABP が上昇し，次いで酵素 (CK，CK-MB，AST，LDH) が上昇する．少し遅れて筋原線維マーカーの TnT が上昇する．細胞質中にある TnT が漏れ出て，心筋壊死が進行すると筋原線維中の TnT が漏れ出てくるため，二峰性のピークを示すのが特徴的である(図8-15)．

心エコー法

心エコー法では，心筋の壊死に伴い，局所壁運動低下や収縮時壁厚増加率の低下を認める．壁運動異常は図8-14 に示した断面図と一致しており，前下行枝が閉塞すれば青の領域，回旋枝が閉塞すれば黄色の領域，右冠動脈が閉塞すれば赤の領域の壁運動が低下する．さらに心囊液の有無，壁在血栓の有無，乳頭筋断裂による僧帽弁逆流，および心室中隔穿孔の有無などをチェックできる．

冠動脈造影 (CAG)

早急に冠動脈造影 (CAG) を施行し，治療方針を決定する．CAG では，血栓による完全閉塞を認める(図8-16)．血栓閉塞を確認したら，後述する血栓溶解療法や PCI による再灌流療法に移行する．

3 治療

心筋壊死の範囲拡大や不整脈を抑制して，生命予後を改善することと，早期の再灌流が目的となる．

発作時の薬物療法としては，即効性の硝酸薬であるニトログリセリン舌下錠を用いる．さらに新たな血栓形成抑制のため抗血小板薬 (アスピリン，クロピ

用語解説

AST (GOT)
アスパラギン酸アミノトランスフェラーゼ．心筋に多く存在し，心筋梗塞で増加する．
基準値：7 ～ 38U/L

LDH (LD)
乳酸脱水素酵素．あらゆる臓器に含まれており，心筋梗塞では LDH Ⅰ型が増加する．
基準値：119 ～ 229U/L

CK
クレアチンキナーゼ．心筋，骨格筋に広く分布し，心筋梗塞，骨格筋の傷害で増加する．
基準値：男性 57 ～ 197U/L
女性 32 ～ 180U/L

CK-MB
クレアチンキナーゼ MB 分画．心筋由来のクレアチンキナーゼで，心筋梗塞で特異的に増加するため診断，病勢把握に用いられる．
基準値：16U/L 以下

TnT
トロポニン T．平滑筋には存在しないため，心筋特異性が極めて高い．心筋梗塞発症早期から数週間は有意の上昇が持続するため，発症後，時間が経過した患者の診断に有用である．
基準値：0.100ng/mL 以下

H-FABP
ヒト心臓由来脂肪酸結合タンパク．心筋内の細胞質に豊富に存在しており，心臓虚血による心臓細胞の傷害時に速やかに血中へ逸脱するため，急性心筋梗塞 (AMI) の早期診断マーカーとして有用である．
基準値：5.0ng/mL 以下

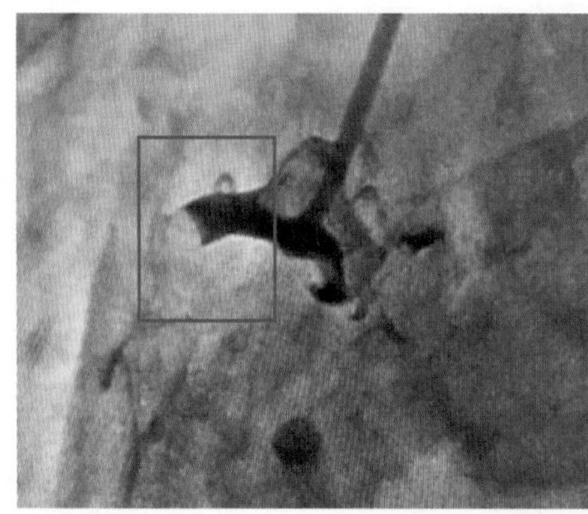
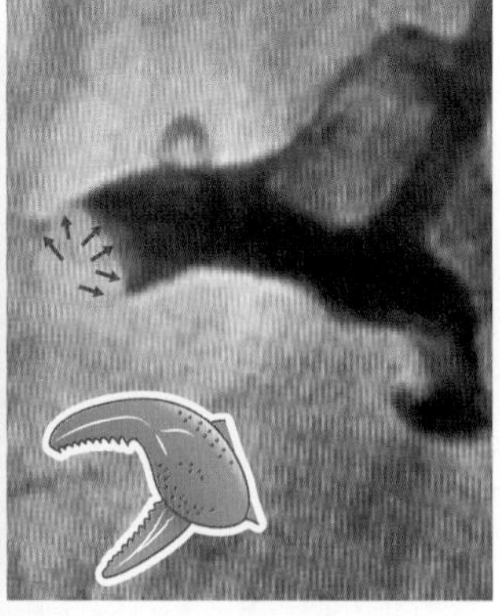

図 8-16 ST 上昇型心筋梗塞（冠動脈造影像）

右冠動脈近位部で完全閉塞した例．造影剤は閉塞した血栓周囲（矢印）に入り込み，ST 上昇型心筋梗塞の場合は，カニ爪様の造影所見を呈するのが特徴である．

ドグレル）の経口投与と，血栓の安定化を図るためヘパリンの静脈注射を行う．

胸痛は持続することが多いため，ニトログリセリンやニコランジルとヘパリンの持続静脈注射を行う．その後も強い胸痛が持続する場合はモルヒネなどの麻薬性鎮痛薬を少量ずつ静脈注射する．

病院到着時より 90 分以内（door-to-balloon time*）に早急に血行再建を施行することになるが，カテーテル室搬送までは，心電図モニタリングを行い，不整脈や ST 変化に注意する．また動脈酸素飽和度が低い場合は，酸素投与を開始する．

再灌流療法は主に血栓溶解療法，経皮的冠動脈インターベンション（PCI），および冠動脈バイパス術（CABG）がある．

血栓溶解療法

血栓溶解療法には，冠動脈に直接注入するウロキナーゼと静脈内投与する組織型プラスミノーゲンアクチベータ（t-PA）が使用される．いずれも外因性のプラスミノーゲンアクチベータであり，プラスミノーゲンをプラスミンに活性化して血栓を溶解させる（図8-17）．

PCI と比較すると，残存狭窄度が大きく再閉塞率も高いため，PCI 可能施設への搬送に時間がかかる場合や，迅速に PCI を開始できない場合，冠動脈内の血栓量が多くバルーンやステント留置では再灌流が得られない場合など使用が限られてきている．適応は発症 12 時間以内であるが，再灌流のゴールデンタイムとされる 6 時間以内の使用が好ましい．禁忌として，大動脈解離，活動性内臓出血，発症 2 カ月以内の脳血管障害，活動性出血性網膜症などがあり，使用前にこれらを除外する必要がある．

経皮的冠動脈インターベンション（PCI）

PCI はバルーン形成術とステント留置が主体となるが，血栓量が多い場合は病変部の血栓吸引を施行する．血栓吸引はガイドワイヤーに沿って，血栓吸引

用語解説

Door-to-balloon time
急性心筋梗塞の患者が病院に到着して（door）から，血栓吸引やバルーン（balloon）拡張といった再灌流療法が施行されるまでの時間をいう．ST 上昇型急性心筋梗塞では，この時間が延びるほど予後が悪くなると報告されている．日本循環器学会の ST 上昇型急性心筋梗塞の診療に関するガイドラインでは，door-to-balloon time 90 分以内が求められている．これを達成するには，365 日 24 時間，迅速かつ適切な診断と治療ができる診療体制が必須となる．

plus α

再灌流のゴールデンタイムは 6 時間
心筋にはほとんど再生能力がないため，急性心筋梗塞の第一の治療は，詰まった冠動脈を再灌流して壊死を最小限にとどめることにある．再疎通は早ければ早いほどよく，急性心筋梗塞の治療のゴールデンタイム（心臓のダメージを少なくすることができる時間）は，6 時間といわれる．そのため急性心筋梗塞が疑われたら，カテーテル検査のできる病院に患者を運び，一刻も早く冠動脈血流を再開することが重要となる．

➡ PCI については，p.105 参照．

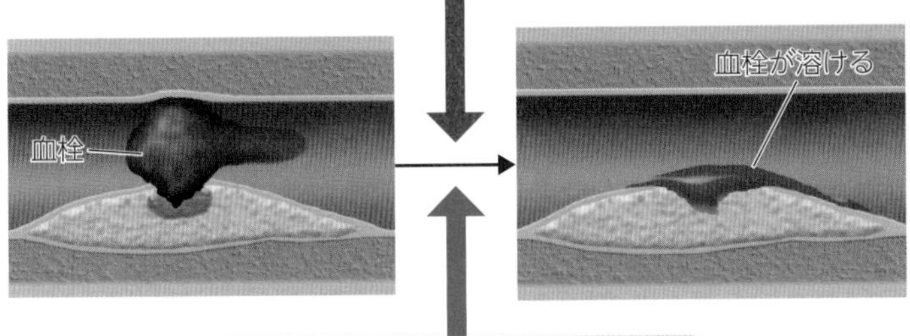

図 8-17 ■血栓溶解療法

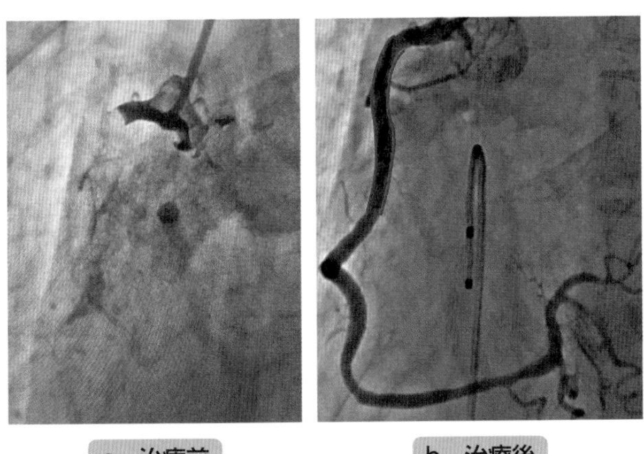

図 8-18 ■ ST 上昇型心筋梗塞の PCI 治療例

a. 右冠動脈の完全閉塞例.
b. 血栓吸引後にバルーン拡張を行い，赤線で挟まれた部位に薬剤溶出ステントを留置し，良好な再疎通を得た．治療中に徐脈を呈したため，一時的ペースメーカを留置している（矢印）.

用のカテーテルを血栓内に持ち込み，カテーテル末端からシリンジで陰圧をかけることで血栓を吸引する．血管内の血栓を減らすことで，ステント留置に伴う血栓の末梢への飛散を防ぎ，良好な再灌流が得られる．

バルーン形成術は再灌流できると同時に，責任病変の狭窄を解除できる．通常 95 ～ 98％の再疎通が可能で，血栓は破砕され末梢に流れる．十分な冠動脈血流が得られるため，心原性ショックの治療として最も有効である．近年は，バルーン拡張後に薬剤溶出ステントを留置することが多く（図8-18），確実な再疎通を得るとともに，慢性期の再狭窄も激減した．血栓溶解療法より早期再疎通が可能であり，残存狭窄度も少なく，再閉塞率や心事故発症率も低いため，心筋梗塞には初めから PCI（primary PCI）実施が主流となっている．

冠動脈バイパス術（CABG）

CABGの適応は，PCIが困難な症例や，PCIを施行したがうまくいかなかった症例が主体であるが，左冠動脈主幹部病変もCABGを選択肢の一つとして考慮する必要がある．

一般療法は，発症後2～3日は破裂のリスクがあるため絶対安静が必要である．それ以降は心臓リハビリテーションプログラムにより2週間前後かけて通常の生活に戻していく．再発予防には冠動脈危険因子の管理が重要で，禁煙や，高血圧，脂質異常症，糖尿病のコントロールを行う．肥満のある患者には減量を勧め，栄養指導や運動処方を行う．退院後は，運動処方を上回る過度の身体的労作を回避し，精神的興奮を避けるように指導する．

薬物療法としては，ステント留置された患者では，アスピリンとチエノピリジン系の抗血小板薬を2剤確実に内服してもらう（抗血小板薬2剤併用療法）．自己中断はステント血栓症による心筋梗塞再発リスクが高まることを説明する．心筋梗塞後の心拡大・心不全予防にはACE阻害薬やARB，β遮断薬を早期より開始する．血圧が高値である場合は，Ca拮抗薬を追加し，血圧コントロールとともに冠攣縮*予防を図る．その他，LDLコレステロールをスタチンで低下させることが，再発予防に有効であると証明されているため，積極的に追加を検討する．

用語解説

冠攣縮
正常もしくは軽度狭窄病変が冠動脈内皮機能障害を伴うことで，ストレスや交感神経バランスの変化によって攣縮を起こし，高度狭窄や完全閉塞を起こすことである．

2 ST上昇型心筋梗塞患者の看護

ST上昇型心筋梗塞は，急性冠症候群の中で最も緊急性が高く，以前に**急性心筋梗塞（AMI）**と呼ばれていたものがこれに当たる．ニトログリセリンなどの硝酸薬は無効で，激しい胸痛や放散痛を生じ，冷汗，心不全やそれによる心原性ショック，意識障害，致死性不整脈，心肺停止の状態で搬送されることも多い．発症から再灌流までの時間，救急隊の接触から治療までの時間などが中長期的な予後だけではなく，短期的な生死を左右する．急性期には，PCIやCABGなどによる早期の再灌流療法により梗塞拡大を予防し，急性期合併症を回避することが最優先され，慢性期には，残存機能の範囲内で血管内皮障害の改善に向けた二次予防が重要となる．経時的な変化によって，看護ケアの特徴が異なるため，ここでは急性期と回復期に分けて解説する．

1 急性期

急性期の看護においては，梗塞拡大の予防，身体的・精神的苦痛の緩和，合併症の予防と早期発見が重要となる．

Door-to-balloon timeの短縮が，梗塞拡大の予防につながるため，到着前の準備が重要となる．近年，救急隊による12誘導心電図の伝送システムも構築されつつある．急性心筋梗塞が疑われる患者が搬送される場合には，心電図モニター，酸素，静脈ルート確保と採血のセット，ニトログリセリン，塩酸モルヒネ，アスピリンなど，使用する可能性の高い薬剤の準備，カテーテル検査の

plus α

伝送システムの導入
これまでは，病院到着後に12誘導心電図を，実施→診断→スタッフの招集という流れが主流であった．しかし最近は，救急車内から伝送することによって，病院到着前に診断やスタッフの収集が可能となり，door-to-balloon timeが短縮されることが報告されている．迅速な治療による生命予後の改善だけではなく，適切な搬送病院の選択や，医師から救急隊員への車内指示にも役立つため，導入する地域が増加している．

同意書の準備，カテーテル室との連携などを，通院または入院歴のある患者については，これまでの病歴をあらかじめ確認しておく．

搬送後はモニターを装着し，持続的にバイタルサインを測定しながら循環動態を観察する．再灌流前には基本的には絶対安静となるため，安静が保持できるよう援助を行う．また，カテーテル検査前には，塩酸モルヒネ，硝酸薬（ニトログリセリン），アスピリン，酸素の投与が行われることが多い．酸素投与は，酸素飽和度が90%を下回るような場合や，急性心不全による肺うっ血を来している場合には，心臓の仕事量の低減や酸素化の改善に有効である．またCOPDなどの既往歴のある患者に対しては注意が必要なため，呼吸状態により投与するかどうかを判断することが推奨されている．治療に対する援助のポイントを表8-3に，安静保持に対する援助のポイントを表8-4に，合併症の早期発見のための身体反応の観察ポイントを表8-5にまとめる．

梗塞拡大の予防のために行う安静保持は，多くの場合，患者の安楽を脅かすものとなる．決まりごと，指示として患者に提示するのではなく，その都度患者の思いを傾聴しながら必要性を説明し，指示範囲内での体位変換やマッサージなど，可能なケアを取り入れながら，チームで関わる必要がある．また，どういう行為であれば，患者自身で行ってもよいのかを明確に伝えることも重要である．睡眠障害やせん妄など，精神状態の変調がみられた場合には，早期に専門家に相談し，場合によっては投薬でコントロールすることが重要になる．

表 8-3 ■急性期の治療に対する援助のポイント

項目		使用目的	ポイント
薬物治療	塩酸モルヒネ (Morphine)	胸痛緩和，それによる酸素消費量の抑制.	硝酸薬を使用しても疼痛が持続する場合に使用する. 心筋虚血に対しては，モルヒネ以外の鎮痛薬は著効しない．使用後は血管拡張による循環血液量の低下や，迷走神経反射によって，ショックを起こすことがあるため，循環動態の観察を徹底すること. 患者・家族は，「モルヒネ」という名前に不安感を覚えることが多い．使用目的を明確に説明することで，不安の軽減に努める.
	硝酸薬：ニトログリセリン (Nitrate)	末梢血管を拡張し，循環血液量を低下させることにより，心臓の仕事量を軽減する. 冠動脈拡張作用により虚血の改善を図る.	血圧低下に注意して観察する. 副作用として頭痛が生じやすいが，時間経過とともに軽減することを説明し，軽めのクーリングなどで対応する．症状がひどい場合には医師に報告し，中止も検討する.
	アスピリン (Aspirin)	アテローム血栓症の急性期に使用することで，抗血小板作用を発揮する.	急性期には1回に162～200mgを噛み砕いて内服する．噛み砕くことにより15分で抗血小板作用を発揮する. 治療内容に応じて，ヘパリンやクロピドグレル，プラスグレルなども併用する. アスピリン喘息や出血のリスクが高い場合は禁忌となることもあるため，外科手術歴，脳血管疾患，大動脈解離，網膜症，消化管出血などの病歴を必ず確認する.
酸素投与		心臓の仕事量の軽減. 肺うっ血に対する酸素化の改善を図る.	酸素飽和度が90%を下回るような，低酸素血症や心不全徴候がある場合に使用する．過剰な酸素投与とならないよう，COPDなどの病歴にも注意する．酸素を使用しない場合でも，いつでも開始できるよう準備し，酸素飽和度を継続的にモニタリングする.

表 8-4 ■急性期の安静保持に対する援助のポイント

項目	ポイント
栄養	消化による酸素消費量の増加を抑えるため，絶食となることが多い． 水分摂取により循環血液量が増えると，心臓の仕事量が増える（前負荷増大）ため，飲水も制限される．点滴管理により厳重な水分出納を図る． →患者の苦痛を軽減するため，うがいの励行，氷片での対応，必要性の説明，家族への協力依頼を行う．
排泄	安静保持および時間尿の測定のため，排尿は膀胱内留置カテーテルが用いられる． 排便による努責は血圧や脈拍の増大につながり，発作を起こす原因となる．排便状況を確認し，便秘を予防するため，緩下剤や摘便などの処置を考慮する． 超急性期では，排泄に関わる動作でさえも心負荷となるため，看護師2名で介助するなど，患者の身体負荷の軽減に努める．排泄中のモニタリングは徹底する． →どの援助も患者にとっては安楽を脅かすものになり得る．羞恥心に配慮し，丁寧な説明を行いながら，協力を依頼していく．
保清	必ず看護師２名以上で行い，指示された安静度内で行うことを徹底する． 状況によっては全身清拭が不可能な場合がある．その際は，患者に説明し，顔や手足など，できる範囲で部分清拭を行う． 膀胱内留置カテーテルが挿入されていることが多いため，陰部洗浄を行い，感染予防と不快感を取り除く援助が必要である．

表 8-5 ■合併症の早期発見のための身体反応の観察ポイント

項目	観察目的	ポイント
意識レベル	心拍出量の低下による心原性ショック	ジャパン・コーマ・スケール（JCS）やグラスゴー・コーマ・スケール（GCS）などの共通の評価指標を用いる． 循環不全による心肺停止後の場合には，状況に応じて瞳孔や眼球運動など，脳神経障害の有無についても観察する．
心電図／脈拍	再梗塞や心破裂による致死性不整脈の早期発見	必ず 24 時間の持続モニタリングを行う．梗塞部位や治療経過によって，出現しやすい不整脈に違いがあるため，予測的に観察することが重要である． ショック状態になると脈拍が触知困難となる． 循環血液量が低下すると頻脈傾向になる． 【急性期】 ・心室期外収縮の出現頻度の増加がみられる．R on T 型があればすぐに報告する． ・発症直後は心室細動や心室頻拍が多い：電気的除細動 ・右冠動脈の閉塞では房室ブロックによる徐脈が出現しやすい：一時的ペーシング ・左前下降枝では脚ブロックが出現しやすい． 【慢性期】 ・リエントリー回路による心室頻拍が出現することがある：アブレーション
血圧	循環不全の早期発見	持続的もしくは 30 分～ 1 時間ごとに観察する． 30 分以上にわたって収縮期血圧が 90mmHg を下回っていないか，30mmHg 以下の低下がないか（特に収縮期血圧が 70mmHg を切るような場合は，ドブタミンなどで迅速に循環不全を改善する必要がある）． →高血圧の状態が続くと，酸素消費量の増加につながる．
呼吸	ポンプ機能の障害による急性心不全	血液が肺にたまり（肺うっ血）水分が肺胞に漏出することによりガス交換が困難となる．以下のような徴候がみられる． ・泡沫状の痰や血痰 ・酸素飽和度の低下 ・呼吸回数の増加 ・呼吸困難感の自覚・起座呼吸 ・チアノーゼ（口唇・爪） ・湿性ラ音（特に下肺や背中側） ・肺血管陰影の増強（バタフライ・シャドウ）
尿量	心原性ショックによる乏尿	尿量 20mL/ 時未満 低ナトリウム尿（尿中 Na30mEq/L 未満）
体温	末梢循環不全や梗塞後の炎症反応	梗塞後は循環不全により四肢に冷汗がみられ，体温も平時より低くなる．末梢冷汗を観察するときは皮膚の湿潤状況も観察する． 梗塞後 2 ～ 4 日ごろは炎症反応により微熱傾向となる．

2 回復期

回復期は，リハビリテーションの概念を基軸に解説する．発症後２～３日は心破裂の危険性が極めて高く安静が必要であるが，その後は，心臓リハビリテーションを開始し，心機能を評価しながら，徐々に安静度を拡大していくことが重要である．約３日以内には立位やトイレ歩行，１週間程度で病棟歩行が可能となり，その後院内歩行やシャワー（入浴）負荷を実施し，おおよそ２週間程度で退院となることが多い．安静度が拡大するタイミングでは，特に循環動態の変調に留意し，心電図やバイタルサインの観察を密に行う．

狭義のリハビリテーションは，このように負荷を徐々に増やし身体機能の回復に努めることであるが，心臓リハビリテーションの本質は，運動療法を中心に，冠危険因子の是正に向けた取り組みを生涯にわたって続け，心理・社会的な健康を多職種協働で支えることにある．よって入院中の退院指導に加え，退院以降も維持期のリハビリテーションを支えるための看護ケアは継続される必要がある．一度虚血性心疾患を発症した患者は，全身性に血管内皮機能の障害を来しているととらえる必要があり，プラークの退縮または安定化に向け支援していく．

薬物療法

薬物療法は大きく①抗血小板薬，②脂質低下薬，③心保護のための薬（β遮断薬，Ca拮抗薬，持続性硝酸薬）の三つに大別される．③は，それぞれの患者の状況により選択される．①②については，特に安定狭心症の予後改善効果が明らかであり，内服の中断は，心筋梗塞への進展を招く主要な原因であるため，内服アドヒアランスの低下を防ぐ支援が必要である．

虚血性心疾患の薬物療法の特徴として，長期間の服用が必要であること，多剤であること，鎮痛薬のように主観的な効果が感じられにくいこと，加齢性疾患であるため高齢者が多いことなどが挙げられる．服薬期間の長さや多剤内服は，それだけでアドヒアランスの低下を招く．したがって，患者の生活環境や加齢による認知機能の変化が薬物療法に及ぼす影響や，薬物療法が生活に及ぼす影響を継続的に観察することが重要である．薬を飲むことができないのか，自らの意思で飲まないのかによっても支援の方向性は異なるため，どのような支援が必要か，患者・家族と共に考えることが必要である．

日常生活における冠危険因子の是正

狭心症や心筋梗塞などの虚血性心疾患は，ほとんどが粥状動脈硬化を基盤として発症する．したがって，粥状動脈硬化を引き起こす脂質異常症，高血圧，糖尿病，肥満，喫煙や慢性腎臓病などの冠危険因子を，予防・是正することが，治療の観点からも再発予防の観点からも重要である．そのためには，禁煙，運動，食事を中心とした日常生活での療養を，長期にわたって支援する必要がある．

この場合の支援は，知識を提供することとイコールではない．まずは，是正が必要なこと，逆にきちんと取り組めていることを，患者自身が認識することができるよう，患者の語りを促進するような具体的な質問や，積極的な傾聴が必要である．取り組めていることや，自分なりに努力していると患者が認識していることに対してはきちんと承認する．その上で，必要な情報を提供し，具体的な方法を患者・家族と共に考えていく必要がある．またその際，基準となる数値だけではなく，それを達成するための具体的な行動についても示す必要がある．例えば「飽和脂肪酸を総エネルギーの4.5 ～ 7%摂取する」と伝えるだけで，患者・家族は日常生活に取り入れることができるだろうか．対象者に合わせて必要な情報を加工することも，長期の療養を支える上で重要である．
日常生活における冠危険因子の是正についての詳細は表8-6の通りである．

用語解説

RM
最大反復回数のことで，10 ～ 15RMは，同じ動きを10回～15回繰り返せる強さのことを指す．

標準体重
身長（m）×身長（m）×22

身体活動
軽労作（デスクワーク等）：25 ～ 30kcal
普通の労作（立ち仕事等）：30 ～ 35kcal
重い労作（力仕事等）：35kcal ～

表8-6 ■日常生活における冠危険因子の是正

禁煙		禁煙は冠動脈疾患の二次予防において，もっとも優先されるべき治療の一つである．
運動		○1回最低30分，週3～7回（できれば毎日）歩行・走行・サイクリング等の有酸素運動を行う ○10 ～ 15RM*程度のスクワットなどのリズミカルな抵抗運動を息を止めずに週3回程度行う 過度な負荷によるリスクもあるため，必ず主治医による心機能の評価のもと実施する．
摂取エネルギーの適正化		エネルギー摂取量（18歳以上）＝標準体重*（kg）×身体活動*（kcal）
摂取量に注意	飽和脂肪酸	○総エネルギーの4.5 ～ 7% 乳製品や肉類に多く含まれる油であるが日常生活での厳密な計算は困難であるため，摂取頻度が多い患者には「少し控える」「摂り過ぎない」といった意識づけをする．
	トランス脂肪酸	マーガリンやショートニング等に多く含まれる．LDL-cを上昇させ，HDL-cを低下させる作用があり，冠動脈疾患のリスクを増加させる．
	コレステロール	摂取量に合わせて，LDL-cが上昇する患者もいるため，高LDL-c血症患者においては控えるべきである．
	炭水化物	○総エネルギー量の50~60% 過剰摂取は生活習慣病のリスクとなる．
	塩分	○1日6g以下 減塩を意識することが大切である．
	飲酒	○純アルコール30mL以下 習慣的な飲酒が血圧上昇の原因となるため，再発予防のために過度な飲酒は控える．
積極的に摂取	n-3系多価不飽和脂肪酸	○1日2g前後 シソやエゴマ油等に含まれるα-リノレン酸や，魚類に含まれるエイコサペンタエン酸（EPA）・ドコサヘキサエン酸（DHA）など．特にEPAやDHAは，心血管疾患予防に対する作用が報告されているため，積極的な摂取が推奨される．
	食物繊維	○1日20g以上を目安 特に水溶性食物繊維（海草類，麦類，こんにゃくなど）は糖尿病の予防，コレステロール低下作用，高血圧の予防など，動脈硬化予防効果がある．
	大豆・大豆製品，葉酸，ビタミンB_6・ビタミンB_{12}	イソフラボンは動脈硬化を防ぐ作用がある．閉経後の女性ではその効果が高いため，大豆食品を積極的に摂取する．
入浴		40度までのぬるめのお湯で，短時間で済ませる，脱衣所や風呂場をあたためておく．
排便		繊維質・水分を摂る，緩下剤の使用などを意識し，便秘による努責を回避する．
性生活		胸部症状がある場合は控える．主治医と相談しながら考える．
睡眠		7時間程度の睡眠が，再発予防に有効である．

4 合併症

1 心機能不全

1 心不全

心不全とは，身体の重要臓器の酸素需要に対し，それを満足させるだけの心拍出量を保てなくなった状態で，広範囲心筋梗塞や再梗塞などによる左心室のポンプ機能低下や広範囲右室梗塞による左心系の循環器血液量低下により生じる．心不全には左心不全と右心不全があり，左心不全では急性肺水腫（呼吸困難，起座呼吸，泡沫状の血性痰，ラ音等）を生じ，心原性ショックに至る場合もある．また，右室梗塞を合併すると，肝腫大や浮腫などの右心不全症状を呈する．

➡心不全については，5 章も参照.

急性心筋梗塞に合併した心不全の重症度分類には，**キリップ分類***が広く使用されている(表8-7).

心筋梗塞に合併した心不全の治療に関しては，**フォレスター分類***が参考にされている(図8-19).

用語解説

キリップ分類
Killip's classification

フォレスター分類
Forrester classification

Ⅰ群は，肺うっ血がなく，心拍出量が十分で安定した状態である.

Ⅱ群は，心拍出量は十分であるが肺うっ血が強く，血管拡張薬や利尿薬を投与し，うっ血を解除する必要がある状態である.

Ⅲ群は，循環血液量が少なく，左心室がカラ打ちしているため，心拍出量が十分に出せない状態で，まず十分な輸液を行う．輸液後も十分な心拍出量が得られない場合は，カテコールアミン等の強心薬を開始する.

Ⅳ群は肺うっ血がある上，十分な心拍出量が出せない状態で最も重症である．治療は強心薬で拍出量を増やしつつ，血管拡張薬や利尿薬でうっ血を解除する必要がある．薬剤投与で十分な改善が得られない場合は，大動脈内バルーンパンピング（IABP）で心補助を行う.

➡IABPについては，p.124参照.

表 8-7 ■心不全の重症度分類（キリップ分類）

Class	臨床所見	症状
1	心不全徴候なし	自覚症状なし
2	軽～中等度の心不全 (肺ラ音聴取＜全肺野の 50%)	軽～中等度の呼吸困難を訴えることが多い
3	肺水腫（肺ラ音聴取≧全肺野の 50%）	高度の呼吸困難を訴え，大抵の場合喘息を伴う
4	心原性ショック (チアノーゼ，意識障害)	血圧が 90mmHg 以下で四肢が冷たく，乏尿

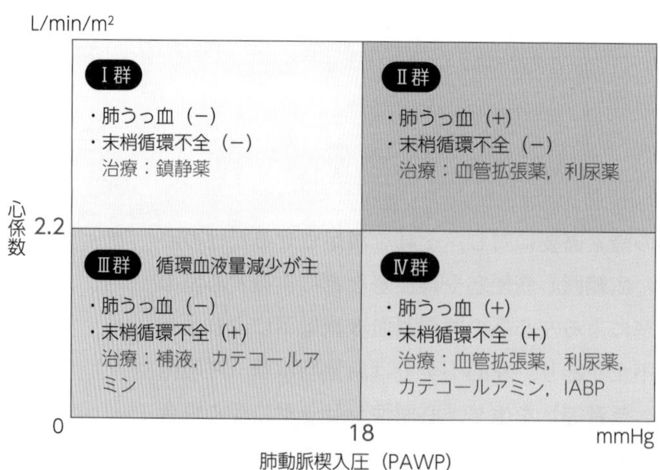

*心係数：正常値3.5±0.7（L/min/m²）　PAWP：正常値4.5〜13（mmHg）

図 8-19 ■フォレスター分類

2 心原性ショック

心原性ショックとは，全身の臓器に起こる循環不全で，意識障害や悪心（嘔気），嘔吐，全身倦怠感，血圧低下で脈が触れにくくなるなどの症状がみられる．具体的には，血圧 90mmHg 以下，尿量減少（< 20mL/ 時），冷たい皮膚（末梢血管収縮），意識障害を伴うと診断される．

心筋梗塞に対しては PCI，心臓破裂や心室中隔穿孔といった心臓の機械的障害に対しては外科手術が行われる．治療をしても心臓が十分に機能しない場合には，体外循環装置（PCPS，ECMO）や大動脈内バルーンパンピング（IABP）などで心臓を補助する．心拍数の低下に対しては，まず心拍数を上昇させる薬剤を用い，その後，一時的に電気的な刺激を与えて心拍数を上昇させる心臓ペースメーカを留置する．

2 機械的合併症

1 左室自由壁破裂

左室自由壁破裂（図8-20）は，左室自由壁梗塞発症後 1 週間以内に生じるとされているが，ほとんどが 24 時間以内である．高齢女性の初めて胸痛を訴えた心筋梗塞で発症することが多く，特に血圧が高い症例や安静を保てない症例で破裂のリスクが高いとされる（心筋梗塞前に，初めてではなく何度か胸痛を起こしている場合は，側副血行路が発達していることが多く，破裂のリスクが低い）．

破裂のタイプには，oozing 型と blow-out 型の二つがあり，経過が異なる．

Oozing 型はゆっくりと染み出し，右心室の圧排が生じると心タンポナーデとなり，血圧低下や脈圧低下，頻脈，心拍出量低下を起こす．心嚢穿刺により漏

➡心タンポナーデについては，13 章 2 節参照．

出した血液のドレナージを行い，血行動態の安定と止血を試みるが，止血が得られない場合は，開心術による外科的処置を行う．

Blow-out型は急速に心タンポナーデと心臓の虚脱状態を生じ，心電図上は心筋の活動電位を認めるが，ほとんど駆出のない状態（無脈性電気活動；PEA）となる．開心術が唯一の治療法であるが，その前に突然死してしまうことがほとんどである．

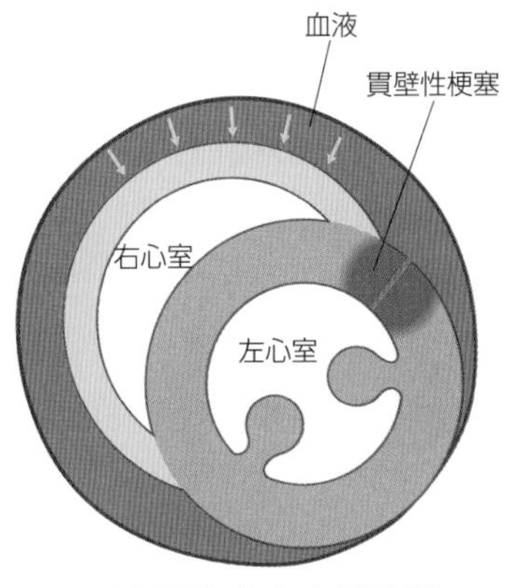

図 8-20 ■左室自由壁破裂

2 心室中隔穿孔

心室中隔穿孔は，前壁中隔梗塞発症後1週間以内に生じる，比較的まれな合併症である．突然，胸骨左縁下部に全収縮期雑音を生じ，急速な肺うっ血により呼吸困難を訴える．また左心系の駆出量が減少するため，時にショック状態になる（図8-21）．内科的治療としては，利尿薬投与，カテコールアミン投与，大動脈内バルーンパンピング（IABP）留置などで心不全コントロールを図る．コントロールされた場合は，梗塞部の線維化が進んで縫合がしやすくなる2～3週間以降の待機的手術となるが，心不全コントロールが得られない場合は，緊急で心室中隔穿孔閉鎖術を行う．閉鎖には穿孔部にパッチを縫着する．

3 乳頭筋断裂

乳頭筋断裂は，下壁梗塞発症後2～3日でみられる，まれな合併症である．下壁を栄養する血管からの単独支配である後乳頭筋に発症しやすい．突然，心尖部を中心に全収縮期雑音を生じ，急速な僧帽弁逆流により左心不全に陥る．内科的治療としては，利尿薬投与，カテコールアミン投与，大動脈内バルーンパンピング（IABP）留置などで心不全コントロールを図るが，コントロール困難である場合は，緊急僧帽弁置換術もしくは僧帽弁形成術が行われる．

4 心室瘤

心室瘤は心筋梗塞の後期の合併症で，菲薄（ひはく）化した梗塞部が瘤状に突出したも

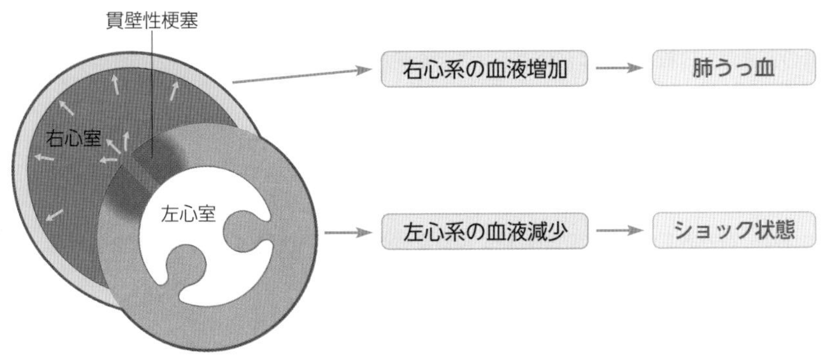

図 8-21 ■心室中隔穿孔

plus α

乳頭筋の栄養血管

前乳頭筋
前壁と側壁からの血管で二重に栄養されているため，断裂しづらい．

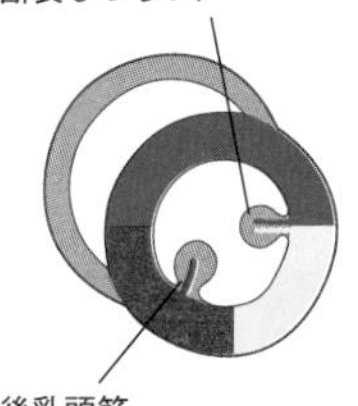

後乳頭筋
下壁からの血管のみで栄養されているため，下壁梗塞で断裂が生じやすい．

仮性心室瘤

Pseudoventricular aneurysm．まれに緩徐な心破裂が限局性の心膜血腫を形成し，心膜炎による癒着後に左室内と交通し，仮性心室瘤となる．通常の心室瘤と異なり心筋壁はなく心外膜で覆われているだけなので，破裂のリスクが高い．

のである(図8-22). 広範囲前壁梗塞に伴って心尖部に形成されることが多い. 半数以上の症例で, 心電図上にSTの持続的上昇を認める. 瘤内に壁在血栓を形成し塞栓源になったり, 心室頻拍の原因となったりすることがある. 血栓がみられた場合は抗凝固薬が投与され, 難治性の心室頻拍を生じる場合はアブレーションや植込み型除細動器(ICD)が検討される.

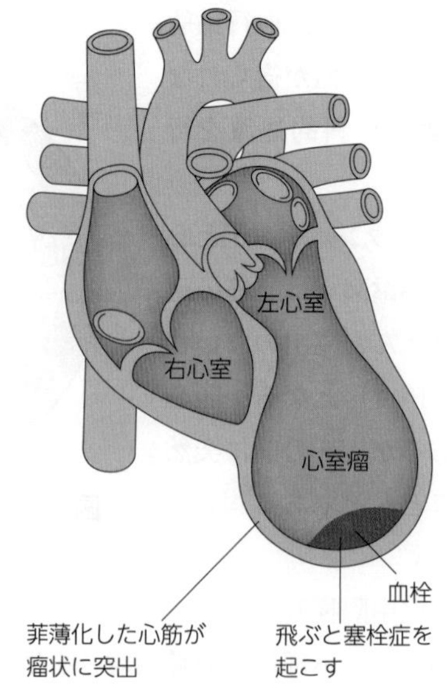

図8-22 心室瘤

3 虚血による不整脈

心筋梗塞に伴う不整脈には, 心室期外収縮が最もよくみられる. 散発の場合は経過観察のみで十分であるが, ①多発性(5～6拍/分以上), ②連発性(short run), ③多源性(QRSの形が異なるものがある), ④R on T(先行するT波の上に次のR波が重なるもの)の場合は, 心室頻拍や心室細動の危険性が高いため, リドカインなどの抗不整脈薬投与が考慮される.

心室頻拍や心室細動がみられた場合は, 直ちに動脈拍動を確認し, 触知しない場合は, 気道確保・酸素投与を開始し, 電気的除細動を行う. 改善が得られた場合, リドカインやアミオダロンの持続静脈注入による再発予防を考慮する.

右冠動脈病変の心筋梗塞では, 徐脈性不整脈を来すことが多い. 特に房室ブロックは, 房室結節を栄養する右冠動脈病変に合併することが多い. この場合のブロックは一過性で予後はよいことが多い. 高度徐脈を来した場合は, 一時的ペースメーカを挿入する.

➡合併症の看護については, p204 表8-5参照.

臨床場面で考えてみよう

Q1 心筋梗塞にて入院中の患者. ラウンド時の聴診で, 入院時に聴取されなかった収縮期雑音が突然出現したことに気が付いた. 医師にどのような提案を行う必要があるか.

Q2 外来で, 狭心症患者の家族が, 内服以外ではどのようなことを注意する必要があるかと尋ねてきた. アドバイスすべきことは何か.

Q3 狭心症にて定期受診中の患者が, 待合室で冷汗を伴う胸痛を訴えた. どのような対応をすべきか.

Q4 安定狭心症の患者に対し, 不安定狭心症への移行を早期に発見するためには, どのような情報を収集する必要があるか.

Q5 二重負荷とはどのような行為であるか. また二重負荷による身体への負担を軽減するために気を付けることは何か.

考え方の例

1 心筋梗塞の合併症である心室中隔穿孔や乳頭筋断裂に伴う僧帽弁逆流を発症した可能性があり，胸部 X 線撮影による肺うっ血や心エコー法による異常血流の有無をチェックする必要があるのではないかと提案する．

2 喫煙をしている場合は，禁煙を勧めてもらう．心筋酸素消費を増やすと発作が起きるため，過度の身体的労作を回避し，精神的興奮を避けるようにケアするよう指導する．

3 速やかに医師に伝えるとともに，ニトログリセリンの舌下投与を行い，胸痛の改善が得られるか観察する．併せて心電図モニター（可能であれば 12 誘導心電図）で ST 変化や不整脈の出現がないかをチェックする．酸素飽和度の確認も行い，低い場合は酸素投与を開始する．心筋梗塞への移行が疑われる場合は，躊躇することなくカテーテル室に連絡し，door-to-balloon time の短縮に努める．

4 安定狭心症患者に対しては，不安定狭心症への移行を予防することが最も重要である．以前よりも軽労作（または安静時）での発作，発作回数や持続時間の増加，胸部症状の増悪，硝酸薬の効果の減弱は不安定化のサインと呼ばれる重要な情報である．

5 二重負荷とは「一つの動作に続いて次の動作を行うこと」であり，食直後の入浴や，排泄直後の運動などがそれに当たる．心筋梗塞治療後は，動作と動作の間を 30 分あけることや，自律神経のバランスが整っている午後に負荷の高い活動を取り入れるなど，二重負荷による影響を避ける生活の工夫が必要である．

9 刺激伝導系の障害

心臓はポンプとして，何十年ものあいだ休みなく収縮と弛緩を繰り返し，人の生命維持に最も重要な働きをしている臓器の一つである．心臓の収縮に関わる筋肉である固有心筋に対し，収縮興奮のための刺激を発生し伝導する特殊心筋が存在する．このシステムは刺激伝導系と呼ばれ，図9-1 に示すように大きくは洞結節（洞房結節），房室結節，ヒス束，右脚および左脚，そしてプルキンエ線維から構成される．

図9-1 の下に，伝導系各部の興奮に対応する心電図波形を示す．心電図の最初の振れであるP波は心房筋の収縮，QRS波は心室筋の収縮，T波はその弛緩に対応する．P波，QRS波，T波が規則正しく一定のリズムで繰り返されている状態を**洞調律**という．正常洞調律とは，洞結節を起点とする刺激伝導系で支配されるリズムであり，正常洞調律以外はすべて**不整脈**ということになる．それでは，個々の不整脈について解説していく．

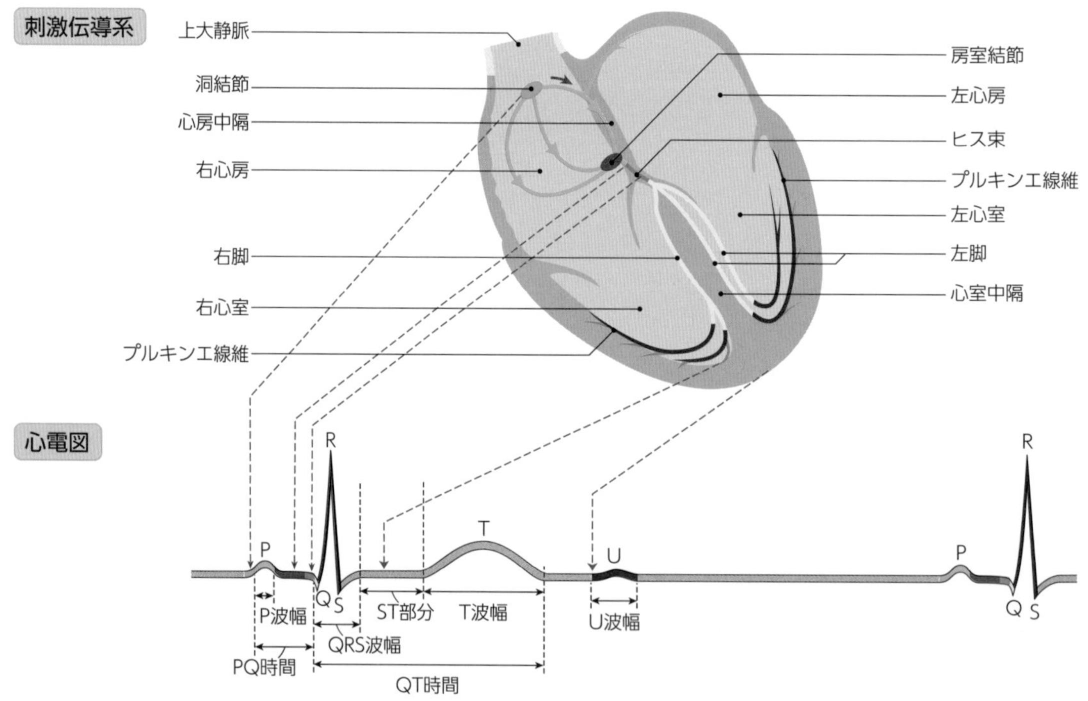

図 9-1 刺激伝導系

心臓には，その収縮や拡張のタイミングを指令する電気信号の伝導路がある．最初の刺激は洞結節から発生し，房室結節という，いわば関所でいったん休憩することにより，心房と心室が同時に収縮・拡張しないように工夫されている．心室に伝わった後，大きく右脚と左脚に分かれて興奮を伝える．この電気的興奮を伝える特殊なシステムが，心臓の刺激伝導系である．

1 徐脈性不整脈

1 洞結節の機能障害

1 洞徐脈 sinus bradycardia

1 病因・病態・症候など

洞徐脈は，後述する洞頻脈と併せて洞不整脈と呼ばれ，心電図で容易に診断することができる．ヒトの心臓は常に一定間隔で興奮しているわけではなく，主に自律神経の影響を受けて，心拍数は時々刻々と変動している．典型的な心電図である図9-2を見ると，QRS波の間隔（矢印）が徐々に短くなっていることがわかる．大きな振れであるQRS波は，脈として触れる部分であるが，このような脈の変動は若い人ほど顕著に認められ，通常，息を吸い込むときに脈が増加し，吐くときに減少する．一方，年を取るとこのような変動は小さくなるが，自律神経機能の低下と関連があるとされる．

洞徐脈とは，洞結節の興奮頻度が，多くても50/分以下に低下している状態をいう（図9-3，図9-4）．

洞徐脈の多くは徐々に起こってくるため，患者の自覚症状が乏しいことが多いが，全身性の病気の結果として起こることがあり，注意が必要である．全身性の病気には，甲状腺機能低下症，スポーツマン心臓，過度の副交感神経の緊張などがあるが，これらの病態が除外される場合，後述の洞不全症候群も考慮しなければならない．著しい徐脈の場合，ふらつきや失神，眼前暗黒感など脳循環不全の症状を示す．

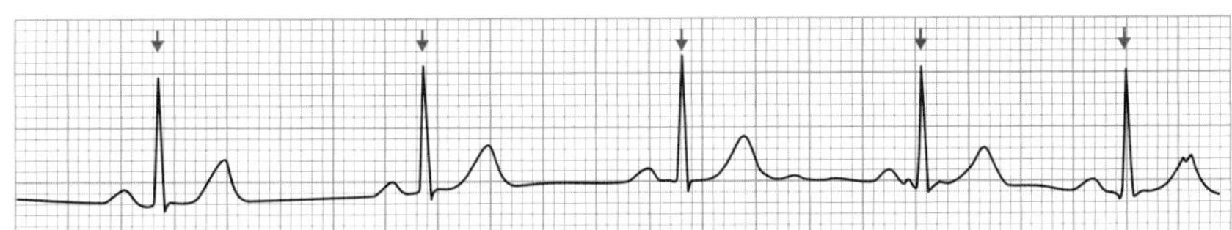

図 9-2 典型的な呼吸変動を示す心電図

若い男性の心電図．呼吸性に心拍数が変動している．

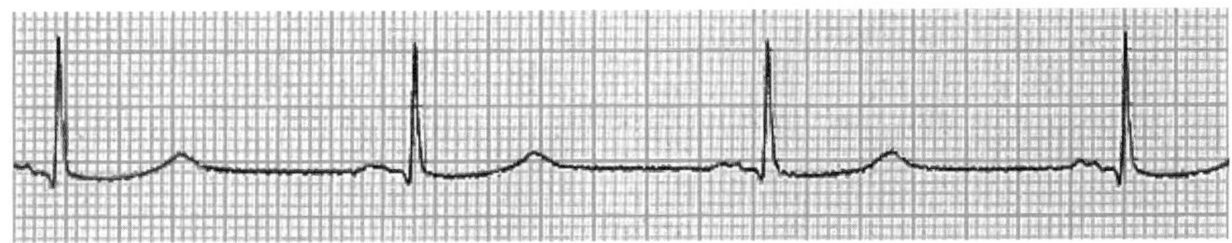

図 9-3 典型的な洞徐脈

60歳の男性に記録された心電図のI誘導で，心拍数は43/分である．

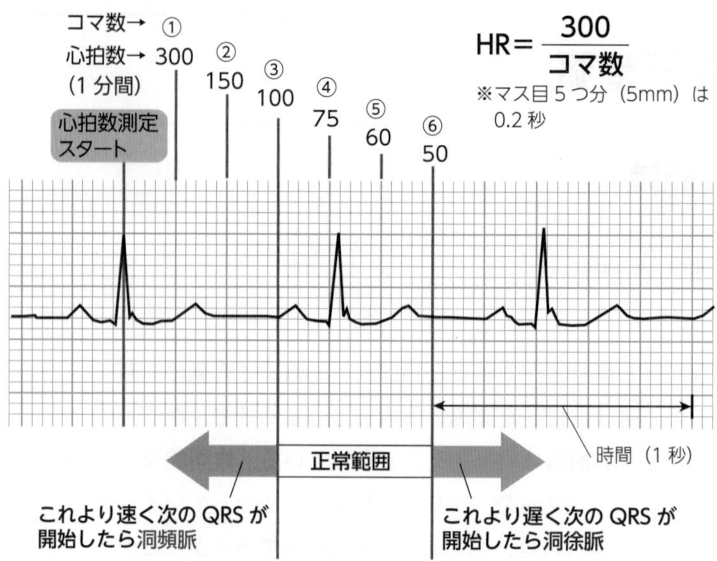

図 9-4 ■心電図での心拍数の測り方と洞徐脈・洞頻脈

心電図の横軸は時間を示し，大きな振れである QRS 波が次にどのタイミングで出現するかで心拍数を測ることができる．上の心電図では，QRS 周期は 4.2 コマであり 300/4.2 ≒ 71.4 となり，心拍数は約 71/ 分なので正常である．

2 診断と治療

診断には，心電図やホルター心電図が有用である．治療には，徐脈による症状が強いときには，アトロピンのような副交感神経遮断薬や，交感神経作動薬のイソプロテレノールを，静脈注射あるいは点滴で投与する．後者の場合，経口薬もある．

2 洞停止 sinus arrest

1 病因・病態・症候など

洞結節の機能低下により，長時間にわたってその興奮が見られなくなり，心拍が認められない病態を**洞停止**という．その病因として，洞結節自体の自動能の減少，あるいは洞結節からの興奮が心房に伝わるまでにブロックがあることが考えられる．これを洞房ブロックと呼ぶ．3 ～ 4 秒以上心拍が出ないと，通常，ふらつきや失神などの症状が出現する．洞停止がある程度以上持続すると，刺激伝導系のうち洞結節より下位にある，自動能を持つ房室結節周辺から，補充の調律が肩代わりされ興奮を起こす．この補充調律がどのようなタイミングで出てくるかにより，患者の症状の程度も変化することになる．

2 診断・治療

心電図で洞停止が記録され，症状が一致していれば，診断は容易である．時に，心臓電気生理検査で，心房オーバードライブ検査を行い，図9-5 の心電図に示されているように，洞停止を確認する．一過性でない場合，症状が強い場合，次に解説する洞不全症候群に準じて，ペースメーカ治療も考慮する．

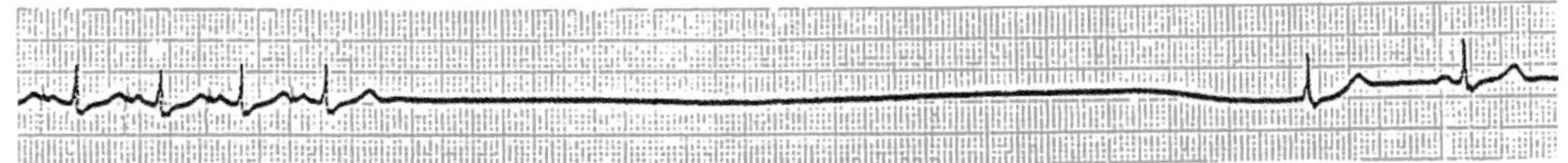

図 9-5 ■洞停止

モニター心電図で，高頻度の心房ペーシングを突然停止すると長時間（6 秒以上）にわたる洞停止が出現する．その後，徐脈が出現，洞不全症候群のⅢ型である．

3 洞不全症候群　sick sinus syndrome：SSS

1 病因・病態・症候など

洞不全症候群は三つの異なる病像からなるが，その病因は同じですべて洞結節機能の病的な低下による．三つの病像とは，心電図で記録される所見からRubenstein（ルーベンシュタイン）が分類した．

Ⅰ型：洞徐脈／持続してみられるもの（図9-3）

Ⅱ型：洞停止や洞房ブロック／補充調律を伴うもの（図9-6）

Ⅲ型：徐脈頻脈症候群／上室頻拍や心房粗動／細動が停止した後にⅠ型やⅡ型の臨床像を呈するもの（図9-5, 図9-7）．

特にⅢ型は臨床的に重要で，合併する頻拍の治療を優先すると徐脈の症状が悪化したり，隠れていたⅢ型の洞不全症候群が治療により顕在化したりすることがある．洞結節自体の病的な機能低下の原因は，心筋虚血，心筋炎，心膜炎，そのほかの心筋障害（遺伝的素因によるものも含まれる）などさまざまにいわれているが，原因不明のことが多く，一般に高齢になってみられる病気のため，加齢に伴う洞結節あるいは周辺組織の変性が影響しているのではないかと考えられている．

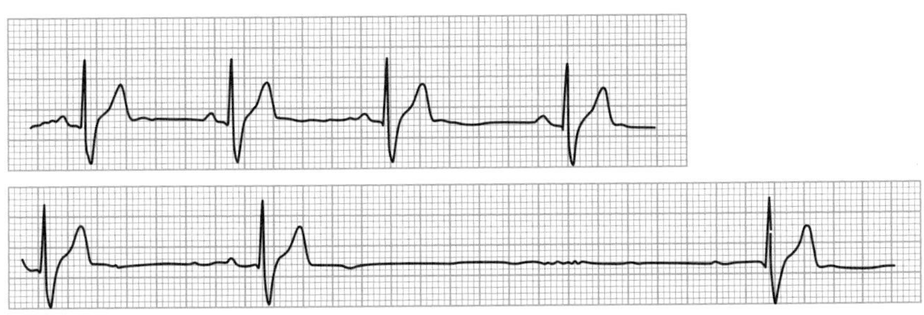

図 9-6 ■Ⅱ型洞不全症候群

Ⅲ型とは異なり頻脈を伴わず突然，洞停止となる．上と下は連続記録．

2 治療

症状のある患者では，植込み型ペースメーカで心臓を刺激して，人工的に心拍を助ける必要がある（図9-8）．その前に応急時の治療として，前述のようにアトロピンやイソプロテレノールを投与するが，これらの薬物治療は急場しのぎであり，症状が一過性でない場合，ペースメーカ治療を選択する．

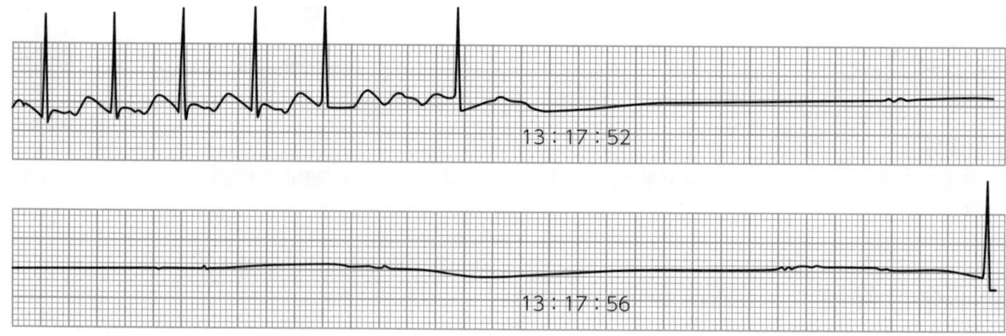

図 9-7 ■Ⅲ型洞不全症候群
失神を繰り返す 55 歳女性のホルター心電図．心房粗動が停止すると同時に，長時間の洞停止を来している．

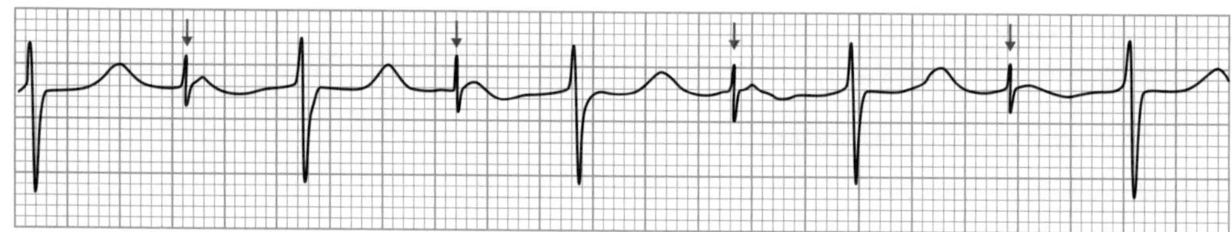

図 9-8 ■典型的なペースメーカ治療後の心電図
P 波の前にペースメーカのスパイク（矢印）がみられる．心房ペーシングで，ペーシングレートは 60．スパイク-Q 間隔は，440ms と著しく延長し，Ⅰ度房室ブロック（後述）も存在することがわかる．

4 洞結節の機能障害の看護

1 洞徐脈の看護

息切れやめまいなどの自覚症状がない無症候性の洞徐脈の原因として，スポーツ心臓や甲状腺機能の低下などが考えられる症例も多いため，問診で長距離を走るスポーツの経験や甲状腺疾患の有無を尋ねることが大切である．また，β遮断薬や Ca 拮抗薬などの影響で徐脈を来す場合があるため，既往歴，内服薬の種類，内服状況も確認する．

体温が 35 度以下の低体温になると徐脈が生じる．高齢者は身体・生理機能の低下などにより低体温に陥りやすいため，適切な室内温度の設定，適切な衣類の選択が行えるように指導する．

徐々に徐脈が起こってくる場合や高齢者の場合では，自覚症状が乏しいケースも多いが，脈拍が 50 回/分以下ならば，脳循環不全の症状がないかのアセスメントが必要となる．高齢者の場合，眼前暗黒感やふらつきなどの症状を「年齢のせいだ」と解釈していることがあるので，丁寧に日常生活での様子を聴取することが重要である．

2 洞停止の看護

無症状の場合もあるが，めまい，ふらつきや失神などの症状の出現により，患者の日常生活や QOL は大きく影響される．めまいやふらつきなどの症状が出現した場合は，症状が落ち着くまでベッド上での安静を促し，転倒などの二次的外傷を予防する．入院中は，心電図を装着し，24時間継続的にモニタリングを行い，不整脈出現時の自覚症状や血圧低下が伴っていないか観察を行う．心電図モニターで洞停止がみられた場合はすぐに訪室し，失神などの自覚症状の有無とバイタルサインの確認を行う．

症状が強い場合には，恒久的ペースメーカの適応となる場合もあるため，ペースメーカの植込みやQOLの変化についての思いを傾聴し，治療選択において主体的に意思決定を行えるように支援する．

3 洞不全症候群の看護

めまい，ふらつきや意識消失などの症状により，患者の生活やQOLは大きく影響される．問診では，息切れやめまいなどの症状が出現したときの労作状況と出現頻度の確認を行う．症状だけではなく，日常生活で不安や困っていることがないかを聴取する．入院中は心電図を装着し，24時間継続的にモニタリングを行い，不整脈出現時の自覚症状や血圧低下が伴っていないか観察する．歩行中や排泄時に意識を消失して転倒し，頭部外傷や骨折などの二次的外傷を招くことがある．移動時の手すりの利用や排泄時にナースコールを押してもらう，症状出現時には安静にするなどの指導を行い，安心して入院生活が送れるように環境を整える．

2 房室結節の機能障害

1 房室ブロック atrioventricular block：AV block

1 病因・病態・症候など

房室ブロックとは，図9-1に示す，刺激伝導系の中心部である房室結節，ヒス束，脚基部の機能障害により，心房から心室への伝導が障害される状態であり，その重症度により，Ⅰ度からⅢ度に分類される．

Ⅰ度房室ブロック

PQ時間の延長（> 220ms）のみであり，QRS波の脱落はない．PQ時間とは，心電図のP波の始まりから，Q波の始まりまでを示す（図9-1，図9-8，図9-9A参照）．

Ⅱ度房室ブロック

心房から心室への伝導が，つながったり脱落したりしている状態で，ウェンケバッハ（Wenckbach）型とモビッツ（Mobitz）Ⅱ型がある．

▸ ウェンケバッハ型（モビッツⅠ型）

PQ時間が徐々に延長し最後にQRS波が脱落する．その後，PQ時間は回復するが，繰り返し，このPQ時間の延長と脱落を起こす（図9-9Ba）．

▸ モビッツⅡ型

PQ 時間が徐々に延びることなく，突然 QRS 波が脱落する（図9-9Bb）.

Ⅲ度房室ブロック

心房と心室間の伝導が全くない状態である（図9-9C）．通常，Ⅰ度房室ブロックでは無症状であるが，Ⅱ度房室ブロックの中でも特にモビッツⅡ型のブロック

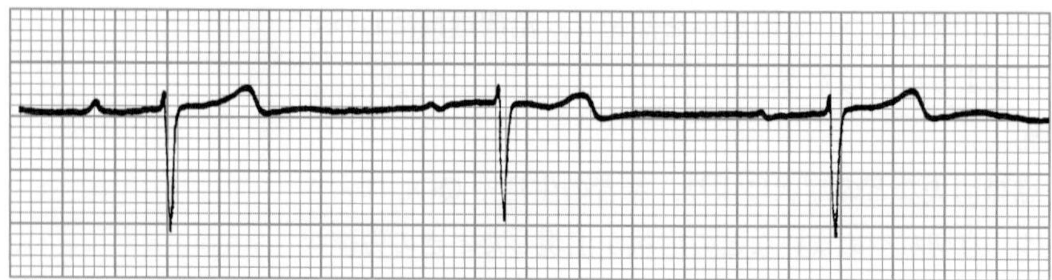

図 9-9A ■ Ⅰ度房室ブロック

PQ 時間は 280ms に延長している.

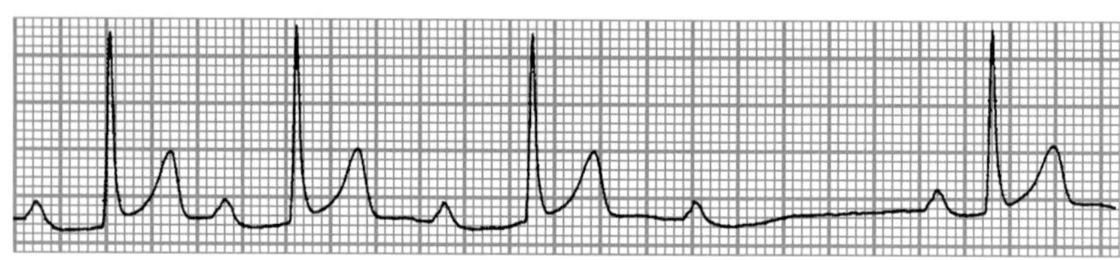

a. ウェンケバッハ型

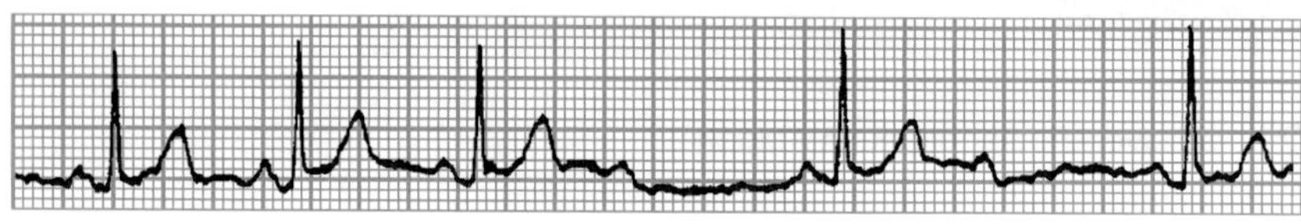

b. モビッツⅡ型

図 9-9B ■ Ⅱ度房室ブロック

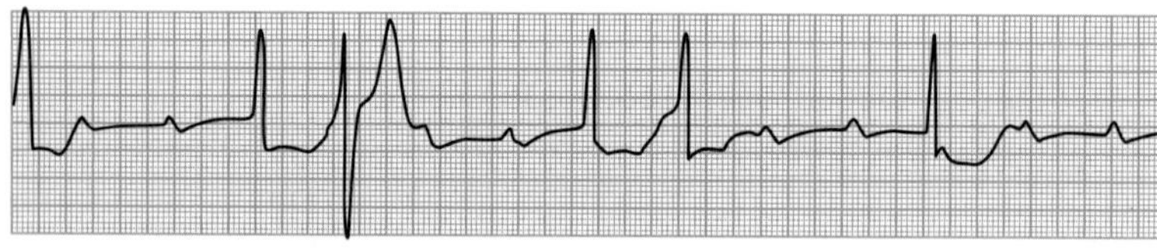

図 9-9C ■ Ⅲ度房室ブロック

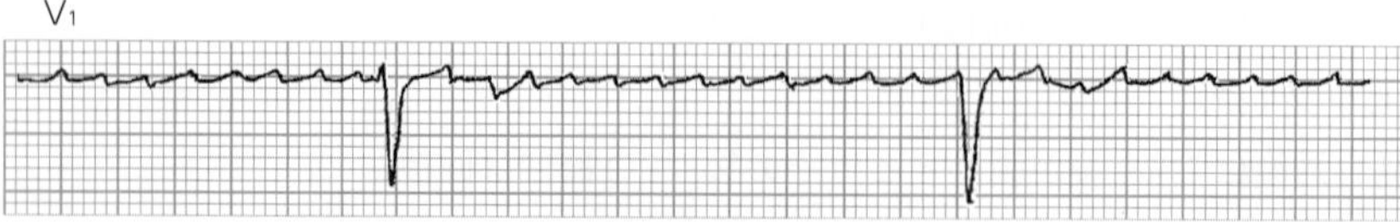

図 9-9D ■ Ⅲ度房室ブロックを伴う徐脈性心房細動

が頻発すると，ふらつき，失神などの症状が出現し，ペースメーカ手術の適応となる．図9-9Dは，後述する心房細動にⅢ度房室ブロックを合併した症例で，心拍数は30/分を切っている．心房は頻脈性，心室は徐脈性不整脈を示す．

2 診断と治療

診断は心電図によるが，必ずしも症状があるときに記録できないので，最終診断にはホルター心電図や携帯型心電図が有用である．ブロックによる上記症状があれば，ペースメーカ治療の適応である．

2 房室ブロックの看護

入院中は心電図を装着し，24時間継続的にモニタリングを行う．心電図は不整脈の出現がわかりやすいようにⅡ誘導にする場合が多いが，P波が最もみやすい誘導を選択する．

ふらつき，めまい，意識消失などの自覚症状が出ている場合は，ベッド上で安静にするように説明し，バイタルサインの確認を行う．排泄行為もベッド上となるためプライバシーの保護に努め，排泄中の心電図の変化がないかモニタリングを注意深く行う．

薬物療法では，β遮断薬やCa拮抗薬，Naチャネル遮断薬をはじめとする抗不整脈薬などにより房室ブロックを来す場合があるため，既往歴，内服の種類，内服状況を問診で確認する．

Ⅱ度房室ブロックのモビッツⅡ型やⅢ度房室ブロックでは致死性不整脈が出現するリスクが高いため，除細動器や救急カート，バッグバルブマスクをすぐに使えるように準備し，緊急時に薬剤投与が行えるように静脈路の確保を行う．患者に対して，致死性不整脈が出現する可能性があること，その際に自分の体に起こるであろうことや，体験する症状と対処を説明し，不確かさへの不安を軽減することも大切である．

Ⅲ度房室ブロックは恒久的ペースメーカの適応となる場合もあり，ペースメーカの植込みや，その後の生活の変化についての思いを傾聴し，治療選択において主体的に意思決定を行えるように支援する．

3 脚の機能障害

1 脚ブロック bundle branch block：BBB

1 病因・病態・症候など

心室内の刺激伝導系は，中隔から左右の脚に展開し，その末端はプルキンエ線維となり，固有心筋に連結する．脚の障害には，**脚ブロック**がある．脚の伝導が遅延し，正常であれば0.10秒以内でおさまるQRS波幅（図9-1下図参照）が延長する．さらに，このQRS時間により，0.12秒以上の完全ブロックか，

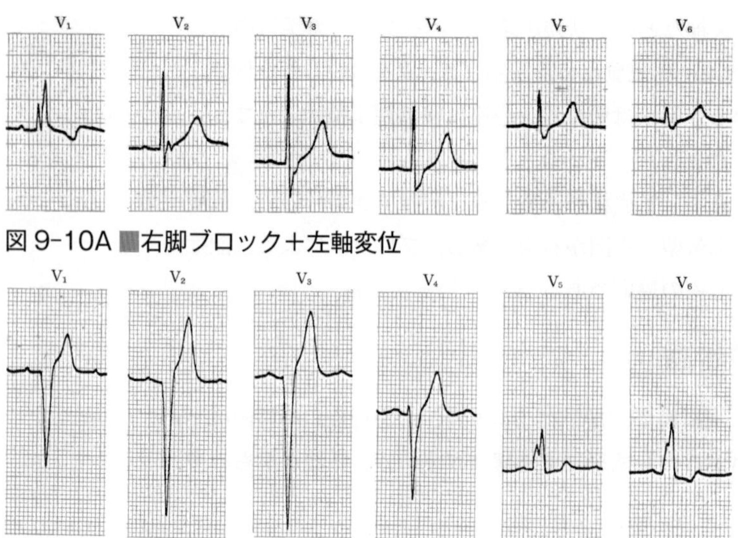

図 9-10A ■右脚ブロック＋左軸変位

図 9-10B ■完全左脚ブロック

0.10 ～ 0.12 秒の不完全ブロックに分けられる．

さらにQRS 波形により，**右脚ブロック**，**左脚ブロック**などに分類される．右脚ブロックでは，伝導が障害されていない左脚から先に左心室が興奮し，その刺激が右心室に入るため，右室側の V_1 誘導で，幅の広い遅れた R 波（上向きの振れ）が記録される（図9-10A）．逆に，左脚ブロックでは，右脚からの興奮が右心室を興奮させ，それが左心室に入るため，左室側の V_5，V_6 誘導で，幅の広い遅れた R 波（上向きの振れ）が記録される（図9-10B）．

2 診断と治療

診断は図9-10に示すような心電図所見による．通常，脚ブロックだけでは，症状はないが，右脚と左脚の前枝が障害される 2 枝ブロックになると，前述のⅢ度房室ブロックに移行するリスクがあり，注意深い経過観察が必要である．

2 脚ブロックの看護

脚ブロックが心電図上にみられる場合，器質的疾患が隠れていることもあるため，丁寧に問診を行うことが大切である．無症状の場合には経過観察となることが多いが，胸痛を伴う左脚ブロックがみられているときには急性冠症候群（ACS）が疑われるため，心電図モニタ―を装着して，血圧測定を行う．12 誘導心電図を速やかに取り，医師の指示に応じて緊急心臓カテーテル検査の準備を進める必要がある．

2 頻脈性不整脈

1 上室性

1 洞頻脈 sinus tachycardia

1 病因・病態・症候など

洞頻脈とは，洞結節の興奮頻度が生理的な範囲を超えて（通常大人で100/分以上，図9-4参照）起こる頻脈をいう．運動や発熱，痛み，精神的な興奮などでみられる頻脈は生理的な反応と考えられるが，心不全，甲状腺機能亢進症や高度の貧血でみられる場合は病的であり，基礎疾患の治療が優先される．患者はしばしば動悸を訴えるが，慢性的に起こっている場合には，症状が皆無のときもある．

2 診断と治療

脈をとることで容易に心拍数の増加はわかるが，正確な診断には心電図記録が必要である．図9-11のように，心拍数100/分以上で，Ⅱ誘導で上向き洞性P波が認識でき，その後ろには必ずQRSが続く．通常，後述の上室頻拍（180/分前後が多い）ほど心拍数は上昇しない．洞頻脈を起こす基礎疾患を探し，その治療を優先する．

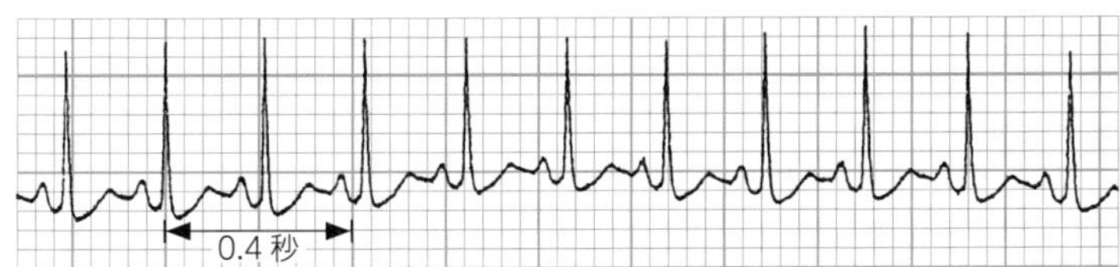

図9-11 洞頻脈
心拍数150/分に近い洞頻脈である．

2 上室期外収縮 premature supraventricular contraction

1 病因・病態・症候など

期外収縮とは読んで字のごとしで，刺激伝導系のルールに従わず，それ以外からの興奮が早期に出現し，本来のタイミングよりも早い心収縮がみられることをいう．大きく分けて上室性と心室性の2種類に分けられる．**上室期外収縮**では，心房内に起源を持つ，①異常自動能と②リエントリーが原因として考えられている．多くの患者は，期外収縮が出ているだけでは症状を示さないが，人によっては動悸や不整脈感を訴えることがある．上室期外収縮は，発生部位から心房期外収縮ともいう．

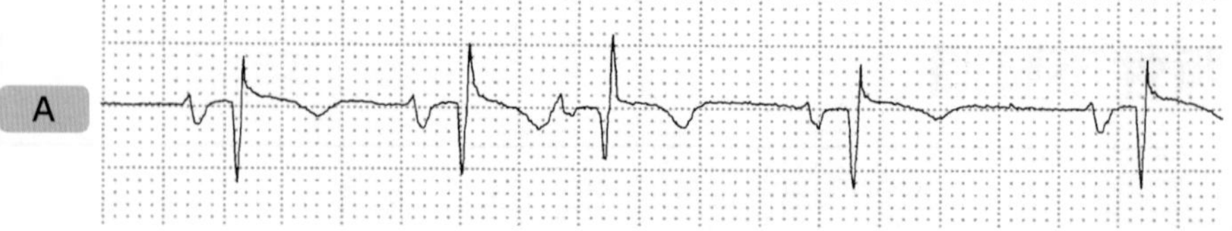

早期に出現するP波の後，他のQRS波と同じ形のQRSを伴う．

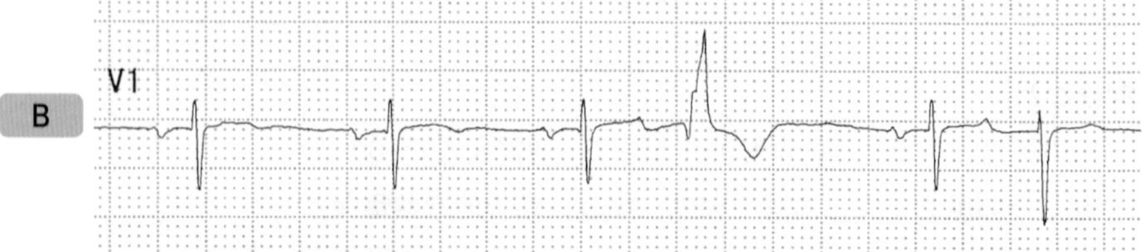

QRSの幅は広いが先行する明らかなP波があり，変行伝導を伴う上室期外収縮である．

図9-12 上室期外収縮

2 診断と治療

診断には，心電図で上室期外収縮を確認することが必要である(図9-12)．ただ通常の心電図は記録時間が短いので，症状のある人ではホルター心電図や携帯型心電図を用いる．治療は，期外収縮が頻発し症状が強い患者の場合以外は特に必要ない．多発する場合，後述の心房細動の前触れであることがあり，注意深い観察が必要である．症状が強い場合，抗不整脈薬を用いることもある．

3 上室頻拍 supraventricular tachycardia：SVT

上室頻拍とは，上述の上室期外収縮が連続して出現する病態で，原因としては，大きく異所性頻拍とリエントリー頻拍があり，後者は①房室結節リエントリーと②副伝導路（ケント束）の関与する房室リエントリーの2種類がある．さらに，心房粗動／細動も広義のリエントリー頻拍に含まれる．頻度的には少ないが，洞調律よりも早い頻度で興奮するフォーカスにより，本来の洞調律が抑えられて発症する異所性頻拍もある．原因としては，心臓の虚血（心筋梗塞など)，心筋炎，電解質異常などが知られている．通常，心拍数は規則正しく，200/分前後まで急上昇するため，患者は突然の動悸や胸痛を訴える．頻拍が停止するときも，突然よくなったという．また，迷走神経刺激で頻拍が停止することが多く，患者は経験的に息こらえなどを習得していることがある．

1 房室結節リエントリー（回帰性）頻拍

房室結節は心房と心室をつなぐ唯一の部位である(図9-1)．通常，房室結節への経路には，伝導速度の速い伝導路と遅い伝導路が存在している．健常な状態では，この二つの通路の存在が，房室伝導の安全性を高めるバックアップ機能として働くが，上室期外収縮などにより，異常な電気回路（リエントリー

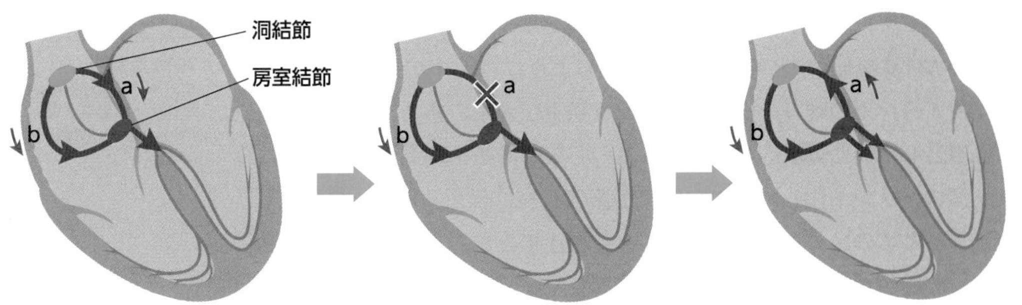

房室結節付近には，　速い伝導路(a)と遅い伝導路(b)が存在する.

a に機能的なブロックが起こると，b を介して房室結節に入ってきた興奮が，a を逆行して心房を興奮させる.

さらにその興奮は，次に b から房室結節に入る．これが繰り返されることで興奮が旋回される.

図 9-13 ▇房室結節リエントリー頻拍の病態図

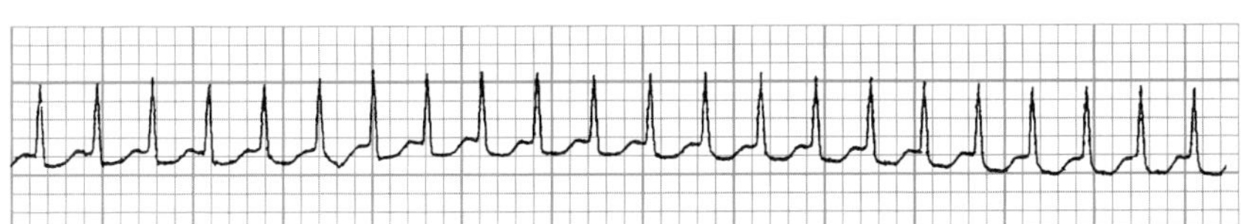

図 9-14A ▇速伝導路を逆行する通常型房室結節リエントリー

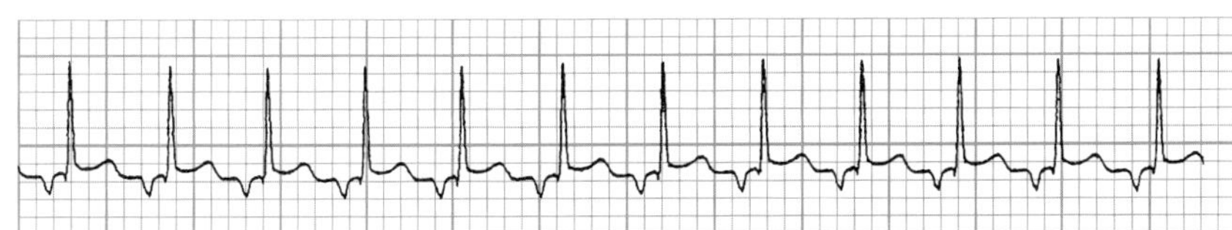

図 9-14B ▇遅伝導路を逆行する比較的まれな逆回旋型房室結節リエントリー

回路）が形成され，その中を興奮が旋回し続けることで，洞調律を無視したリエントリー性の不整脈を起こすことになる(図9-13).

▍診断と治療

診断には，発作時の心電図が有用である(図9-14)．洞調律とは異なり心房は房室結節方向（下方）から入るので，P 波は逆転し，通常型では，速い伝導路を逆行した興奮が心房に入るため，図9-14A のように心室の興奮を示す QRS 波の中に隠れてしまう．一方，遅い伝導路を逆行する場合，図9-14B のように逆転した P 波は QRS より離れて（遅れて）記録される．一般に QRS 波は狭いが，心拍数が高いときには，右脚ブロックを呈することがある．治療は，心拍数が高く動悸が強いときなどは，興奮の伝導を抑える Na チャネル遮断薬などが使われるが，近年は，広くカテーテルアブレーション治療が行われている．その詳細は別項を参考していただきたいが，一般に遅伝導路を高周波アブレーションにより切断することにより，房室結節の周囲を回るリエントリー回路を分断し完治させることが可能である.

➡カテーテルアブレーションについては，4 章 2 節 3 項参照.

2 副伝導路を介するリエントリー頻拍（WPW 症候群）

臨床的によくみられる，もう一つのリエントリー頻脈に，房室間の余計な副伝導路（ケント束）を介する，房室結節リエントリーより大きな回路で回る頻脈があり，**WPW 症候群***と呼ばれる．前述のように図9-1 の刺激伝導系で洞調律を維持するための唯一の房室伝導を担う刺激伝導系であるが，本症では先天的に心房と心室間に電気的な通路があり，心房の興奮は刺激伝導系とこの電気的バイパス（ケント束）の二つの電気通路で心室に伝えられる．図9-15 に発作が始まるときのメカニズムを図示する．後述するが，まれに心房細動を併発すると，心拍数が著しく上昇して，危険な不整脈（心室頻拍や細動）を誘発し，突然死にもつながる頻脈である．

> **用語解説**
> WPW 症候群
> ウォルフ・パーキンソン・ホワイト症候群：Wolff - Parkinson - White syndrome.

診断と治療

ケント束を介する早期の心室興奮があると，心電図では QRS 波が早期に出現し，デルタ波と呼ばれる典型的な三角形の部分が現れる（図9-16）．したがって，心電図の PQ 時間（P 波の始めから QRS の始まりまで）が 0.12 秒以下に短縮し，逆に QRS 波の幅は 0.12 秒以上に延長する．

多くの場合，心室期外収縮などによりケント束を逆行する興奮が心房に入り，それが房室結節に再進入して次の心室興奮を起こし，これが続くことにより大きく心房と心室を回るリエントリー回路が形成される（図9-15右図）．それにより，心室は房室結節を通る興奮に支配されるので，デルタ波は消失して，狭い QRS 幅の頻拍（180 ~ 220/ 分）になる．まれではあるがケント束を下降して，房室結節を逆行するリエントリーもあり，この場合は 100％ケント束

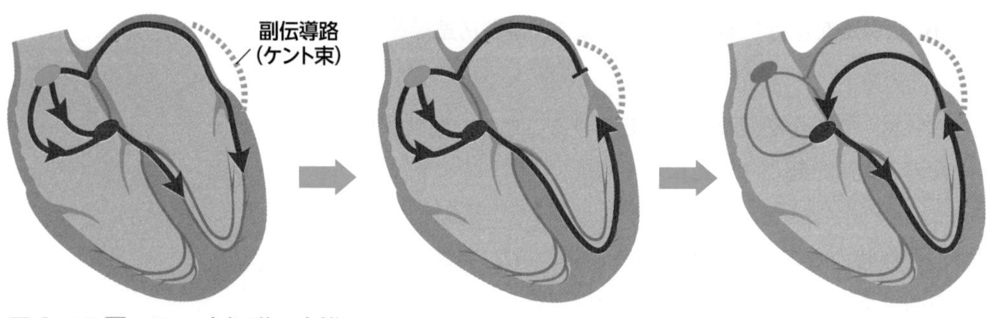

図 9-15 WPW 症候群の病態図

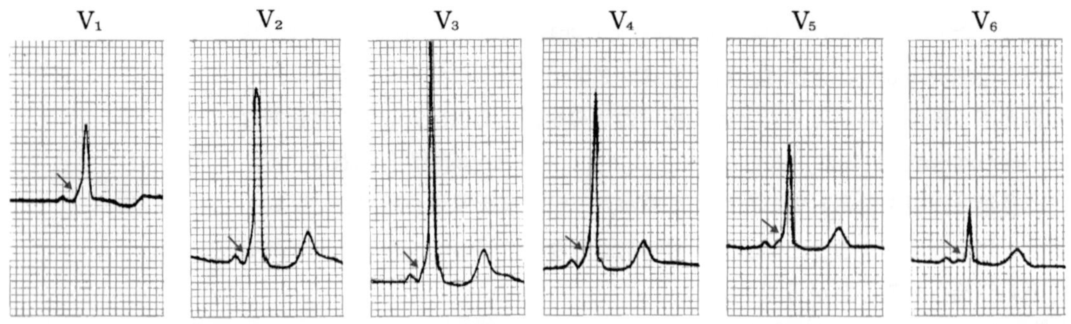

図 9-16 副伝導路を介するリエントリー頻拍

WPW 症候群．PQ 時間短縮，QRS 時間延長に注目．矢印はデルタ波を示す．

を介する心室興奮であるので，心電図ではQRS波の幅は広くなり，後述の心室頻拍との見分けがつけがたいことがある．

近年では，上室頻拍による有症状のWPW症候群症例では，積極的にカテーテルアブレーション治療が行われる．ケント束の伝導を抑制するNaチャネル遮断薬も使用される．なお，後述（p.228参照）するが，WPW症候群に心房細動が合併する場合，通常の心房細動治療に使用される房室伝導を抑制するβ遮断薬やジギタリスは禁忌である．

3 心房粗動

病因・病態・症候など

前述のリエントリー頻拍が右房内で起こると，心電図上，いわゆる鋸歯状波（F波）と呼ばれる心房興奮を有する心房粗動（atrial flutter：AFL）を呈する（図9-17）．

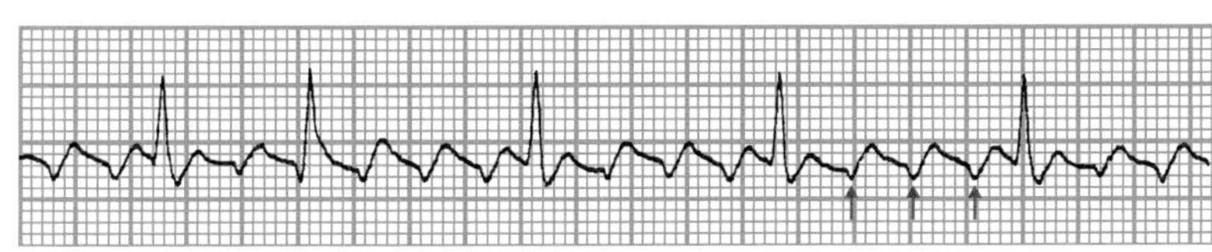

図 9-17 心房粗動

矢印を示すように下に凸の鋸歯（ノコギリの歯）状を認める．矢印の間隔は心電図の1コマ（0.2秒）よりやや長いのでF波レートは300/分弱であることがわかる．

興奮旋回の向きにより，心電図の鋸歯状波がⅡ，Ⅲ，aVF誘導で陰性となる通常型（common type）と，逆に陽性になる非通常型（uncommon type）がある．頻度的には圧倒的に通常型が多く，図9-18のように，興奮波が心房中隔では上から下に，右房自由壁では，下から上に旋回する．1回の旋回に要する時間により心房心拍（レート）が決定されるが，これはF波のレートとして観察することができ，多くの場合，250～300/分程度となる．この頻度ですべての興奮が心室に伝わる訳ではなく，房室結節でフィルターがかかり，心室に伝わるレートは，規則正しく2回に1回（このときは150/分程度），あるいは4回に1回（75/分程度）で伝わる（図9-17）．2：1以上の頻度で心室に伝わると，患者は突然発症する動悸を訴える．また，血圧の低下や失神を起こすこともある．一方，それ以下の伝導比率で心室に伝わる場合，心拍数は増加しないため，動悸の訴えは少ない．

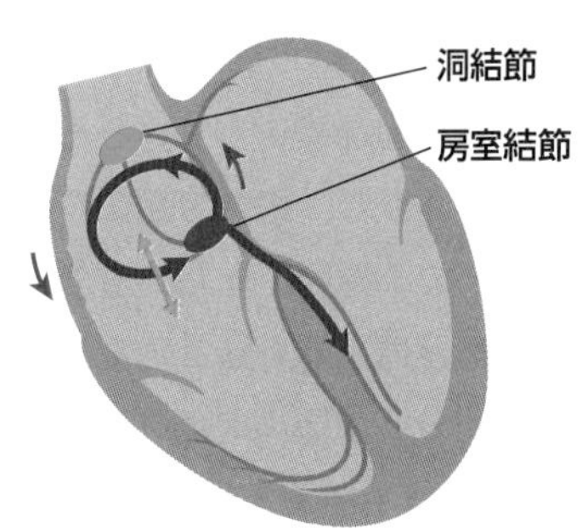

図 9-18 心房粗動の病態図

⟷は，一般的な心房粗動のアブレーション部位を示す．

診断と治療

心房粗動を起こしているときには，心電図が最も診断的に有意義である．ただし発作的に起こることもあり，ホルター心電図などほかの記録法も用いられる．治療としては，心室に伝わるレートが高い場合，これを抑えるために房室伝導を抑制するジギタリスやβ遮断薬を用いる．また，慢性化している場合，心房細動の場合と同様に，心房内に血栓が形成されることがあり，経口抗凝固薬を開始すべきである．

近年，広く行われるのはカテーテルアブレーション治療である．図9-18のシェーマでも示されているように，右房内のリエントリー回路のうち，一番狭くなっている三尖弁と下大静脈の間（←→で示す）を焼灼する．後述の心房細動の場合でも心房粗動が高率に合併することから，アブレーション治療時に同時にこの部分を焼灼することが多い．

4 心房細動

病因・病態・症候など

心房細動（atrial fibrillation：AF）では心房内に高頻度かつ不規則な興奮が起こり，これが不規則に心室に伝わるため，通常全く規則性を失った頻拍となり，患者は動悸を訴える．発症時には血圧が下がるため，失神や胸痛を訴える場合もある．発症機序として，①異所性自動能の亢進と②リエントリーの二つが関与する．前者はその多くが肺静脈の左房流入部で起こる引き金となり，後者は左心房がその舞台となる．肺静脈内に心房筋の一部が迷入し，非常に速い自動能を持つために，これが洞結節の統率を押さえ込んで，左心房を支配することで発症するが，左房筋にも心房細動を維持するだけの伝導遅延を起こす部位がランダムにあり，これが小さなリエントリー回路を形成して，不整脈が維持されると考えられている．

診断と治療

心房細動を起こしているときの心電図が記録できれば，最も診断的で有用である．しかし，病気の起こりはじめは，通常，自然停止してしまい，なかなか発作時の心電図をとらえるのは難しい．動悸などの症状を起こしているときの心電図が運良く記録されると，P 波が消失し，典型的な細動波（f 波）と呼ばれる全くランダムな心房興奮が観察できる（図9-19）．f 波のレートは，通常，400/ 分以上である．診断には，ホルター心電図や携帯型心電図などほかの記録法も用いられる．心房細動の患者は必ずしも動悸ばかりを訴えるわけではなく，房室伝導が低下すると心室への伝導率が低下し，図9-9D にみられるような徐

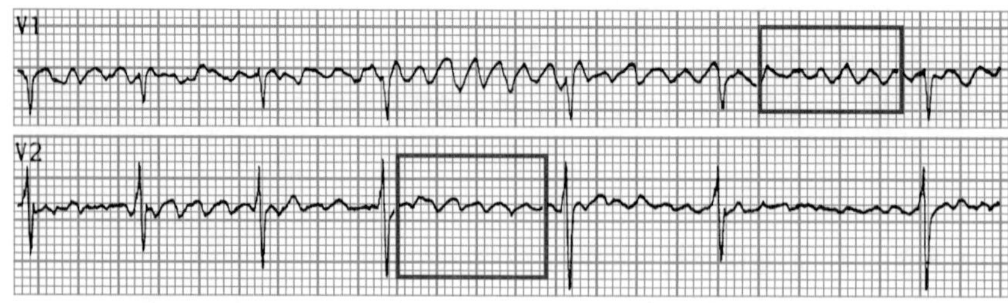

図 9-19 心房細動

□内に典型的な f 波を示す．

脈性心房細動を示し，倦怠感や失神などの徐脈に伴う症状が出ることもある．

治療としては，高頻度の心房興奮が房室伝導を介して高い心室レートとなり，動悸が訴えとして強い場合，房室伝導を抑制するジギタリスやβ遮断薬を用いる．また慢性化している場合，心房粗動の場合と同様に，心房内に血栓が形成されることがあり，経口抗凝固薬を開始すべきである．

経口抗凝固薬を投与すべきかについては，患者が脳梗塞などの致命的な塞栓症を起こすか，リスクの大きさから議論される．その評価には，広く $CHADS_2$ スコア（表9-1）あるいは CHA_2DS_2-VASc スコア（表9-2）が用いられている．例えば，$CHADS_2$ スコアは，S の 2 点以外は 1 点が加算され，すべてが揃うと 6 点になるが，図9-20 に示されるように，点数が高くなればなるほど塞栓症の発症リスクは高くなる．一方，抗凝固療法下での出血のリスクは，表9-3 の HAS-BLED スコアで評価されるが，その因子の多くが $CHADS_2$ スコアの因子と共通する．すなわち，塞栓症を起こしやすい患者は，同時に出血も起こしや

表 9-1 ■ $CHADS_2$ スコア

	危険因子		スコア
C	Congestive heart failure/ LV dysfunction	心不全，左室機能不全	1
H	Hypertension	高血圧	1
A	Age ≧ 75y	75 歳以上	1
D	Diabetes mellitus	糖尿病	1
S_2	Stroke/TIA	脳梗塞，TIA の既往	2
		合計	0～6

TIA：一過性脳虚血発作．

表 9-2 ■ CHA_2DS_2-VASc スコア

	危険因子		スコア
C	Congestive heart failure/ LV dysfunction	心不全，左室機能不全	1
H	Hypertension	高血圧	1
A_2	Age ≧ 75y	75 歳以上	2
D	Diabetes mellitus	糖尿病	1
S_2	Stroke/TIA/TE	脳梗塞，TIA，血栓塞栓症の既往	2
V	Vascular disease (prior myocardial infarction, peripheral artery disease, or aortic plaque)	血管疾患（心筋梗塞の既往，末梢動脈疾患，大動脈プラーク）	1
A	Age 65-74y	65 歳以上 74 歳以下	1
Sc	Sex category (i.e. female gender)	性別（女性）	1
		合計	0～9*

*：年齢によって 0，1，2 点が配分されるので合計は最高で 9 点にとどまる．
TIA：一過性脳虚血発作．

9

刺激伝導系の障害

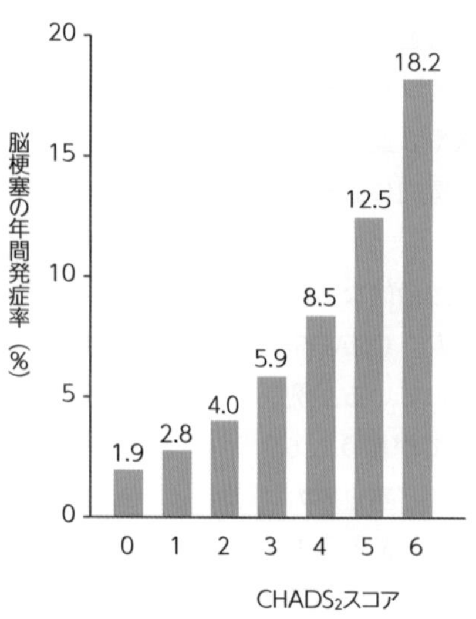

図 9-20 ■ $CHADS_2$スコアと脳梗塞の発症率の関係

表 9-3 ■ HAS-BLED スコア

頭文字	臨床像	ポイント
H	高血圧*1	1
A	腎機能障害，肝機能障害（各 1 点）*2	2
S	脳卒中	1
B	出血*3	1
L	不安定な国際標準比（INR）*4	1
E	高齢者（> 65 歳）	1
D	薬剤，アルコール（各 1 点）*5	2
	合計	9

＊1：収縮期血圧＞ 160mmHg.
＊2：腎機能障害：慢性透析や腎移植，血清クレアチニン 200μmol/L（2.26mg/dL）以上.
肝機能異常：慢性肝障害（肝硬変など）または検査値異常（ビリルビン値＞正常上限× 2 倍，AST/ALT/ALP ＞正常上限× 3 倍）.
＊3：出血歴，出血傾向（出血素因，貧血など）.
＊4：INR 不安定，高値または TTR（time in therapeutic range）＜ 60%.
＊5：抗血小板薬や NSAIDs 併用，アルコール依存症.

すいことがわかる.

いまや，カテーテルアブレーションは心房細動を含む種々の不整脈に適用されるようになった．その背景には病気発症のメカニズムが解明されたことがある．すなわち，左心房へ流入する肺静脈内に自動能の高い部位があり，それが心房細動の引き金になっていること，この肺静脈内の部分をカテーテルアブレーションで治療すると，心房細動の再発が抑えられることがわかってきた．現在では，抗不整脈薬が無効な症例に対して行われている．その具体的な治療方法にも多くの改善が加えられている.

薬物治療には，まず優先されるべき前述の抗凝固療法があるが，加えて心房細動自体を抑える薬剤として，Na チャネル遮断薬やアミオダロンが中心的に用いられる．もう一つは，心房細動に伴う頻脈を抑え症状を軽減する薬剤で，前述のジギタリスや β 遮断薬がある.

ここで問題になるのが，WPW 症候群に伴う心房細動の場合である．心房レートが 400/ 分以上となると，房室結節の伝導にフィルターがかかり，心室に伝わる興奮数を抑制することができるが，ケント束にはそのような働きがなく，もしケント束の伝導性が高いと高頻度の興奮が心室に伝えられることになり危険である.

この状態で，房室結節での伝導を強く抑制するジギタリスや β 遮断薬を投与すると，房室結節を介する正常の伝導通路を抑制し，ケント束を介する興奮伝導を促進するため，さらに心室拍動数は著しく上昇することになり，心室起源の悪性不整脈を誘発し，突然死を起こす．したがって，WPW 症候群でケント束を通る興奮がある心房細動の場合は，ジギタリスやβ遮断薬は**絶対禁忌**となる．

4 看 護

1 洞頻脈の看護

洞頻脈は発熱，甲状腺機能亢進症，各種感染症，心不全，精神的緊張，アルコール摂取時，疼痛時，運動時にみられる．まずは問診で，入眠不足やストレス，食事の摂取状況，服薬状況などを聴取し，生活面での変化がないかを確認して，日常生活に対する指導の必要性があるかを考慮する．発熱や疼痛がある場合は，医師と相談し適切な薬剤の投与を行い，解熱や疼痛の緩和を図る．

病的な頻拍の場合は，基本的に原因疾患の治療が適切に行われるように援助する．症状がある場合，改善するまでの症状緩和や心身の苦痛の軽減，原因疾患に起因するほかの症状の緩和に努める．

2 上室期外収縮の看護

上室期外収縮が頻回に出現している場合は，動悸や，胸部不快感などの症状を確認する．また頻発する場合は，後述の心房細動に移行する可能性もあるので，期外収縮の発生頻度を経時的に観察していくことが重要である．また心電図モニター上で出現時の心電図記録を取り，医師に報告する．バイタルサインの観察を行う際は，脈欠損がないかをアセスメントする．

plus α

脈欠損のアセスメント

脈拍を触診と聴診（聴診器で心音を聴取）で同時に行い，聴診で得られた脈拍数と触診で得られた脈拍数に差がないかも併せてアセスメントする．

3 上室頻拍の看護

上室頻拍の患者は，突然発症する動悸や胸部症状を経験することで，日常生活を営む上での不安を抱いていたり，日常生活での対処法を行っていることがあるので，まずはそれらのアセスメントをする．次に上室頻拍の原因疾患に対する治療と原因疾患に伴う症状の観察とケアも併せて必要となる．

頻拍発作時にはバルサルバ手技（深呼吸の状態で息をこらえたままいきむ），冷たい水を飲むなど家庭でも対処できる方法を指導する．発症時には血行動態障害を伴うことがあるため問診では呼吸困難感，胸部不快感，ふらつきの有無，持続時間なども詳しく聴取し，12誘導心電図を取り，血圧低下がないかを確認する．

リエントリー頻脈出現時には，頻脈によって血圧が低下し，ショックとなる場合もあるため，入院中には心電図モニターを装着して波形の変化，血行動態の変化に注意する．

QRS幅の狭い頻拍には房室伝導抑制剤であるジギタリスやβ遮断薬を用いるため，静脈路の確保を行う．12誘導心電図を取りながら薬剤投与を行うが，血圧低下，致死性不整脈の出現に備え，心肺蘇生ができるようにベッド周囲の環境を整えておく（ベッド頭部の柵をすぐに外せるようにする，ベッドサイドに心肺蘇生時に必要な救急カートやその他の医療機器が入るスペースをすぐに確保できるようにする等）．あくまでも患者の日常生活の不便にならないように準備をしておくことが重要である．

Study

電気的除細動

除細動器は，致死性不整脈や頻脈性不整脈に対し，電気ショックを与え正常洞調律に戻すことを目的として使用される医療機器である．心室細動，心室頻拍などの致死性不整脈は，心停止に移行することを防ぐために緊急処置として実施される．また心房内で異常なリエントリーが生じる頻脈性不整脈（心房細動，心房粗動，発作性上室頻拍など）は，薬物療法が無効の場合に続いて実施されることが多い．いずれも循環動態を維持するために必要な処置であり，除細動器の使用方法や注意点を熟知しておく必要がある．

電気的除細動は，不整脈の病態により医師の指示の下に行われる．パドルの電極を右胸と左脇腹（心尖部）に当て，頻脈性不整脈では通常100J（ジュール*）で直流通電，致死性不整脈では単相性除細動器360J，2相性除細動器120～200Jで施行する．これにより心筋全体が強制的に一度に興奮し，それまでの無秩序な興奮が消失し洞調律に戻る．効果がない場合はJを増加させて繰り返し通電する．通電の電気ショックは非常に強いため，意識のある患者に対しては静脈麻酔薬による鎮静が必要である．

用語解説

ジュール
エネルギー，仕事，熱量，電力量の単位.

薬剤投与前には副作用出現の可能性を含めて十分なインフォームドコンセントを行い，同意が得られた上で実施するが，看護師は患者が説明内容を適切に理解できているか，患者の受け止めや意思決定の状況を確認し，インフォームドコンセントが健全に行われるように支援することが重要となる．

アブレーション治療を行う場合は，手術に対する認識やQOLの変化についての思いを傾聴し，十分なインフォームドコンセントを行い，治療選択において主体的に意思決定を行えるように支援する．アブレーション実施後も，動悸や頻脈，アブレーションによる合併症（アブレーションの手技やターゲットとなる心筋領域によりさまざまである）がみられる場合には，QOLの低下を招かないように支援することが大切である．

心房細動，心房粗動の看護

脈の速い心房細動を起こすと，心室の血液充満が不十分な状態で拍出するため，心拍出量が低下する．そのため，モニター波形が心房細動や心房粗動のリズムに移行した際は，動悸や胸部不快感や痛みなどの自覚症状の出現の有無を確認するとともに，血圧低下の有無やその程度を確認する．また発症時の心電図モニターを記録し，心拍数の推移や心房細動と洞調律とのリズムの移行を観察・記録する．血圧低下が著しい場合や，呼吸や意識状態に変化が生じた場合には，速やかに医師に報告する．血栓予防のための抗凝固薬を内服している場合は，抗凝固薬内服中の看護に準じ，日常生活での留意事項を説明する．

また，血栓を防ぐために，適度な水分摂取を心掛け，過剰なアルコール摂取は避けるように生活習慣の指導を行う．心房粗動は緊急性の高い1：1からwide QRS tackycardiaに移行する可能性があるため心電図の変化に注意する．

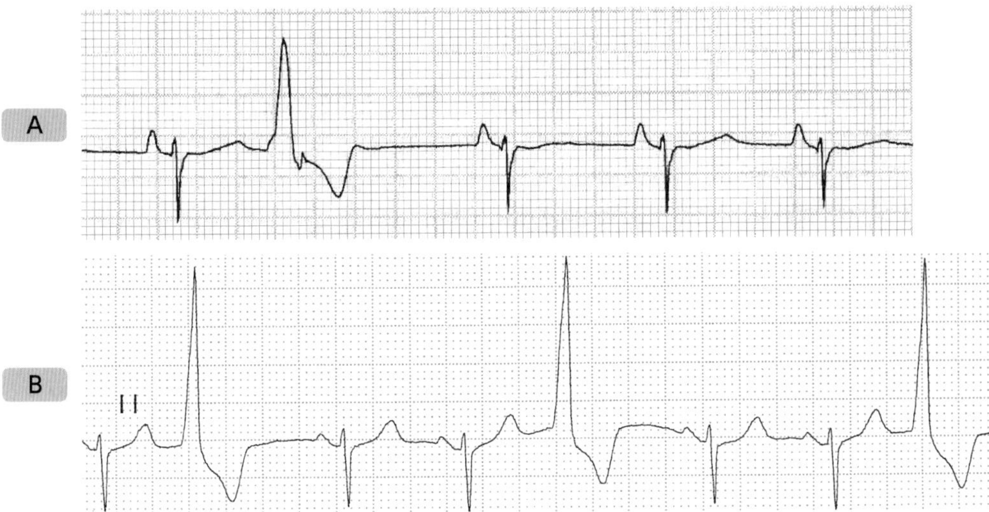

3 拍に 1 回の頻度で先行する P 波のない幅の広い QRS 波が出現している.

図 9-21 ■心室期外収縮

2 心室性

1 心室期外収縮 premature ventricular contraction：PVC

1 病因・病態・症候など

前述の上室（心房）期外収縮に対して，心室を起源とする期外収縮を心室期外収縮といい，洞調律を無視して，自発的な興奮が心室から出現し，本来のタイミングよりも早期に心室が興奮する(図9-21)．その心電図診断は，幅の広い QRS が早期に認められ，T 波は QRS の大きな振れの反対向きであることが多い．単形性心室期外収縮では，先行する正常心拍の QRS からの間隔（連結期）が一定である．このタイプの期外収縮は，不整脈の中でも最も高頻度に認められるもので，年齢とともに増加するとされるが，無症状の患者も多い．ただ期外収縮が高頻度になってくると，結果的に実効心拍数が低下するために，不整脈感（脈が飛ぶ），動悸，心不全症状などを起こすようになる．

2 診断と治療

診断は，図9-21 のような心電図が記録されれば容易である．心室期外収縮の重症度を評価することが大切である．そのためにはホルター心電図で長時間の心電図記録を取る必要がある．1 日に 3,000 発以上出現している場合，また後述の心室頻拍や心室細動に移行する可能性が高い場合は，抗不整脈薬やカテーテルアブレーションによる治療が考慮される．特に次の四つの場合は，悪性度が高いとされる．

●R on T 型の心室期外収縮(図9-22A)：先行する T 波の頂上付近に期外収縮が乗り出現

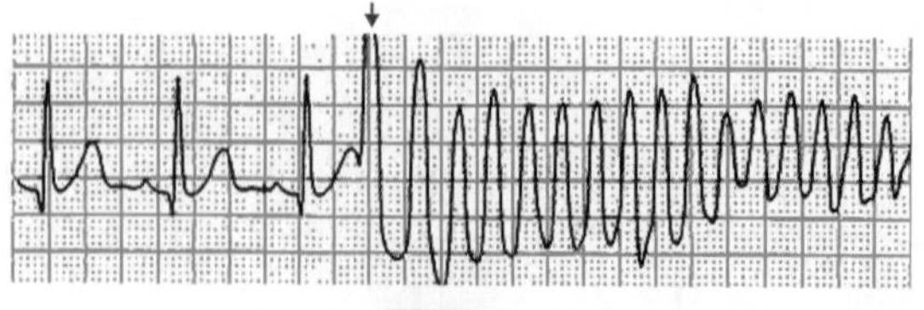

A

RonT 型心室期外収縮を引き金として出現した心室細動．矢印（↓）で示す心室期外収縮は，T 波の頂上付近で出現していることがわかる．

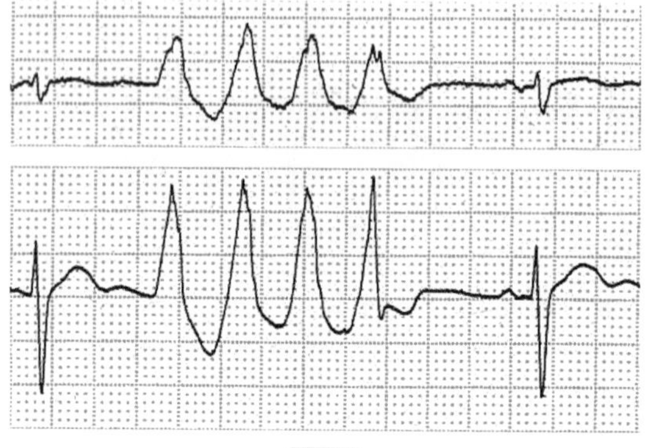

C

ショートラン型心室期外収縮.

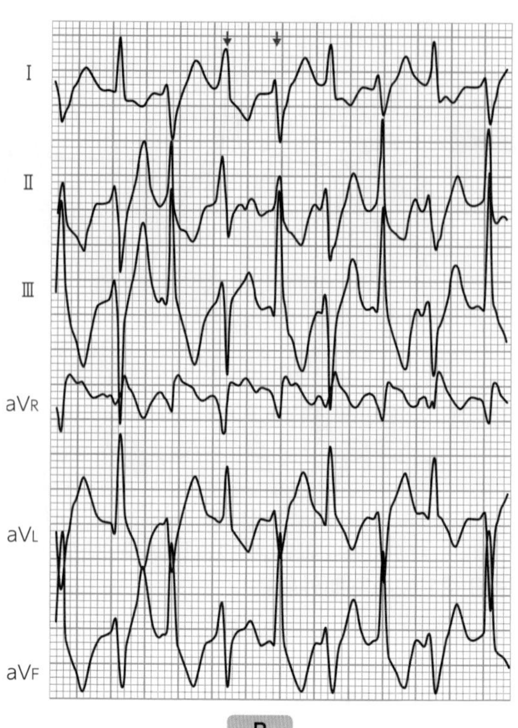

B

2 方向性心室期外収縮．カテコールアミン誘発性多形性心室頻拍の女性．運動により連続する 2 方向性心室期外収縮が誘発された．矢印（↓）で示す心室期外収縮の軸が交互に変化している．

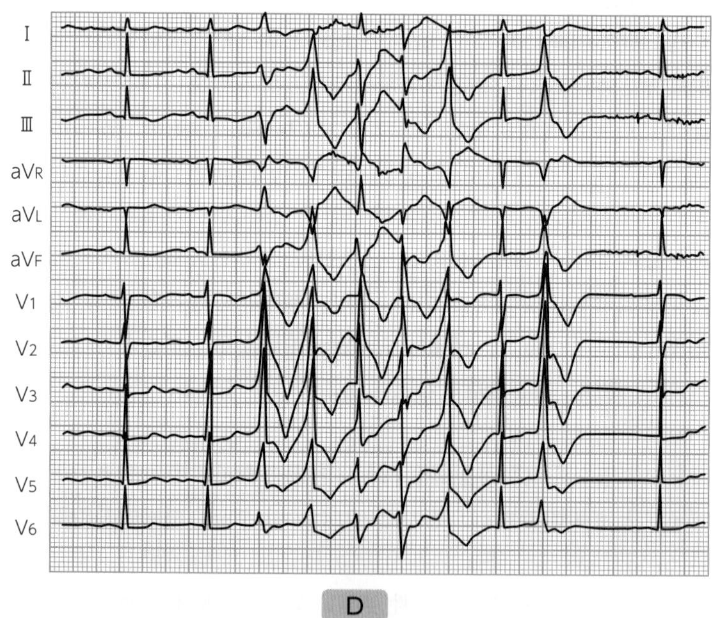

D

多形性心室頻拍.

図 9-22 ■悪性度の高い心室期外収縮

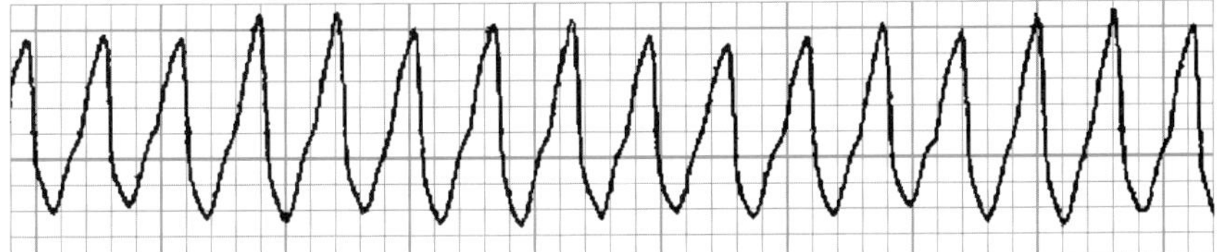

図 9-23 ■単形性心室頻拍の例
同じ形の QRS が持続して出現している.

- 2 方向性心室期外収縮(図9-22B)：心電図の肢誘導で QRS の向きが全く逆の期外収縮が出現
- ショートラン型心室期外収縮(図9-22C)：心室期外収縮が 5 連発までである．これが通常，6 回以上持続すると後述の心室頻拍となる.
- 多形性心室期外収縮(図9-22D)：持続的に出現すると多形性心室頻拍である.

2 心室頻拍 ventricular tachycardia：VT

1 病因・病態・症候など

心室期外収縮が，通常，100/ 分以上の高頻度で 6 回以上連続すると**心室頻拍**と呼ばれる(図9-23)．その病因としては，前述の①異常自動能あるいは②リエントリーが考えられている．基礎疾患としては，心筋梗塞などの虚血性心疾患，不整脈源性右室心筋症，心サルコイドーシス，肥大型あるいは拡張型心筋症などさまざまであるが，これらの器質的疾患のない例もある．心筋の興奮伝導を担うイオンチャネル遺伝子異常による，いわゆる遺伝性不整脈などがそれである.

2 診断と治療

直接的な診断は，心電図の記録であり，QRS 波形が一定している単形性心室頻拍(図9-23)と，波形が異なる多形性心室頻拍(図9-22D)がある．前述のような基礎疾患があるときには，心エコー検査など精査が必要である.

家族内に突然死や失神などの病歴がある場合，遺伝性不整脈も視野に入れて検査をする．特に，左心室プルキンエ・ネットワークをリエントリー回路とする心室頻拍は特殊で，ベラパミルが有効であり，また，カテーテルアブレーションにより，リエントリー回路を遮断することで完治が見込まれるので，診断は重要である.

治療に関しては，抗不整脈薬が逆に副作用として心室頻拍を起こすことがあり，注意が必要である．心室頻拍が 30 秒以上続く場合は持続性とされ，血行動態が悪化する場合，DC ショック治療が優先される.

plus α

心室頻拍における抗不整脈薬

本来なかったリエントリー回路が，強力な Na チャネル遮断薬により新たに作られてしまい，催不整脈作用が前面に出ることがある.

3 心室細動 ventricular fibrillation : VF

1 病因・病態・症候など

心室細動は，心室筋の中で全く無秩序な興奮が起こり，結果として左心室がポンプとしての働きができなくなった状態であり，機能的には心停止と同じ状態である(図9-24)．多くの疾患の最終ステージとして認められる不整脈であるが，全く器質的な心疾患のない心臓にも起こり得る．有名なものに遺伝性不整脈があり，中でもブルガダ症候群は，若年～壮年の男性において多くは入眠中に発症する心室細動であり，突然死の原因となる．その起こり方から，日本でポックリ病と呼ばれる中にブルガダ症候群症例が含まれているのではないかと考えられている．非発作時の心電図では、図9-25 のように右側胸部誘導で coved 型の ST 上昇が認められる．

器質的な病因としては，心筋梗塞，不整脈源性右室心筋症，心サルコイドーシス，心筋症など多彩なものがある．

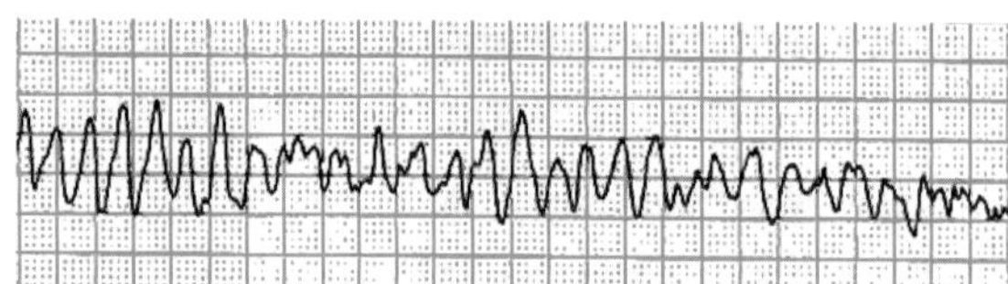

図 9-24 ■心室細動

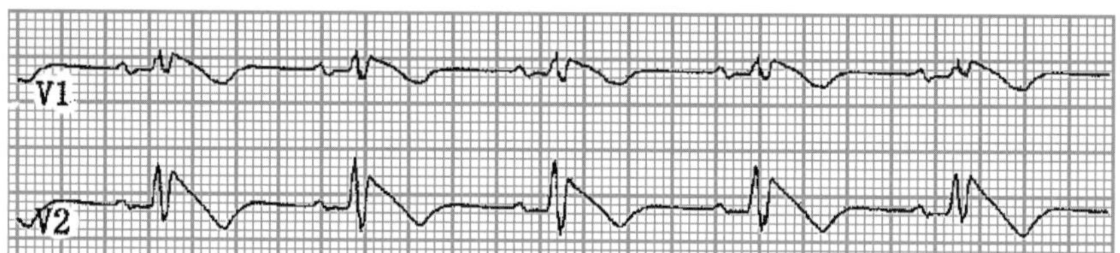

図 9-25 ■ブルガダ型心電図

40 歳台男性に記録されたブルガダ型心電図である．

2 診断と治療

心室細動を起こし救命された例で，再発リスクが高い例では植込み型除細動器（ICD）が用いられる．また，心機能が低下している例などでは，一次予防としても ICD が考慮される．ブルガダ症候群に伴う心室細動では，経口のキニジン，ベプリコールなどが有効との報告もある．

4 QT 延長を伴う特殊な心室細動

1 病因・病態・症候など

前述の遺伝性不整脈の中でも頻度が高く，また薬剤によっても招来されることのある QT 延長症候群は，特殊な心室細動を起こし，失神や突然死の原因と

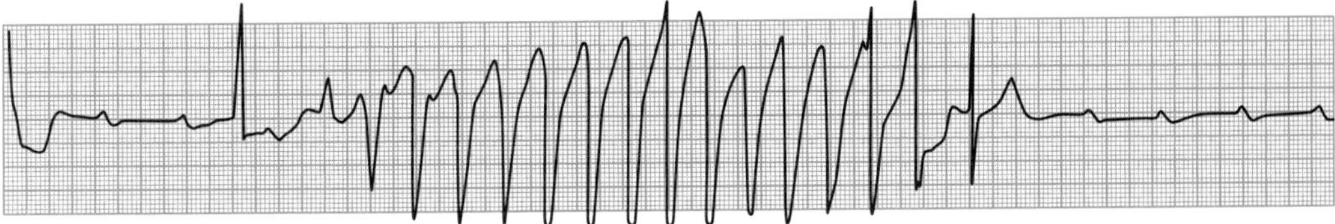

図 9-26A ■高齢女性に認められた完全房室ブロックに伴うトルサード・ド・ポワント

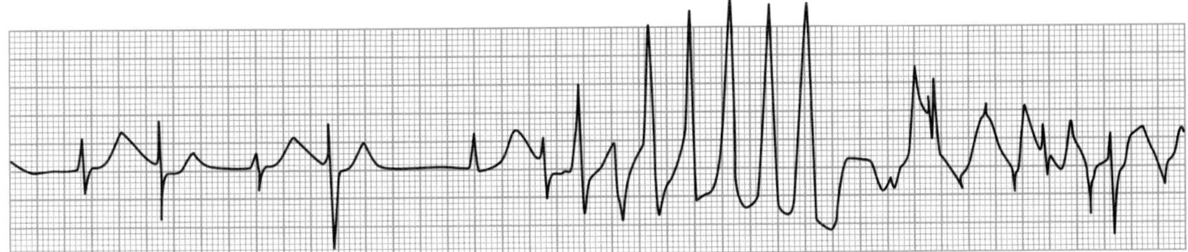

図 9-26B ■著しい低カリウム血症を伴う開心術後のトルサード・ド・ポワント

なる．図9-26A に典型例の始まり部分の心電図を示すが，著しい QT 時間（Q 波から T 波終わりまで）の延長（通常 QTc 時間は 440ms 以下であるが 500ms を超える）を伴い，心室期外収縮が出現して，RR 間隔の延びた後の洞調律時の QT 延長がさらに増強して，心室細動が開始する．この症例は，完全房室ブロックに伴う QT 延長症候群である．

一つとして同じ形の QRS 波形はなく，心室細動と形態的には似ているが，多くの場合，短い持続で洞調律に戻り，これを繰り返すことが特徴である．しかし，QRS 振幅の小さい心室細動に移行し，突然死につながることもある．この特殊な心室細動は，最初に記載されたフランス語で torsades de pointes（トルサード・ド・ポワント）と呼ばれている．日常診療では，同様の QT 延長とトルサード・ド・ポワントを起こし，まれならず致死的となる病態が，薬剤，徐脈，低カリウム血症などの 2 次的要因で起こることがあり，2 次性 QT 延長症候群（図9-26B）と呼ばれている．

病因としては，心電図の QT 時間を延長するような心臓の活動電位を形成するイオンチャネル遺伝子の異常が遺伝的にあり，多くは常染色体顕性遺伝することが知られている．同様な遺伝的背景が，2 次性 QT 延長症候群においても認められる．

2 診断と治療

診断は，非発作時の心電図（図9-27）で QT 延長と T 波形の異常を認めることから始まる．家族内に QT 延長，失神や突然死が認められることがある（表9-4）．QT 延長症候群の診断に用いる Schwartz スコアで計算して合計点が 3.5 点以上ある場合，QT 延長症候群と診断される．積極的に治療を開始するとともに，遺伝子診断を進める．QT 延長症候群の治療は，まず β 遮断薬の内服である．心室細動で救命されたような症例では，2 次予防として植込み型除細動器も考慮される．

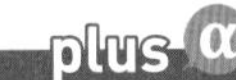

QT 延長症候群の遺伝子診断

現在，QT 延長症候群の遺伝子診断は，保険償還されている．17タイプの異なる遺伝子の異常により発症することが報告されているが，遺伝子診断で一番高頻度に発見されるのはタイプ 1～3 である．

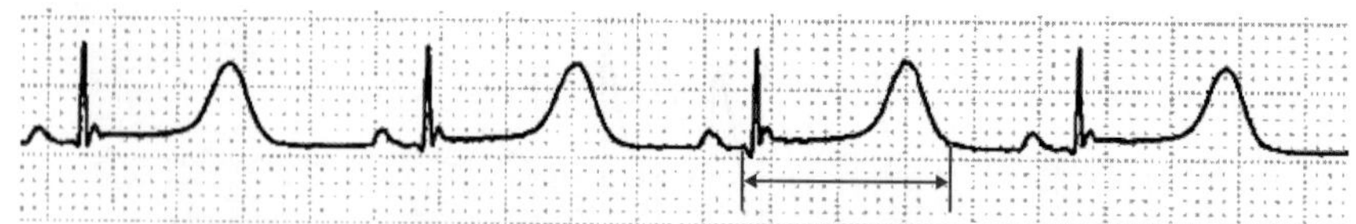

図 9-27 ■小児の QT 延長症候群

著しい QT 時間の延長（600ms）と徐脈を認める．⟷は QT 時間を示す．約 600ms を著しく延長している．T 波のピークは遅れており形態異常を示す．

表 9-4 ■ Schwartz スコア

			点数
心電図所見	A	QTc*1 ≧ 480　ms	3
		460 ～ 470　ms	2
		450 ～ 460　ms	1
	B	運動負荷後回復期 4 分の QTc*1 ≧ 480　ms	1
	C	Torsades de pointes*2	2
	D	T 波交互脈	1
	E	Notched T 波（3 誘導以上）	1
	F	年齢不相応の徐脈*3	0.5
臨床症状	A	失神発作*2　ストレスを伴う	2
		ストレスを伴わない	1
	B	先天性聾	0.5
家族歴*4	A	確実な家族歴	1
	B	突然死の家族歴（<30 歳）	0.5

心電図の評価は，基準項目の心電図所見に影響を与えるような薬剤や疾患が存在していない条件下で行う．
＊ 1：QTc 時間は Bazett の補正式で求める．
＊ 2：相互排他的とする．
＊ 3：正規分布内 2%以下の年齢不相応の安静時心拍数．
＊ 4：同一家族に対して A と B の項目を加算しない．

5 看　護

1 心室期外収縮の看護

心室期外収縮は，心室頻拍や心室細動の前兆として，治療の対象となる．基礎疾患がない場合は，不眠，過労，喫煙，アルコール・カフェインの過剰摂取により誘発される場合があるため，生活習慣の問診を行う．疾患に対する理解や生活習慣に対する思いを傾聴し，主体的に生活習慣を改善し，自律神経活動が安定することができるように支援する．

心室期外収縮は危険度の低いものと高いものがあるため，継続した心電図のモニタリングが大切である．心電図モニターで心室期外収縮がみられた場合は，出現頻度，連発の有無（最大で何連発か），形（同じ形か異なる形で出現しているか），規則性，連結期の長さなどを注意深く観察し，血圧測定を行い，ショック状態に陥っていないかを確認する（表9-5）．

心室期外収縮の中でR on T型は心室頻拍や心室細動を起こす可能性が高いため注意が必要である．心室期外収縮の連発は，2連発→3連発→30秒以上持続していることで，より心室頻拍や心室細動に移行する危険性が高い．危険度の高い心室期外収縮が出現している場合は，迅速な蘇生行為を行えるように救急カートや除細動器の場所の把握や，ベッドサイドの環境を整えておくことが大切である．単発の心室期外収縮では自覚症状が出現することは少ないが，危険度の高い心室期外収縮の場合は動悸，脈が飛ぶような感覚，めまいなどの自覚症状が出現するため，症状出現時にはナースコールで知らせてもらうように伝える．ナースコールは手の届く場所に設置し，ナースコールが鳴ったときには心電図波形に変化がないかを確認し，危険度の高い心室期外収縮が出現していれば速やかに訪室をして，自覚症状の有無と血圧低下によりショック状態になっていないかを確認する．心室期外収縮が出現している場合，薬剤による治療や緊急時に使用するために，必ず静脈路を確保しておく．

表 9-5 危険度の高い心室期外収縮

心室期外収縮が 3～5 連発	ショートラン型
肢誘導で QRS の向きが全く逆になる	2 方向性型
先行する T 波の頂上付近に乗って発生するもの	RonT 型
6 回以上持続するもの	心室頻拍

2 心室頻拍の看護

狭心症，心筋梗塞，心筋症，弁膜症などの心疾患がある患者は，心臓のポンプ機能が低下しており，心室頻拍が発生しやすく，心不全の悪化や突然死の原因となることがある．心電図モニター上，心室期外収縮が6回以上持続している場合は，すぐに脈拍の有無，意識の有無を確認する．脈拍の確認は頸動脈で行い，脈が触れる場合は血圧測定を行う．血行動態が安定している場合は，動悸，息切れ，めまい，ふらつきなどの自覚症状の有無の確認を行い，12誘導心電図を取り医師に報告する．ベッド上での安静を促し，心電図モニターの観察と，自覚症状の軽減や変化を確認する．また，患者には動悸や息切れなどの自覚症状が出たときには，ベッド上で安静にしてすぐにナースコールを押し医療者を呼ぶように指導する．

意識がなく脈もない場合は，無脈性心室頻拍であるためすぐに心肺蘇生術（BLS）を開始し，応援を呼ぶ．応援者は除細動器（AED）と救急カートをベッドサイドに運ぶ（図9-28）．

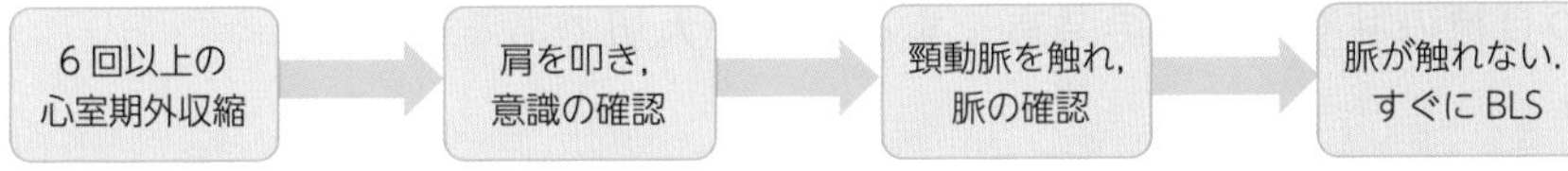

図 9-28 心室頻拍発見時の対応

無脈性心室頻拍の場合，すぐに電気ショックを行えるように胸に除細動のパッドを装着する．バッグバルブマスクを装着し，気道の確保を行いながら，補助換気を行う．ACLS*のアルゴリズムに則り，医師の指示により電気ショックを

用語解説

ACLS
Advanced Cardiovascular Life Support．各種医療器具や緊急医薬品を用いて気道確保，人工呼吸，胸骨圧迫などを行う二次救命処置である．

9 刺激伝導系の障害

行う．心電図モニターで心室頻拍が持続していたら胸骨圧迫（CPR）を再開する．2分経過後にリズムチェックを行い，無脈性心室頻拍の場合は再発性／難治性と判断し，電気ショックを行う(図9-29)．

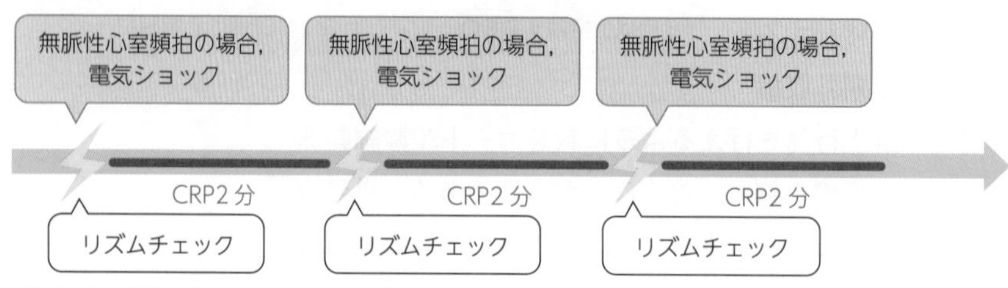

図9-29 ■電気ショックの流れ

電気ショックでも改善しない場合は，抗不整脈薬の投与を行うため静脈路，気管挿管などの高度な気道確保を実施するので，その準備や介助を速やかに行う．心電図モニター上でリズム変化を確認できたら無脈性心室頻拍の原因検索が行われるため，採血，12誘導心電図などを実施する．電気ショックを行った部位はやけどしていたり，胸骨圧迫部位に発赤や骨折がみられる場合もあるので，身体的苦痛のアセスメントを行い，鎮痛薬，冷却，軟膏塗布など苦痛の緩和を行う．患者とその家族はこの体験による死への恐怖や全人的苦痛を強く感じていることがあるため，傾聴の姿勢でそばに寄り添い，苦痛の緩和が図れるように努める．自覚症状が強い場合はカテーテルアブレーションの治療，生命のリスクを伴う心室頻拍が頻回に起こる場合には体内植込み型除細動器を用いた治療などが考慮されるため，疾患に対する理解やQOLの変化についての思いを傾聴し，治療選択において患者やその家族が主体的に意思決定を行えるように支援する．

3 心室細動の看護

心電図モニターで心室細動の波形がみられたらすぐに訪室し，心肺蘇生術（BLS）を開始し，可能な限り早期に除細動を行う．

心室頻拍時と同様に，電気ショック(図9-30)をはじめとするACLS（二次救命処置）を行う．心拍再開後は緊急冠動脈造影を実施後にICUに入室し，モニタリングと全身管理，脳保護目的で48時間の低体温療法（もしくは平温療法）を行う．緊急時には復唱をしっかりと行い，適切な薬剤治療や検査が行われるように医療チームでの目標の共有，情報の共有をすることが大切である(表9-6)．

突然のめまいとともに意識消失した場合，そばに家族がいる場合もあり，家

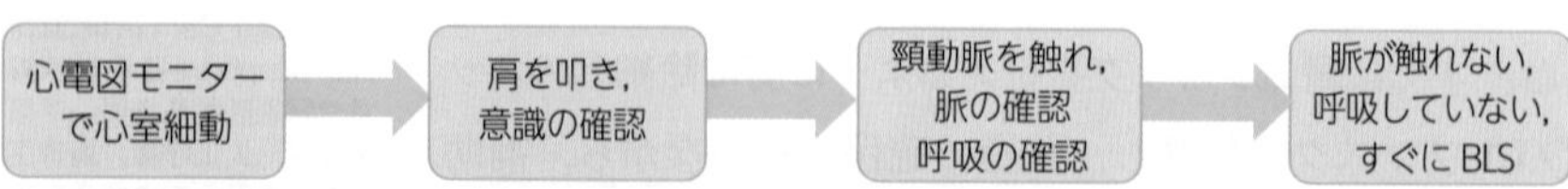

図9-30 ■心室細動発見時の対応

表 9-6 心室細動における看護のポイント

- 酸素化と換気：低酸素血症・低二酸化酸素血症を避ける
- 循環モニタリング：輸液と強心薬または血管収縮薬を用いた血圧管理
- 体温管理：少なくとも 24 時間は深部体温を測定し，高体温を回避する
- 神経モニタリング：けいれんの出現に注意する
- 血糖コントロール：低血糖を避ける
- 再灌流療法：緊急冠動脈造影／PCI
- 予後予測：心拍再開までにかかった時間により脳機能のダメージを予測する．頭部 CT，脳波などの検査を行う

表 9-7 ABCDE アプローチ

A	Airway	気道の確保
B	Breathing	呼吸の状態，呼吸が維持できているか
C	Circulation	循環の状態，循環が維持できているか
D	Dysfunction of CNS	意識の状態，意識レベルの低下がないか
E	Exposure & Environmental control	体温と皮膚の状態

族も危機的状態にある．その場で蘇生行為を行う場合には，そばにいる家族にも状況を説明し，落ち着ける場所に案内し，可能な限り早くに医師からの説明がされるように調整するとともに，その説明を家族が理解できているかを確認する．衝撃の段階にある家族に対しては，十分な情報提供とその理解度の確認，その状況を受けとめるための空間として待機する場所などの保障を行う．心停止に陥った場合，患者本人が意思決定を行うことが困難な状況が多いため，家族と共に本人の価値観や死生観，家族を含めた QOL の変化についての思いを傾聴し，治療選択において家族が代理意思決定を行えるように支援することが大切である．

4 QT 延長（先天性，後天性）の看護

突然の頻脈や異常な脈拍リズムがみられた場合には，運動やストレスなどによって生じている場合があるため，出現時の様子を問診で確認することが大切である．家族に突然死した者がいないかという情報収集も行い，遺伝性異常の確認も行う．失神やけいれんを起こしたり，突然の心停止を招いたりする場合もあるため，注意が必要である．失神やけいれんが生じる急性期には，ABCDE の異常を確認し，迅速に呼吸循環管理を行う．心肺停止時には速やかに心肺蘇生を行う必要がある（表9-7）．

●観察のポイント

A：発語はあるかどうか，咽頭部での狭窄音・嗄声の有無

B：呼吸回数，呼吸音，呼吸パターン，呼吸音の左右差の有無，SpO_2 値

C：血圧値，末梢冷感の有無，顔色の変化，脈拍の触知と強弱，心電図モニターによる心拍

D：意識レベルの低下の有無

E：発熱の有無，体表面の発赤，熱感の有無

気道の確保と十分な酸素投与を行いながら，速やかに薬剤投与のための静脈路確保を行い，12誘導心電図を取り，不整脈の確認を行う．一時的ペーシングを行う場合もあるため準備をしておくことも大切である．原因として電解質の異常を来している場合もあるため速やかに採血，電解質補正を行えるように準備をしておく．

慢性期においては，薬物療法が効果的ではない場合に植込み型除細動器の使用を考慮される場合がある．そのため病気を理解し，病気とともに生きていくということをどのように認識しているかを確認することが大切である．長期の療養生活や食事・運動などの日常生活行動の制限によるストレス，将来への不安，死への恐怖を抱いていることもみられる．高齢者の場合は認知機能の低下も伴っている場合が多いため，患者本人を中心に，家族やケアマネジャーなどの地域社会の支援者とともに支援していくことが大切である．

! 臨床場面で考えてみよう

Q1 洞不全症候群で入院中の患者の心電図モニターで，4秒のポーズがみられたが，すぐに元の波形に戻った．受け持ち看護師としてどのように行動すべきか．

Q2 上室性頻脈が続いている患者．トイレに自分で歩いて行きたいと希望している．受け持ち看護師としてどのような説明を行うか．

Q3 入院中の患者の心電図モニター上に，心室期外収縮が5連発で出現したのをみつけた．次に何を想定して準備を行うか．

1 ポーズが出現した際には，意識消失などを起こしている場合がある．心電図モニター上の変化が消失していても必ず訪室して，患者の容体変化の観察と血圧測定を行う．

2 安静度の指示を確認する．ふらつき，めまい，意識消失などの自覚症状が出ている場合は，排泄行為もベッド上となることを説明し，同意を得る．プライバシーの保護に努め，排泄中の心電図の変化がないかモニタリングを注意深く行う．

3 5連発の心室期外収縮はショートランで，心室頻拍に移行する可能性が高い．すぐに訪室して意識の確認と血圧測定，12誘導心電図の測定を行う．意識がない場合や脈が触れない場合はすぐに応援を呼んで，胸骨圧迫を開始する．

10 弁機能の障害

心臓・弁の形態と内面

心臓には，左右の心房と心室の間にある房室弁（三尖弁・僧帽弁），心室と大血管の間にある半月弁（肺動脈弁・大動脈弁）の四つの弁があり，血液が心房から心室へ，心室からそれにつながる大血管（動脈）へと一方向に流れるようになっている．

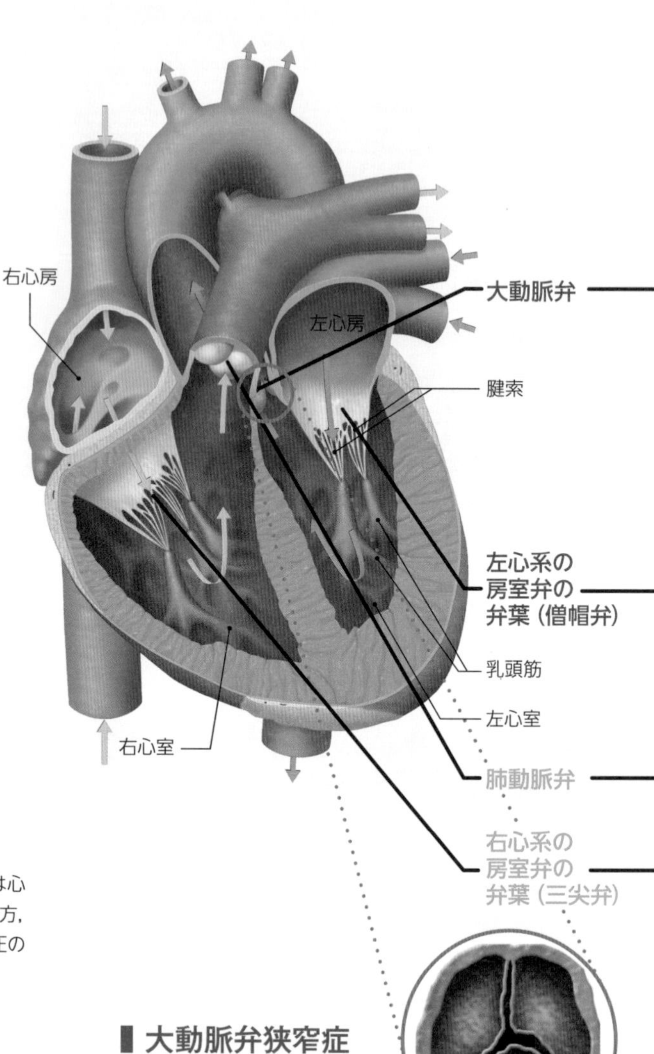

心臓の弁と動脈口

拡張期

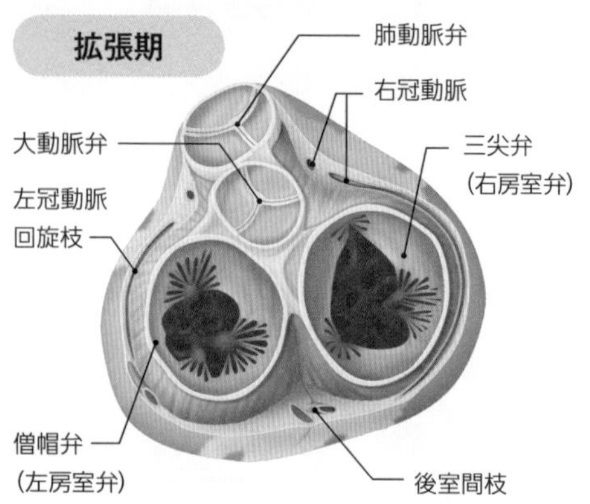

拡張期には，心房圧が高く，心室圧が低いので，血液は心房から心室へ流れる．その流れとともに房室弁は開く．一方，半月弁は高い動脈圧に抗してしっかりと閉鎖し，低い内圧の心室に血液が逆流しないように機能している．

収縮期

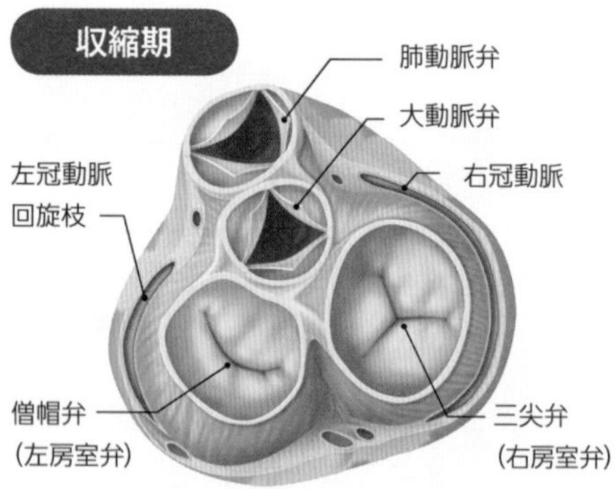

収縮期には，左室圧が高くなり，左房圧を超えると，房室弁が閉じる．房室弁と心室内の乳頭筋に付着した腱索が，房室弁が翻転しないように支え，房室弁逆流を防ぐ．一方，半月弁は左室圧により開き，血液が動脈に駆出される．

大動脈弁狭窄症

狭窄した大動脈弁

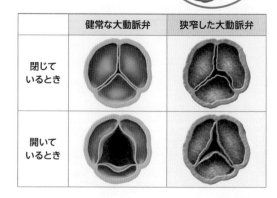

	健常な大動脈弁	狭窄した大動脈弁
閉じているとき		
開いているとき		

心臓の内圧の変化

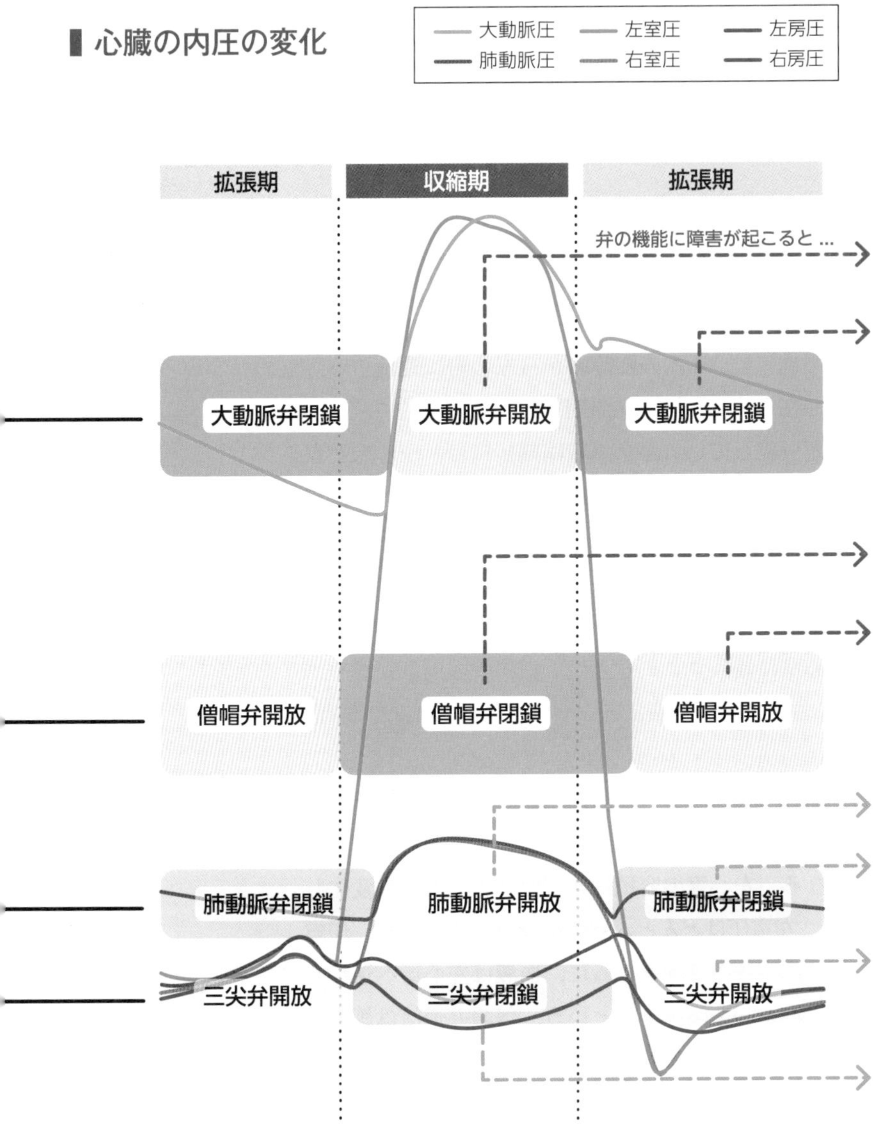

大動脈圧　左室圧　左房圧
肺動脈圧　右室圧　右房圧

拡張期　収縮期　拡張期

弁の機能に障害が起こると…

大動脈弁閉鎖　大動脈弁開放　大動脈弁閉鎖

僧帽弁開放　僧帽弁閉鎖　僧帽弁開放

肺動脈弁閉鎖　肺動脈弁開放　肺動脈弁閉鎖

三尖弁開放　三尖弁閉鎖　三尖弁開放

弁機能の障害

★の数は頻度をあらわしています。

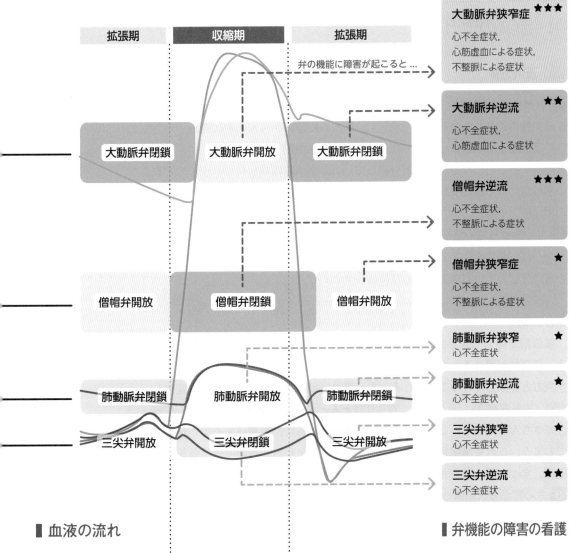

大動脈弁狭窄症 ★★★
心不全症状，
心筋虚血による症状，
不整脈による症状

大動脈弁逆流 ★★
心不全症状，
心筋虚血による症状

僧帽弁逆流 ★★★
心不全症状，
不整脈による症状

僧帽弁狭窄症 ★
心不全症状，
不整脈による症状

肺動脈弁狭窄 ★
心不全症状

肺動脈弁逆流 ★
心不全症状

三尖弁狭窄 ★
心不全症状

三尖弁逆流 ★★
心不全症状

血液の流れ

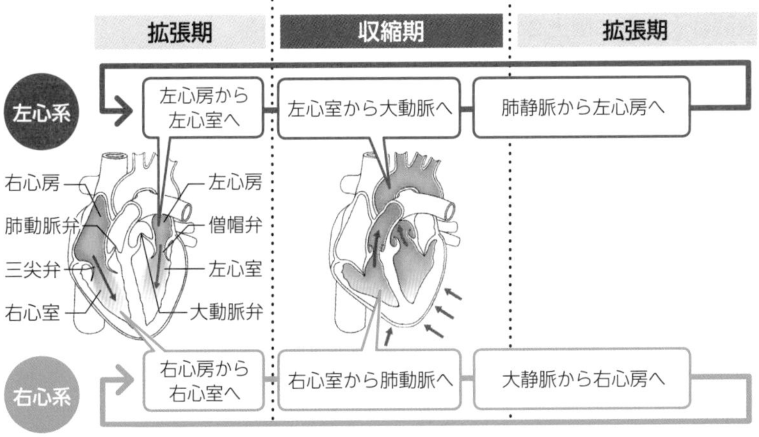

拡張期　収縮期　拡張期

左心系
左心房から左心室へ　左心室から大動脈へ　肺静脈から左心房へ

右心房　左心房
肺動脈弁　僧帽弁
三尖弁　左心室
右心室　大動脈弁

右心系
右心房から右心室へ　右心室から肺動脈へ　大静脈から右心房へ

弁機能の障害の看護

弁膜症は長期間無症状であることが多く，慢性経過をたどる．弁の機能障害による負荷から心不全に移行するため，症状の出現と全身状態を注意深く観察し，早期から重症化させない援助，急性心不全など生命の危機的な状態を回避する援助を行う．

1 弁膜症

1 血液の流れ

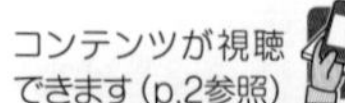

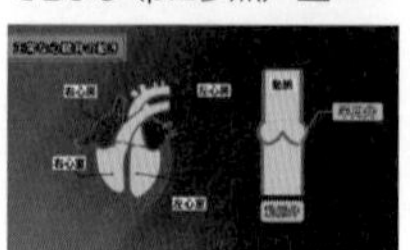

●正常な心臓弁の動き〈アニメーション〉

① 左心系

1 肺静脈から左心房へ（収縮期・拡張期を通して）

肺で酸素化された血液（動脈血）は，４本の肺静脈から左心房に還流する．肺静脈と左心房の間には弁は存在しないので，心周期を通して連続的に左心房に流入することになる．心室が収縮しているとき（**収縮期**）には，左心房と左心室の間にある僧帽弁が閉じているので，還流した血液は左心房に貯留し，左心房は拡大する．

2 左心房から左心室へ（拡張期）

左心室が収縮を終えて左室圧が左房圧よりも低くなると，僧帽弁が開き，左心房に貯留している血液が左心室に流入する．その際，僧帽弁の開きが悪く，十分に開かないと，左心房から左心室への血液流入が障害されることになる（**僧帽弁狭窄**）．

拡張期が終了し左心室が収縮を始めると，左室圧が高くなって左房圧を超え，僧帽弁が閉じる．大動脈弁も閉じているので，左心室の入り口・出口の弁が両方とも閉じていることになる．左心室の容積は弁が閉じている限り変化しない（等容収縮期）．そのため，左室圧はどんどんと高くなる．このとき，僧帽弁がきちんと閉じていないと，左室圧の増加とともに，血液は左心房へ逆流してしまう．これを**僧帽弁逆流**（**僧帽弁閉鎖不全**）という．僧帽弁逆流は等容収縮期，すなわち大動脈弁が開く前から始まる．

3 左心室から大動脈へ（収縮期）

左心室が収縮し左室圧が大動脈圧を超えると，大動脈弁が開き，左心室の中の血液は大動脈に駆出される．左心室はさらに収縮し容積を減少させる．左心室の容積が減少した分だけ，血液は大動脈に駆出される．大動脈弁は三つの半月弁から構成されるが，その開放が悪いと**大動脈弁狭窄**を引き起こす．

左心室の収縮が終了して左室圧が徐々に低下し，大動脈圧よりも低くなると，大動脈弁は閉鎖する．この時点から，左室圧がさらに低下して左房圧よりも低くなり，僧帽弁が開くまでは等容弛緩期となる．大動脈弁がきちんと閉じない場合には，左室圧が大動脈圧よりも低くなると同時に，大動脈から左心室への血液の逆流が生じる．これを**大動脈弁逆流**（**大動脈弁閉鎖不全**）という．

② 右心系

基本的には，左心系と同じである．

血液は，①大静脈から右心房へ（収縮期・拡張期を通して），②右心房から右心室へ（拡張期），③右心室から肺動脈へ（収縮期）と流れる．

2 僧帽弁疾患

1 僧帽弁狭窄症 mitral stenosis：MS

1 病因

小児では先天性もあるが，主な病因はリウマチ熱の後遺症であるリウマチ性である．生活水準の向上と医療の充実により，リウマチ熱は激減したため，近年では僧帽弁狭窄症に遭遇する機会も激減している．

2 病態

正常な僧帽弁の弁口面積は4～6cm^{2}である．これが2cm^{2}以下になると血行動態的に問題となる僧帽弁狭窄症となる．1cm^{2}以下では重症で，正常な心拍出量を維持するために左房圧が20mmHgにまで高くなる．

僧帽弁狭窄症では，僧帽弁口を通過する血流速度が増加すればするほど左房-左室間の圧較差は拡大し，左房圧が高くなる．頻脈になると拡張期充満時間が短縮するので，血流速度は速くなり，左房-左室間の圧較差は増大する．要するに僧帽弁狭窄症では，頻脈によって左房圧が著明に増加し，肺静脈圧が増大し，肺水腫を来すのである（図10-1）．

3 症候

労作時の呼吸困難が最も多い症候である．心房細動を発症すると突然，増悪し，急性肺水腫を起こすこともある．重症の僧帽弁狭窄では，心房細動は必発であり，抗凝固療法が必要である．

4 経過

小児期にリウマチ熱になり，30歳台から心雑音を指摘され，妊娠分娩で増悪し，50歳台で心房細動を発症するというのが古典的な経過である．しかし，現代ではリウマチ熱は激減し，リウマチ性弁膜症はめったにみられないので，リウマチ性僧帽弁狭窄症は高齢者の疾患といってよい．ただし，発展途上国から来日した人には，上記のような典型的な経過を示す人がいる．

5 検査と診断

心エコー法では，僧帽弁前尖の弁腹が拡張期に左室内に張り出す拡張期ドーミング（図10-2）がみられる．これは僧帽弁狭窄症に特徴的な所見である．心エコー法やドプラ法では，弁口面積を推定することができる．また，心エコー法で，経皮経管的経静脈的僧帽弁裂開術（PTMC）*が可能であるか否かを診断することが可能である．リウマチ性弁膜症は，僧帽弁だけでな

plus α

心房細動と抗凝固療法

心房細動が続くことで，心臓からの血液拍出がうまくなされず，心房内で血液がうっ滞して血栓ができやすくなる．血栓は脳梗塞や他臓器の血栓塞栓を来すため，抗凝固療法により血栓ができることを防ぐ．

用語解説

経皮経管的経静脈的僧帽弁裂開術（PTMC）

Percutaneous transluminal transvenous mitral commissurotomy．ひょうたん型のバルーンがついたカテーテルを僧帽弁の弁口部で拡張させ，僧帽弁を裂開する術式である．カテーテルは大腿静脈から，穿通された心房中隔を越えて左心房から僧帽弁弁口部まで挿入され，段階的にバルーンが拡張される．

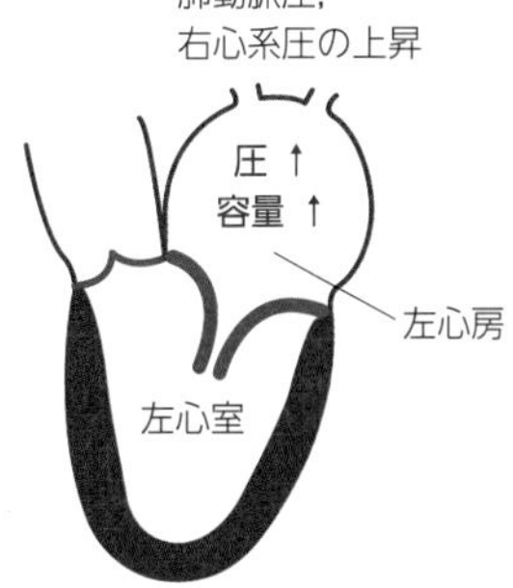

図10-1 僧帽弁狭窄症の病態

弁狭窄による左心房の血液うっ滞に対し，心拍出量を維持しようと左房圧・肺静脈圧は上昇し，肺高血圧に至る．その後，心拍出量低下，肺高血圧によって右心系の拡大が生じる．

Study

連合弁膜症

二つ以上の弁に障害（狭窄あるいは逆流）を来したものをいう．一つの弁が狭窄と逆流を同時に併発していても，連合弁膜症とはいわない．連合弁膜症は，単に二つの弁の異常というだけではない．心臓に対する負荷の状況が互いに影響し合うため，どちらの弁の治療を優先すべきか，同時に二つの弁の手術を実施すべきかといった治療方針を決める上で，病態生理学に基づいた判断が必要になる．例えば，大動脈弁狭窄で左室機能不全に陥り，機能性僧帽弁逆流が起きた場合には，大動脈弁の置換術のみで僧帽弁逆流が改善することもある．

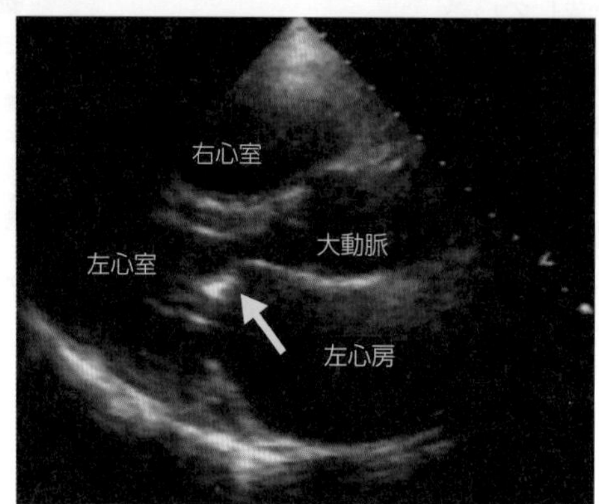

図 10-2 ■僧帽弁狭窄症（心エコー）

く，大動脈弁や三尖弁にも障害を来すので，連合弁膜症の評価も心エコー法で行う．

6 治療

僧帽弁狭窄を解除する方法として経皮経管的経静脈的僧帽弁裂開術（PTMC），交連切開術，僧帽弁置換術がある．PTMC は手術をせずに弁狭窄を解除できるので第一選択となる治療法であるが，弁の性状，僧帽弁逆流や左房内血栓の存在により適応が限られるので，心エコー法による術前評価が重要である．

2 僧帽弁逆流 mitral regurgitation：MR

1 病因

僧帽弁は弁尖，腱索，乳頭筋，弁輪から成り，収縮期圧の高い左心室と低い左心房の間の交通を，弁の閉鎖により遮断するため複雑な構造になっている．僧帽弁逆流は，僧帽弁自体に原因がある**器質性僧帽弁逆流**と，僧帽弁自体には異常がないが，左心室や左心房の形態が変化することで生じる**機能性僧帽弁逆流**に分類される．弁の動きから僧帽弁逆流のパターンを三つに分類するカーペンティア分類（Carpentier 分類）が一般的である（図10-3）．

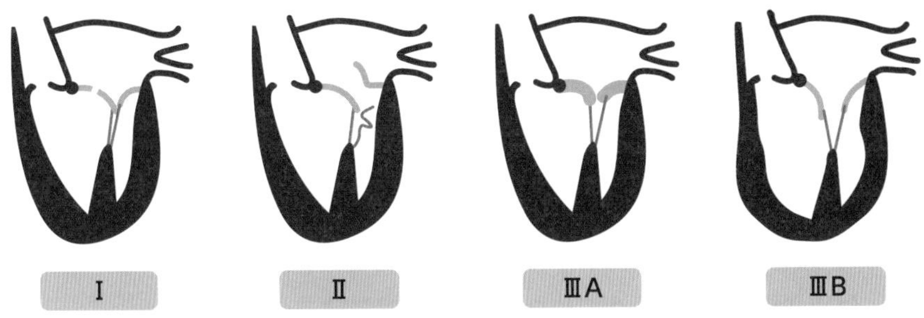

図 10-3 カーペンティア分類

タイプⅠ：僧帽弁の動きが正常なもの（弁の穿孔など）.
タイプⅡ：弁の動きが過剰なもの（逸脱，腱索断裂など）.
タイプⅢ：弁の動きが制限されているもの．A は弁が肥厚し可動性が低下している，B は弁自体に異常はないが，腱索が引きつって可動性を低下させている（Ⅲ B が機能性僧帽弁逆流になる）.

器質性僧帽弁逆流

器質性僧帽弁逆流には，リウマチ性（Carpentier Ⅲ A），感染性心内膜炎（弁に穿孔が起きれば Carpentier Ⅰ，腱索断裂が起きれば Carpentier Ⅱ），僧帽弁逸脱（Carpentier Ⅱ），腱索断裂（Carpentier Ⅱ）がある.

閉塞性肥大型心筋症で僧帽弁前尖が収縮期に前方に偏位し，僧帽弁逆流と左室流出路狭窄を来すことがある．これはカーペンティア分類では説明できない.

機能性僧帽弁逆流

機能性僧帽弁逆流は，僧帽弁自体に異常がないのに，僧帽弁逆流が生じる場合をいう．拡張型心筋症や，虚血性心疾患，あるいは心房細動で左心房が著しく拡大した場合などに生じる．腱索が僧帽弁の運動を制限させ（デザリング），正常な閉鎖運動を妨げる（Carpentier Ⅲ B）.

2 病態

僧帽弁逆流量は，逆流弁口面積と収縮期の左室－左房間の圧較差に依存する．つまり，左室収縮期に僧帽弁が正常に閉鎖されずに生じた間隙の大きさ（逆流弁口面積）が大きければ大きいほど，そして左室収縮期圧が高ければ高いほど，逆流する血液量は多くなるということである.

左房圧上昇

僧帽弁逆流が急性に生じると，左房圧も急激に上昇し，肺水腫となる．一方，慢性に生じた場合には，左心房が徐々に大きくなりながら左房圧の上昇を吸収するので，左房圧の増加も緩徐で，急性肺水腫になることはない.

心筋不全

長年にわたり左心室に僧帽弁逆流の容積負荷がかかると，左心室は拡大し，心筋不全を来す.

3 症候

突然出現した肺水腫で原因がはっきりしないときには，**急性僧帽弁逆流**を疑う．急性僧帽弁逆流では，心雑音が聞こえないこともある.

慢性の僧帽弁逆流では，労作時の呼吸困難が主な症候である．また，心房細動を起こすこともあり，動悸を訴えることもある．

4 経過

僧帽弁閉鎖不全症の自然歴は，その病因，左室機能の状態によりさまざまであり，一概にいえない．一般的には，自覚症状と血行動態が相関し，自覚症状が徐々に進行していくと考えられていたが，そのような場合ばかりでもない．言い換えれば自覚症状は，僧帽弁狭窄症よりも当てにならないと考えてよい．慢性の僧帽弁逆流では，急性肺水腫を来すことは僧帽弁狭窄症よりも少ない．

心房細動で病態は悪化するが，僧帽弁狭窄症よりも症状出現は軽微である．よって急速に悪化した僧帽弁閉鎖不全症をみたら，慢性僧帽弁閉鎖不全症に腱索断裂が加わった病態と考えた方がよい．

5 検査と診断

心エコー法で僧帽弁逆流の原因，重症度が診断可能である．僧帽弁逆流の量を判定することも重症度評価には重要だが，肺高血圧があるか否かも重要である．さらに左心室の収縮が低下しているか否かが，治療をする上での重要な判断材料になる，特に，心エコー法で測定した左室収縮末期径が重要である．収縮末期径が 4.0 ～ 4.5cm を超えていれば，左室機能低下が存在すると考えてよい．

6 治療

急性僧帽弁逆流では，まず肺水腫を治療することが重要である．利尿薬と血管拡張薬を使用して急性心不全の治療を行う．そして，遅滞なく弁形成術を実施する．

弁形成が普及した現在では，僧帽弁逆流が重症であれば基本的に手術を考慮することが重要である．症状がなくても，弁形成が可能であれば修復手術を行う．リウマチ性僧帽弁閉鎖不全症のように弁置換になる可能性が高い場合には，手術のタイミングはやや遅い方がよい．

開胸手術を行わずにカテーテルを使い，僧帽弁の前尖と後尖をクリップではさんで固定することで逆流を少なくする治療（MitraClip®（マイトラクリップ））もある．開胸手術の危険性が高い，あるいは不可能と判断された場合に実施される．

plus α

リウマチ性弁膜症の弁形成
リウマチ性弁膜症は，弁自体の変性が強く修復が困難な場合が多いので，弁形成成功率は低い．

3 大動脈弁疾患

1 大動脈弁狭窄症 aortic stenosis：AS

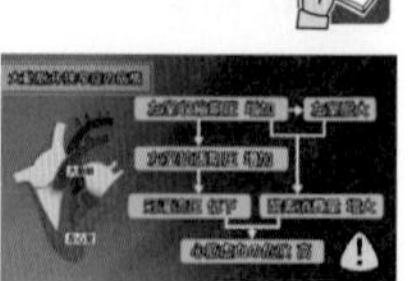
●大動脈弁狭窄症〈アニメーション〉

1 病因

大動脈弁狭窄症の病因には，リウマチ性，先天性の大動脈二尖弁，加齢による大動脈弁の石灰化が挙げられる．

リウマチ性

リウマチ熱の後遺症であるリウマチ性弁膜症は大動脈弁狭窄症を来す.

大動脈二尖弁

大動脈二尖弁は，有病率1%程度の比較的多い先天性心疾患である．30歳台くらいから大動脈二尖弁は交連部の癒着，石灰化が進行し，狭窄が明らかになるといわれているが，高齢者の大動脈弁狭窄症の中にも二尖弁が少なからず存在する.

加齢による大動脈弁の石灰化

動脈硬化を起こし，大動脈弁輪*から始まった石灰化変性が大動脈弁自体に及び，狭窄を来す．そのため大動脈弁狭窄は，老人病といってもよいくらい加齢と関連する．リウマチ熱の激減によりリウマチ性大動脈弁狭窄がほとんどみられなくなった日本では，先天性二尖弁か加齢に伴う石灰化変性の大動脈弁狭窄がほとんどとなった．75歳以上では，中等度あるいは重度の大動脈弁狭窄症は約2.8%で，加齢とともに増加し，80歳以上では約10%に達するといわれている[1].

用語解説

大動脈弁輪
大動脈弁の周囲の線維組織のこと.

冠灌流圧
冠動脈と冠状静脈洞との間の圧較差によって示される．ある範囲内で冠灌流圧が減少しても，冠血流の自己調節能が働く.

2 病態

大動脈弁逆流が併存すると，収縮期に大動脈弁口を通過する血流量が増え，大動脈弁と左心室との圧較差を増加させる(図10-4).

左室求心性肥大

大動脈弁狭窄が起きると左室収縮期圧が増大し，左室肥大をもたらす．また左室拡張期圧も増加する．左室収縮期圧の増大は心筋の酸素消費量の増加をもたらし，血圧の低下は冠灌流圧*を低下させ，心筋虚血の危険を高める.

心不全

心筋虚血，後負荷の増大，肥大心筋の機能不全は心不全をもたらす.

3 症候

労作時の呼吸困難，狭心症を来す．また，失神を来すこともある.

4 経過

成人の大動脈弁狭窄症では，大動脈弁の狭窄は徐々に進行するので，左心室は代償性に肥大し，左室機能は維持される．大動脈弁の平均圧較差が40mmHgを超えていたり，弁口面積が正常では3～4cm^{2}のところ1.0cm^{2}以下となると狭窄が問題となってくる．左室肥大は通常，求心性肥大であるが，左室機能が低下してくると左心室は拡大し，心不全へと進行していく.

大動脈弁狭窄症は，長期にわたり無症状である．狭心症が出現してからの予後は5年，失神が出現してからの予後は3年，心不全が出現してからの予後は2年といわれている.

突然死が多いとされるが，成人では無症状の大動脈弁狭窄症の突然死は少ない．若年の先天性大動脈弁狭窄症では無症状で

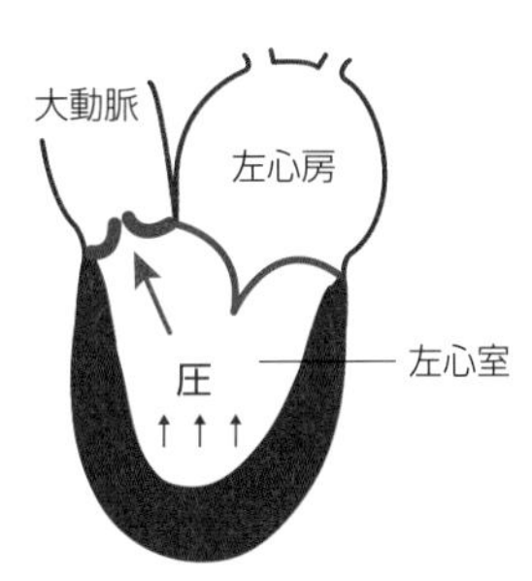

図10-4 大動脈弁狭窄症の病態

弁狭窄による左心室と大動脈との圧較差によって，左室圧が上昇し，二次性に心肥大を生じる.

表 10-1 ■大動脈弁狭窄症の重症度

➡簡易ベルヌーイ式については，p.74 plus α参照.

	軽度	中等度	高度
連続波ドプラ法による最高血流速度（m/s）	< 3.0	3.0 ～ 4.0	≧ 4.0
簡易ベルヌーイ式による収縮期平均圧較差（mmHg）	< 25	25 ～ 40	≧ 40
弁口面積（cm^2）	> 1.5	1.0 ～ 1.5	≦ 1.0
弁口面積係数（cm^2/m^2）	—	—	< 0.6

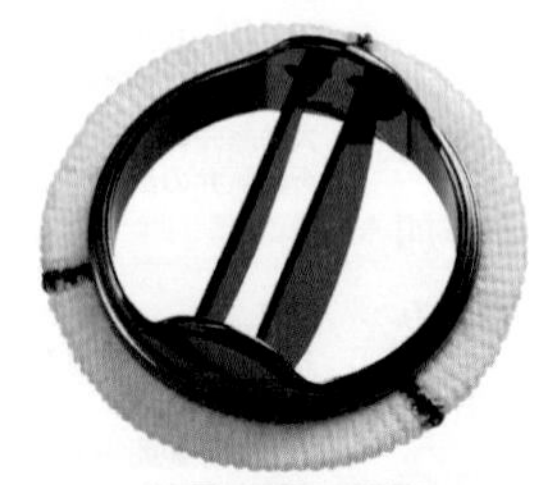
a．機械弁

画像提供：アボットメディカルジャパン株式会社

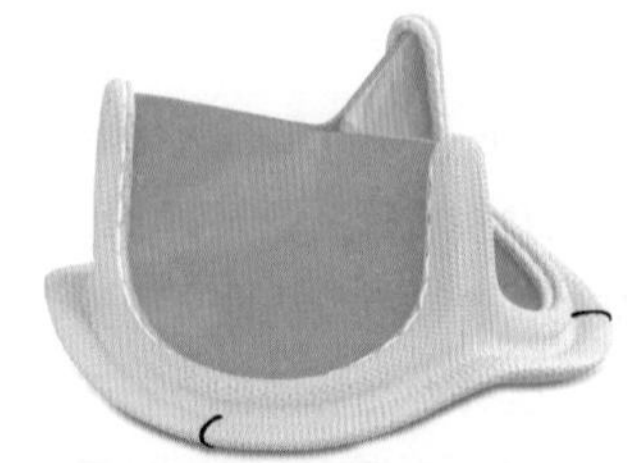
b．生体弁（ウシ心膜弁）

画像提供：エドワーズライフサイエンス株式会社

図 10-5 ■機械弁と生体弁

も突然死はあり得る.

全身の浮腫のような右心不全症状が，大動脈弁狭窄症の症状として出現することもある.

5 検査と診断

➡大動脈弁狭窄症の心雑音については，p.55 図3-4も参照.

診断には心雑音がその糸口となる．第 2 肋間胸骨右縁での収縮期駆出性雑音が主である．この雑音は胸壁に手を当てるとわかるくらいの振戦（thrill（スリル））の強さが特徴である．Ⅱ音の奇異性分裂を来す．末期の大動脈弁狭窄症では，心拍出量が低下し，大動脈弁口を通る血流量が減少するために圧較差が減少し，雑音が減弱する.

大動脈弁狭窄の評価は，心エコー法が最も有用である．この検査により大動脈弁の弁口面積，圧較差を求めることができる．心エコー法，ドプラ法からみた大動脈弁狭窄症の重症度の考え方を表10-1[3] に示す.

6 治療

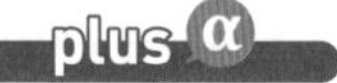

高齢者への弁置換術
約15年前までは，80歳を超えた患者に対する弁置換術は特別な事例であったが，2019年の現在では，80歳台の弁置換術は決して無謀なことではなくなってきている.

症状があれば，人工弁を大動脈弁位に入れる大動脈弁置換術を行うことが原則である．また大動脈弁狭窄症で，左室機能が低下しているもの，心室期外収縮が頻発しているものは，症状が軽微でも手術したほうがよい.

人工弁

人工弁には機械弁と生体弁がある（図10-5）．機械弁を入れた場合には，術後の血栓塞栓予防のため，ワルファリンによる抗凝固療法を終生行う必要がある．しかし生体弁は，血栓塞栓のリスクが低いので，心房細動がない限り抗凝固療法を行う必要はない．生体弁は 15 年くらいの寿命しかないので，10 年以上経過して弁が劣化したら，再手術が必要になる．若年者では，劣化の進行が速いので，機械弁が勧められる．一般に70歳以上は生体弁，60歳以下は機械弁を選択する．その中間の年齢層では，患者の意思を尊重して決められる．

バルーン大動脈弁形成術（BAV）

開胸手術のリスクが高い場合，高齢で長期間の臥床がフレイルを増悪させ，社会復帰を困難にする可能性がある場合には，カテーテルによる大動脈弁置換（生体弁）を行う．

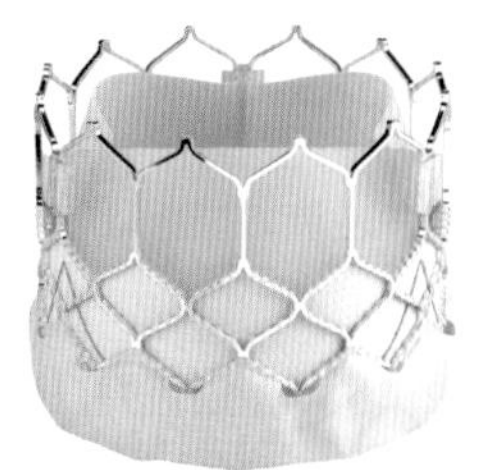

画像提供：エドワーズライフサイエンス株式会社

図 10-6 大動脈弁留置術（TAVR/TAVI）に用いる人工弁

バルーンによる大動脈弁形成術（BAV*）は，経皮的に血管内に進めたバルーンカテーテルを経静脈経心房中隔的または逆行性に狭窄した大動脈弁に進め，狭窄大動脈弁口を通過させ，バルーンを短時間膨らませて大動脈弁狭窄症の重症度を軽減する方法である．

➡フレイルについては，p.136，152 plus α参照．

TAVR/TAVI

TAVR*あるいはTAVI*は，カテーテルを用いて人工弁を大動脈弁位に留置する手技である（図10-6）．大腿動脈からカテーテルを入れて，逆行性に人工弁を大動脈弁位に運ぶ方法と，開胸をして，心尖部から人工弁を大動脈弁位に留置する方法等がある．

用語解説

BAV
(Percutaneous) balloon aortic valvuloplasty

TAVR
Transcatheter aortic valve replacement

TAVI
Transcatheter aortic valve implantation

2 大動脈弁逆流 aortic regurgitation：AR

1 病因

大動脈弁逆流も，大動脈弁自体に原因のある場合と，大動脈弁自体は問題がないが大動脈に異常があり，大動脈弁逆流を来している場合とがある．

大動脈弁に原因がある場合

加齢により弁の石灰化が進むと逆流が生じるが，軽度であることが多い．大動脈二尖弁，粘液腫様変化，感染性心内膜炎，リウマチ性などが知られている．

大動脈基部に原因のある場合

大動脈弁に異常がなくても，大動脈基部の拡張によって逆流は生じる．大動脈弁輪拡張症（annuloaortic ectasia）として知られているものであり，マルファン症候群（Marfan's syndrome）に伴うものが有名である．また大動脈解離で大動脈基部に解離が波及すると，大動脈弁逆流を起こす．大動脈基部の拡大がある場合には，大動脈弁逆流の程度とは無関係に，拡大の程度が治療方針に大きく関係する．

2 病態

急激に大動脈弁閉鎖不全が生じた場合と，長時間かかって徐々に閉鎖不全が進んだ場合では，病態は全く異なる．

急性大動脈弁逆流

大量の血液が急性に大動脈から逆流すると，拡張期末の左室圧は大動脈拡張期圧と同じになり，左心室から左心房への拡張期の逆流も生じ，左房圧が大動脈拡張期圧と同じとなり，肺静脈圧が亢進する．患者はショックとなり，緊急手術が必要になる．

急性大動脈弁逆流の原因は，大動脈解離あるいは感染性心内膜炎である．

慢性大動脈弁逆流

大動脈弁逆流量は，逆流弁口面積と拡張期の大動脈－左心室の圧較差，拡張期時間に依存する．頻脈になれば，拡張期時間が減少し逆流も減少する．血圧が高くなれば逆流は増大する．

慢性大動脈弁逆流では，大動脈弁逆流による慢性の容量負荷を受けて，左心室は徐々に拡大していき，遠心性肥大を示す．

▸ 冠予備能の低下

収縮期圧が高く，左室拡大もあるので，収縮期に左室壁に加わる応力は大きい．よって心筋酸素消費量は増加している．慢性大動脈弁閉鎖不全症では，拡張期大動脈圧は低下し，冠動脈灌流圧は低下する．以上から慢性大動脈弁閉鎖不全症の冠予備能は低下している．このために心筋虚血が出現することがある．

▸ 左室拡大

左心室は，拡張期に大動脈から逆流してきた血液と左心房から流入してきた血液の両者が流れ込むので拡大する．そして，それをすべて大動脈に駆出する．しかし拡張期には，また左心室に逆流してしまう．よって大動脈弁を通過する駆出血液量は増大し，それに伴い収縮期血圧も増大する．また1回駆出量の増加により，脈圧も増加する．逆流量が多くなれば，拡張期血圧は低下する．

plus α

駆出率
心臓が送り出す心拍ごとの血液量（駆出量）を拡張期の左室容積で除した値である．大動脈弁逆流では，「駆出量」は増加しているが，左室拡大により容積が増えているため，「駆出率」は低下する．

3 症候

慢性の大動脈弁逆流では，長期間にわたり無症状である．拡張期圧が低下するので心筋虚血を引き起こし，狭心症状を呈することもある．左心室が相当大きくなって，左心室の収縮が悪くならない限り，労作時の呼吸困難は出現しない．左室駆出率が正常な大動脈弁逆流が心不全を起こしていれば，急速に進行する大動脈弁逆流か，大動脈弁逆流ではない原因の心不全であると考える．

4 経過

上述したように，慢性の大動脈弁逆流では，長期間にわたり無症状である．そして心不全症状が出現した時には，左心室は拡大し，駆出率は低下している．

5 検査と診断

大動脈弁の性状，大動脈基部の形態は心エコー法，胸部の造影CT検査で診断する．左心室の大きさは，心エコー法で経過をみることが基本である．左室駆出率が低下し，左室収縮末期径が5cm以上であれば，無症状でも大動脈弁置換の適応があるので，定期的な心エコー法による検査を行う．

6 治療

左室機能が低下した患者では弁置換が必要であるが，左室機能低下がない無症状の大動脈弁閉鎖不全症においては，内科的治療を優先させる．

左室機能低下は，左室収縮末期径が心エコー図で5.0～5.5cm以上，左室造影で収縮末期容積が 55mL/m^2 以上，駆出率 50%以下で判断される．
そして半年に一度，心エコー図をとり，左室機能の低下を観察する．

4 三尖弁疾患

1 三尖弁逆流 tricuspid regurgitation：TR

1 病因

三尖弁は僧帽弁と同じように，弁尖，腱索，乳頭筋，弁輪から成るが，二尖の僧帽弁と異なり，三つの弁尖がある．三尖弁逆流では，器質性逆流よりも機能性逆流の方が頻度が高い．機能性逆流の主な原因は肺高血圧である．器質性逆流としては，エプシュタイン奇形，外傷性，カルチノイド症候群（三尖弁狭窄も多い），リウマチ性心疾患が知られている．

軽度の機能性三尖弁逆流は，基本的に問題ない．しかし機能性といえども，肺高血圧に伴った重度の三尖弁逆流は進行性の右心不全をもたらす．

2 病態

右心室が収縮するたびに血液は右心房へ逆流するので，右房圧は上昇する．右房圧は全身の静脈圧に等しいので，逆流により静脈圧が高くなり，末梢の浮腫を来す．肝臓はうっ血する．一方，右心室から肺動脈への駆出は減少するので，低心拍出量状態となる．

肺高血圧は三尖弁逆流を増悪させるが，三尖弁逆流が重度になっても，肺高血圧を増悪させることはないことに注意する必要がある．

3 症候

下肢の浮腫，肝うっ血による肝機能障害がみられる．また低心拍出量に伴う，労作時の呼吸困難が出現する．

4 経過

三尖弁逆流は右心房と右心室を拡大させ，三尖弁の接合をさらに増悪させる．よって逆流は進行性である．肺高血圧により生じている三尖弁逆流は，肺高血圧を消失させると減少する．

5 検査と診断

心エコー法により評価する．

6 治療

機能性三尖弁逆流では，逆流を起こしている原因である肺高血圧の治療が優先される．僧帽弁膜症により肺高血圧が起こり，機能性三尖弁逆流が起きていれば，僧帽弁の手術の際に三尖弁形成術（リング縫着）も行われる．

5 その他の弁膜症

1 感染性心内膜炎 infectious endocarditis：IE

感染性心内膜炎は，心血管内膜面に病原生物と炎症細胞に富んだ血小板やフィブリンの不定形な塊（疣腫（ゆうしゅ））が付着して生じる重症敗血症である．心腔内の弁膜や弁輪に疣腫が付着すれば，心内構造物を破壊し，弁逆流や弁瘤，短絡を形成し，心不全をもたらす．また，疣腫が遊離し塞栓となれば，脳梗塞などの塞栓症を来す．

感染性心内膜炎の症状は，感染症，塞栓症，心不全の症状が出現するので多彩である．もともと心臓に病気（基礎心疾患）がある患者に，病原体が何らかの原因で侵入し，菌血症を起こしたのちに疣腫を形成し，発症することが多いが，基礎心疾患がなくても発症することがある．医療関連感染性心内膜炎は，基礎心疾患がない患者にも起こり得る．

症状として，発熱が圧倒的に多いが，発熱に全く気がつかない患者や，非常に緩徐な臨床経過を示し，発熱がなく全身倦怠感や食思不振，体重減少などのような症状しか示さない例もある．

弁膜症や先天性心疾患（基礎心疾患）を有する患者が発熱し，なかなか解熱しなければ，感染性心内膜炎を疑う．基礎心疾患がない場合でも，高齢者の中心静脈栄養や血液透析実施例が，原因不明の発熱を来せば，感染性心内膜炎を疑うべきである（医療関連感染性心内膜炎）．

診断の中心は，心エコー法と血液培養である．経食道心エコー法の方が疣腫の検出率は高い．血液培養は，発熱時ではなくても実施することが感染性心内膜炎の肝要な点である．

感染性心内膜炎の内科的治療は，感染症の治療がその中心である．その起炎菌を早く同定し，有効薬剤を決定し，速やかに抗菌薬の投与を開始する．心不全があれば，その治療を行う．弁の破壊による心不全や，弁周囲膿瘍などの難治性感染症の場合には，外科的手術が行われる．

2 その他

肺動脈弁狭窄は，先天性の異常がほとんどである．また他の心臓奇形と合併していることも多い．主として小児の疾患である．しかし，軽度の肺動脈弁狭窄が高齢になり発見されることもある．

三尖弁狭窄は，カルチノイド症候群でみられるくらいで，まれな病気である．

肺動脈弁逆流は，肺高血圧のときに生じやすく，右心室に大きな影響を与えることもある．

6 高齢者における心臓弁膜症

75歳以上の後期高齢者の約3%が中等度あるいは重度の大動脈弁狭窄症といわれているので，50万人近くの大動脈弁狭窄の高齢者が潜在的にいることになる．

高齢者の僧帽弁逆流の多くは機能性逆流である．心房細動に伴う僧帽弁逆流も多い．高齢者に僧帽弁手術を勧める場合には，弁形成と弁置換の別を問わず自覚症状のあることが原則である．

2015年より，経カテーテル大動脈弁置換術（TAVI）が日本でも普及し，高齢者の非薬物治療の選択肢は増加した．近年，全国で高齢者のTAVIが積極的に行われているが，まずはTAVIのメリットを正しく評価することが重要である．高齢者の弁膜症治療の目的は異常の修復ではなく，患者のQOL改善であるという目的を明確にして，個別に治療方針を決めることが重要である．ハートチームの議論の中で，患者に寄り添った看護師の意見は重要である．

7 弁膜症患者の看護

弁膜症とは，加齢，感染症，外傷，先天性（生まれつき）の要因などによって弁が正常に機能しなくなり，全身への血液運搬に関わる心臓のポンプ機能に支障を来す疾患である．心不全の原因となり，進行するにつれ，浮腫，息切れ・呼吸困難，動悸，不整脈（心房細動），血圧異常，胸痛などの症状が出現する．弁膜症の重症度に合わせて，保存療法（薬物療法），外科的治療，カテーテル治療が選択されるが，それぞれの治療と看護の視点を理解しておく必要がある．

➡心不全の看護については，p.149参照．

弁膜症には，狭窄症と閉鎖不全症があり，前者は弁の開放が制限され血液の通過が妨げられるものをいい，後者は弁の閉鎖が不完全なために逆流を起こすものをいう．僧帽弁膜症（僧帽弁狭窄症・僧帽弁閉鎖不全症）と大動脈弁膜症（大動脈弁狭窄症・大動脈弁閉鎖不全症）が大部分を占める．

弁膜症のほとんどは代償機序が働くため，長期間無症状であるが，弁の機能障害によって慢性的に容量負荷や圧負荷が加わり，徐々に心不全に移行する．進行すると呼吸器感染症や運動負荷などをきっかけに急性心不全となり，呼吸状態や循環動態が悪化しやすい．大動脈弁狭窄症にいたっては，突然死の可能性もあることから，症状の出現と全身状態を注意深く観察し，早期から重症化させない援助と生命の危機的な状態を回避する援助が必要となる．

また，弁膜症が重度かつ高齢であり，外科的治療自体が困難な場合もある．弁膜症の重症度（表10-2）やその人の生活の質（QOL）を考慮し，治療計画を患者・家族と多職種チームで検討することが重要となる．

表 10-2 弁膜症ステージの分類

	定義	説明
A	危険性がある	弁膜症発症の危険因子を有する患者
B	進行性	弁膜症を有する進行性患者 (軽度から中等度の重症度および無症候性)
C	無症候性 重症	重症弁膜症の基準を満たす無症候性患者 C1：重症弁膜症の無症候性患者 左心室または右心室が代償されたままである C2：重症弁膜症の無症候性患者 左心室または右心室の代償不全を伴う
D	症状がある	重度の弁膜症の結果として症状が現れた患者

Nishimura R.A.; Otto C.M.; Bonow R.O. et al. 2014 AHA/ACC guideline for the management of patients with valvular heart disease. J Am Coll Cardiol. 2014, 63 (22), p.57-185. 参考に著者訳.

表 10-3 弁膜症における観察項目

自覚症状	●体動・体位に伴う息苦しさ，寝苦しさの有無 ●倦怠感・不快感 ●食欲不振 ●咳嗽・血痰の有無（肺水腫・肺梗塞の疑い） ●痛みの有無と部位，胸痛（狭心痛），上腹部痛（膵梗塞），側腹部痛（腎梗塞）など
他覚症状	●バイタルサイン：心拍数・脈拍数・不整脈・脈圧，心音・心雑音，血圧，呼吸数・呼吸リズム，熱型（一日の変動，解熱剤の使用） ●皮膚粘膜の状態（脱水症状），四肢末梢温（末梢循環不全），点状出血の有無（塞栓症状，感染） ●水分出納，体重変動，食事摂取量
検査データ	●血液検査，尿検査，心電図，心エコー法，胸部 X 線，心臓 CT 所見の確認

1 弁膜症における観察とアセスメント

弁膜症が進行すると，心不全のみならず不整脈，血栓塞栓症，狭心症，感染症などの合併症を生じやすい．その結果，浮腫，息切れ・呼吸困難，動悸，血圧異常，胸痛などが出現することとなる．重症度を把握するためには，自覚症状や他覚症状，検査データを丁寧に確認しながら，呼吸・循環を中心に全身のフィジカルアセスメントを実施していく．また，日常生活における習慣や行動範囲，認知機能，家族構成や仕事，価値観といった情報を収集して，包括的なアセスメントをする必要がある．そのことが病いをもちながら今後どのように生きていくことが可能か，QOL の維持・向上に向けた関わりを考えることにつながる．弁膜症における観察とアセスメントは心不全の場合と共通している(表10-3)．

2 検査・治療における看護

1 弁膜症患者の検査

確定診断には，症状・身体所見の評価と合わせて，胸部 X 線検査，心電図検

表 10-4 ■弁膜症と主な検査結果

	聴診	心雑音	心電図	診断	脈圧
僧帽弁閉鎖不全 (MR)	Ⅰ音減弱 Ⅲ音確認	心尖部での全収縮期逆流性雑音	標準T波, ST低下 心室期外収縮 心房細動 左室肥大, 左房負荷	心エコー（2次元・ドプラ） ・左心室から左心房への逆流 心臓カテーテル検査 ・左房波の心室化（V波の増高） ・左室造影で, 左心室より左心房への逆流	
大動脈弁狭窄症 (AS)	Ⅱ音の奇異性分裂 （Ⅳ音）	第2肋間胸骨右縁での収縮期駆出雑音		心エコー ・大動脈弁口面積の減少 心臓カテーテル検査 ・収縮期左室圧－大動脈圧較差 20mmHg以上	小脈 遅脈
大動脈弁閉鎖不全 (AR)	Ⅲ音	第3肋間胸骨左縁での拡張期灌水様雑音	洞頻脈 左室肥大	心エコー（ドプラ） ・左室内逆流, 左室内腔の拡大 心臓CT	大脈 速脈
僧帽弁狭窄症 (MS)	Ⅰ音亢進 Ⅱ音後の開放音 （僧帽弁開放音）	心尖部での拡張期ランブル	心房細動 僧帽性P波	心エコー／経食道心エコー ・弁口面積の減少 ・弁尖輝度の増強, 後尖の異常前方運動 心臓カテーテル検査 ・拡張期左房圧－左室圧較差の開大	

査, 心エコー法（経胸壁心エコー, 経食道心エコー, 負荷心エコー）, 心臓CT検査, 心臓カテーテル検査などが行われる（表10-4）. 特に血流速度や弁口面積, 弁の圧較差の評価は重症度を評価する上で重要となる.

検査を初めて受ける患者は, 特に不安に思うことが多い. どのような検査を行うのか, その目的と方法を患者がイメージできるように説明することが必要になる.

2 弁膜症の治療

弁膜症は自然治癒することはない. 薬物療法で症状緩和を図り経過観察を行う保存的治療, 開胸手術で弁の修復や交換を行う外科的治療, また, カテーテルを用いて弁を留置するカテーテル治療が, 患者の状態に合わせて選択される. カテーテル治療は適応基準が制限されるが, 外科的治療がなんらかの理由でハイリスクであり困難な場合に選択される. これらの治療選択は, 患者・家族と多職種チームで十分に検討された上で決定されることが重要となる.

3 薬物療法

薬物療法は治療の第一選択となるが, 弁自体を修復するものではない. 弁膜症に続発する心不全の進行を防いだり, 心房細動などの不整脈や血流異常により生じた血栓が, 脳血管や全身に飛んでいき塞栓が起こる血栓塞栓症の進行を防ぐ目的などで行われることが多い. これらの回避や症状コントロールのために, 降圧薬（血管拡張薬）, 利尿薬などが使用される. また, 塞栓症予防のために, 抗不整脈薬や抗凝固薬が用いられる. 薬剤の効果を継続的に観察し, 評価していくことが必要になる.

薬物療法は, 指定された内服を継続することと, 定期的な受診と評価が重要になる．したがって，服薬の重要性を患者とその家族が正しく理解し，認識できるように教育する必要がある．服薬を生活の一部として習慣化するため，内服のタイミングや方法，薬剤の形態について，薬剤師とともに検討していく．

4 薬物療法以外の治療法

弁膜症が重症になると，薬物療法では効果が期待できなくなり，外科的治療やカテーテル治療が必要になる．

外科的治療

弁を根本的に修復するには，外科的治療（開胸手術）が必要となる．手術では胸を開き，一時的に心臓と肺の機能を代行する人工心肺装置を用い，心臓を切開して弁を操作する，開心術という方法がとられる．患者自身の弁を残して修復する弁形成術と，悪くなった弁を生体弁もしくは機械弁に取り換える弁置換術の２種類がある．

術前には，手術に対する意思決定支援を行いつつ，心身の状態を整えること，術後は，集中治療室において術後合併症や異常の早期発見と対応を行い，その後の生活を視野に入れた回復に向けた支援が必要となる．

カテーテル治療

カテーテル治療は，開胸することなく，また心臓を止めることもない．手術に比べると身体への負担が少なく，入院期間が短いことが特長となる．高齢で体力が低下している患者や，その他の疾患を複数持つ患者で，開胸手術がハイリスクな人が対象となる．カテーテル治療が実施可能かどうかは，患者の全身状態や弁膜症の種類，必要な手技等により総合的に判断される．

カテーテル治療は，それぞれの手技に特徴的な合併症がある．しかし，TAVI/TAVR，MitraClip®，PTMC，PTAV*/BAV はすべて，穿刺部（術創）の出血や血腫のリスク，房室ブロックや致死性不整脈といった不整脈出現のリスク，造影剤を使用することでの腎機能悪化のリスク，弁操作による弁輪破裂や新規の逆流・狭窄出現のリスクがある．治療後の異常の早期発見と対応が重要になる．

用語解説

経皮的大動脈弁形成術
Percutaneous transluminal aortic valvuloplasty：PTAV．大動脈弁狭窄症に対し，狭窄した弁をバルーンで拡張する治療方法．BAV と同義である．

3 生活における看護

弁膜症は，慢性経過をたどる疾患である．発症後の生存率は，症状出現の有無と心機能低下とに関係しており，重症であればあるほど予後は悪くなる．特に，症状が出現してからの高度な大動脈弁狭窄症の予後は不良であり，心不全に移行した場合の平均余命は２年とされている．したがって，看護師は，患者が病いを抱えながらもその人らしく生活を送ることが可能になるよう考え，援助していく必要がある．そのためには，患者のセルフケア能力を高める関わりと同時に，いかに家族や社会的資源を活用しながら自宅での療養生活を整えていくかが重要となる．慢性経過の中で徐々に身体機能が制限され悪化に向かう疾患であることから，アドバンス・ケア・プランニング（ACP）を，患者と家族が一緒に考える時間をもつように関わることも大切である．

臨床場面で考えてみよう

Q1 心不全で胸水が貯留したため入院した75歳女性．心電図モニターの指示が出た．見逃してはならない心電図モニターの所見には，どのようなものがあるか．

Q2 心不全で繰り返し入院をしている79歳男性．左室駆出率は30%である．心臓の聴診所見で注意して聞かなくてはいけない所見は何か．

Q3 87歳の女性．大動脈弁狭窄症と診断され3年経過している．1週間前から歩行時の息切れと呼吸困難が出現しており，狭窄症の増悪が指摘されTAVIを勧められた．家族は「なんとか治してください」とお願いするが，本人は気が進まないようで暗い表情をしている．看護師は患者へどのような確認を行う必要があるか．

Q4 僧帽弁逆流と診断されている72歳男性．夜間呼吸困難と，ピンク色の泡沫状喀痰を認めるようになっている．SpO_2は89%（大気圧下）を示している．看護師は患者の安全と安楽を保つために，どのようなことができるだろうか．

考え方の例

1 高齢であり，心不全を呈した大動脈弁狭窄患者において，高頻度に生じる不整脈は，心房細動である．もちろん，心不全治療に使用されるカテコールアミン，利尿薬による電解質異常を介した心室性不整脈にも注意を払わなくてはならない．しかし，QRS波の波形が変わらなくても，規則性が失われていたら，真っ先に心房細動を疑い，長いストリップを打ち出し，医師に報告しなくてはならない．抗凝固療法や心拍数コントロールを速やかに行わなくてはならない病態だからである．

2 心不全を起こすと，左心室に負荷が加わり，僧帽弁逆流が増悪することがよくみられる．毎日，患者の心尖部で聴診をして，収縮期逆流性雑音の強度の変化で，心不全の病態を判断することができる．心不全が軽快してくると雑音が減弱する（機能性僧帽弁逆流）．

3 家族の考えも大切だが，本人の意思に基づき治療が行われることが大原則となる．患者は残りの人生をどのようにして過ごしていきたいのか，治療を受けることをどうとらえているのか，治療に関しての不明点や疑問はないかを確認することが必要になる．

4 左心不全から心原性肺水腫が生じていると考えられる．呼吸困難は死の恐怖を伴うため声掛けを行い，医師の指示に従い，酸素投与，利尿薬や強心薬等の心不全治療薬投与を確実に実施する．静脈還流量が低下するセミファウラー位・起座位とし，圧迫感のない寝衣や寝具，空調等の環境を調整する．状態悪化の可能性を予測し，意識レベルの評価を行う．異常徴候が出現した際は，報告と初期対応を速やかに行う．

引用・参考文献

1）Eveborn, G.W. et al. The evolving epidemiology of valvular aortic stenosis. the Tromsø study. Heart. 2013, 99, p.396-400.

2）Iung B. et al. A prospective survey of patients with valvular heart disease in Europe: the Euro Heart Survey on valvular heart disease. Eur. Heart J. 2003, 24（13）, p.1231-1243.

3）Bonow R.O. et al. ACC/AHA 2006 guidelines for the management of patients with valvular heart disease: a report of the American College of Cardiology/American Heart Association Task Force on Practice Guidelines（writing Committee to Revise the 1998 guidelines for the management of patients with valvular heart disease）. J Am Coll Cardiol 2006, 48（3）, e1-148.

11 先天性の心臓の形態異常

先天性心疾患とは

出生時にすでに存在する心臓循環系の構造および機能の障害である．
チアノーゼの有無によって，以下のように分類される．

非チアノーゼ性心疾患

- 心房中隔欠損症
- 心室中隔欠損症
- 動脈管開存症
- 肺動脈狭窄症
- 房室中隔欠損症　ほか

心房，心室，大血管の位置関係は正常心と同じだが，先天的に孔や動脈管が開存している → 肺血流量が増加 → 肺高血圧 心不全

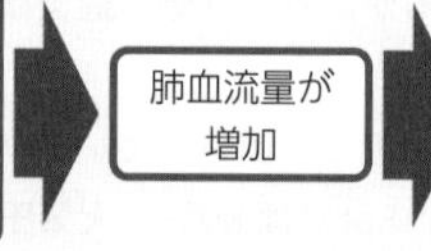

心房中隔欠損症の病態

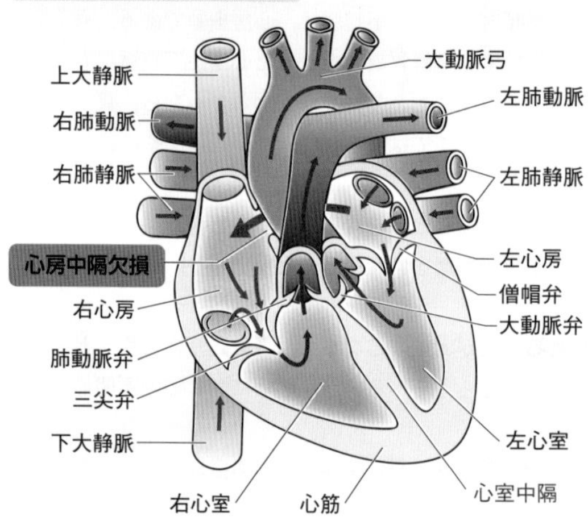

心室中隔欠損症の病態

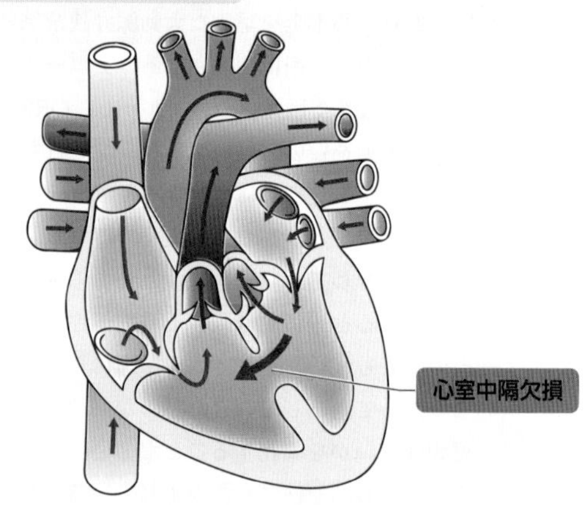

チアノーゼ性心疾患

- ファロー四徴症
- 完全大血管転位症
- 三尖弁閉鎖症　ほか

心臓の形状は正常とかなり異なり，症状にチアノーゼがある → 非チアノーゼ性心疾患と比較して重症

動脈スイッチ術（ジャテン手術）

完全大血管転位症Ⅰ・Ⅱ型では，静脈血流と動脈血流を大血管の入れ替えにより逆転させるジャテン手術を行う．

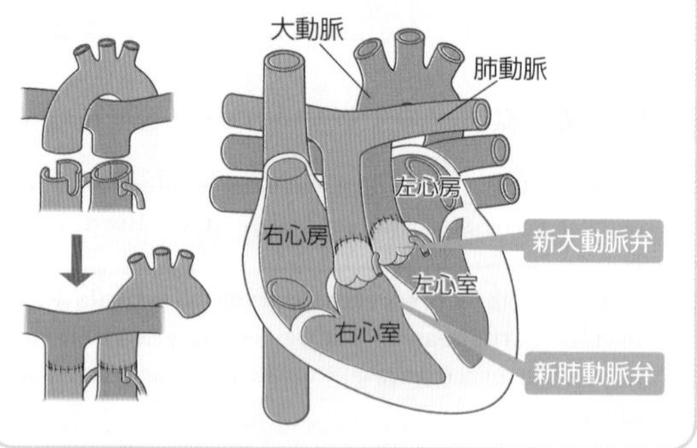

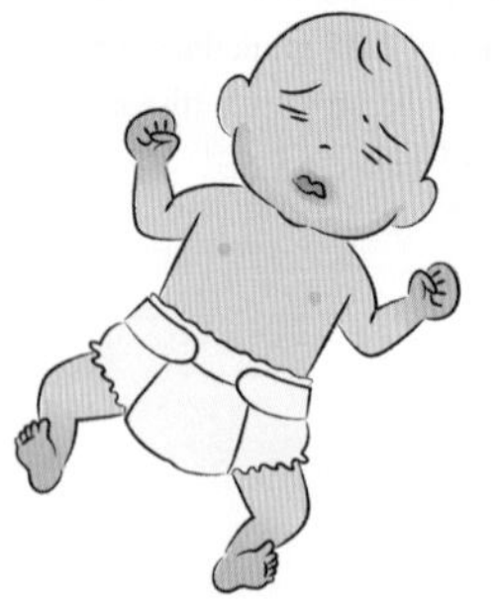

先天性心疾患の看護

先天性心疾患は病態がさまざまで，同じ病名でも治療が異なる場合がある．そのため心臓カテーテル検査や治療，手術などを受ける急性期の看護と，症状が安定した慢性期の看護がある．発達段階やライフイベントに応じた疾患や治療の理解，また社会心理的問題への対応と，生涯定期受診が継続されるような看護が必要とされる．

1 先天性心疾患

congenital heart disease：CHD

1 心房中隔欠損症 atrial septal defect：ASD

1 心房中隔欠損症とは

1 分類・病態・症状

心房中隔欠損症は，成人で初めて診断される先天性心疾患の中では最も多い．男女比は1：2と女性に多い．欠損の位置により図11-1のように分類される．最も多いのは二次孔型であり，欠損は心房中隔の中央に位置する．

ASDでは拡張期に左心房から右心房に血液が短絡し，そのまま右心室に流入する．つまり，右室容量負荷がASDの本態である．無症状であることが多く，学校健康診断の心電図や胸部X線写真などを契機に診断される．成人では他の疾患の診療の際，偶然に見つかることがある．短絡量が多ければ，加齢とともに動悸，息切れ，易疲労性などを認めることがある．著しく大きな欠損でなければ，単独でアイゼンメンジャー症候群*を来すことはまれである．ASDを介した右左短絡が原因で脳梗塞を起こすことがあり，奇異性塞栓症*と呼ばれる．

2 検査と診断

最も有用な検査は心エコー法で，心房中隔に欠損を認め，カラードプラ法で欠損を交通する血流を認めれば診断が確定する．ただし，経胸壁心エコー法では，必ずしもすべてのASDを確実に診断できる訳ではなく，特に静脈洞型や冠状静脈洞型を診断するには経食道心エコー法が必要である．心臓CTや心臓MRIの進歩により，カテーテルによる血管造影検査が行われることは少なくなった．肺高血圧の合併が疑われる例や，成人例で冠動脈造影検査が必要な症例では心臓カテーテル検査が行われる．

3 治療

心エコー法で右室拡大を認める場合，あるいは奇異性塞栓症を繰り返す場合には治療適応である．唯一の治療法であった従来からの外科的閉鎖術では，小さな欠損であれば直接縫合で，大きな欠損であればパッチを用いて閉鎖する．しかし，2005年から閉鎖栓を用いたカテーテル閉鎖術が行われるようになった（図11-2）．二次孔型でリムと呼ばれる欠損の辺縁が十分ある症例が，カテーテル治療の適応となる．

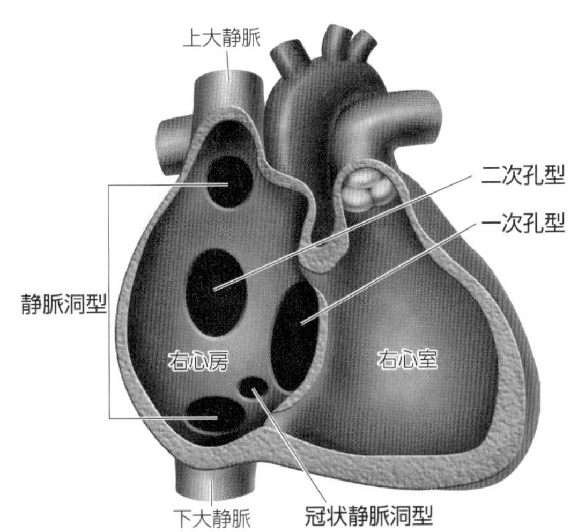

図11-1 ■心房中隔欠損症の分類

plus α

心房中隔欠損症の合併
一次孔型は不完全型房室中隔欠損症とも呼ばれ，しばしば僧帽弁前尖に裂隙（クレフト）が存在し，僧帽弁逆流を合併する．静脈洞型では，時に部分肺静脈還流異常を合併する．

用語解説

アイゼンメンジャー症候群
左右短絡により肺血流量増加が長期間持続することで肺血管抵抗が上昇し，肺高血圧を引き起こす．それにより左右短絡が右左短絡となり，チアノーゼが生じる．

奇異性塞栓症
静脈内で形成された血栓は通常，右心房，右心室を経て，肺動脈に流れる．しかし，心臓や肺で右左短絡が存在すると，左心系に血栓が流入し，脳梗塞など全身の塞栓症を引き起こすことがある．このような塞栓症を奇異性塞栓症と呼ぶ．原因としては，卵円孔開存が最も多く，血栓が右心房から左心房へ流入することによる．

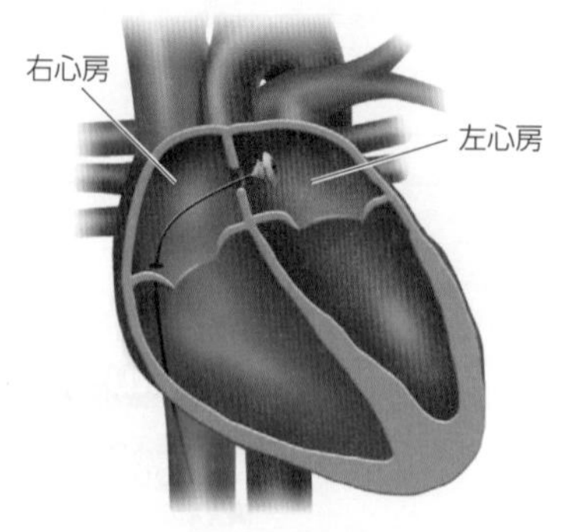

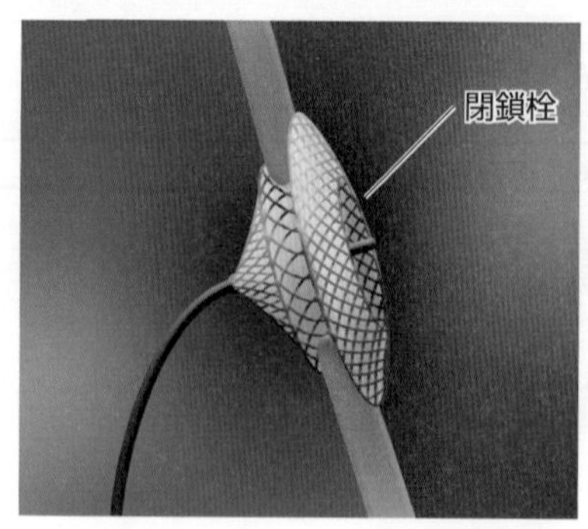

図 11-2 ■心房中隔閉鎖栓

閉鎖栓はナイチノール（ニッケル - チタン合金）製で，2 枚の丸いディスクと中央のウエストで構成されており，欠損孔を左房側ディスクと右房側ディスクで挟み込み閉鎖する．

2 心房中隔欠損症患者の看護

1 受診の継続と治療の意思決定支援

心房中隔欠損症は小児期から無症状で経過する．右心室の容量負荷による息切れや易疲労感は長い期間をかけて生じるため自覚しにくい．そのため手術治療を受ける意思決定が難しく，外来受診を自己中断する場合もある．しかし40歳以上になると，高血圧，うっ血性心不全，心房細動などの不整脈を合併し，手術を受けても不整脈や心不全が継続することがある．自覚症状がなくても定期受診を継続し，適したタイミングで治療の選択ができるよう，受診の継続および疾患と治療の理解の促しと意思決定支援が必要とされる．

2 日常生活管理

多くはないが，欠損孔が大きく心不全や肺高血圧を来している乳児期早期の患児は開心術が予定される．術前は呼吸困難と心不全のため体重増加が悪く，また，呼吸器感染症の罹患は心不全の重症化を引き起こし，予定した手術が延期となる場合もある．そのため確実な内服，呼吸状態や哺乳量，活気・機嫌の観察，感染予防，予防接種の実施等について家族に説明する．

乳児期以降に診断された場合の多くが無症状であり，普段通りの生活でよく，感染性心内膜炎の予防も不要とされる．しかし，カテーテルまたは開心術での閉鎖術を要するようになった場合は，禁煙と生活習慣病予防を勧める．

3 不整脈への対応

成人期には心房粗動または心房細動を合併する場合があり，不整脈に対しては，内服治療やカテーテル治療，閉鎖術時にメイズ術*（不整脈治療）を同時に行うなどの方法がある．不整脈がある時期は，まずは過度の疲労や不眠，ストレス，カフェイン含有飲料の過剰摂取など，不整脈を誘発する生活を避けるよう説明する．

用語解説

メイズ（maze）術
異常な電気信号の伝播を止めるために心房壁をメイズ（迷路）状に焼く，または冷凍凝固する方法．

4 カテーテル閉鎖術施行後の観察と指導

心房中隔欠損症のカテーテル閉鎖術は全身麻酔で行われる．術直後は血行動態の変化に伴い，心不全が増悪する可能性があるため，呼吸状態や尿量など全身状態の変化の観察が必要である．閉鎖術そのものは低侵襲であり，合併症なく退院できれば，閉鎖栓への血栓予防のために抗血小板薬を 6 カ月内服し，定期受診を継続するほかは，特に制限なく生活ができる．

5 肺高血圧症合併例の療養支援

近年，内科的治療の進歩から，成人期の重度肺高血圧症合併例も肺高血圧治療を併用し，閉鎖術が施行可能な場合も増えてきた．しかし，治療費が高額であったり，労作時に息切れが発生するなど日常生活に支援を要する場合が多く，利用可能な社会資源の情報提供や療養相談が必要とされる．

2 心室中隔欠損症 ventricular septal defect: VSD

1 心室中隔欠損症とは

1 分類・病態・症状

心室中隔欠損症は，先天性心疾患全体で最も多い疾患である．欠損の部位により，漏斗部（円錐部）欠損，膜様部欠損，流入部欠損，筋性部欠損に分類される（図11-3）．膜様部欠損が最も多く，次いで日本を含むアジアでは漏斗部欠損が多い．漏斗部欠損は右室流出路の上方で，大動脈弁の直下に位置する．大動脈弁右冠尖が欠損孔にはまり込むこと（大動脈弁逸脱）により，大動脈弁逆流を生じることがある．自然閉鎖することはなく，日本での成人非手術例は，このタイプが 60％を占めるとされている[6]．膜様部欠損は大動脈弁右冠尖の下で，三尖弁中隔尖に隣接して位置する．流入部欠損は三尖弁の直下の筋性部に位置し，通常，一次孔型 ASD も伴い完全型房室中隔欠損症として認められる．房室弁の異常も伴い，逆流がしばしば認められる．筋性部欠損は筋性中隔の肉柱部に認めることが多く，膜様部欠損と同様に自然閉鎖も多い．

VSD では，主に収縮期に左心室から右心室へ血液が短絡し，そのまま肺動脈に向かう．ASD と異なり，増加した肺動脈血流はすべて左心室に流入する．したがって，左室容量負荷が VSD の本態である．また，肺動脈は高圧にさらされるため，ASD と比較して肺高血圧を来しやすい．大きな欠損であれば，乳児期早期より心不全を発症したり，肺高血圧を来したりする．小さな欠損孔であれば，自覚症

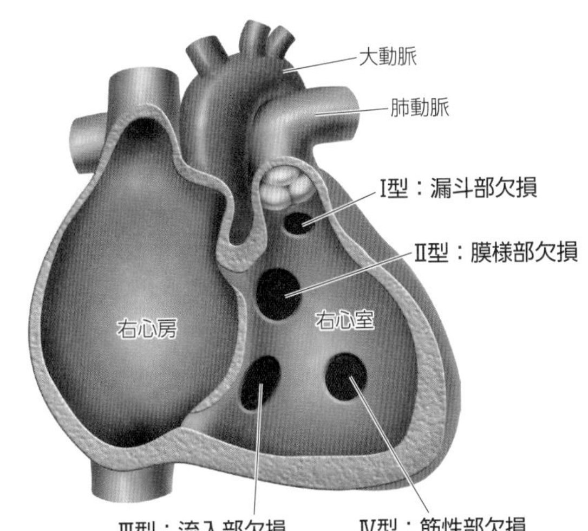

図 11-3 心室中隔欠損症の分類

状はなく，健康診断での心雑音で見つかることが多い．

2 検査と診断

無症状であっても，ASDと異なり明らかな心雑音が聴取されるため，乳幼児期に診断される．心エコー法で診断するのが基本である．小さな欠損では欠損孔そのものを描出できないことがあるが，VSDの短絡血流は高圧系から低圧系へのジェットであり，カラードプラ法を用いれば比較的容易に確認できる．心臓CTや心臓MRIではVSDにしばしば合併する疾患，例えば動脈管開存症，大動脈縮窄症，右室二腔症なども評価可能である．正確な短絡量を求めたり，肺高血圧を評価したりするには，心臓カテーテル検査が必要である．

3 治療

左室拡大を伴い，肺体血流比（Qp/Qs）*≧1.5のVSDは，著しい肺高血圧がなければ手術適応である．また，大動脈弁逆流の増悪を伴う膜様部欠損や漏斗部欠損，感染性心内膜炎の既往があるVSDも手術適応とされる．一方，収縮期肺動脈圧や肺動脈抵抗が，体循環の圧や血管抵抗の3分の2を超えていれば手術適応はない[7, 8]．海外ではカテーテル治療も行われているが日本では承認されておらず，唯一の治療は外科的閉鎖術である．なお，膜様部欠損の場合，7割が自然閉鎖するとされており，症状がなければ自然閉鎖を期待して経過観察することが多い．自然閉鎖は2, 3歳までに多く，10歳を超えると少なくなる．

*用語解説

肺体血流比
肺体血流比（Qp/Qs）は，肺を循環する血流量と肺以外の全身を循環する血流量の比である．通常，短絡（シャント）がなければ肺体血流比は1である．

2 心室中隔欠損症患者の看護

1 乳児期術前の療養支援

大きな欠損があり，肺血流量の増大による多呼吸や喘鳴などの呼吸不全症状，四肢冷感や発汗，皮膚湿潤などの心不全症状，これらによる哺乳不良と体重増加不良などの症状を認める場合，乳児期に手術が予定される．肺高血圧により肥厚した肺動脈の中膜は非常に反応性に富み，啼泣時などに強く収縮し左心系に血液が流れにくくなり，顔面や末梢が蒼白になるPHクライシスを起こす場合もある[9]．利尿薬などの内服を確実にできるよう指導し，啼泣を長引かせないよう説明する．哺乳の1回量が少ない場合は，飲めるようなら哺乳回数を増やし，脱水を予防して体重増加を促すことが必要となる．しかし呼吸困難の様子が悪化するようであれば無理に哺乳せず，早めに受診するよう伝える．家族は病状と病態，手術への不安があり，加えて第一子では育児そのものに不慣れなため，丁寧な育児指導と病態や治療の理解の促し，不安な気持ちの傾聴が必要である．

2 感染性心内膜炎予防の教育

手術の必要がない場合は，1年に1回程度外来受診してもらい経過観察を継続する．自覚症状はなく，日常生活の制限もないが，心室中隔欠損は感染性心内膜炎のハイリスク疾患とされ，出血を伴う歯科処置前の抗菌薬使用などの予防が必要である．感染性心内膜炎は死亡率が15～30%と高い疾患であり，予防と早期治療のための患者教育が重要である．

3 動脈管開存症 patent ductus arteriosus：PDA

1 動脈管開存症とは

1 病態・症状

動脈管は肺動脈と下行大動脈をつなぐ血管である．肺が機能していない胎児期において肺循環の迂回を可能にし，生命維持に不可欠である．動脈管は，通常，生後 24 ～ 48 時間以内に完全に閉鎖するが，自然閉鎖せずに開存したままの状態を**動脈管開存症**と呼ぶ．動脈管の閉鎖が不完全な場合，血管抵抗の高い体循環から血管抵抗の低い肺循環への連続性の左右短絡が生じる(図11-4a)．短絡血流量の最大の規定因子は動脈管の径である．開存する動脈管が大きければ，幼児期までに心不全，繰り返す肺感染症，あるいは肺高血圧症を来す．一方，開存する動脈管が小さければ，成人しても自覚症状がないことも多く，心雑音，あるいは他の目的で行った心エコー図などを契機に偶然に発見されることが多い．

2 検査と診断

心エコー法では，まずカラードプラ法により下行大動脈から肺動脈に流入してくる短絡血流を確認する．可能であれば動脈管の形態や径の評価を行うが，実際には難しいことが多く，特に成人例では非常に困難である．そのため CT や MRI など，他の画像診断法により評価することがほとんどである(図11-4b)．また心エコー法では，PDA による血行動態への影響，すなわち左室容量負荷や肺高血圧の有無を評価することも重要である．

3 治療

左室拡大を伴う PDA は，著しい肺高血圧がなければ手術適応である．一方，VSD の場合と同様に，収縮期肺動脈圧や肺動脈抵抗が高ければ手術適応はない[7, 8]．感染性心内膜炎予防の観点から，すべての PDA で治療が望ましいという意見もある[10]．治療は外科的閉鎖術と閉鎖栓を用いたカテーテル手術があり，小さい PDA の場合はコイル塞栓術*を行うこともある．

用語解説

コイル塞栓術
カテーテルによる治療であり，一般に最小径が 2mm 以下の細い動脈管開存症に対して適応となる．コイルはカテーテル内では直線状に伸びているが，カテーテル先端から出せば，らせん状の形に復元する．動脈管を挟むように，その両端でコイルを巻いて留置する．

2 動脈管開存症患者の看護

1 心不全症状がある乳児の術前の療養支援

開存する動脈管が大きく心不全がある場合，動脈管を閉鎖するまでの間，利尿薬と血管拡張薬を中心とした内科的治療が行われる[11]．感染症を予防し，できるだけ哺乳を進め手術が予定通り行えるよう準備する．

2 成人期の治療の理解

動脈管が小さく自覚症状もないがコイル塞栓術などの治療の適応と判断された場合，本人および家族が治療についてよく理解した上で行う必要がある．

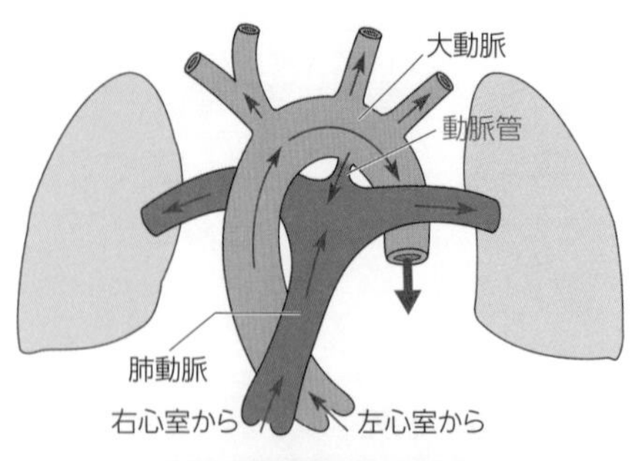

a. 血行動態の模式図

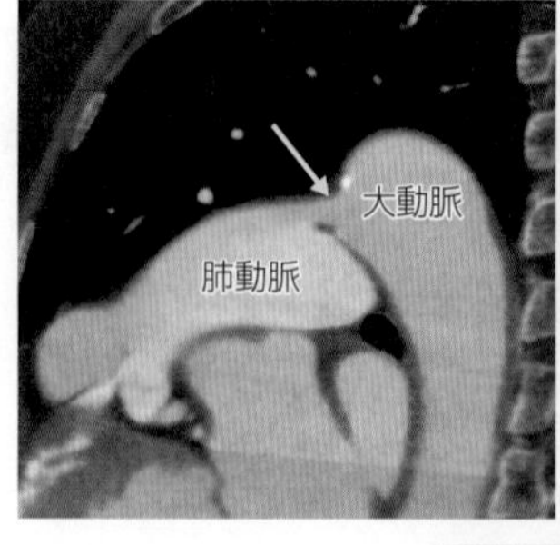

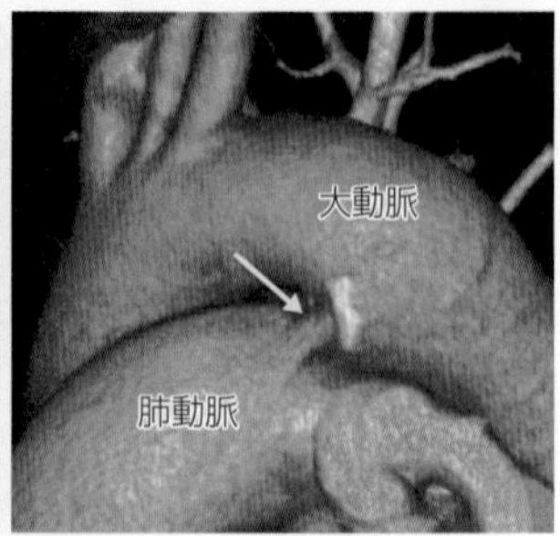

b. CT 画像

図 11-4 ■動脈管開存症

b. CT 画像（左），3 次元 -CT 画像（右）で矢印は動脈管を示す．

4 ファロー四徴症 tetralogy of Fallot：TOF

1 ファロー四徴症とは

1 病態・症状

ファロー四徴症は，すべてのチアノーゼ性先天性心疾患の中で最も頻度が高い．四徴とは，①心室中隔欠損，②大動脈騎乗，③肺動脈狭窄，④右室肥大を指す．TOF の本態は漏斗部中隔の前方偏位であり，それにより右室流出路の狭窄を来す．また，漏斗部中隔と筋性部中隔との間にずれが生じるため，大きな心室中隔欠損が生じる．大動脈は前方に偏位するため大動脈騎乗となる．大きな心室中隔欠損と右室流出路狭窄により右室圧は上昇し，二次的に右室肥大をもたらす(図11-5)．しばしば肺動脈弁狭窄も合併する．

発症年齢や発症様式を規定するのは，右室流出路狭窄の程度である．右室流出路狭窄が高度であれば，新生児期から強いチアノーゼを認める．一方，右室流出路狭窄が軽度から中等度であり，適度な肺血流が保たれている場合は，チアノーゼは目立たず，多くは心雑音を契機に診断される．

2 検査と診断

TOF の診断も基本的には心エコー法による．左室長軸像で心室中隔欠損と大動脈騎乗を確認し，短軸像で右室流出路狭窄を確認すれば診断できる．右室流出路狭窄は，弁下狭窄のみでなく，弁性狭窄の有無も評価する．修復術の際に肺動脈弁輪を温存できるか否かを判断するために，肺動脈弁輪径の計測も重要である．

3 治療

通常は乳幼児期に心内修復術により治療される．しかし，新生児症例，肺動脈低形成，あるいは併存する他の先天性心疾患などにより，一期的な修復術ができない場合は，減少している肺血流を増加させて酸素飽和度の改善や肺動脈

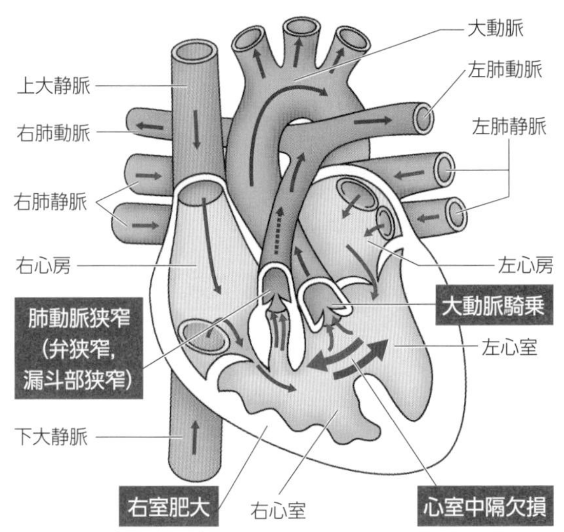

図 11-5 ファロー四徴症の解剖

表 11-1 ファロー四徴症における術後遠隔期の合併症

- 肺動脈弁逆流
- 右室流出路狭窄，肺動脈弁狭窄，肺動脈狭窄
- 遺残心室中隔欠損
- 大動脈弁逆流，大動脈拡大
- 三尖弁逆流
- 感染性心内膜炎
- 心室頻拍
- 心房粗動，心房細動
- 右室機能障害，左室機能障害

の発育を促す目的で，心内修復術の前に姑息手術を行うことがある．

心内修復術では，心室中隔欠損のパッチ閉鎖と右室流出路狭窄の解除を行う．右室流出路狭窄は，流出路の異常筋束切除とパッチを用いた拡大術により解除される．なお右室流出路の拡大には，肺動脈弁輪を温存し，右室流出路のみをパッチで拡大する方法と，肺動脈弁輪にも切開を加え，右室流出路から主肺動脈まで大きなパッチ（transannular patch）で拡大する方法がある．後者は，術後遠隔期に肺動脈弁逆流が問題になることが多い．最近はできる限り肺動脈弁輪を温存する術式が用いられている．術後遠隔期の問題点を表11-1に挙げる．

plus α

修正 BT シャント術
ファロー四徴症の代表的な姑息術である修正 Blalock-Taussig シャント術は，人工血管を用いて鎖骨下動脈と肺動脈を交通させ，肺血流を増加させる手術である．

2 ファロー四徴症患者の看護

1 心内修復術前の療養支援

右室流出路狭窄が高度の場合，啼泣，脱水，排便などをきっかけに右室流出路狭窄部の発作性過収縮による無酸素発作（hypoxic spell）を起こす．発作の可能性がある場合は，β遮断薬の確実な内服と便秘や脱水の予防，胸膝位を取るなど発作時の対処についての説明が重要である（図11-6）．家族は離乳食や外出など些細な育児方法に不安がある場合もあり，医療者による育児相談は不安の軽減に役立つ．

2 術後の生活と定期受診

心内修復術後はチアノーゼが消失し，血行動態は正常になる．しかし表11-1のように遠隔期の問題があり，生涯定期受診の継続と，経過により再手術や内服治療，不整脈治療などが必要になることが明らかになってきた．術後早期の合併症がなければ，小

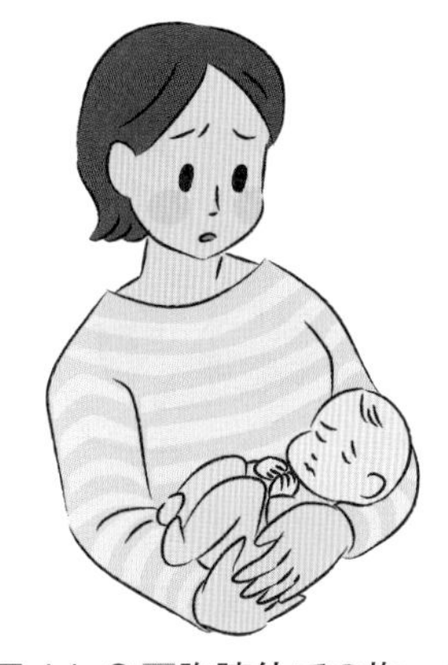
図 11-6 胸膝位での抱っこ

児期は大きな制限なく生活できる．成人期の就労，妊娠，出産も多くの場合可能である．しかし，感染性心内膜炎の予防は必要であり，病態と受けた手術方法の理解を促し，受診を中断して必要な治療のタイミングを逃すことがないよう個々にあった説明を行う必要がある．

5 完全大血管転位症 complete transposition of great arteries:TGA

1 完全大血管転位症とは

1 分類・病態・症状

完全大血管転位症は，新生児期早期に発症するチアノーゼ性先天性心疾患の中では最多である．心室中隔欠損のないⅠ型，心室中隔欠損を合併するⅡ型，心室中隔欠損および肺動脈狭窄を合併するⅢ型がある．

心房と心室のつながりは正常であるが，右心室から大動脈が，左心室から肺動脈が起始している．通常，大動脈と肺動脈はその基部でねじれるようにして，それぞれ左心室と右心室につながっているが，本症ではねじれることなく並行して，それぞれ右心室，左心室につながっている(図11-7)．体循環と肺循環が並列しているため，生命維持のためには，心房，心室，あるいは大血管のいずれかのレベルでの短絡による血液の混和が不可欠である．Ⅰ型は最もチアノーゼが強く，Ⅱ型は心不全症状が強い．Ⅲ型の症状は最も軽い．

2 検査と診断

心エコー法により診断される．大動脈が右前方に位置し右心室から，肺動脈が左後方に位置し左心室から起始しているのを確認する．VSDや肺動脈狭窄の合併も評価する．冠動脈異常の合併も認められるため，冠動脈の評価も重要である．

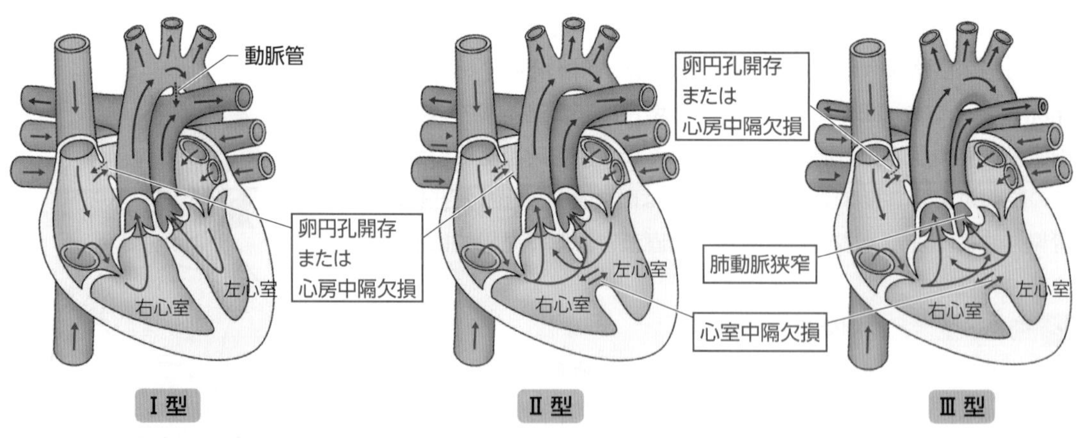

図 11-7 ■完全大血管転位症の解剖

表 11-2 完全大血管転位症における術後遠隔期の合併症

動脈スイッチ術（ジャテン手術）	心房内血流転換術（Senning 手術, Mustard 手術）	ラステリ手術
• 肺動脈狭窄 • 大動脈弁逆流 • 冠動脈狭窄	• 右室（体心室）機能障害 • 三尖弁逆流（体心室側房室弁逆流） • 心房頻拍 • 洞機能不全 • バッフル狭窄およびバッフルリーク • 感染性心内膜炎	• 導管狭窄 • 感染性心内膜炎 • 心房頻拍 • 房室ブロック • 左室機能障害

3 治療

低酸素血症が著しい場合に，出生後速やかにバルーンカテーテルを用いた心房中隔裂開術（baloon atrioseptostomy：BAS）を行う．その後，Ⅰ型，Ⅱ型では生後2週間ごろまでに動脈スイッチ術（ジャテン手術*）を行う．Ⅲ型ではラステリ手術*を行う．術後遠隔期に起こり得る合併症を表11-2に挙げる．

2 完全大血管転位症患者の看護

1 動脈スイッチ術前後の家族支援と学校生活

動脈スイッチ術は乳児期早期に行われるため，患児へのケアはもとより，家族の疾患受容と理解への支援が必要である．生後すぐに診断され，外科的治療を受けなければならない子どもへの自責の念，生命や将来の生活への不安など多くの感情を抱えており，複雑な病態や治療の理解は一度では難しい．母親は出産直後であり家族機能も不安定となる．家族関係を把握し，丁寧な説明を心がけ，要望や疑問に対応していく．

術後の合併症がなければ，幼児期以降は大きな制限のない生活が可能となる．しかし手術部位の狭窄や弁逆流により，運動制限が必要な場合もあるため，友人関係や本人の受け入れなど学校生活での困難が生じないような配慮が必要となる．

2 心房内血流転換術後の療養支援

心房内血流転換術の遠隔期は，体心室*が解剖的右室であるため心機能が経年的に低下し，心不全による自覚症状が生じてくる．症状悪化を予防する食事や適度な運動，受診の継続，就労，計画的な妊娠・出産など，本人の望む生活と症状コントロールが可能になるよう療養相談が重要である．

3 ラステリ手術後の療養支援

完全大血管転位症Ⅲ型では，人工導管を用いて右室流出路を修復するラステリ手術が行われる．成長と加齢により，人工導管狭窄および肺動脈弁逆流を生じ，再手術が必要になる．しかし自覚症状はないため，患者の疾患への理解を支援し，定期受診を継続してもらうことが重要である．感染性心内膜炎の予防行動も説明する．

用語解説

ジャテン（Jatene）手術
ジャテン手術は1980年代より行われるようになった比較的新しい術式である．それ以前は，心房内血流転換術（Senning 手術，Mustard 手術）により治療されていた（➡p.260 参照）．

ラステリ（Rastelli）手術
左心室からVSDを通って大動脈に至るルートと，右心室から心外導管を用いて肺動脈に至るルートを形成する術式である．

体心室
全身へ動脈血を駆出する心室を体心室という．正常な心臓では左心室だが，単心室や修正大血管転位症など，形態的右室が体心室となっている病態がある．形態的右室が体心室の場合，圧負荷がかかるため，加齢とともに心機能が低下し，心不全や不整脈が生じる．

2 成人先天性心疾患

adult congenital heart disease : ACHD

1 成人先天性心疾患とは

一昔前までは先天性心疾患といえば，小児の疾患として認識されていた．ASD や VSD などの単純な短絡疾患を除けば，成人期まで達するのが難しかったためである．ところが，手術方法の進歩や体外循環技術の発達によって，複雑な先天性心疾患の患児も手術により救命されるようになり，多くが成人期に達するようになった．その結果，成人患者は増加し続け，日本では 1997 年の時点ですでに成人患者数が小児患者数を上回っていた[13]．毎年，9,000 人の患者が成人しており，現在では 50 万人以上の成人患者がいると推計される．

小児期の経過が良好だった患者においても，成人期に疾患の進行，心不全，不整脈，術後の遺残症や続発症などが問題になることがあるため，定期的なフォローアップは不可欠である．これまでは，成人期に達した患者も小児循環器科医が継続して診療を担っていた．しかしながら，マンパワー不足や，生活習慣病，悪性疾患などの成人特有の疾患を管理する必要があることから，その体制のまま診療を継続することには限界がある．一方，循環器内科医は医師数が多く，成人疾患の管理にも慣れているものの，先天性心疾患の複雑な解剖や術式の知識が乏しく，その管理に不慣れである．

このように，先天性心疾患患者における小児期から成人期への医療の移行をどうするかについては，近年，関連学会でも大きく取り上げられている．成人期には就職，結婚，妊娠・出産など，さまざまなライフイベントが待ち受けている．さらに，精神発達遅滞を合併する患者も少なくない．もはや，小児科か内科かという単純な問題ではなく，精神科や産婦人科など他の診療科の医師，看護師，検査技師，臨床心理士，ソーシャルワーカーなど多職種が支援する診療体制の構築が必要であるとされている[14]．しかしながら，日本ではそのような診療体制が確立している施設はまだまだ少なく，今後の大きな課題である．

2 成人先天性心疾患患者の看護

1 疾患管理と通院の継続

成人期は不整脈や心不全のコントロール，感染性心内膜炎の予防など，自覚症状がなくても療養に際して気を付けなければならないことがある．加齢による合併症を避けるためには，生活習慣病の予防も重要となる．受診の際，個々の病状に合わせた疾患管理の教育や，内服がない場合も定期受診継続の促しが重要な看護の役割といえる．

2 成人移行支援

成人移行支援は，慢性疾患とともに本人なりの自律した生活を送れるように，本人と家族を中心に地域や医療施設が取り組む支援である．近年，看護師を中心とした多職種が，学童期からのチェックリスト[15]や経過・情報をまとめた本人用ノートなどを利用して，病気に主体的に向き合えるよう取り組む施設が増加している．本人の準備性に合わせ，家族と連携して支援を進めることが重要である．

3 ライフイベントに関わる問題

成人期は，発達の中で問題を抱えやすい時期にあり，友人関係や就労，妊娠・出産，育児，親きょうだいとの関係など，ライフイベントによる生活の変化や問題解決に困難を生じる場合がある．同性の医療スタッフや，医師より看護師に話しやすい内容もある．疾患管理に影響するため，本人・家族の相談に乗り，場合によっては臨床心理士や精神科医と連携する．

4 治療の意思決定支援

成人期に初めて手術が必要とされる場合や再手術となる場合，徐々に悪化するため自覚症状はなく，定期検査と診察で判断される場合が多い．そのため，侵襲が大きい心臓手術を受けることへの意思決定が困難な場合も多くある．加齢に伴う心機能の悪化による内服の開始や，ペースメーカ治療なども同様に受け入れにくい場合がある．看護師は，本人や家族の不安や疑問を聞き，医師と連携して治療の理解を促し，本人が納得する意思決定ができるよう支援する．

plus α

移行支援チェックリスト

「病名」「受けた手術名」「受診している病院と医師の名前」「飲んでいる薬」「日常生活で気を付けること」「感染性心内膜炎の予防の方法」「異性との交際上の注意」「職業選択の注意」「医療者との会話」などに関する項目で作成し，自己チェックや医療者が聞き取る際に利用する．各施設で個々に作成したもののほか，国内外で開発されたチェックリストもある．

! 臨床場面で考えてみよう

Q1 ファロー四徴症の心内修復術後遠隔期にしばしばみられる合併症には，どのようなものがあるか．

Q2 4カ月の男児．ファロー四徴症と診断され定期受診中で，β遮断薬を内服している．外来受診時に看護師が家族に確認すべき内容は何か．

Q3 25歳女性．乳児期に心室中隔欠損症と診断されたが欠損孔が小さく短絡量が少ないため，手術適応なしと判断された．現在も定期的な経過観察のため通院している．今後注意すべき合併症には，どのようなものがあるか．

Q4 完全大血管転位症で新生児期に動脈スイッチ術を受けた20歳代の男性．現在，自覚症状はなく，内服はしていない．生活上の制限もない．定期受診の際に本人に説明する内容には，どのようなことがあるか．

考え方の例

1 肺動脈弁逆流，心房頻拍は，心内修復術後遠隔期にしばしばみられる合併症である．肺動脈弁逆流は遠隔期における再手術の理由として多い．

2 無酸素発作の予防として確実な内服，便秘や脱水の予防が重要であるので，内服の方法，便秘の有無，哺乳状況など育児の状況を確認する．

3 短絡量が少ない小欠損では心不全や肺高血圧は来さないが，感染性心内膜炎のリスクは存在する．予防のための患者教育が重要である．

4 必要なことは定期受診の継続と感染性心内膜炎の予防である．感染性心内膜炎の予防について必要な行動を知っているか，社会生活で困ることはないか確認し，定期受診を継続するよう話す．

引用・参考文献

1）白井丈晶．“心房中隔欠損”．成人先天性心疾患．丹羽公一郎編，メジカルビュー社，2015，p.122-132.

2）Morton, J.B. et al. Effect of chronic right atrial stretch on atrial electrical remodeling in patients with an atrial septal defect. Circulation. 2003, 107（13）, p.1775.

3）豊野学朋．“二次孔欠損”．先天性心疾患．中澤誠編，メジカルビュー社，2005，p.280-287.

4）日本循環器学会ほか．感染性心内膜炎の予防と治療に関するガイドライン（2017年改訂版）．日本循環器学会，2017.

5）高谷陽一ほか．はやわかり！ Amplatzerの実際と必要な看護．HEART nursing．2015，28（7），p.92-94.

6）丹羽公一郎．先天性心疾患の非手術歴（自然歴）1．日本小児循環器学会雑誌．2014，30（2），p.125-134.

7）Stout, K.K. et al. 2018 AHA/ACC guideline for the management of adults with congenital heart disease. Circulation. 2018, 139（14）. e698-e800.

8）Baumgartner, H. et al. ESC Guidelines for the management of grown-up congenital heart disease（new version 2010）: the task force on the management of grown-up congenital heart disease of the European society of cardiology（ESC）. Eur Heart J. 2010, 31（23）, p.2915-2957.

9）藤原直．“心室中隔欠損症”．小児心臓血管外科手術：血行動態と術式の図説・解説．中外医学社，2011，p.51-71.

10）Cantinotti, M. et al. Controversies in the definition and management of insignificant left-to-right shunts. Heart. 2014, 100（3）, p.200-205.

11）小山耕太郎．“動脈管開存症．先天性心疾患．中澤誠編，メジカルビュー社，2005，p.227-232.

12）中澤誠．チアノーゼ発作の診断と緊急処置．心臓．2002，34（8），p.619-624.

13）Shiina, Y. et al. Prevalence of adult patients with congenital heart disease in Japan. Int J Cardiol. 2011, 146（1），p.13-16.

14）成人先天性心疾患の横断的検討委員会．先天性心疾患の成人への移行医療に関する提言：成人先天性心疾患の横断的検討委員会報告．日本循環器学会．https://www.jsachd.org/wp-content/uploads/jsachd_20180109_teigen.pdf,（参照 2024-05-29）.

15）落合亮太ほか．先天性心疾患患者に対する移行期チェックリストの開発．日本成人先天性心疾患学会雑誌．2017，6（2），p.16-26.

16）榎本淳子．成人先天性心疾患の心理的特徴と対応．呼吸と循環．2013，61（3），p.209-215.

12 心筋障害

心筋症とは

心筋症とは

機械的，電気生理的機能低下を起こす，さまざまな心筋の疾患の総称である．心臓の筋肉の慢性的な異常による病気であり，さまざまな原因により，心筋が障害された結果生じる．

心筋を障害する原因

ウイルス感染，細菌感染，寄生虫，サルコイドーシス，巨細胞性心筋炎，強皮症，全身性エリテマトーデス，血清病，アントラサイクリンなど

正常な心筋

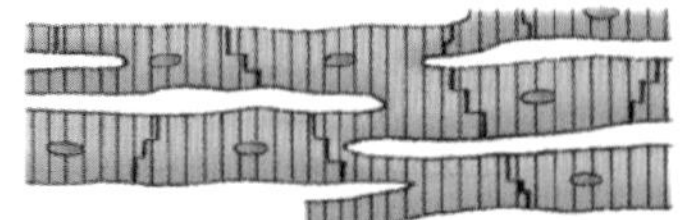

心筋は単核細胞の集まった不随意筋である．

拡張型心筋症

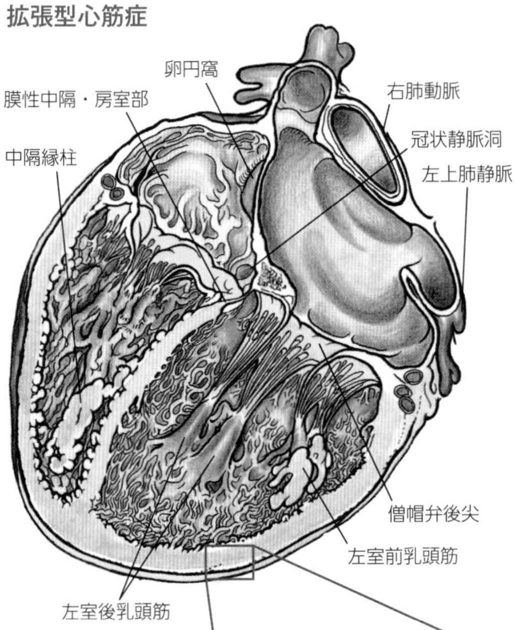

卵円窩
膜性中隔・房室部
右肺動脈
冠状静脈洞
左上肺静脈
中隔縁柱
僧帽弁後尖
左室前乳頭筋
左室後乳頭筋

肥大型心筋症

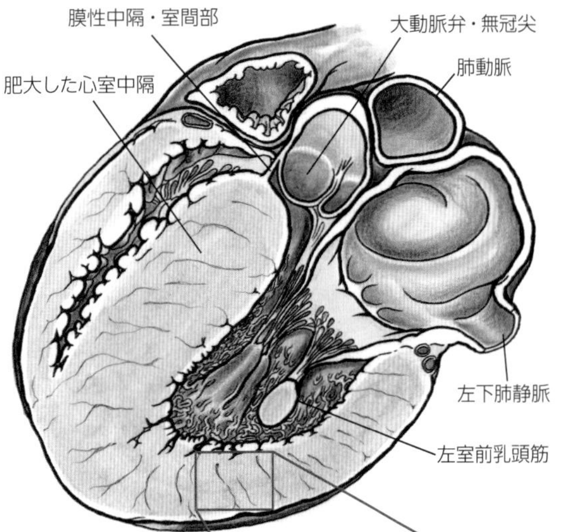

膜性中隔・室間部
大動脈弁・無冠尖
肺動脈
肥大した心室中隔
左下肺静脈
左室前乳頭筋

拡張型心筋症の組織像

心筋細胞の大小不同，変性・脱落，間質性および置換性線維化を認める．

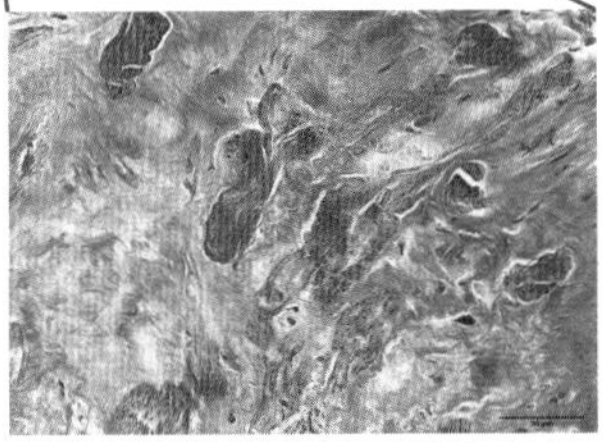

マッソン・トリクローム染色では線維化は青く染色される．

肥大型心筋症の組織像

心筋の錯綜配列を認める．

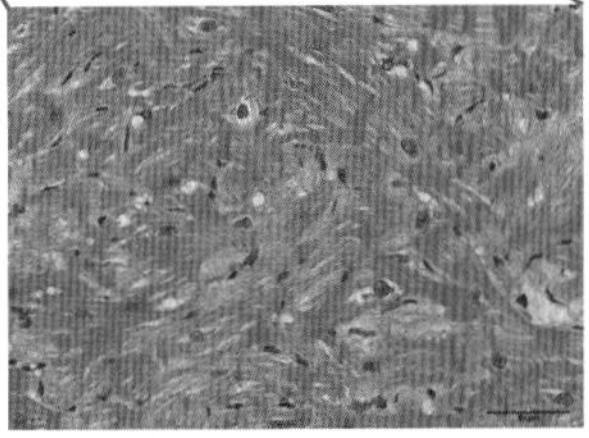

心筋症の治療

薬物療法を主とする．症例によってペースメーカや植込み型除細動器の導入などを検討する．

心筋症の看護

病型（拡張型，肥大型，拘束型）と血行動態・治療方針を理解し，生理的・安全のニーズが満たされるよう援助する．肥大型は家族歴（突然死）にも注意する．

イラスト：末次文祥先生（医療法人末次医院・院長／手術図制作研究所・主宰）ご提供．

1 心筋症

cardiomyopathy

1 拡張型心筋症 dilated cardiomyopathy：DCM

1 病因

拡張型心筋症は，原因不明の特発性や，心臓の収縮に関わるタンパク遺伝子の突然変異，あるいはウイルス感染，薬剤によるものなど背景が多彩である．また5％程度は家族性であることが知られている[1]．一方で高血圧性，弁膜性，虚血性心疾患（狭心症，心筋梗塞）などに伴う心筋の拡張は，拡張型心筋症に含まれず除外診断が必要である．

2 病態・症候

拡張型心筋症は進行性の左室収縮能低下，左室内腔の拡大を特徴とする（図12-1）．心不全などによってポンプ機能が低下することにより，自覚症状として動悸，息切れや易疲労感などを呈する．これらの症状は初期には運動時のみに認められるが，病状の進行に伴い安静時にも出現するようになり，就寝時に横になっていても呼吸困難が出現するようになる．呼吸困難が急速に進行し，ピンク色の泡状の痰（泡沫状痰）や，意識レベルの低下を伴うこともある．また呼吸苦に加えて静脈の血液うっ滞により，顔面や下肢などに浮腫を認める．その他，多彩な不整脈を認めるが，心室頻拍など致死的な不整脈を伴うと突然死する場合がある．拡張型心筋症の5年間での生存率は76％と報告されており[1]，死因の多くは心不全あるいは不整脈である．

3 検査と診断

血液検査：典型例ではBNPあるいはNT-proBNPなどのナトリウム利尿ペプチド濃度が上昇する．またこれらの値は病勢の評価にも有用である．

胸部X線写真：心陰影の拡大を，心不全増悪時には肺うっ血を認める．

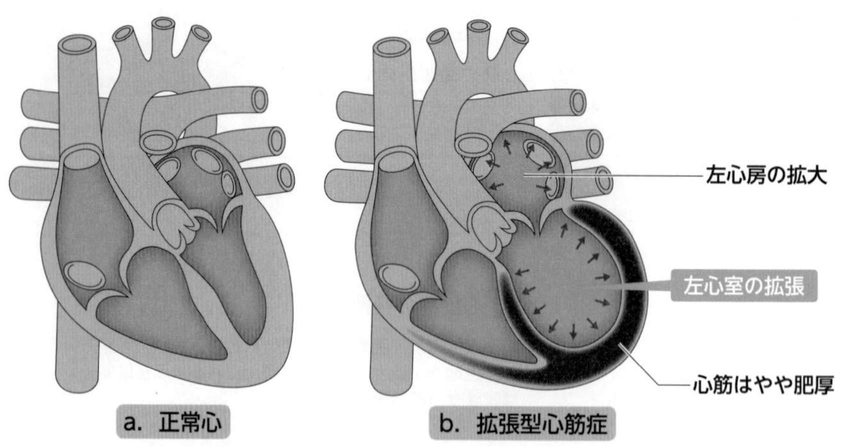

図12-1 ■正常心および拡張型心筋症

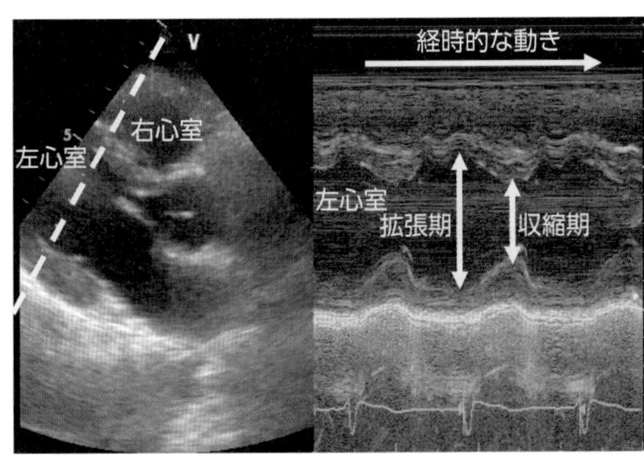

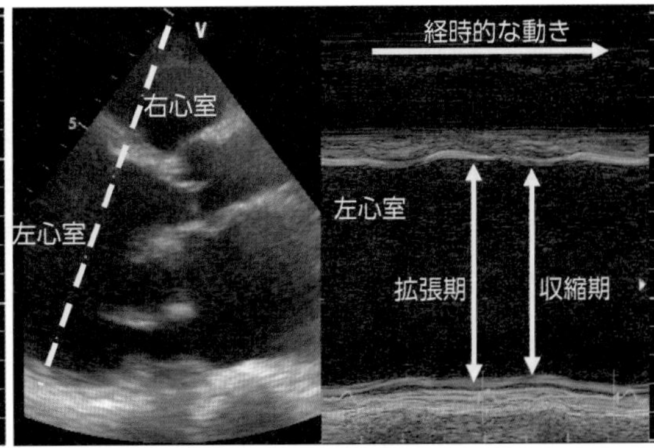

a. 正常心　　b. 拡張型心筋症

図 12-2 ■正常心および拡張型心筋症の心エコー（Mモード）

心電図：スクリーニングとして施行されるが，本疾患に特異的な所見はない．一方で多彩な不整脈を生じる．

心エコー法：左室内腔の拡大と収縮能の低下が特徴的である（図12-2）．

心臓カテーテル検査：虚血性心疾患を否定するため冠動脈造影を，また心機能評価のために右心カテーテル検査を行う．

心筋生検：その他の心筋症との鑑別のために，心筋生検による病理学的評価も行われるが，本疾患自体に特徴的な組織像はない．

心臓 MRI 検査：心臓の形態および機能に関する詳細な画像を得ることができる．またガドリニウム造影剤を用いた造影 MRI では心筋の障害部位やパターンも確認できる．

4 治療

本疾患に根本的な治療はない．一般的な治療としては，心不全に対して水分および塩分制限を指導し，薬物療法を行う．また心房細動や心室不整脈（致死的な心室頻拍など）といった不整脈を合併する場合には，抗不整脈薬の投与や植込み型除細動器の適応が検討される．心室内伝導障害を伴う症例では心臓再同期療法（CRT）*が有効なケースもある．根本的な治療はないため，若年でこれらの治療が有効でない心不全症例では，左室補助人工心臓である LVAD（left ventricular assist device）や心臓移植の適応が検討される．

2 肥大型心筋症 hypertrophic cardiomyopathy：HCM

1 病因

肥大型心筋症は約半数が遺伝性といわれ，心筋収縮に関わるタンパク遺伝子をはじめ，多数の変異が報告されている．

2 病態・症候

肥大型心筋症は拡張型心筋症と異なり，左室収縮能自体は正常であることが多いが，左室ないし右室心筋が不均一に肥厚し，それに伴い心内腔が拡張しに

用語解説

CRT
Cardiac resynchronization therapy．健常な心臓では心房から伝達された電気刺激は左右の心室に同時に伝わるが，心筋障害により電気刺激の伝達が不均等になると（心電図上は脚ブロックを呈する），心拍出量は低下する．これを心室の同期障害と呼ぶ．これに対して左右両心室それぞれにペースメーカから同時に刺激を伝えることで，この問題を解決する治療を両心室ペーシング療法あるいは心臓再同期療法（CRT）と呼ぶ．

➡ CRT については，4 章 5 節参照．

➡ VAD（ventricular assist device）については，4 章 4 節参照．

くくなることで左心室内へ血液が十分に流れ込まず，結果として心拍出量が低下する**拡張障害**が問題となる．

図12-3のごとく心肥大の箇所により亜分類が存在する．心肥大により心内腔に閉塞が生じる場合には，閉塞性肥大型心筋症と呼ばれる．非閉塞性の場合には無症状で経過することも多く，検診で偶然発見される症例も多い．一方で症候性の場合には不整脈，それに伴う動悸やめまい，失神，あるいは心不全症状として運動時の呼吸困難・胸の苦しさを訴えることがある．

5年間の生存率は90%程度[2)]であり，拡張型心筋症と比較すると比較的良好ではある．しかし若年者の突然死，壮年～高齢者では心不全死や塞栓症による死亡を来す場合がある．

3 検査と診断

心筋症は基本的に心不全の程度の評価と他疾患との鑑別が重要になり，前述の拡張型心筋症に準じた検査を行う．採血，胸部X線写真については，拡張型心筋症と同様である．心電図では肥大心筋を反映して，異常Q波，ST-T異常，陰性T波，左室高電位などを呈し，ほとんどの症例で何らかの心電図異常を認める．また上室性，心室性を問わず多彩な不整脈を呈しうる．

心エコー法では不均一な左室壁の肥厚を認める．また左心室から大動脈への流出路に狭窄する閉塞性肥大型心筋症では，加速血流やそれに伴い僧帽弁前尖が吸い込まれることで異常運動を呈し，僧帽弁逆流を生じる．心臓MRIではガドリニウム造影剤を用いた造影検査で，遅延相にて増強効果（心筋線維化）の存在が確認できる．心臓カテーテル検査では拡張型心筋症同様，虚血性心疾患の否定のために冠動脈造影がしばしば行われる．左室造影では左心室の形状（肥大部や狭窄部，瘤形成の有無），左室内圧，閉塞性の場合は左室－大動脈間の圧較差などを確認する．

心筋生検では肥大した心筋細胞や，心筋

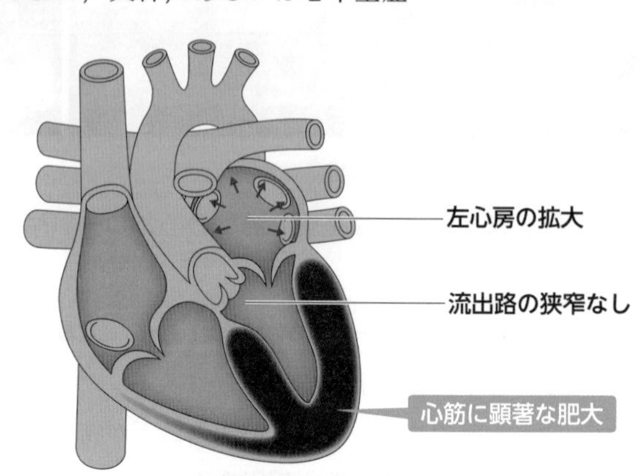

a．肥大型心筋症

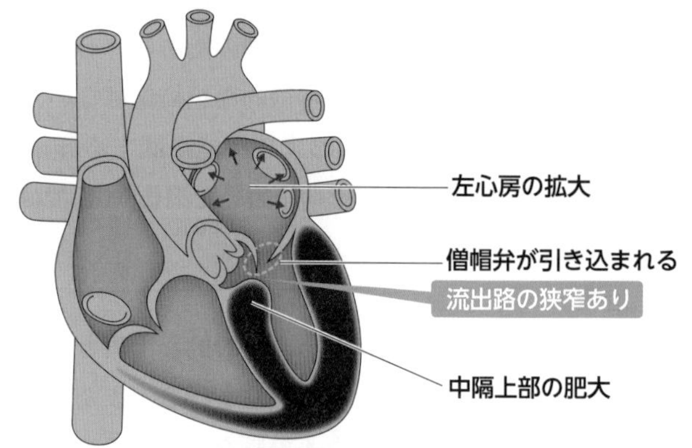

b．閉塞性肥大型心筋症

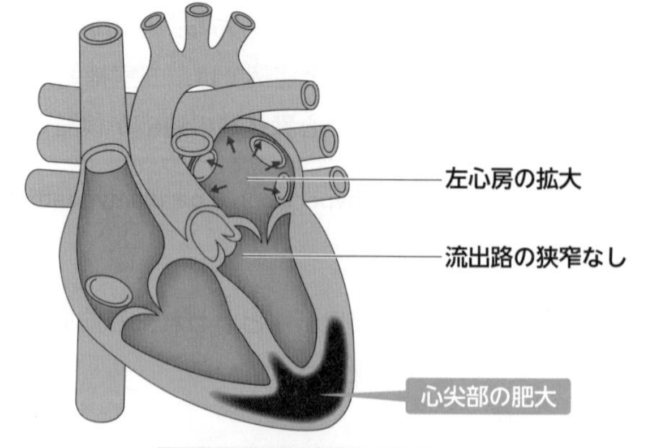

c．心尖部肥大型心筋症

図 12-3 ■肥大型心筋症

細胞の配列の乱れ（錯綜配列）などを認める．また約半数が家族性（遺伝性）であるために血液検体などによる遺伝子診断も有用である．

4 治療

生活面に関しては，競技スポーツを原則禁止とする．また本疾患においては，閉塞性であるかどうかで治療は大きく変わってくる．非閉塞性の場合にはβ遮断薬や一部の Ca 拮抗薬（ベラパミル，ジルチアゼムなど心筋への作用が強いもの）などで治療を行い，心不全を呈した場合には拡張型心筋症と同様に塩分，水分制限に加えて ACE 阻害薬あるいは ARB や利尿薬を用いる．

閉塞性の患者に対しては，流出路狭窄の原因となる過度に肥厚した心筋の収縮を抑制することを目的に，β遮断薬に加えて抗不整脈薬（ジソピラミド，シベンゾリン）の投与が検討される．一方，利尿薬や降圧薬（ACE 阻害薬や ARB，降圧作用の強い Ca 拮抗薬を含む）は流出路狭窄を増悪させるため，閉塞性では禁忌となる．

また閉塞性では非薬物治療（侵襲的治療）として肥大した中隔心筋の外科的切除，カテーテルを用いてエタノールを選択的に注入し局所の心筋を焼灼する経皮的中隔心筋焼灼術，その他に左心室内の収縮タイミングを変えることで流出路狭窄を軽減することを目的に，ペースメーカ植込みによる治療を行うこともある．

肥大型心筋症全般において薬物治療に不応性の不整脈に対しては，アブレーション治療や植込み型除細動器（ICD）の適応も検討される[3]．

3 拘束型心筋症 restrictive cardiomyopathy：RCM

1 病因

一部に心筋や細胞骨格タンパクなどの遺伝子異常の報告があるが，基本的には本症の原因はいまだ不明である．

2 病態・症候

拘束型心筋症は左心室のコンプライアンス（軟らかさ）の低下による拡張障害に基づく心拍出量の低下が本態であり，左心室拡張期圧や左心房・右心系圧の上昇を来すことで心不全に至る．一方で左室拡大や肥大は認めず，左室収縮機能も正常に保たれていることが特徴である（図12-4）．同じく心室の収縮能が保たれ，拡張能は障害される疾患として収縮性心膜炎があるが，拘束型心筋症の障害部位は心筋そのものである．初期には無症候のことも多いが，病期が進行すると労作時の呼吸苦や易疲労感などの心不全症状を呈し，さらに進行すると肺動脈圧の上昇に伴う腹水貯留，腹部膨満

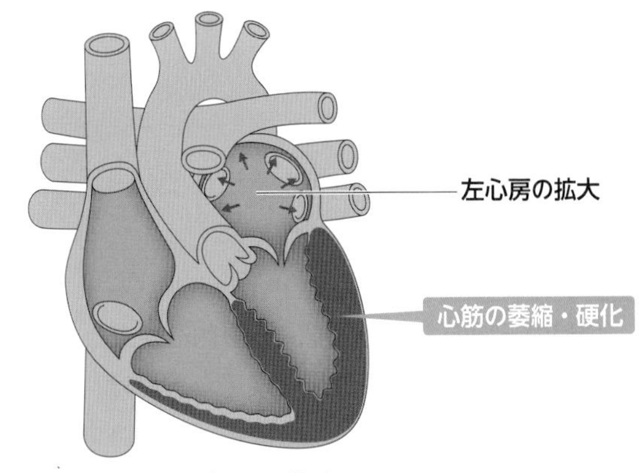

図 12-4 拘束型心筋症

感，浮腫などの右心不全症状が出現する．また心室性不整脈や，上室性不整脈（主として心房細動）など種々の不整脈を来しうる．非常にまれな疾患であるためデータは乏しいが，米国での研究では5年生存率は64％，10年生存率は37％程度とされている[4)]．

3 検査と診断

左室拡張末期圧の上昇を反映して，採血でBNPあるいはNT-proBNPの上昇を認める．また心電図では，しばしば低電位や心房細動などの種々の不整脈を呈する．胸部X線検査では肺うっ血の有無を評価する．

心エコー法においては心拡大や肥大は認めず，左室収縮機能は保たれており，一方で拡張機能障害を呈する．また左心房の拡大を認める．心臓MRIでは左室拡大・肥大がないだけでなく，収縮性心膜炎との鑑別として心膜肥厚・癒着がないことも確認できる．冠動脈造影法では冠動脈に有意狭窄を認めない．また心内の圧波形では右心系，左心系ともに心内圧の上昇を認め，さらに拡張早期の下降から急激に圧力が上昇し一定化するdip and plateau型を呈するが，収縮性心膜炎と異なり，左右の心室拡張期圧の同圧化は原則認めない．

➡冠動脈造影法（CAG）については，p.78参照．

心筋生検では後述の二次性心筋症の分類に属する疾患の病理所見を認めないことを確認する．なお，本症自体に特異的な心筋病理所見はない．

4 治療

拡張型心筋症や肥大型心筋症と同様に，本症に固有の治療法はない．心不全に対するβ遮断薬やACE阻害薬・ARB，あるいはアルドステロン拮抗薬の生命予後改善に対するエビデンスは乏しい．塩分・水分制限に加えて，利尿薬を中心とした体液管理や，合併する不整脈，塞栓症などに対する対症療法を行う．

4 二次性心筋症

1 病因

拡張型心筋症，肥大型心筋症，拘束型心筋症とは異なり，何かしらの疾患や異常を背景に，続発的に生じる心筋症を**二次性心筋症**（あるいは**特定心筋症***）という．表12-1[5)]に示す通り，多くの鑑別疾患が存在する．

用語解説

特定心筋症
Specific cardiomyopathy

2 病態・症候

背景疾患が多様であるため，病態に差異はあるが，概して心臓の収縮あるいは拡張機能を障害することで心不全症状（呼吸苦や易疲労感，浮腫など）や種々の不整脈を来す．急性，また一過性で経過するものもあれば，慢性経過をたどるものもある．

3 検査と診断

前述の三つの心筋症同様，一般的な検査として採血，心電図，胸部X線検査を行う．代謝性疾患や遺伝性疾患などでは，採血にて診断確定のための重要な所見が得られる．心エコーは収縮，拡張障害などの心機能に加えて，心臓の形態や心筋の性状を確認する．また左心室の壁運動異常や弁膜症の有無を確認す

plus α

二次性心筋症の心エコー所見
心サルコイドーシスでは左室中隔の菲薄化をしばしば認め，アミロイドーシスの典型例では，心筋の輝度上昇を認める．

左心室の壁運動異常
虚血性心疾患では，心エコーで狭窄した冠動脈支配領域に一致した運動異常を認める．

表 12-1 二次性心筋症（特定心筋症）の分類

分類	
虚血性心筋症	心筋梗塞，狭心症など
弁膜性心筋症	大動脈弁疾患，僧帽弁疾患など
高血圧性心筋症	高血圧の圧負荷によるもの
炎症性心筋症	心筋炎など
代謝性心筋症	甲状腺機能障害，副腎皮質不全，褐色細胞腫，先端巨大症，糖尿病，グリコーゲン蓄積症，ヘモクロマトーシス，アミロイドーシス，心ファブリー病，ビタミン B_1 欠乏（脚気心）など
全身性疾患	膠原病，サルコイドーシスなど
筋ジストロフィー	デュシェンヌ型，ベッカー型，強直性筋萎縮症など
神経筋疾患	フリードライヒ運動失調症，ヌーナン症候群など
過敏性，中毒性疾患	アルコール性心筋症，薬剤性（抗がん剤など），放射線性など
産褥性（周産期）心筋症	妊娠を契機にしたもの

WHO/ISFC による定義と分類（1996）を参考に筆者作成.

る．背景疾患によってはガドリニウム造影MRIで特徴的な心筋障害パターンを確認できる．虚血性心疾患は冠動脈造影によって診断される．その他，心不全例では多くの場合，右心カテーテル検査によって血行動態の評価がなされ，心筋性状の確認のために心筋生検が行われる．

4 治療

背景疾患によって治療法は異なる．例えば虚血性心疾患では，カテーテルによるインターベンション治療や，外科的に冠動脈バイパス術が行われる．弁膜性では障害されている弁への手術を行い，高血圧性では十分な降圧コントロールを進める．代謝性では可能であれば原疾患に対する治療を，膠原病やサルコイドーシスではステロイドの投与を行うなどする．心筋炎に関しては次項で解説する．

5 心筋症患者の看護

1 アセスメント・観察ポイント

心筋症は病型により拡張型，肥大型（閉塞性も含む），拘束型，二次性などに分類される．それぞれに特徴的な病態があり，無症状から重症化に伴い多彩な臨床症状を呈し，予後も異なる．そのため，血行動態や治療方針を把握した上で，優先順位の高い項目からアセスメント・観察する必要がある（表12-2）．

特に肥大型心筋症は約半数が遺伝性であるため，心疾患や突然死の有無などの家族歴も確認する．また，不整脈に対する抗凝固薬の服用時は，血栓塞栓症状，出血傾向にも留意する．身体的な情報のみでなく，病気や治療が生活面・社会面・精神面に及ぼす影響も，あわせて把握することが大切である．

表 12-2 ■心筋症患者を看護する際のアセスメント・観察ポイント

バイタルサイン		ショック：意識混濁，血圧低下・脈圧の減少，頻脈，徐脈，致死性不整脈，頻呼吸，発熱，SpO_2 低下
心不全症状の有無・程度	低灌流	血圧低下，尿量減少，意識障害，末梢冷感・冷汗，易疲労感，胸痛，立ちくらみ・失神など
	肺うっ血	息切れ・呼吸困難感，起座呼吸，ピンク色泡沫状の痰・咳，動悸，不整脈など
	体うっ血	頸静脈の怒張，浮腫，体重増加など
不整脈に対する抗凝固薬の服用時		血栓塞栓症状，出血傾向など
心筋症の発症状況		経過（急性，慢性，急性増悪），きっかけ（風邪，過労，併存症のコントロール状況など），家族歴（遺伝性）
心筋症の病型分類		拡張型，肥大型・閉塞性肥大型，拘束型，二次性など
心電図モニター所見		頻脈，徐脈，不整，心房細動，期外収縮，致死性不整脈：心室頻拍・細動，ST-T 上昇，異常 Q 波など
各種検査所見	血液	BNP・NT-proBNP の上昇
	胸部 X 線写真	心胸郭比の拡大，肺うっ血の有無
	心エコー図	心筋の拡張・肥厚，収縮・拡張不全
	その他	生検，心臓カテーテル検査など
治療の有無・内容		生活調整，循環作動薬，抗不整脈薬，抗凝固薬，植込み型除細動器など
医師からの説明内容		疾患名，重症度，予後，検査・治療方針，生活上の留意点など
日常生活の制限・支障，自立度		排泄，食事，睡眠，移動，清潔保持・整容など
病気への認識・理解		心筋症および治療に対する患者・家族の思い・認識，理解度
家族構成・家族内の役割，職業		社会的役割，発達課題，入院前の生活状況など

2 急性期から回復期における看護上の問題および目標

急性期は心筋症の悪化によって，重篤な心不全症状や致死性不整脈が出現する危険性がある．そのため症状の悪化を予防し，バイタルサインの安定化を図り，異常の早期発見・対処に努める必要がある．

また，心不全症状や治療による全人的苦痛や，日常生活上の支障が生じやすい．そのため，身体的苦痛を中心とした全人的苦痛の緩和や，生理的ニーズの充足を図り，心負荷を避けながら自立した生活が送れるように援助する．さらに，回復期は心不全の再発を予防するため，退院後の自己管理を促進して生活の再構築を図るように援助することが求められる．

3 看護の実際

急性期から回復期は，心筋症の重症度や看護必要度に応じて，診療の補助と療養上の世話をバランスよく展開することが重要である．看護師は患者の反応を的確にとらえ，必要最小限の看護を提供することが望ましい．心筋症は治癒する疾患ではないため，自己管理が必要である．退院後の生活の目標設定は，患者・家族の価値や意向，社会的役割などを尊重して検討することが大切である．

2 心筋炎

myocarditis

1 急性心筋炎 acute myocarditis

1 病因

心筋炎は心筋に炎症が波及した状態であり，種々の感染症に伴い発症するものが多い．その中でも代表的なものがコクサッキーウイルスなどのウイルス性である．表12-3 の通り，他にもさまざまな原因で心筋炎は発症しうる．また心筋炎は原因による分類の他に，病理組織学的な心筋の炎症像による分類，臨床経過による分類がある．原因，病理組織像，臨床経過に，分類上決まった組み合わせがあるわけではないため注意が必要である．

表 12-3 ■心筋炎の分類

病因分類	組織分類	臨床病型分類
ウイルス	リンパ球性	急性
細菌	巨細胞性	劇症型
真菌	好酸球性	慢性（遷延性）
リケッチア	肉芽腫性	（不顕性）
スピロヘータ		
原虫，寄生虫		
その他の感染症		
薬物，化学物質		
アレルギー，自己免疫		
膠原病，川崎病		
サルコイドーシス		
放射線，熱射病		
原因不明，特発性		

日本循環器学会．急性および慢性心筋炎の診断・治療に関するガイドライン（2009年改訂版）．https://jscvs.or.jp/wp-content/uploads/2020/06/JCS2009_izumi_h.pdf，（参照 2024-05-29）．

2 病態・症候

心筋の炎症によりポンプ機能の失調（収縮障害）が出現し，心不全や心原性ショックを呈する．また心筋障害によってしばしば完全房室ブロック，心室頻拍，心室細動，心静止などの致死的な不整脈を呈しうる．臨床症状としてはウイルス感染による発熱，感冒様症状や消化器症状に続き，炎症による頻脈，心不全に伴う呼吸苦，その他，頸静脈怒張や浮腫などを認める．炎症が心膜に波及した場合には，心囊液貯留により心タンポナーデを呈することもある（図12-5）．

3 経過

心筋炎の経過については，いまだ不明な点も多い．ウイルス感染などの 1 ～ 2 週間後に発症することが一般的とされているが，無症候ないし軽微な症状のみで，心筋炎として認識されないまま治癒している例も非常に多いと考えられている．

炎症が 1 ～ 2 週間程度続く急性期の後に，回復期となり心機能は正常化する．しかし一方で，高度の心機能低下や致死的な不整脈を伴うものもある．急性心筋炎と診断された患者において，4.7％が発症 1 カ月以内に死亡したとの報告があり，心原性ショック，うっ血性心不全，完全房室ブロックなどの死因が主であった[6]．また急性心筋炎の中でも，体外補助循環を要するものは特に**劇症型心筋症**として扱われ，予後は不良である．

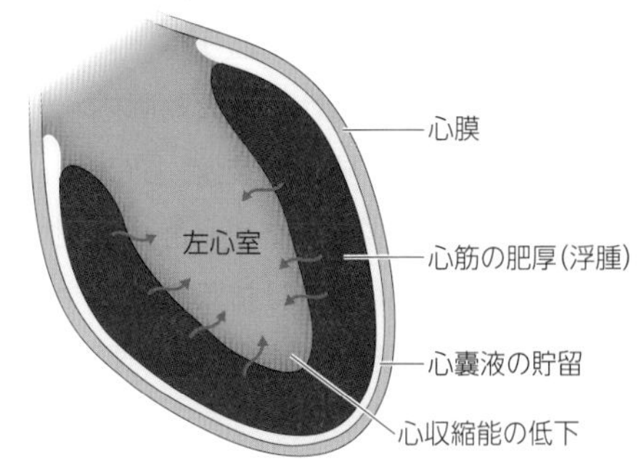

図 12-5 ■急性心筋炎

心筋炎が改善し，退院に至った例では予後良好と考えられているが，後述のごとく慢性化した心筋炎は遠隔期においても慎重な管理が必要である．

4 検査と診断

心筋の炎症および壊死を反映して，CRPや心筋逸脱酵素（AST，LDH，CK，CK-MB，トロポニンTもしくはI）の上昇を認める．また心筋炎の原因鑑別の一助として，採血で感染症の検索（プロカルシトニン，β-D-グルカン，ウイルスマーカー）や内分泌検査，自己抗体の測定を行う．

胸部X線撮影では，心筋炎の程度にもよるが心拡大や肺うっ血が確認される．心電図ではST-T異常を呈し，ST上昇は心膜炎の合併を示唆する所見である．また房室ブロックや脚ブロックなどの心室内伝導障害や心室頻拍，心室細動など多彩な不整脈を認める．心エコー法では，炎症を来した部位に一致した心筋の肥厚（浮腫）と壁運動低下が観察される．また，しばしば心嚢液の貯留を来す．

重要な検査として冠動脈造影検査がある．これは心筋障害と心電図でのST-T異常から虚血性心疾患の否定が重要になるためである．また心筋生検では炎症細胞の浸潤，心筋壊死所見などが観察される．

病理学的所見は治療方針の決定に大きく影響するため，可能な範囲で速やかに行う必要がある．病理所見については一般的な看護学の範疇を逸脱するため本書では割愛する．

5 治療

一般的な急性心筋炎は1～2週間で回復期に至る．炎症の原因の治癒が根本的な治療になるが，ウイルス感染に対しては特異的な治療法はなく，自然経過を待つ他ないのが現状である．一方で組織学的に巨細胞性心筋炎や好酸球性心筋炎と診断された場合には，ステロイドや免疫抑制薬の投与が有効である．その他の組織型の心筋炎に対しても，ステロイド短期大量療法や大量免疫グロブリン療法が検討されるが，日本におけるデータの集積は十分ではない．

重要なのは，自然経過ないしこれらの治療で，心筋炎の軽快が得られるまでの呼吸循環動態の管理である．致死的な合併症が多くあり，それらに応じた対応が必要である．これは一般的な急性心不全の管理に準じ，体液貯留には利尿薬を，またポンプ失調や血圧低下に対してはカテコールアミンを用いる．それでも循環管理が難しければ大動脈内バルーンパンピング（IABP）や体外補助循環として経皮的心肺補助装置（PCPS）などによる循環サポートを行う．

➡補助循環療法については，4章4節参照．

その他，房室ブロックや心静止に対しては一時的ペーシングを，心室頻拍や心室細動などに対しては抗不整脈薬や電気的除細動で対応をする．肺うっ血による呼吸状態の悪化に対しては必要であれば気管挿管，人工呼吸器管理を行う．

2 慢性心筋炎 chronic myocarditis

1 病因

慢性心筋炎は，世界的にはまだ疾患概念が確立されていないが，拡張型心筋症と考えられていた患者の剖検例において，心筋炎を示唆する病理所見が認められることがしばしばあり，少なからず存在していると思われる．急性心筋炎は主にウイルス感染の関与が指摘されているが，慢性心筋炎は多くの場合，原因が不明である．機序としては不顕性に発症し慢性経過をたどるものと，急性心筋炎が遷延化したものがあると考えられている．

2 病態・症候

拡張型心筋症，また時に心サルコイドーシスに類似した病態を呈し，心不全や不整脈が問題となる．本疾患に特異的な症状や徴候はない．疾患概念の歴史が浅く，日本においても症例数が十分でないため典型的な経過や予後についての情報は不十分である．

3 検査と診断

本症が疑われた際には，心筋症の項で挙げたような一般的な検査（採血，胸部X線撮影，心電図，心エコー法など）を行い，心不全の程度の評価や鑑別診断を行う．また心筋生検で心筋への単核球浸潤，および間質の線維化や脂肪化の存在を確認すれば確定診断に至る．

4 治療

慢性心筋炎の多くは原因を特定できないため，根本的な治療介入が困難であり，拡張型心筋症に準じた，心不全や不整脈に対する治療を行う．ステロイド療法，免疫抑制療法について有効とする確固としたデータはいまだない．

3 心筋炎患者の看護

心筋炎は経過により急性，劇症型，慢性に分類される．炎症による心筋のダメージの程度により，無症状から重篤な心不全・心膜炎の症状の出現まで多彩である．表12-4に心筋炎患者を看護する際のアセスメント・観察ポイントを挙げる．心筋炎の原因がウイルス感染の場合，かぜ様症状の1～2週間後に発症することがあるため，現病歴の聴取ではそこに着目する必要がある．

急性期は，バイタルサインの安定化や生理的ニーズの充足を図り，身体的苦痛の緩和を優先する．回復期は転倒・転落に注意しながら，少しずつADLを拡大する．その際，心筋炎や心不全が悪化しないように表12-4の項目をモニタリングし，援助の必要性をアセスメントすることが大切である．

また，退院に向けて自己管理を促進する援助も，体調に合わせて始める．退院後の目標は，入院前の生活状況を把握し，病状や治療方針も踏まえた上で，患者・家族と一緒に設定することが望ましい．指導の際は，気がかりを解消しながら精神的負担の軽減も図る．

表 12-4 ■心筋炎患者を看護する際のアセスメント・観察ポイント

発症の経過および病時期		急性，劇症型：発症初期で心肺危機に陥る／慢性：遷延性，不顕性
心不全症状の有無・程度		胸痛，息切れ・呼吸困難感，チアノーゼ，咳・痰，動悸，尿量減少，不整脈，失神，けいれんなど
かぜ様症状の有無・程度		悪寒，発熱，頭痛，筋肉痛，全身倦怠感，消化器症状（悪心・嘔吐，下痢）など
バイタルサイン		ショック：意識混濁，血圧低下・脈圧の減少，頻脈，徐脈，致死性不整脈，頻呼吸，発熱，SpO_2 低下
心電図モニター所見		頻脈，徐脈，R-R 不整，期外収縮，房室ブロック，心膜炎合併：ST-T 上昇，異常 Q 波など
各種検査所見	血液	炎症：CRP，WBC／心筋逸脱酵素：AST，LDH，CK，CK-MB，トロポニン T，β-D-グルカン，ウイルスマーカーなど上昇
	胸部 X 線写真	心胸郭比の拡大，肺うっ血の有無
	心エコー図	心筋の肥厚，動きの低下，心嚢液の貯留
	生検	炎症細胞の浸潤，心筋壊死
	心臓カテーテル	冠動脈造影検査などで心筋梗塞と鑑別
治療の有無・内容		経過観察，循環作動薬・利尿薬・ステロイド・免疫抑制薬の投与，呼吸・循環保持の医療機器など
医師からの説明内容		疾患名，重症度，予後，検査・治療方針，生活上の留意点など
日常生活の制限・支障，自立度		排泄，食事，睡眠，移動，清潔保持・整容など
病気への認識・理解		心筋炎および治療に対する患者・家族の思いや認識，理解度
家族構成・家族内の役割，職業		社会的役割，発達課題，入院前の生活状況など

3 心臓腫瘍

cardiac tumor

1 心臓腫瘍とは

1 病因

心臓腫瘍は比較的まれな疾患であり，悪性腫瘍の転移性と原発性に分かれる．転移性腫瘍の原発巣としては肺癌，悪性リンパ腫，白血病，乳癌などがある．一方で原発性腫瘍の多くは良性であり，その 4 分の 3 を心臓粘液腫が占める．そのため本項では心臓粘液腫を中心に記載する．その他，悪性の原発性心臓腫瘍としては，悪性リンパ腫や血管肉腫の割合が多い．上皮性腫瘍ではないためいわゆる「癌」ではない．

2 病態・症候

心臓粘液腫は 30 ～ 60 歳の女性に多く，一般的に左心房内に発症する．腫瘍性疾患の特徴として発熱，体重減少，易疲労感などを呈するが，しばしば無症状であり，心雑音や心エコーなどで偶発的に発見されることもある．左心房に生じ大きくなると僧帽弁口を塞ぎ，機能的に僧帽弁狭窄を呈する．これに伴い心不全症状がみられる．また腫瘍が血流により体循環に飛散することで，脳梗

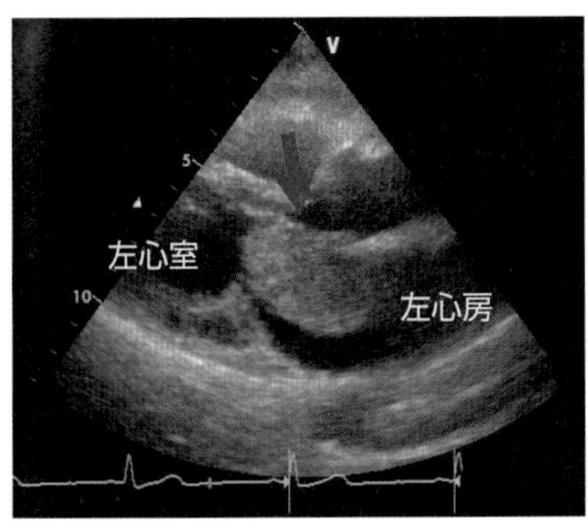

a. 心エコー

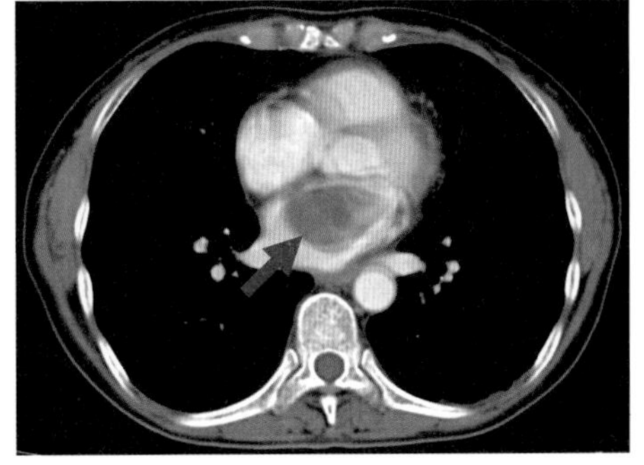

b. CT

図 12-6 左房粘液腫瘍

塞などの塞栓症を生じることもある．

悪性腫瘍（原発性，転移性）についても，発生あるいは転移部位により症状は異なるが，心臓を構造的，機能的に障害することで心不全症状をはじめとする種々の臨床症状を呈しうる．左房粘液腫の場合，弁機能異常を呈することなく手術を行えれば予後は良好である．しかしながら，わずかに再発例も存在する．悪性腫瘍の場合には，予後は極めて不良である．

3 検査と診断

心不全の有無を胸部 X 線撮影や採血（BNP/ NT-proBNP）などで評価するが，良性腫瘍，悪性腫瘍ともに，診断に最も有用なのは心エコー法である（図12-6）．その他，補助的に他の画像検査（CT，MRI，FDG-PET/CT）などを行うこともある．

4 治療

左房粘液腫に代表される原発性良性心臓腫瘍は，腫瘍の摘出術を行うことが多い．一方で原発性悪性心臓腫瘍は，しばしば浸潤性で根治術は困難であり，心不全症状の改善などのために姑息的に手術を行うことがある程度である．また原発性悪性腫瘍に対する化学療法や放射線療法も確立されたものはなく，効果も乏しいとされている．転移性心臓腫瘍については原疾患の治療に準じる．

2 心臓腫瘍患者の看護

心臓腫瘍は病態や重症度，病時期により出現する症状や治療方針が異なる．そのため，表12-5 の観察ポイントを的確に把握し，心不全や塞栓症状の早期発見・予防に努める必要がある．また，各症状に対する苦痛の緩和を図り，必要に応じて日常生活を援助することも看護師の大切な役割である．

さらに，粘液腫は成人期（とりわけ壮年期の女性）に多く発症するため，社会的な役割遂行や発達課題の達成に支障が生じ，時に精神的な苦痛も抱く危険性がある．したがって，入院前の社会的・生活的な状況を把握した上で，同様

表 12-5 ■心臓腫瘍患者を看護する際のアセスメント・観察ポイント

心臓腫瘍による心不全症状の有無・程度		息切れ・呼吸困難感，咳・痰，尿量減少など
塞栓症状の有無（左房粘液腫の場合）		脳塞栓症症状（意識障害，麻痺，ろれつ障害など）
腫瘍自体による症状の有無・程度		発熱，体重減少，易疲労感など
各種検査所見	心エコー図	腫瘍の有無・大きさ・部位，心臓の動き
	生検	良性：粘液腫／悪性：①原発性，②転移性であれば原発巣（肺癌，悪性リンパ腫，白血病，乳癌など）
	胸部 X 線写真	心胸郭比の拡大，肺うっ血の有無
	血液	BNP・NT-pro BNP 値など
治療の有無・内容		外科的：腫瘍摘出術／内科的：化学療法・放射線療法など
医師からの説明内容		疾患名，重症度，予後，検査・治療方針，生活上の留意点など
病気への認識・理解		心臓腫瘍や治療に対する患者・家族の思いや認識，理解度

の生活に戻れる，あるいはこれまでの生活を再構築する手助けが必要となる．

退院後の生活制限や継続治療は，心臓腫瘍の重症度により異なるため，医師から患者・家族への説明内容を事前に把握することも重要である．このように，看護師は常に全人的な視点で看護を展開することが求められる．

臨床場面で考えてみよう

Q1 心筋症疑いで精査のために入院した患者の受け持ちとなった．入院中に特に注意して観察すべきポイントは何か．

Q2 心不全で入院していた心筋症の患者．退院にあたり看護師として指導すべきことは何か．

Q3 集中治療室から転棟してきた急性心筋炎患者の一般病棟での受け持ちとなった．集中治療室の看護師から患者を引き継ぐ際に，特に確認しておくべき点は何か．

Q4 労作時の息切れと易疲労感を訴える患者．拡張型心筋症と診断され入院となった．入院時の脈拍 110/分，血圧 95/80mmHg，起座呼吸をしている．今後，注意すべき点は何か．

Q5 急性期の心筋症患者の身体的苦痛を緩和する援助は，どのように行うか．

Q6 回復期の急性心筋炎患者が ADL（日常生活動作）を拡大する際に，留意することは何か．

考え方の例

1 心筋症の患者にはしばしば多彩な不整脈が出現し，時に急変を来すことがあるため，心電図モニターを装着して不整脈をチェックする．また体重や呼吸困難感の有無，酸素飽和度などの変化を日々確認する．これらの異常や変化を早期に発見し医師と共有することで，急変予防や早期退院にもつながる．

2 入院中より事前に本人に適した塩分制限，水分制限の指導を進めておき退院後も継続するように伝える．また退院後に体重が増加傾向であったり，顔面や四肢の浮腫，易疲労感，息切れなどの心不全徴候があれば早期に受診するように指導する．

3 心筋症患者については，一般的な引き継ぎに加えて集中治療室で確認されたイベント（ショックや不整脈など），それに対する治療介入について特に確認が必要である．集中治療室で認めたイベントが再び出現するようであれば直ちに緊急の処置や集中治療室へ再転棟を要する．

4 心不全徴候がみられるため，血性泡沫痰，喘息，尿量減少などに注意し，これらの症状がみられた場合は，速やかに医師に相談する．

5 まずは身体的苦痛の把握を行う．フィジカルアセスメントや客観的スケール（VAS，NRSなど）を用い，患者の負担にならないように素早く行い，生理的・安楽のニーズが満たされるよう援助する．精神的・社会的・霊的苦痛も伴うため，支持的・共感的な態度や姿勢で接する．

6 ADLの拡大は，医師の治療指示に則り，徐々に実施する．心負荷による不整脈や心不全症状の出現，転倒・転落，肺塞栓症などの二次的合併症に留意する．患者の自立度を注意深く観察し，必要な部分のみ手助けする．不必要な部分の手助けは自立の妨げになるため注意する．

引用・参考文献

1）厚生省特定疾患特発性心筋症調査研究班．厚生省特定疾患特発性心筋症調査研究班平成11年度研究報告集．2000．
2）厚生省特定疾患特発性心筋症調査研究班．厚生省特発性心筋症調査研究班昭和57年度研究報告集．1983．
3）日本循環器学会ほか．肥大型心筋症の診療に関するガイドライン 2012年改訂版．日本循環器学会，2012．
4）Ammash, N.M. et al. Clinical profile and outcome of idiopathic restrictive cardiomyopathy. Circulation. 2000, 101（21）, p.2490-2496.
5）日本循環器学会ほか．心筋症診療ガイドライン 2018年改訂版．日本循環器学会，2019．
6）厚生省特定疾患特発性心筋症調査研究班．厚生省特定疾患特発性心筋症調査研究班 昭和60年度研究報告集．1986，p.23-36
7）日本循環器学会ほか．急性・慢性心不全診療ガイドライン 2017年改訂版．日本循環器学会，2018．
8）日本循環器学会ほか．心臓血管疾患における遺伝学的検査と遺伝カウンセリングに関するガイドライン 2011年改訂版．日本循環器学会，2011．
9）日本循環器学会ほか．急性および慢性心筋炎の診断・治療に関するガイドライン 2009年改訂版．日本循環器学会，2008．

13 心膜の異常（心膜炎）

心膜炎の病態

急性心膜炎は，心膜に炎症を来した状態で，特発性やウイルス感染など原因はさまざまである．
収縮性心膜炎は，炎症の治癒過程で心膜が硬くなり生じる．

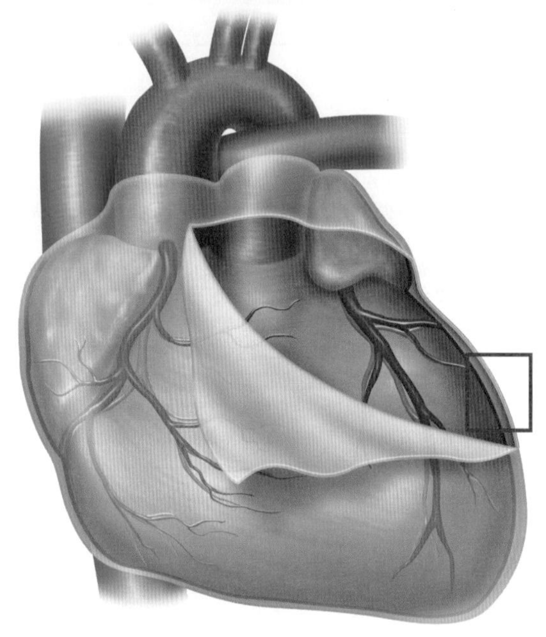

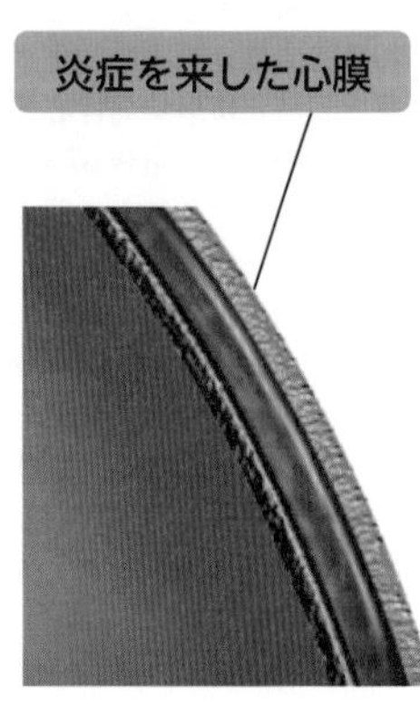

心膜炎の症状・治療

急性心膜炎	前胸部痛が多く，深呼吸や体位で症状が変動する．
収縮性心膜炎	右心不全に似た浮腫，頸静脈怒張，腹水などを呈する．

治療は，薬物療法が主である．

心膜炎の看護

右心不全に類似した浮腫，頸静脈怒張，腹水などの症状，心タンポナーデへの移行に留意し，胸痛を観察する．胸痛や自覚症状，今後の治療への不安の軽減，鎮痛薬の使用や体位の工夫など安楽に努める．

心タンポナーデの病態

心嚢液が増加し，心臓の拡張が制限される．

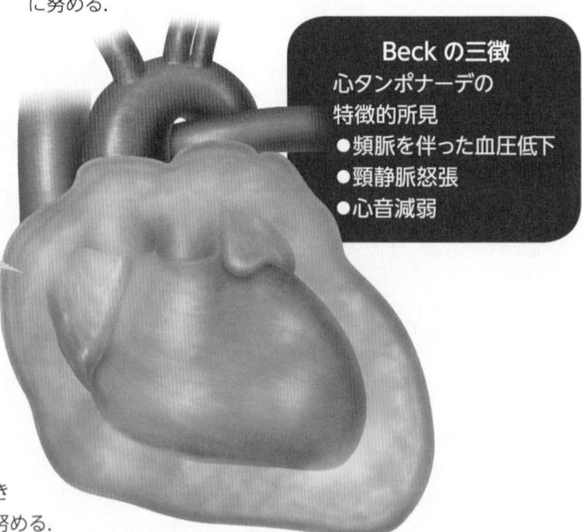

Beckの三徴
心タンポナーデの
特徴的所見
●頻脈を伴った血圧低下
●頸静脈怒張
●心音減弱

心タンポナーデの治療

心嚢ドレナージを行い，心嚢液を排出する．

心タンポナーデの看護

状態が急変する可能性を考慮し，救命を第一に考え，対処できるように準備する．症状や治療・処置などへの不安の軽減に努める．

1 心膜炎

pericarditis

1 急性心膜炎 acute pericarditis

1 概要

心膜は心臓の周囲を取り囲む膜であり，心臓表面から臓側心膜，心膜腔，壁側心膜という構造になっている(図13-1)．心膜腔には心嚢液が存在し，心臓周囲の潤滑液としての機能や，周囲からの炎症の波及を抑制する機能がある．

急性心膜炎は，心膜に炎症を来した状態で，さまざまな原因によって引き起こされるが，その多くは原因の特定できない特発性やウイルス感染といわれている．発症の1～2週間前に先行する上気道感染を疑うエピソードを伴うことが多くあり，病歴の聴取が重要になる．ごくまれに，術後や外傷後に起きる細菌性心内膜炎で重症化することがあり，注意が必要である．

2 症状と身体所見

前胸部痛の訴えが多く，深呼吸や体位で症状が増強したり，減弱したりすることがある．同じく胸痛を自覚する急性心筋梗塞との鑑別が重要であり，上気道感染の病歴に加え，体位や深呼吸で症状の強さが変動する点で，この疾患を疑いやすくなる．胸部聴診では特徴的な心膜摩擦音を聴取する．

3 検査と診断

心電図では，aVR誘導を除く広範な誘導で，上に凸型のSTの上昇とPRの低下を認めることがある．心エコー検査では，心嚢液の貯留を指摘されること

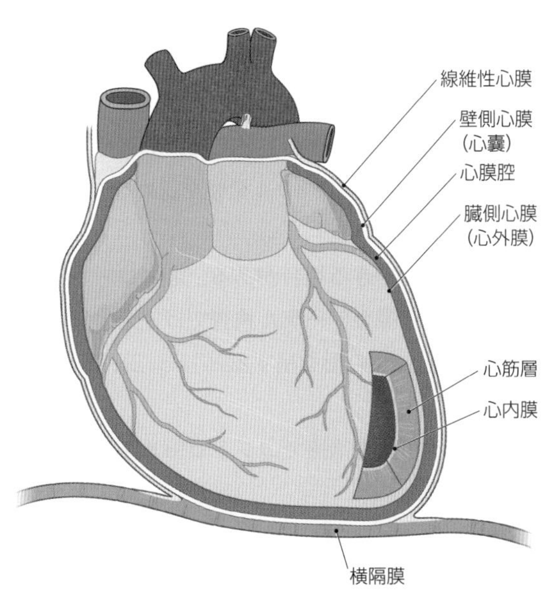

図 13-1 ■心臓壁と被膜

plus α

体位による痛みの変化
胸痛を訴える患者を前にしたときに，急性心膜炎の他に，緊急性のある疾患として，急性心筋梗塞は常に念頭において対応が必要である．もちろん，最終的には心電図や心臓超音波検査，血液検査などから判断を下すわけだが，第一に身体所見を疎かにしてはならない．急性心膜炎の場合，痛みを感じる神経が存在する心膜に炎症を起こしている．深呼吸や咳，仰臥位などで，心膜と心臓が接触しやすくなれば症状が悪化する．逆に，座位や前傾姿勢では心膜への接触が少なく，症状は軽減する．心膜に限らず，炎症を起こしているところは触れれば痛いのである．

心膜摩擦音
3相性の高調な雑音であり，前傾姿勢で増強する．特徴的な聴取音のため，心膜炎を疑って聴けば気付きやすい．

もある．血液検査では炎症の程度（WBC，CRP など）や心筋炎の合併の有無（CK やトロポニン）を把握し，原因特定のための種々の検査（ウイルス抗体価や抗核抗体など）を行う．

4 治療

特発性やウイルス性の心膜炎に対しては，抗炎症薬（NSAIDs：ロキソプロフェンなど）の投与を行う．改善がみられない場合は，コルヒチンやステロイドの投与を検討する場合もある．

5 予後

一般的に予後は悪くなく，4 週間以内で治癒することが多い．しかし，4 分の 1 の患者で再発を認める．

炎症が心筋まで波及して，心筋炎を引き起こしたり，心囊液の増加に伴い心タンポナーデを合併したりする可能性があるため，頻脈や血圧低下，不整脈などのバイタルサインの変化に注意が必要である．

2 収縮性心膜炎 constrictive pericarditis

1 概要

収縮性心膜炎は，心膜が炎症を起こし，その後の治癒過程で心膜が硬くなり生じる．

心膜炎や心臓に対する外科的手術，膠原病や胸部臓器に対する放射線治療の結果，心外膜に炎症が生じ，その治癒の過程で心外膜に線維化や石灰化，肥厚を来し，硬い瘢痕となる．さらには心外膜と心臓の癒着をも引き起こし，心臓が窮屈な状態となり，拡張が制限されてしまう状態である．原因は特発性が最も多く，それに続き，開心術後や放射線治療後の炎症の関与が挙げられる．

2 症状と身体所見

主に右心不全に類似した浮腫や頸静脈怒張，腹水といった症状を呈する．重症化すると，難治性の腹水や黄疸を呈し，肝硬変と鑑別が難しい場合がある．また，慢性的な消耗から労作時の呼吸苦も出現する．身体所見として，頻脈や腹部膨満，肝腫大，吸気時に頸静脈怒張が著明になるクスマウル徴候を認める．

3 検査

胸部 X 線写真や CT にて，心膜の石灰化を指摘できる場合がある．心エコー検査でも心膜の肥厚を指摘できる場合がある．心臓カテーテル検査では左心室および右心室の圧波形が特徴的な dip and plateau（ディップ アンド プラトー）の形を呈する（図13-2）．

4 治療

浮腫や頸静脈怒張，腹水といった心不全症状が薬物治療でコントロール不良の場合には，心膜切除術が唯一の治療となる．

5 予後

本疾患における手術症例は 5 年生存率 80 ～ 90％，10 年生存率 60 ～ 70％程度と，比較的予後良好であるとされている．

plus α

クスマウル徴候
通常，吸気時には胸腔内が陰圧となり，静脈血が右心系に集まる．しかし，収縮性心膜炎に伴い，右心室の拡張が制限されると，右心系への流入が制限され，吸気時には通常とは異なり，頸静脈の怒張がみられる．

3 心膜炎患者の看護

心膜炎患者のうち，急性に発症する急性心膜炎のほとんどは，原因や経過にもよるが，一般的に予後良好といわれている．しかし，原因や炎症の進行などにより，心タンポナーデの併発や収縮性心膜炎を起こす場合もある．心膜炎の進行・増悪を予防するために，血行動態の悪化を示す症状や徴候を早期に発見すること，炎症に伴う症状やストレスの緩和に努めることが必要である．

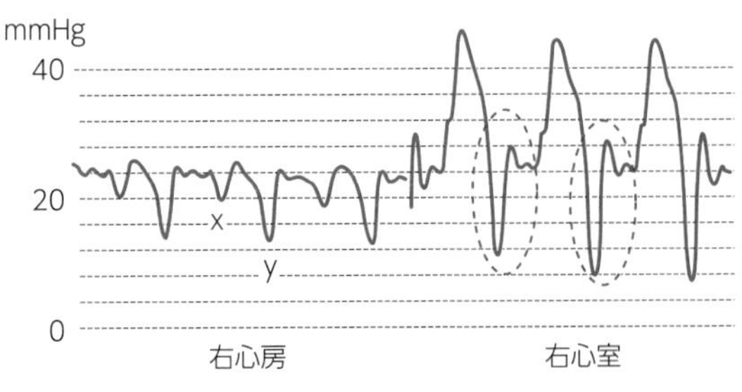

図 13-2 心膜炎での右房・右室圧記録
右心室に一時的に低下する dip（沈み）と，その後，高く平坦な plateau（横ばい）の心膜炎に特徴的な圧波形がみられる．

1 観察のポイント

胸痛

心膜炎の代表的な症状は胸痛である．急性心膜炎では横隔膜に接する部分が炎症し，横隔膜神経が刺激を受ける第 3 ～ 5 頸椎神経レベルに合流することで首や肩に放散痛を生じることがある．胸痛の性質，経過上の変化を観察する．

▶ 胸痛の観察

・疼痛の部位，持続時間，放散痛，痛みの程度

・体位による胸痛の変化はどうか（仰臥位や深呼吸では増強し，座位や前屈位では軽減するといわれている）

▶ 心膜摩擦音（心音）

・ガサガサ，ゴソゴソ，キーキーというような音が聴取されるか（前屈座位の姿勢で胸骨左縁下部に聴診器の膜型を押し付けるとよく聞こえる）

▶ 炎症反応の観察

胸痛は炎症により引き起こされているものであり，血液検査，心電図での変化を確認する．

・血液検査：白血球数（WBC），赤血球沈降速度（ESR），CRP 値

・心電図：ST 上昇，PR 低下

全身状態

収縮性心膜炎の場合，全身のうっ血症状，心拍出量低下に伴い，腹水貯留，浮腫，肝腫大，息切れ，頸静脈怒張，クスマウル徴候などの症状を認める．

▶ 症状の観察

・腹水貯留：腹満感・腹部緊満の有無，腹囲

・浮腫：四肢浮腫，腹水貯留・浮腫に伴う体重変化，尿量

・呼吸状態：呼吸数，呼吸のリズム，呼吸困難，息切れ，経皮的酸素飽和度

心タンポナーデの徴候

心臓ポンプ機能の異常から重篤な状態に陥ることがあり，血行動態の悪化を早期に発見することが必要である．特に急性心膜炎では，心タンポナーデの徴

候に注意する.

問診

急性心膜炎を起こす原因の多くは感染といわれているが，原因がわからない場合も多い．また，外傷，腫瘍，膠原病（全身性エリテマトーデス，関節リウマチ），尿毒症など基礎疾患に続発する心膜炎もある．入院時には，基礎疾患の有無，その疾患の症状について問診，観察を行う.

2 看護・ケア

心膜炎患者を看護する際の観察項目と実際の看護・ケアについて表13-1にまとめた．心膜炎では，心タンポナーデなど合併症を早期に発見することが重要であり，バイタルサインやその変化を注意深く観察する.

疼痛（胸痛）によって心負荷増強，ストレス増加・不安とならないよう，積極的に疼痛の緩和を図る．また，安静や急性心膜炎による胸痛から肺容量が減少し（吸気時に疼痛が増強する)，咳嗽が十分に行えないために気道内分泌物貯留，排痰困難を来す可能性がある．呼吸器合併症のリスクも高いため，予防に努める.

患者は疼痛（胸痛）により恐怖感を感じやすく，精神的に不安に陥りやすい．不安の軽減を図り，活動と休息のバランスを調整する．また，心膜炎では病状

表 13-1 心膜炎患者の観察項目と看護・ケア

看護目標	観察項目	看護・ケア
異常の早期発見	・バイタルサイン：血圧低下，頻脈，奇脈の有無，呼吸状態（頻呼吸の有無，酸素飽和度)，全身状態（尿量，四肢冷感，チアノーゼ，意識状態) ・心電図モニター：不整脈，交互脈 ・心エコー，胸部X線の検査所見：心拡大，心嚢液貯留	・医師の指示による確実なバイタルサイン測定と観察 ・状態に応じたバイタルサイン，観察の強化
疼痛（胸痛）の緩和	・疼痛の部位、持続時間、放散痛、程度 ・体位による胸痛の変化 ・心膜摩擦音（心音）の聴取	・指示薬剤の確実な投与と管理 ・疼痛時の指示の確認と効果的な鎮痛薬の使用を検討 ・疼痛が軽減する体位の調整・工夫 ・疼痛の増強・軽減しない場合，看護師に報告するよう説明
呼吸器合併症の予防	・呼吸：呼吸数，呼吸のリズム，吸気の深さ，呼吸困難，息切れ，酸素飽和度，動脈血ガス分析値，呼吸音 ・胸部X線写真所見 ・喀痰の排出状況	・胸痛が緩和し排痰が行いやすい体位の工夫 ・排痰困難が強い場合，指示により薬剤使用を考慮する ・ゆっくりとした深呼吸，腹式呼吸の指導 ・口腔清潔の維持：口腔ケア援助
安楽・安静に対する日常生活援助	・疼痛（胸痛）の状況と睡眠状況 ・発熱の有無，発熱に伴う発汗，倦怠感，ふらつきなどの症状 ・鎮痛薬投与による解熱効果の確認 ・頭髪や皮膚の状態	・疼痛コントロール調整 ・許可活動範囲，安静の必要性について説明する ・発熱時の対処 ・ふらつきがある場合，看護師へ援助を求めるよう説明する ・清潔援助（清拭，洗髪など）を患者と共に身体状況に応じ計画し実施する
不安・ストレスの緩和	・疾患，治療，合併症に関する理解の程度 ・会話中の発話状況，発言内容，表情，行動 ・家族，友人などの面会状況，面会時の反応 ・日常でのコーピング ・療養環境状況	・患者・家族が思いを伝えやすいよう，穏やかな，共感的態度で接する ・疾患や処置など患者・家族にわかりやすく説明する．場合によっては医師からの説明機会を調整する ・社会背景などによる不安・ストレスに対し緩和できる方策を検討する ・環境刺激（音や採光など）を少なくするよう調整する

に応じた安静が必要であるため，安静に対する日常生活援助を行う．正確な情報提供，医療者の共感的態度はコーピングを強化し，不安軽減につなげることができるため，患者の不安・ストレスの緩和に努める．

2 心タンポナーデ

cardiac tamponade

1 心タンポナーデとは

1 概要

心外膜の内側には心嚢液が 50mL 程度貯留しているが，心外膜の内側の容積には限りがあり，心嚢液が増加すると心臓が窮屈になる．心嚢液が増加し，心臓の拡張を制限してしまう状態を**心タンポナーデ**と呼ぶ（図13-3）．急に心嚢液が増加すれば，ごく少量（200mL 程度）でも心臓は調節できずに心タンポナーデに至るため注意が必要である．多量（2,000mL 程度）に貯留しても，増加がゆっくりだと症状が出にくい場合もある．主な原因として，悪性疾患，急性心膜炎，腎不全が挙げられる．

2 症状と身体所見

呼吸困難や血圧低下に伴うふらつきなどがある．

身体所見として，頻脈を伴った血圧低下，頸静脈怒張，心音減弱（**Beck の三徴**）が挙げられる．また，吸気時に血圧が 10mmHg 以上低下する奇脈*が特徴的で，症状が強かったり，奇脈を伴う場合には治療介入を検討する．

3 検査

心嚢液が貯留し，体表と心臓の距離が離れることで，心電図では広範な誘導で低電位となる．

心エコー検査が最も有用で，心嚢液の貯留，右心系の虚脱を伴う（図13-4）．

＊用語解説

奇脈
吸気時の収縮期血圧が 10mmHg 以上，通常時に比べ低下する所見．血圧計を患者の腕に巻き，通常時と吸気時に息止めをしてもらった状態で測定し比較するとよい．具合が悪く息止めが困難な場合には，水銀血圧計で素早く収縮期だけ測定できるとよい．

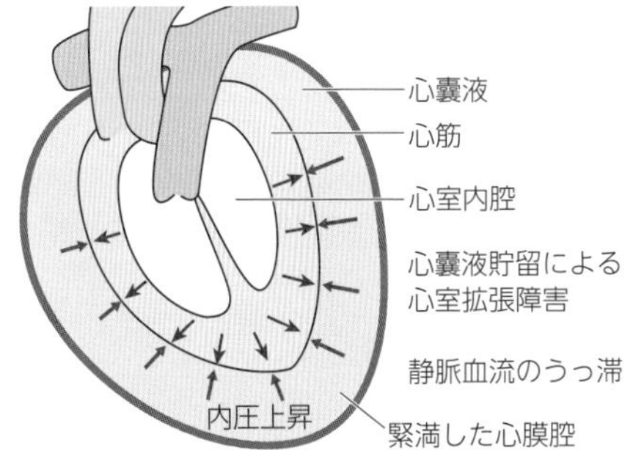

図 13-3 ■心タンポナーデ

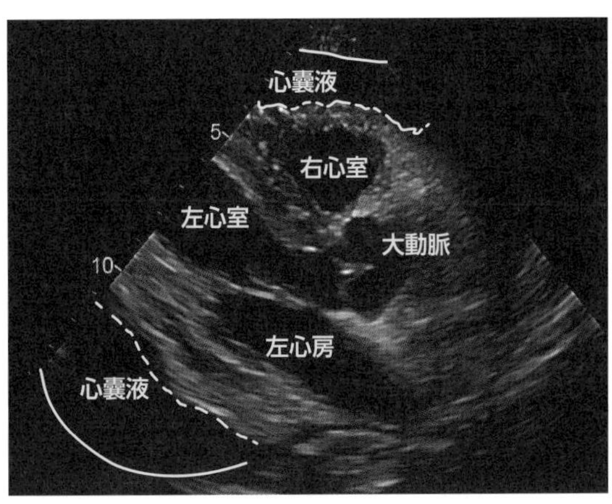

図 13-4 ■心タンポナーデのエコー画像

癌性心外膜炎から心タンポナーデに至った症例．

また，心嚢液が大量に貯留している場合には，心嚢内で心臓が心基部を支点にして振り子のように動く，振り子様運動を認める．

4 治療

奇脈や血圧低下を来し，血行動態に影響を及ぼしている状態であるため，まずは心嚢ドレナージを行い，心嚢液を排出する必要がある．また，心嚢液が増加した原因を検索し，それに合わせた追加治療を行う．

5 予後

原因により異なるが，適切な対処が行われれば，心タンポナーデ自体が致命的になる可能性はそれほど高くない．しかし，急性の場合には，少量の心嚢液貯留で致命的になる可能性があり，対処が遅れる危険性がある．心タンポナーデを来しうる疾患（悪性疾患や心筋梗塞，心膜炎など）の患者では注意深い観察が必要である．

plus α

軽症の心筋梗塞に要注意

一般に急性心筋梗塞後の心破裂に伴う急性心タンポナーデは，梗塞範囲が小さい（軽症と思われる）心筋梗塞で起こりやすいといわれる．つまり，比較的元気が残っている心臓で起こりやすいということである．血流が届かず傷んでしまった部分と，その分を補おうといつも以上に元気に動いている部分の境目が裂けてしまうと考えられる．心筋梗塞の患者を看護する際には，比較的軽症だからといって，油断は大敵である．

2 心タンポナーデ患者の看護

心タンポナーデは，心嚢液の貯留により心臓が拡張障害を来し，その結果，静脈還流が障害され心拍出量の低下やショック状態を引き起こす病態である．図13-5に示すような症状が出現する．

1 看護のポイント

心嚢液が緩徐に貯留する場合には，心膜が適応し伸展することで症状が軽微なことがある．しかし，少量でも急速に心嚢液が貯留すると，症状の出現やショックに至るまでの時間は短く，急激な経過をたどる場合がある．

アセスメント

Beckの三徴，奇脈に注意し観察を行う．三徴がすべて現れるとは限らず，異常に気付いた場合には，すぐに医師へ報告する．呼吸困難，胸痛，心拍出量低下に伴う頻脈，尿量低下にも注意する．

2 看護・ケア

心タンポナーデと診断された場合には，心嚢穿刺によるドレナージや心膜を

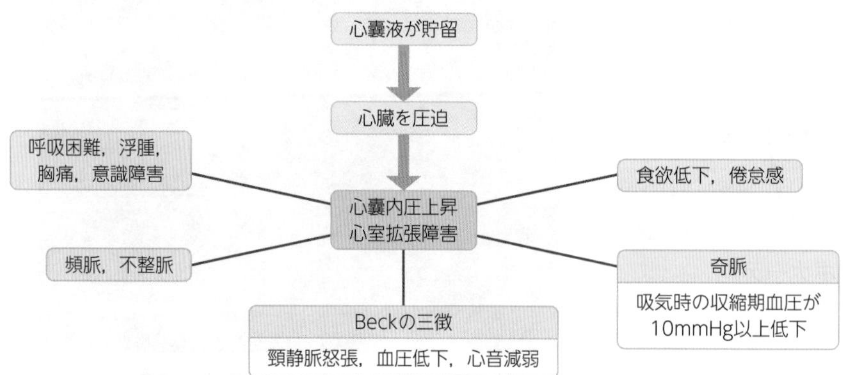

図 13-5 ■心嚢液貯留による状態

切除する開窓術など，リスクが高い処置・治療が行われる．患者・家族の不安や恐怖心を軽減できるようそばに寄り添い，声をかけ，理解できる説明を行う．処置・治療までの間，状態が急変する可能性を考慮し，対処が行えるよう準備を整えておく．

! 臨床場面で考えてみよう

Q1 心膜炎の診断で入院していた患者．退院の際に，どのような指導を行うとよいか．

Q2 心筋梗塞で入院していた患者．リハビリ中に突然，冷汗を伴う気分不快を訴え卒倒した．何を想定して準備をするべきか．

Q3 急性心膜炎を診断されたが，炎症反応，発熱，胸痛などの症状も軽度であり，外来での経過観察となった患者．日常生活での注意点について質問があった．生活指導を含め，どのようなことを伝えるとよいか．

Q4 Aさん（45歳，男性）．22時ごろ，激しい胸痛があり救急搬送された．12誘導心電図変化などの検査の結果，冠動脈造影（CAG）が実施され，冠動脈の有意狭窄は認めず急性心膜炎と診断された．胸痛に対して消炎鎮痛薬が5日間処方され経過観察となった．
処方3日後，処方がなくなるがどうなるのかと看護師に質問があった．まずはどのように対応すべきか．

考え方の例

1 心膜炎は再発が多い疾患である．症状が再燃した場合には，早急に受診するように促す．

2 心破裂による心タンポナーデの可能性がある．担当医への早急な連絡とバイタルチェック，エコーや救急カート，心嚢穿刺の準備を行う．必要があれば躊躇なく，心肺蘇生（CPR）を開始する．

3 日常生活では，運動を行うことは避け，安静を維持する．また，飲水，食事摂取が行えるように工夫する．発熱や倦怠感により飲水，食事摂取が行えない場合や，発熱，胸痛が軽減しない場合には，次の受診を待たずに相談，受診を検討するよう伝える．なお，呼吸困難，息苦しさなどの症状が現れた場合には，速やかに受診するよう促す．

4 Aさんの不安，繊細な個性などから，このような質問となった可能性がある．相談してきたことについて，Aさんを思いやる気持ちを表し，尊重した態度で接することが必要である．Aさんには，医師に確認の上，その結果を伝えることを約束する．
炎症性の胸痛という痛みに対しての消炎鎮痛薬の処方であり，まずはAさんの痛みの程度を確認し，その状態を医師に報告の上，薬剤について継続するのか，減量・増量の有無などを確認する．その後，Aさんに説明を行う．

引用・参考文献

1）西野雅巳編．プロフェッショナル・ケア循環器：経験をより確かな力に変える．メディカ出版，2015，p.292-305.
2）阿部俊子監修．エビデンスに基づく症状別看護ケア関連図．小板橋喜久代ほか編．改訂版，中央法規出版，2013，p.30-36.
3）医療情報科学研究所編．病気がみえる Vol.2 循環器．第4版，メディックメディア，2017，p.252-265.
4）三宅良彦監修．すべてがわかる循環器．明石嘉浩ほか編．照林社，2014，p.196-201.
5）安倍紀一郎ほか．関連図で理解する循環機能学と循環器疾患のしくみ：病態生理，疾患，症状検査のつながりが見てわかる．日総研出版，2005，p.74-76.
6）ダン・L. ロンゴほか編．ハリソン内科学．福井次矢ほか監修．第4版，メディカル・サイエンス・インターナショナル，2013，p.1714-1719.
7）Bertog, S.C. et al. Constrictive pericarditis: etiology and cause-specific survival after pericardiectomy. J Am Coll. 43（8），2004, p.445-1452.

14 血管の器質異常

大動脈瘤・大動脈解離の病態

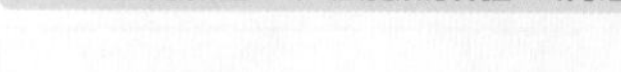

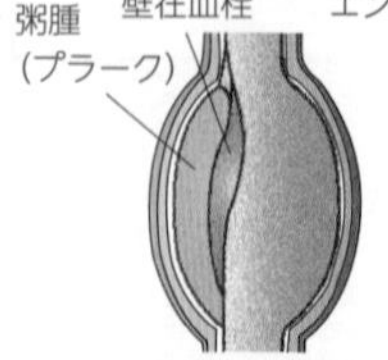

真正大動脈瘤

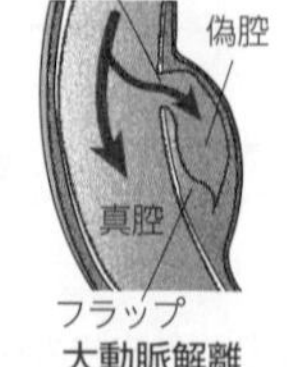

大動脈解離

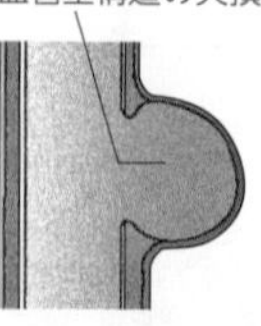

仮性大動脈瘤

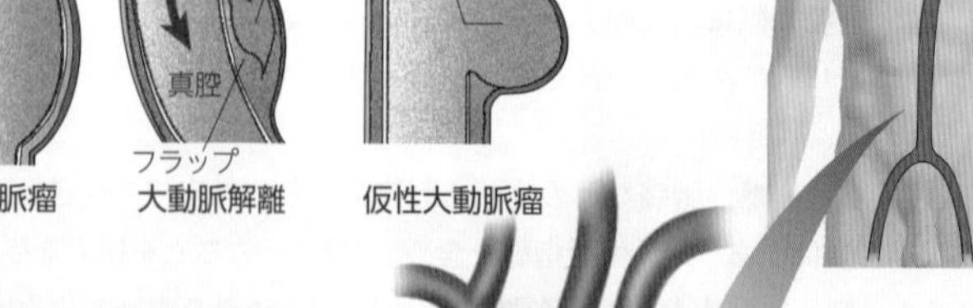

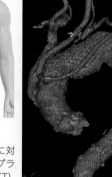

胸部大動脈瘤に対するステントグラフト内挿術（CT）

大動脈解離

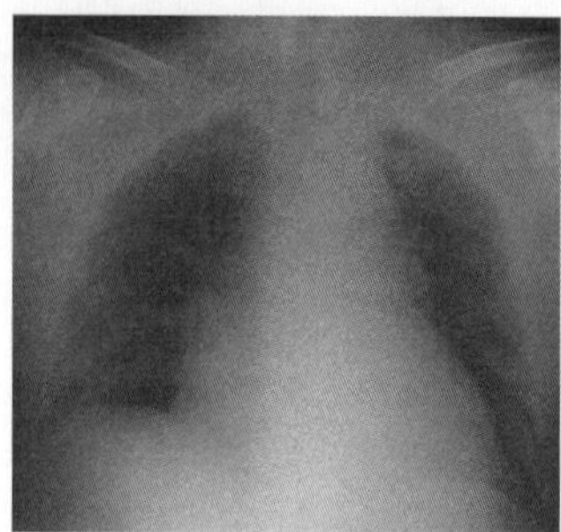

Stanford A 型急性大動脈解離（胸部 X 線）
上縦隔の拡大と急性大動脈逆流による急性左心不全の肺うっ血を認める

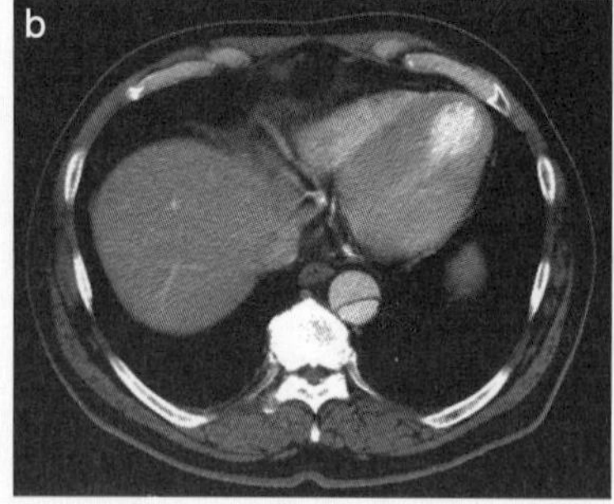

Stanford B 型急性大動脈解離（CT）
a．偽腔閉鎖型
真腔と偽腔が交通していない
b．偽腔開存型
フラップにできた裂口（tear）によって真腔と偽腔が交通している

大動脈瘤の症状

突然の激しい胸背部痛，腹痛，ショックなど

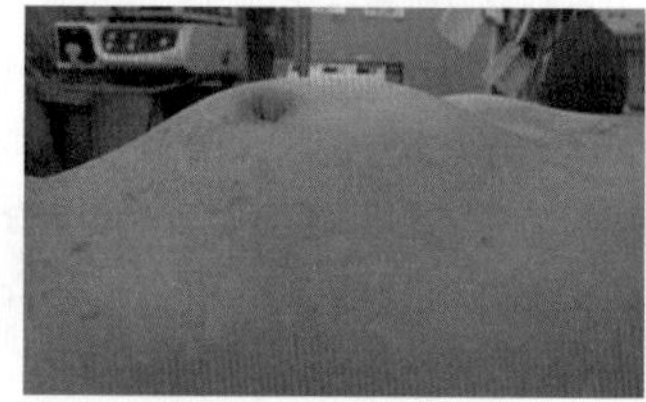

腹部大動脈瘤の腹部膨隆と拍動性の腫瘤蝕知

大動脈解離の治療

人工血管置換術やステントグラフト内挿術などを行う．写真は上行大動脈解離に対する人工血管置換術．

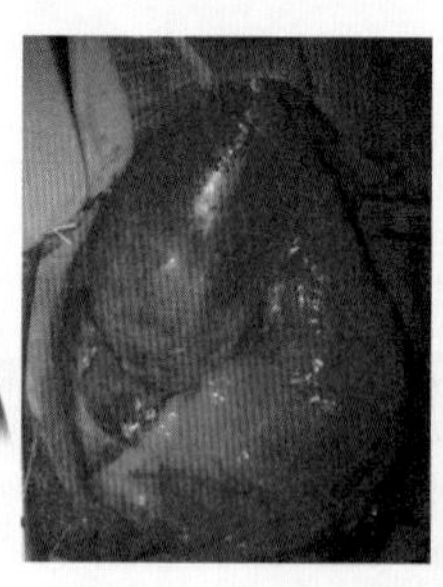

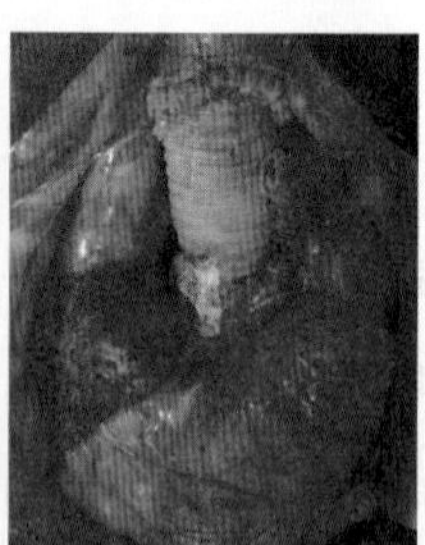

大動脈瘤・大動脈解離の看護

急性期は侵襲が高い治療となるため，患者の状況を把握し，確実な手術につなげる．術後も動脈硬化を基因とした長期的な療養の必要があり，患者の状況に合わせたケアを行う．

1 動脈系

1 大動脈瘤・大動脈解離 aortic aneurysm, aortic dissection

1 大動脈瘤とは

1 概要

大動脈の血管壁の一部が，全周性または局所性に拡張，突出した状態を**大動脈瘤**という（表14-1）．瘤の局在部位によって表14-2のように分類される．大動脈が広く全体にわたって拡張した場合を大動脈拡張症，上行大動脈の基部が拡張した場合を大動脈弁輪拡張症（AAE）*という（図14-3）．

瘤の形状には，紡錘状と嚢状がある．瘤が大きくなると破裂を来し致死的となるが，同じ大きさであれば嚢状の方が破裂の危険性が高い．

動脈壁は内膜，中膜，外膜の３層構造であるが，その全層が瘤化した場合を真性動脈瘤，大動脈壁が破綻し血管外への出血によってできた血腫が，大動脈壁外の線維性の構造物によって被覆されて瘤状に見える場合を仮性動脈瘤と呼ぶ．この場合，その壁には大動脈壁を構成する組織はない．また大動脈解離で瘤を形成した場合は解離性大動脈瘤という．

大動脈瘤の成因で最も多いのは動脈硬化で，その他にベーチェット病や高安動脈炎などの炎症性疾患，マルファン症候群などの遺伝的結合織異常，外傷，感染などがある．一般に大動脈瘤は自覚症状に乏しいが，胸部大動脈瘤では左反回神経麻痺による嗄声や食道圧迫による嚥下障害，腹部大動脈瘤では患者自身が拍動性腫瘤を触れる場合や，腹部膨満感などを訴えることがある．

＊用語解説

大動脈弁輪拡張症
Annuloaortic ectasia：AAE

plus α

紡錘状と嚢状
大動脈が全周性に拡張している瘤を紡錘状，一部が偏側性に袋状または球状に拡張している瘤を嚢状という．

腹部大動脈瘤の成因
閉塞性動脈硬化症との関連が少なく，糖尿病やLDLコレステロールとの有意な関連を認めないとの見解もある．単なる動脈硬化だけでなく，遺伝的要因や炎症性サイトカインなどの関与も示唆されている．

表 14-1 ■正常大動脈と瘤の径

大動脈径	胸部	腹部
正常	30mm 以下	20mm 以下
瘤	45mm 以上	30mm 以上

局所的に瘤状，嚢状に拡張した場合，または直径が正常径の 1.5 倍を超えて拡張した場合に瘤（aneurysm）と診断する．

表 14-2 ■瘤の発生部位による分類

分類	瘤の発生部位	
胸部大動脈瘤 (thoracic aortic aneurysm：TAA，図14-1)	胸部大動脈	上行大動脈（瘤）
		弓部大動脈（瘤）
		下行大動脈（瘤）
腹部大動脈瘤 (abdominal aortic aneurysm：AAA，図14-2)	腹部大動脈*	腎上部（suprarenal）
		腎下部（infrarenal）
胸腹部大動脈瘤 (thoracoabdominal aortic aneurysm：TAAA)	胸部と腹部で連続している場合	

＊腹部大動脈は腎動脈の分岐部を基準として，腎上部・腎下部に分けられる．

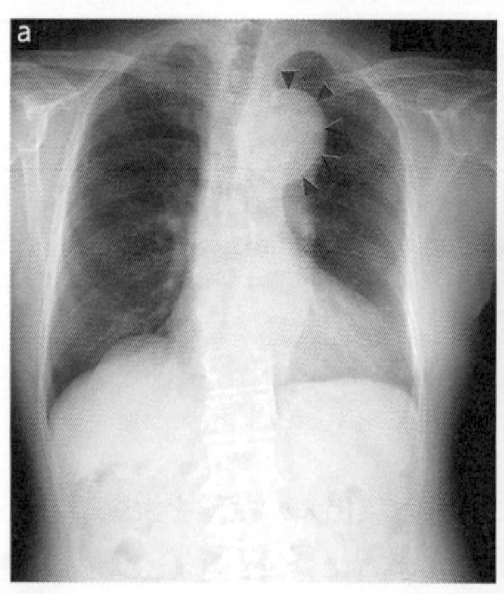

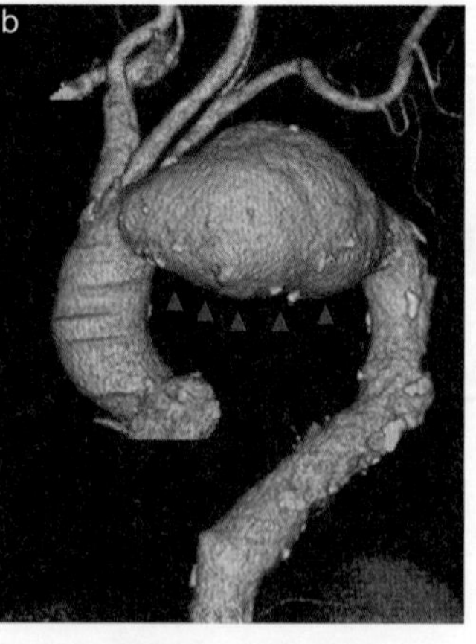

図 14-1 ■胸部大動脈瘤（胸部 X 線・CT 画像）

a. 左第 1 弓（大動脈影）の拡大を認める. b. CT で大動脈弓部に動脈瘤を認める.

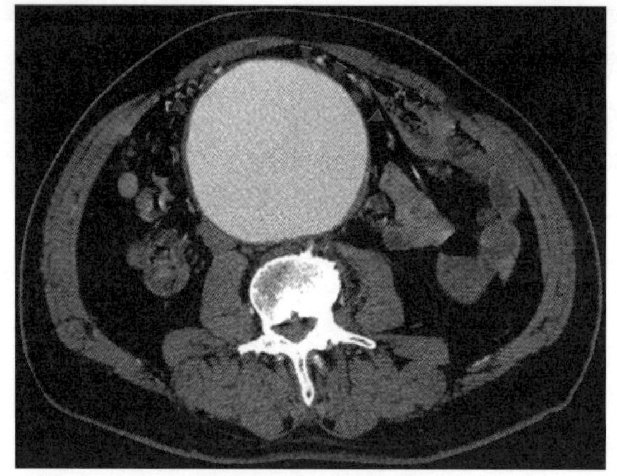

図 14-2 ■腹部大動脈瘤（CT 画像）

CT で著しく拡張した腹部大動脈瘤を認める.

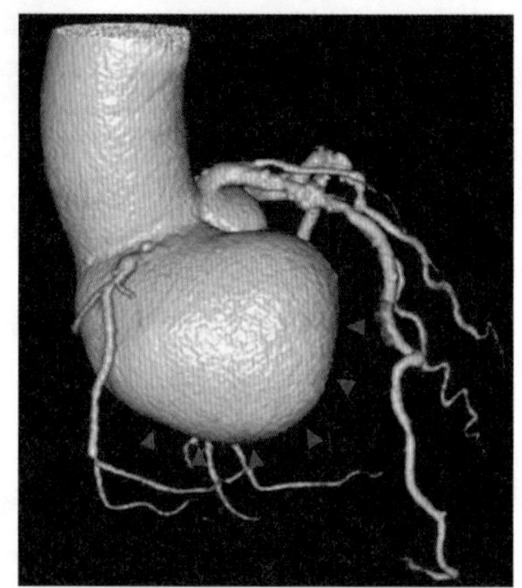

図 14-3 ■大動脈弁輪拡張症（CT 画像）

突然の激しい胸背部痛，腹痛，ショックは，瘤の破裂や解離の際に現れる最も注意すべき症状である．大動脈瘤の破裂は突然死，時に瞬間死を来す場合も少なくなく，死亡率は90％以上と高い．多くは病院到着前に死亡するが，たとえ病院に到着して手術室への移送に成功しても，半数以上は死亡する．

2 検査と診断

胸部 X 線写真の正面像で，右第 1 弓を形成する上大静脈辺縁から右方に突出する陰影，左第 1 弓（大動脈弓部）の瘤状の拡大や飛び出し，下行大動脈の輪郭から突出する不規則な飛び出しは大動脈瘤を疑わせる．下行大動脈のうねりも正面像では飛び出してみられることがあるが，側面像ではうねりと瘤状の拡張を区別しやすい(図14-4)．腹部 X 線写真では，拡張した大動脈壁に石灰化があれば瘤の存在を疑うことができる．しかし実際の診断は難しく，腹部エコー検査の際に偶然見つかる場合が多い．

腹部単純 CT を撮影すれば大動脈の拡張は容易に診断できるが，壁の性状，

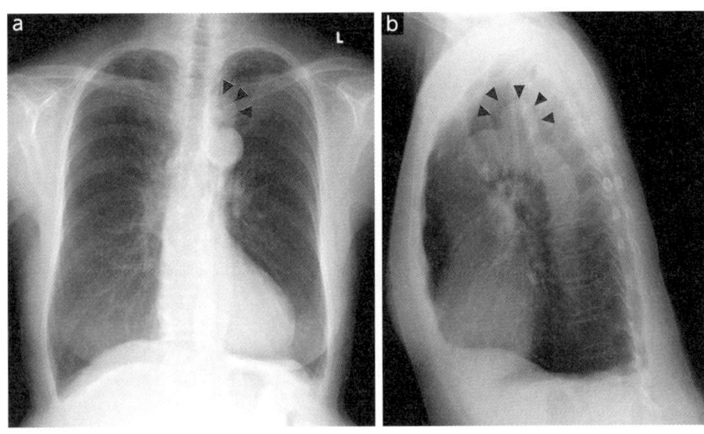

図 14-4 ▒胸部X線写真（正面像と側面像）
a. 左第1弓に円形の突出を認め，b. 側面像で瘤とわかる.

壁在血栓の有無，内腔の構造などは評価できないため，造影CT検査を要する．なかでも瘤の形状や径は，破裂の危険性や手術適応を決定する上で重要である．

単純CTで，瘤の前方から前側方にかけて瘤周囲に厚い軟部陰影を認め，造影CTの後期相で同部が濃染する場合は，炎症性大動脈瘤を疑う．瘤が破裂すると，胸部大動脈瘤では縦隔内や胸腔内，腹部大動脈では後腹膜腔へ広がる血腫像を認める（図14-5）．わずかな出血も見逃してはならず，詳細な判読が重要である．

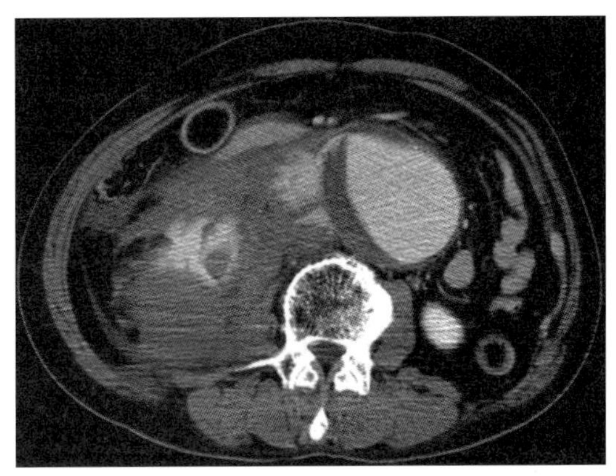

図 14-5 ▒腹部大動脈瘤の破裂（CT画像）

3 治療

外科的治療には，体外循環で心停止下に行う人工血管置換術やステントグラフト内挿術がある．胸部下行大動脈瘤は左開胸で手術が可能であるが，瘤が下行大動脈の遠位側まである場合や胸腹部大動脈瘤では，開胸に加え開腹も必要となり，手術の侵襲度は高い．このため瘤が広範囲に及ぶ場合は，人工血管置換術とステントグラフト内挿術を組み合わせたハイブリッド治療も行われている．

大動脈基部に病変がある場合は，人工弁付き人工血管によるベントール（Bentall）手術を行う．また近年，自己弁を温存して大動脈基部だけを人工血管で置換するreimplantation法も普及している．弓部大動脈瘤は，弓部3分枝を再建できる人工血管を用いた弓部置換術を行う．腹部大動脈瘤は，体外循環を行わずに大動脈を遮断して人工血管に置換する手術（図14-6）やステントグラフト内挿術を行う．

手術の適応とならない場合は内科的治療を行う．高血圧や脂質異常症，糖尿病，肥満，喫煙などの動脈硬化の危険因子を厳格に管理する．なかでも降圧治

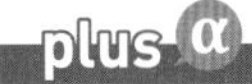

大動脈瘤の外科的治療の適応
60mm以上の胸部大動脈瘤，50mm以上の腹部大動脈瘤，30mm以上の総腸骨動脈瘤が外科的治療の適応となる.

ステントグラフト内挿術
低侵襲に瘤腔の血栓化，縮小，消失が期待される治療法であるが，ステントグラフト端における瘤腔への血流の漏れ（エンドリーク）があると，瘤は増大傾向を示し，長期的な予後は不良となる.

➡人工血管置換術については，p.119参照.

➡ステントグラフト内挿術については，p.110参照.

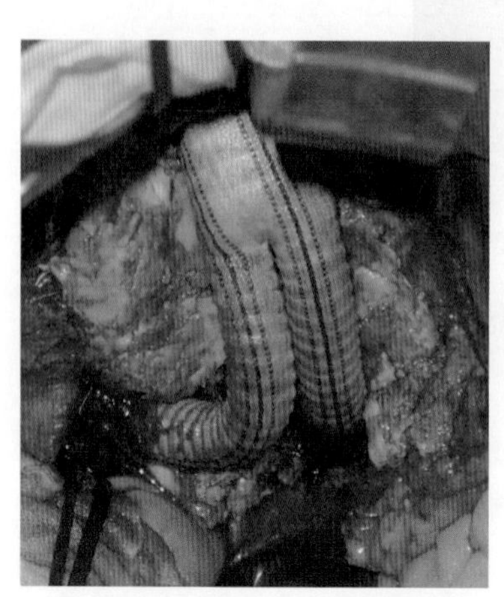

図 14-6 ■ Y型人工血管置換術

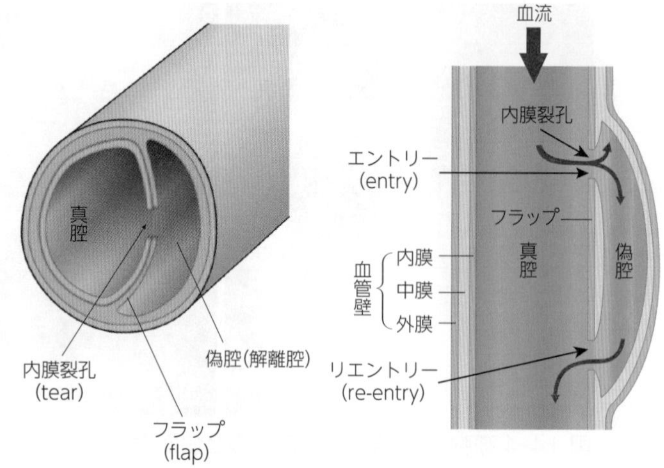

図 14-7 ■大動脈解離の病態

真腔から偽腔へ血液が流入する裂口を入口部（entry）といい，再流入する裂口を再入口部（re-entry）という．

療と禁煙は，瘤の拡大や破裂を防ぐために重要である．β遮断薬を第一選択薬とし，収縮期血圧105～120mmHgを目標に管理する．最大用量のβ遮断薬を投与しても降圧目標に到達できないときは，他の降圧薬を併用する．日常生活では，歯をくいしばって物を持ち上げる運動，排便時のいきみ，持続する咳き込みなど，血圧の急激な上昇を来す行動に注意する．

2 大動脈解離とは

1 概要

大動脈壁が中膜のレベルで二層に剝離し，動脈走行に沿って二腔になった状態を**大動脈解離**（aortic dissection）という（図14-7）．解離を生じると，内膜と中膜の一部からなるフラップ（flap）によって，本来の動脈内腔である真腔と，新たに生じた偽腔に隔てられる．フラップにできた裂口（tear）によって真腔と偽腔が交通している場合を偽腔開存型大動脈解離といい，交通していない場合を偽腔閉塞型大動脈解離という．多くの場合180/120mmHgを超える異常な高血圧を認め，急性臓器障害を伴う高血圧緊急症として扱われている．大動脈解離では瘤形成を認めないことが多いが，大動脈径が拡大して瘤形成を認めた場合は解離性大動脈瘤（dissecting aneurysm of the aorta）という．

大動脈解離の原因として，動脈硬化やマルファン症候群などの遺伝的結合織異常症，多発囊胞腎などがある．

大動脈解離の分類

大動脈解離は解離の範囲，偽腔の血流状態，病期によって分類する．

解離の範囲による分類は，スタンフォード（Stanford）分類とドベーキー（DeBakey）分類がある（表14-3）．スタンフォード分類は，上行大動脈に解離がある場合をA型（図14-8），それ以外をB型とする（図14-9）．ドベーキー分類

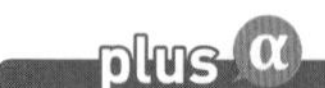

血栓閉塞型大動脈解離
通常，偽腔閉塞型大動脈解離では，解離腔内の血液は凝固しており，血栓閉塞型大動脈解離と呼ばれることもある．

偽腔の再開通・再解離
閉塞していた偽腔が再開通した場合を偽腔の再開通，従来の偽腔とは別の部位に新たに解離が生じた場合を再解離という．

表 14-3 ■大動脈解離の分類

スタンフォード（Stanford）分類	A 型：上行大動脈に解離がある		B 型：上行大動脈に解離がない	
解離の範囲				
ドベーキー（DeBakey）分類	Ⅰ型：上行大動脈に裂口があり，解離が左鎖骨下動脈分岐部を超えて弓部大動脈より末梢に及ぶ	Ⅱ型：上行大動脈に解離が限局する	Ⅲ型：下行大動脈に裂口がある Ⅲ a 型：腹部大動脈に解離が及ばない	Ⅲ型：下行大動脈に裂口がある Ⅲ b 型：腹部大動脈に解離が及ぶ

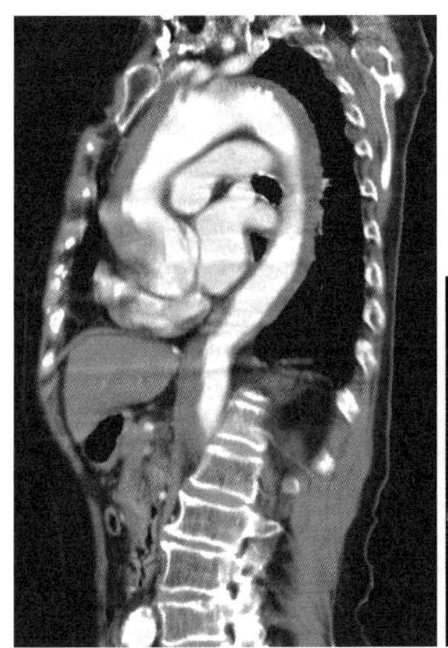
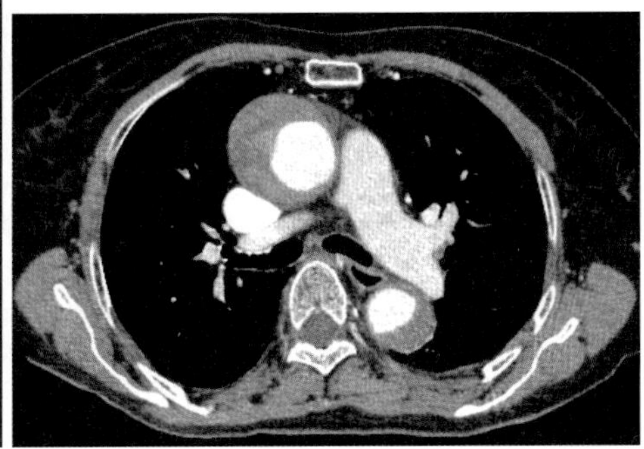

図 14-8 ■スタンフォード A 型大動脈解離（CT 画像）

はⅠ型，Ⅱ型，Ⅲ型（Ⅲ a 型，Ⅲ b 型）に分類する．

偽腔の血流状態による分類には偽腔開存型，偽腔閉塞型，潰瘍様突出（ulcerlike projection：ULP）型がある．

病期による分類では，発症 48 時間以内を超急性期，2 週間以内を急性期，2 週間以降を慢性期とする．

▌症候

急性大動脈解離を発症すると，突然の激しい胸背部痛を認める．痛みの特徴は発症の最初が一番強く，解離の進展に伴い，胸から背中，腰部へと移動する．解離の発生部位によってさまざまな合併症を生じ，多彩な臨床症状を認める．

合併症

大動脈解離は発症直後から経時的に血管の拡張，狭窄，閉塞，破裂などを生じ，さまざまな合併症が現れる（表14-4）．

2 検査と診断

突然発症した激しい胸背部痛を認めたときは，急性大動脈解離を疑う．図14-10に示した検査・診断を行い，治療につなげる．

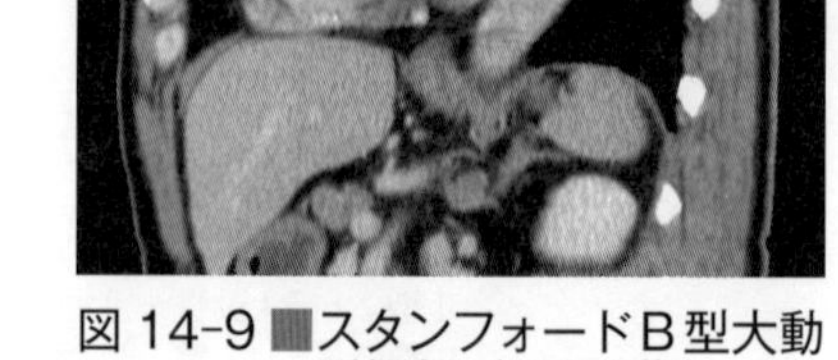

図 14-9 スタンフォードB型大動脈解離（CT 画像）

3 治療

上行大動脈に解離を認めるスタンフォードＡ型急性大動脈解離は，内科的治療の予後が極めて悪く，緊急手術の適応である．上行大動脈の人工血管置換術を行い，必要に応じ弁輪部の修復術や弓部置換も行う．緊急手術ができない場合のスタンフォードＡ型，大動脈径の拡大や合併症を有するスタンフォードＢ型は，速やかに緊急手術ができる施設へ転院搬送する．

スタンフォードＢ型急性大動脈解離は，厳格な降圧治療と画像診断による経過観察，リハビリテーションなどの内科的治療を行うが，ショックや血圧低下を

表 14-4 大動脈解離の合併症

大動脈弁閉鎖不全	上行大動脈の解離が逆行性に大動脈弁輪部まで及ぶと，弁交連部や弁輪が支持を失い，大動脈弁逆流を認める．急激な弁逆流では重篤な急性左心不全を来す．緊急手術の適応である．
大動脈瘤の形成	解離腔の外壁が拡張すると，大動脈瘤を形成する．瘤が大きくなると他臓器への圧迫症状が現れ，上行大動脈では上大静脈症候群，弓部大動脈では左反回神経麻痺による嗄声や嚥下障害などを認める．著しく拡大した瘤は，破裂の危険性が極めて高い．
心タンポナーデ	上行大動脈の解離が弁輪部を越えて心嚢内破裂，もしくは切迫破裂すると，心タンポナーデによりショックや心停止を来す．大動脈解離で突然のショックや心停止を合併したときは心タンポナーデを疑う．
胸腔内や他の部位への出血	大動脈が破裂すると縦隔，胸腔，腹腔，後腹膜などに出血を来す．緊急手術が必要であるが，救命が困難な場合も多い．
狭心症・心筋梗塞	解離が冠動脈入口部に及ぶと，狭心症や心筋梗塞を合併する．解剖学的に，右冠動脈に発生しやすい．
脳虚血	大動脈弓部の解離で，腕頭動脈や左総頸動脈に狭窄・閉塞を来すと，脳虚血を生じる．大動脈解離の約5％に発生し，意識障害や麻痺を認める．
分枝血管の虚血・対麻痺・播種性血管内凝固（DIC）など	**分枝血管の虚血**：偽腔が真腔を圧迫すると，臓器への血流が障害され，さまざまな症状を呈する． **対麻痺**：脊髄下部の血流が途絶すると重篤な神経症状が出現する．特に下肢の対麻痺は不可逆的なことが多く，重篤な後遺症となる． **播種性血管内凝固（DIC）**：偽腔内で多量の血栓が形成された場合や破裂による大量出血によって，播種性血管内凝固（DIC）を生じることがある．

身体診察	血液検査
・四肢の血圧 ・大動脈弁逆流性雑音 ・心不全徴候　など	通常の検査項目に加え，Dダイマー（血栓の指標）を確認. Dダイマーが陰性であれば解離の可能性は低い.

心電図	心エコー法
・胸痛の鑑別診断 ・急性冠症候群と急性肺血栓塞栓症の鑑別	左室壁運動，大動脈弁逆流，心膜液貯留，心タンポナーデを評価. さらに上行大動脈や頸動脈，腹部大動脈の解離（フラップ）の有無を観察. 大動脈解離が疑われたときは，CT検査室に移送し，撮影する. 移送前には必ず血圧を確認し，収縮期血圧100～120mmHgを目標に十分な降圧治療，必要に応じ鎮痛治療も行う.
胸部X線写真	
上縦隔の拡大や心不全の有無を確認.	

CT検査
可能な限り単純（非造影）CTを撮影し，オリエンテーションをつける．続いて造影CTを撮影し大動脈解離を診断したら，病型分類などを評価し，治療法を決定する.

図 14-10 ■大動脈解離の検査・診断

伴う破裂，治療抵抗性の疼痛，臓器虚血などがある場合は，緊急手術の適応である.

発症から 2 週間以上経過した慢性期大動脈解離は一般的に予後良好であり，状態が安定していればスタンフォード A 型，B 型ともに内科的治療を行う.

破裂や切迫破裂，大動脈径の拡大，大動脈弁逆流，分枝閉塞，解離の進展，再発などがある場合は外科的治療の適応で，人工血管置換術やステントグラフト内挿術を行う.

3 大動脈瘤・大動脈解離の患者の看護

瘤の拡大，破裂，大動脈の解離による血流遮断，血管閉塞によるさまざまな症状を呈する．治療と病期別に看護のポイントを記載する.

1 内科的治療：急性期

突然の激痛とともに，生命の危機的状況となり，患者・家族は不安を強く感じる．痛みと不安緩和のための鎮痛・鎮静管理と血圧コントロールが重要となる．目標血圧が維持できるように，指示された薬剤投与と血圧上昇を防ぐ日常生活援助と安静の保持に努める．特に胸部大動脈に急性解離，破裂が生じると，血腫形成，血管透過性の亢進による胸水貯留，全身性炎症反応症候群が生じ，肺のガス交換が障害される．血痰の増加，痰の性状の変化は，解離の進行を示唆することもあり，確実な酸素投与と，呼吸音，SpO_2，動脈血液ガス値の観察を行う．脈拍測定は必ず左右の橈骨動脈，足背動脈の触知，ならびに左右の手足のチアノーゼ，冷感，四肢の麻痺の有無を確認する．鎮静薬なども使用されているが，意識レベルの確認も行う．時間尿量の観察は，血行動態の把握だけではなく，内臓動脈の血流障害の可能性を知るためにも意味がある．

治療上必要なベッド上での安静により，筋力の低下，状況判断能力の低下が生じるため，せん妄や転倒・転落のリスクも高まる．患者の思考の混乱，痛みは睡眠にも影響し，緊急入院による不安や恐怖は，患者の精神状態への問題を引き起こす．身体症状を安定化させる援助のみならず，患者・家族の安楽・安寧につながる精神的な援助も重要となる．

2 外科的治療：術前

急激な発症とともに緊急手術を行う場合もあるが，画像診断の進歩，人間ドックの普及や他の疾患の検査により，偶然に大動脈瘤や解離性大動脈瘤が発見されることも多くなった．この場合，患者は無症状であることも多く，疾患の重大さを認識できないことも多い．服薬を含めた血圧のコントロールの重要性と，日常生活上で重いものは持たない，排便時の努責に気を付けるといった注意事項を説明し，急激な血圧上昇を防ぐ療養が行えるように関わる．

3 外科的治療：術後

一般的な開心術よりも大動脈の外科的治療は，術後合併症のリスクも高いため，集中治療室でのケアが行われる．呼吸管理および循環動態の管理が重要となる．

胸部大動脈手術後

胸部大動脈手術後は，血圧が上昇すると吻合部からの出血や大動脈解離の進展の危険がある．また，長時間の体外循環や低体温で凝固因子が減少しており出血傾向を認めるため，活性凝固時間（ACT）などの凝固検査の数値をモニタリングし，新鮮凍結血漿（FFP）や血小板製剤の輸血が検討される．ドレーンから200mL／時間以上の出血が持続する場合は，再開胸が必要な場合もあり，時間出血量と血行動態の的確な把握が重要となる．一方で，ドレーンからの出血の減少は，ドレーンが凝血塊で閉塞され心タンポナーデを来している可能性もある．アシドーシスが持続する場合は，末梢循環障害，臓器血流障害が生じている可能性があり，特に腸管虚血は重篤化しやすいため，早期に対処する必要がある．また，胸部大動脈手術は体外循環の影響により，術中に脳梗塞を発症するリスクがある．意識状態の確認や，麻痺の有無，従命反応を観察することが重要である．人工血管を移植することにより，感染のリスクもある．発熱，白血球を経時的に観察し，感染徴候の早期発見と対応を行う．

弓部大動脈置換術後

弓部大動脈置換術で弓部３分枝の再建に異常がある場合は，上肢の血圧が低下する場合があるため，四肢の血圧を測定しモニタリングする．また，弓部大動脈の近くを走行する反回神経の麻痺が生じる場合がある．誤嚥が生じやすくなるため嚥下の様子を観察し，水にとろみをつけ，食事形態の工夫を検討する．左開胸での手術が行われる場合は，手術操作による肺への影響により，左胸水貯留や気胸，血胸が生じる場合もあるため呼吸ケアが重要となる．

下行大動脈・胸腹部大動脈置換術後

下行大動脈置換術，胸腹部大動脈置換術は，左開胸手術が行われることも多く，肺障害（呼吸障害）への対応が必然となる．左開胸の場合は痛みも強く，痰の喀出が困難になる場合もあるため，肺炎など呼吸器合併症を予防するケアを実施する．最も重篤な合併症は対麻痺であり，術後の血行動態，特に高めの血圧と十分な心拍出量の維持が重要となる．

また，脊髄障害（対麻痺）予防のために行われる脳脊髄ドレナージの管理やステロイドやナロキソンの薬物投与を確実に行うことが必要である．胸腹部大動脈置換術の場合は，置換範囲も広く，体外循環や手術時間も長いため出血が生じやすい．血腫の貯留は，呼吸障害や感染の誘因となるため，ドレーン管理が重要となる．また，胸腹部や腎臓への分枝血管の再建を行った場合は，十分な尿量があるか，腹部膨満などの腸管虚血の所見がないかなどを観察することが重要である．血栓や粥腫による下肢虚血にも十分注意する．

ステントグラフト治療後

➡大動脈ステントグラフト内挿術への看護については，p.111 参照.

ステントグラフトによる治療は，ステントグラフトが挿入できる解剖学的条件に適合した場合や，開腹や開胸による手術歴がある場合，高齢者，慢性腎不全などの透析患者，呼吸機能が低下している患者など，手術リスクが高い患者が対象となる．ステントグラフトと人工血管置換術を組み合わせたハイブリッド治療が行われる場合もある．

4 内科的治療・外科的治療：慢性期

大動脈瘤・大動脈解離は動脈硬化を起因とするものが大部分を占め，脳梗塞や冠動脈疾患など新たな血管疾患の発生リスクもあり，治療後であっても高血圧や動脈硬化を防ぐ，食事，運動，服薬，禁煙などの継続した療養が重要である．しかし，治療＝完治というイメージもあり，潜在するリスクについて患者自身が理解できないことが多く，セルフケア支援することが難しい場合も多い．患者の病気への認識を確認するとともに，生活の詳しい状況を聞き取りながら，患者自身で療養を行えるような具体的な支援を行う．

2 高安動脈炎（大動脈炎症候群）
Takayasu's arteritis/aortitis syndrome

1 高安動脈炎（大動脈炎症候群）とは

1 概要

高安動脈炎＊は，大動脈やその主要分枝に生じる血管炎である．血管炎は動脈壁の外膜から内膜にかけて全層に及び，狭窄，閉塞，拡張を来し，血流障害や臓器障害，動脈瘤などを認める．日本をはじめとするアジア地域に多く，20～50歳代に好発し，約9割が女性である．明らかな原因は不明であるが，

用語解説

高安動脈炎
かつては大動脈炎症候群と呼ばれていたこともあるが，病変は大動脈以外にも，全身の動脈血管に生じるため，現在は発見者の名前に因んで高安動脈炎という．

HLA-B52 や HLA-B39 を有する遺伝的素因，CD8 陽性 T 細胞を介した細胞性免疫の関与による血管障害，梅毒や他のウイルス感染症などが考えられている．大動脈狭窄，腎動脈狭窄，大動脈瘤，大動脈弁閉鎖不全症を合併した場合の予後は不良で，死因は脳血管障害，心不全，動脈瘤破裂が多い．

血管病変と分類

血管炎による狭窄，閉塞，拡張などの病変分布から 4 型に分類される[1]．

狭窄性病変が大動脈弓部分枝にある場合をⅠ型（図14-11），大動脈にある場合をⅡ型，弓部分枝と胸腹部大動脈およびその分枝にある場合をⅢ型，拡張性病変や動脈瘤がある場合をⅣ型と分類する．また，Ⅱ型を別名で異型大動脈縮窄症という．実際には狭窄性病変と拡張性病変が混在していることが多い．

症状

初期には発熱，頸部痛，全身倦怠感といった非特異的な症状を認めるのみで，急性上気道炎と間違われることがある．次第に血管炎が進行すると，狭窄性病変や拡張性病変による多彩な臨床症状が現れる．

身体診察では動脈拍動の触知不良，特に上肢血圧の左右差，脈なし，血管雑音，大動脈弁閉鎖不全症による拡張期逆流性心雑音，下腿の前脛骨部に多発する結節性紅斑などを認める．特に異型大動脈縮窄症では，上半身の高血圧と下肢の冷感，足背動脈の触知不良を同時に認める．

高安動脈炎に特異的な所見はない．多彩な臨床所見から，その背景に本疾患を疑うことが診断の鍵となる．

2 検査と診断

血液・生化学検査で白血球増多，CRP 陽性，赤沈亢進，γグロブリン上昇などの炎症反応を認める．画像診断には胸部単純 X 線，造影 CT，MRA（図14-12），血管エコー，血管造影，FDG-PET/PET-CT がある．胸部 X 線写真では，下行大動脈の波状化や上行大動脈の拡張，肺動脈病変例では肺血管影の減少などを認める．造影 CT では大血管やその分枝に，限局性あるいはびまん性の狭窄，拡張，拡張のなかに狭窄を伴う念珠状の病変を認める．拡張性病変は，通常の動脈瘤との鑑別が難しく，病理所見で初めて診断されることがある．血管エコーでは，マカロニサインを認める（図14-13）．長期的な経過観察は，被曝を伴わない MRA が有用である．また ^{18}F-FDG PET/PET-CT による大血管への集積から，血管炎の局在や活動性を診断することができる．

3 治療

内科的治療の基本は，副腎皮質ステロイドによる抗炎症治療である．寛解状態となれば徐々に減量し，再燃を防ぐ必要最小量で維持する．有意な狭窄性病変がある場合は抗血小板薬を服用し，必要に応じてカテーテルを用いた血管内治療（endovascular treatment：EVT）を行う．

外科的治療は原則的にステロイドの非投与時で，炎症の非活動期に行う．

plus α

狭窄性病変の臨床症状
めまい，失神，視力障害，狭心症，心筋梗塞，四肢の冷感，疼痛，間欠性跛行などを認める．

拡張性病変の臨床症状
大動脈瘤，頸動脈瘤，腎動脈瘤，大動脈弁閉鎖不全症，心不全などを認める．

plus α

ステロイドで寛解できない場合
メソトレキセート，アザチオプリン，シクロホスファミドなどの免疫抑制薬やトシリズマブなどの生物学的製剤の併用を考慮する．

外科的治療
異型大動脈縮窄症では人工血管置換術，分枝狭窄ではバイパス手術，大動脈弁閉鎖不全症では人工弁付き人工血管置換術（Bentall 手術）などを行う．大動脈瘤では，瘤の最大短径が胸部で 50mm 以上，腹部で 40mm 以上，拡大傾向，瘤に伴う症状，瘤の破裂を認めた場合が外科手術の適応で，人工血管置換術を行う．

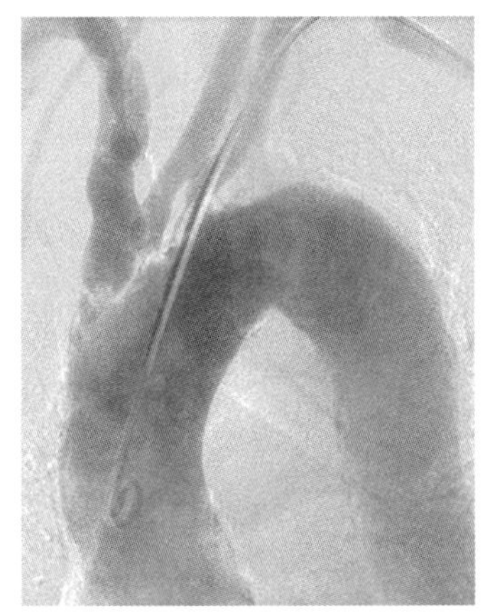

図 14-11 ■高安動脈炎（カテーテルによる大動脈造影）

大動脈弓部分枝に拡張性，狭窄性病変を認める．

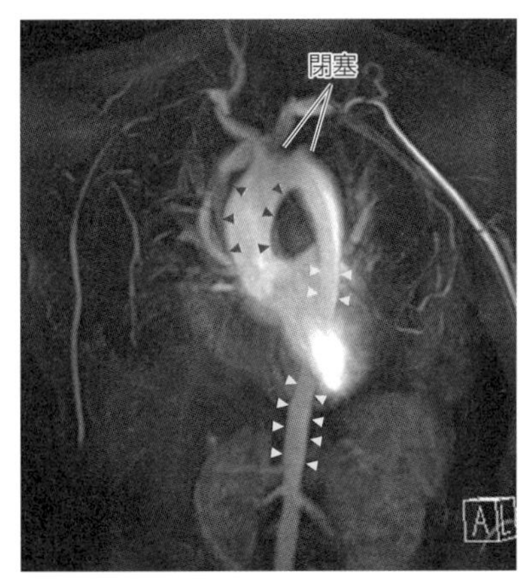

図 14-12 ■高安動脈炎（MRA）

上行大動脈の拡張（▲）と下行大動脈の狭窄（△），および弓部分枝のうち左総頸動脈と左鎖骨下動脈の閉塞を認める．

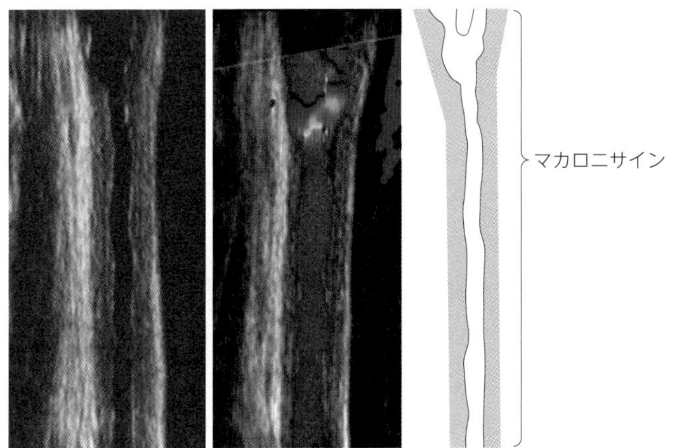

図 14-13 ■高安動脈炎の総頸動脈におけるマカロニサイン（血管エコー）

総頸動脈壁が全周性に肥厚し，内腔が狭小化したマカロニサインを認める．

2 高安動脈炎（大動脈炎症候群）患者の看護

病変の血管部位によってさまざまな症状を呈するため，それぞれの症状に応じた看護を行う．症状の観察に加え，上肢・下肢血圧測定，上肢・下肢脈拍触知，頸部・背部・腹部などの血管雑音の有無を確認し，痛み，倦怠感，易疲労感などに対する看護ケアを行うことが重要である．

内科的治療としてステロイド療法，免疫抑制薬による治療が行われる場合は，治療に伴う副作用を含めた観察と看護ケアを行う．

3 閉塞性動脈硬化症（末梢動脈疾患）
arteriosclerosis obliterans：ASO

1 閉塞性動脈硬化症（末梢動脈疾患）とは

バージャー病（閉塞性血栓血管炎）が少なくなり，最近では動脈疾患のほとんどが動脈硬化性病変によることからまとめて末梢動脈疾患（peripheral arterial disease：PAD）として扱うことが多くなった．

1 概要

閉塞性動脈硬化症（ASO）は動脈硬化によって，主に下肢動脈の狭窄，閉塞を来す疾患（下肢動脈閉塞症）である（図14-14a，図14-14c）．腎動脈分岐部以下の腹部大動脈から腸骨動脈，下肢動脈に発生し，下肢のしびれや冷感，間欠性跛行*などの症状を認める．さらに虚血が進行すると，安静時の激しい疼痛や下肢先端の潰瘍，壊死を生じ，特に重症例で血行再建ができない場合は，患肢の切断が必要となる．

用語解説

間欠性跛行
歩行時に疼痛が出現し，休むと歩けるようになるが，また歩行すると同様の症状が出現する．

糖尿病，脂質異常症，高血圧，喫煙などの動脈硬化の危険因子が原因で，虚血性心疾患や脳血管疾患，慢性腎臓病がある場合は，より高頻度に合併する．心血管死が過半数を占め，ASO が直接の死因になるのは 5%程度である．

PAD の症状による重症度分類として，フォンタン分類がある（表14-5）．

2 検査と診断

ASO の診断には，足関節上腕血圧比（ABI）の測定を行う．ABI は左右の足関節の収縮期血圧を左右の上腕の高い方の収縮期血圧で除して求める．正常では下肢の血圧が高いため，1.0 以下になることはなく，0.9 以下のときに ASO を疑う．ABI が低いほど ASO は重症で，心血管病のリスクも高い．ABI が低く，間欠性跛行などの症状を認める場合は，次に下肢動脈エコー，血管造影，造影 CT（CT angiography），MRI（MRA）などの画像検査を行う．下肢動脈エコー検査は侵襲を伴わず造影剤を必要としないため，第一選択となるが，正確な診断には熟練を要する．CT angiography は，短時間で広範囲にわたる血管評価に優れ，末梢動脈に閉塞性病変を認めれば確定診断となる．ただし，造影剤を使用するため，腎機能低下がある場合は注意が必要である．

3 治療

治療の基本は糖尿病，脂質異常症，高血圧症，喫煙などの動脈硬化の危険因子の厳格な管理である．特に喫煙者では，完全な禁煙を指導する．

フォンタン分類Ⅰ度または症状が軽い場合は，抗血小板薬の内服による薬物療法を行う．フォンタン分類Ⅱ度は薬物療法，運動療法，血行再建術を組み合わせて行う．薬物療法は，抗血小板薬と血管拡張薬を併用する．運動療法は，監視下での実施が安全である．非監視下に家庭で行う場合は，30 分間以上で疼痛が出現するまでの

表 14-5 フォンタン分類（Fontaine 分類）

Ⅰ度	無症状
Ⅱ度	間欠性跛行
Ⅲ度	安静時疼痛
Ⅳ度	潰瘍，壊死

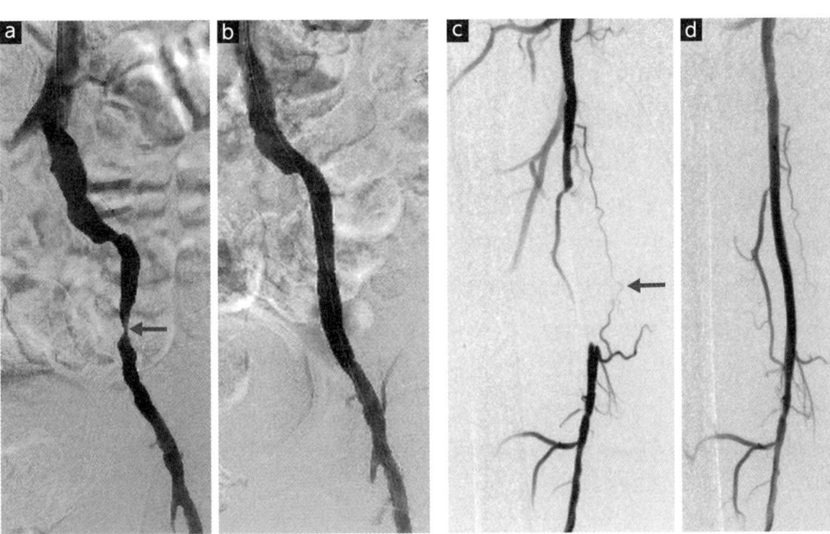

図 14-14 ■閉塞性動脈硬化症（ASO）

a．左外腸骨動脈の ASO と b．PTA 治療後．c．右浅大腿動脈の ASO と d．PTA 治療後．

plus α

経皮的血管形成術（PTA）

Percutaneous transluminal angioplasty．PTA はバルーンやステントを用いて病変部を拡張するカテーテル治療で，外科手術と比べ侵襲度が低い．

歩行を，できれば週3回以上繰り返す．薬物療法と運動療法により，側副血行路の発達が期待できる．これらの治療で十分な効果が得られなければ，血行再建術の適応である．血行再建術には，経皮的血管形成術（PTA，図14-14b，図14-14d）と外科的バイパス手術*がある．一般に，局所的な病変に対してはPTA，広範囲にわたる病変やPTAが困難な場合はバイパス手術を行う．

重症虚血による安静時疼痛や潰瘍，壊死がある場合は，患肢切断のリスクが高く，早急な血行再建が必要である（図14-15）．治療の目標は，長期予後よりも疼痛や潰瘍を改善し，患肢の切断を防ぐことである．このため，まずは侵襲度が低いPTAを行うことが多い．PTAで十分な効果が得られなければ，次にバイパス手術を考慮するが，難易度は高い．またプロスタグランジン製剤の静注投与は疼痛や潰瘍を改善し，切断を防ぐ効果が期待できる．重症虚血や感染によって疼痛が改善せず，潰瘍や壊死を生じ，血行再建ができない場合は，患肢の切断を検討する．

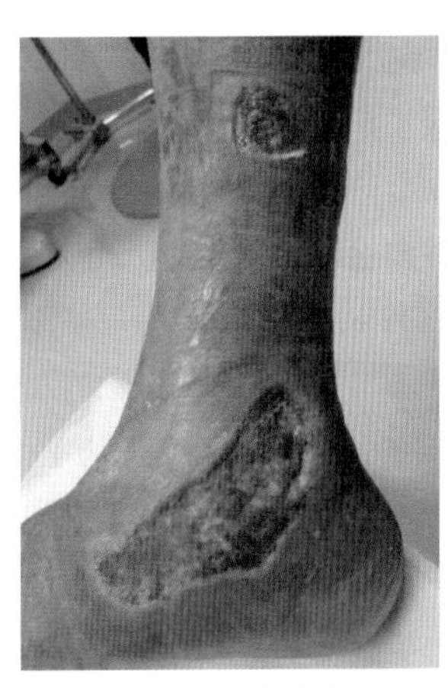

図 14-15 ■重症虚血による下肢の皮膚潰瘍

*用語解説

バイパス手術

腹部大動脈 - 大腿動脈，大腿動脈 - 膝窩動脈，健側の大腿動脈 - 大腿動脈，腋窩動脈 - 大腿動脈などを，人工血管や静脈グラフトを用いて外科的に吻合する．

2 閉塞性動脈硬化症（末梢動脈疾患）患者の看護

病因である糖尿病や慢性腎臓病などに対する療養指導を行うとともに，脂質異常症，高血圧，喫煙，肥満など動脈硬化の危険因子に応じた看護ケアを行う．食事，服薬，運動療法が重要であるため，患者の日常生活に合わせて療養が行えるように，一緒に方法を検討する．寒冷により血管が収縮するため，靴下の着用など保温するよう伝える．また，血行障害によって皮膚も薄くなり損傷を受けやすい状況になっているため，清潔に保ちローションを塗布し，乾燥

➡動脈硬化症患者の看護 p.183 も参照．

を防ぐケアを行うよう指導する．

間欠性跛行に対する運動療法は，側副血行路の発達が期待でき，重症化による下肢切断を防ぐために重要である．「運動しましょう」ではなく，患者が1日の中で取り入れられる運動を具体的に一緒に考え，患者自身がセルフケアできるように関わり，外来でも継続的にフォローアップできる体制を整える．

重症例に対しては，血行再建術（PTA，ステント留置術，バイパス術）が行われる．術後は循環動態を観察し，血行障害の改善状況を，血流，皮膚の色調・温度，脈拍，疼痛の有無や程度などから把握し，アセスメントする．

4 閉塞性血栓血管炎（バージャー病）
thromboangitis obliterans：TAO/Buerger's disease

1 閉塞性血栓血管炎（バージャー病）とは

1 概要

50歳未満の喫煙者で発症し，上肢と下肢における末梢側の血栓性動脈閉塞，遊走性静脈炎またはその既往があり，喫煙以外の閉塞性動脈硬化症の危険因子がない場合を**バージャー病**（Buerger's disease）という．バージャー病は**閉塞性血栓血管炎**（thromboangitis obliterans：TAO）と呼ばれることもある．喫煙者に発症するが，明らかな病因は不明で，たばこに対するアレルギー，慢性的な反復外傷，抗リン脂質抗体症候群，プロテインS/C欠損症などの血液凝固系異常，抗好中球細胞質抗体(ANCA)*などの自己抗体，免疫異常による血管炎，血管攣縮，感染，歯周病などが考えられている．30～40歳代で発症し，喫煙者の男性に多い．明らかな地域性があり，アジア，中近東，地中海に多いが，日本の患者数は著しく減少している．

*用語解説
抗好中球細胞質抗体
Antineutrophil cytoplasmic antibody：ANCA

上下肢の動脈の狭窄や閉塞，肢端静脈のうっ血による虚血性紅潮，遊走性静脈炎，足底の跛行などの所見を認め，特に上肢罹患の有無が閉塞性動脈硬化症との鑑別となる．約50%の患者に上肢や下肢の潰瘍，壊死病変を認め，切断が必要となるのは約20%である．60歳を超えると潰瘍，壊死による切断はまれとなり，一般に生命予後は良好である．日本の難病疾患に指定されている．

2 検査と診断

血管造影や造影CTで，肘関節より末梢の上肢や膝関節より末梢の下肢動脈に閉塞性病変を認める（図14-16）．血管造影の特徴として，先細り型の狭窄，閉塞，途絶像とコルク栓抜き状，樹根状，橋状の側副血行路の発達などの所見を認める．

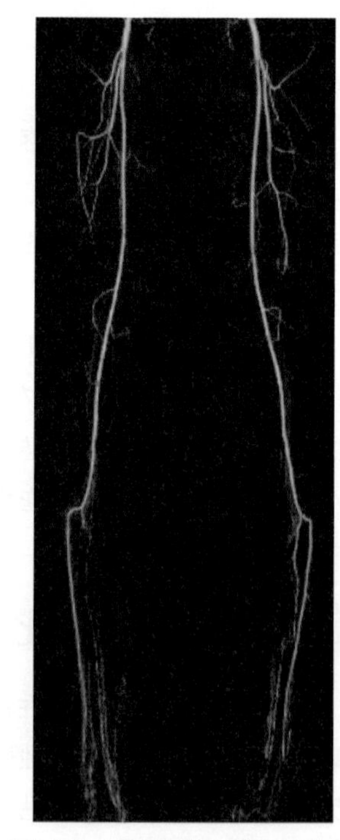

図14-16■バージャー病の造影CT
膝関節より末梢の下肢動脈に閉塞性病変を認める．

3 治療

最も重要な治療は，厳格な禁煙指導である．虚血による疼痛や潰瘍がある場合は，プロスタグランジン製剤の静注投与による薬物療法を行う．病変が末梢側にあるため，外科的なバイパス手術による血行再建の難易度は高いが，患肢切断の危険性が高い場合は，血行再建術や交感神経節切除術などを行う．

2 閉塞性血栓血管炎（バージャー病）患者の看護

閉塞性血栓血管炎は，発症早期に手足の末梢に小さな潰瘍や壊死病変が生じ，疼痛も強い．これらの状況を観察するとともに，四肢末梢の冷感，皮膚の温度，動脈拍動をアセスメントする．潰瘍・壊死部のケアが重要となるため，保温とスキンケアの方法を伝え，患者とその家族がセルフケアできるように関わる．禁煙の厳守が重要であり，その必要性を伝えるとともに，その他の日常生活状況もアセスメントしながら，禁煙を継続できるような支援を行う．特に外来では，禁煙が継続できるように自信を強化し勇気づけるように関わる．

2 静脈系

1 下肢静脈瘤 varix of the lower extremity

1 下肢静脈瘤とは

1 概要

下肢静脈瘤は静脈が数珠状，網目状，クモの巣状に蛇行，拡張，瘤を形成する疾患である（図14-17）．静脈弁や穿通枝の異常によって生じる一次性静脈瘤と，静脈血栓症後に生じる二次性静脈瘤，動静脈奇形による先天性静脈瘤がある．特徴的な静脈所見は，皮下を走行する大伏在静脈や小伏在静脈などの表在静脈，深筋膜より深い部分を走行する深部静脈，これらを交通する穿通枝の弁不全や閉塞による静脈逆流によって現れる（図14-18）．経産婦や立位の時間が長い人に起こりやすく，症状として下肢のだるさ，重み，浮腫，こむら返り，疼痛などを認める．

2 検査と診断

特徴的な数珠状，網目状，クモの巣状の静脈所見を認める．静脈造影や超音波検査などを行い，静脈の太さや逆流，深部静脈病変，動静脈奇形の有無などを評価し，診断する．

3 治療

一次性静脈瘤では，患肢切断や致死的となることはない．しかしながら強い自覚症状や静脈還流障害によるうっ滞性皮膚炎，色素沈着，脂肪色素変性，感

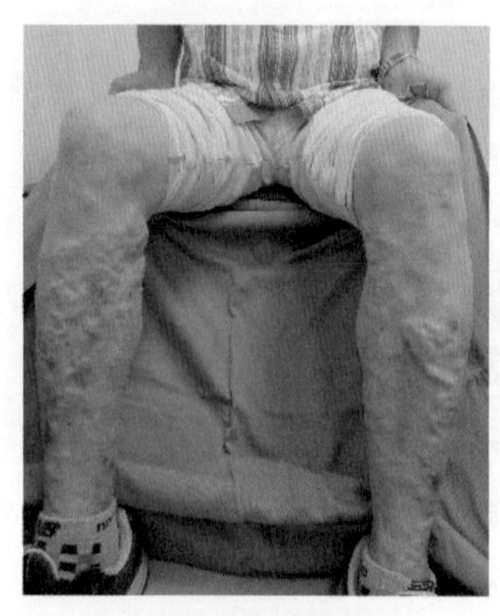

図 14-17 ■下肢静脈瘤

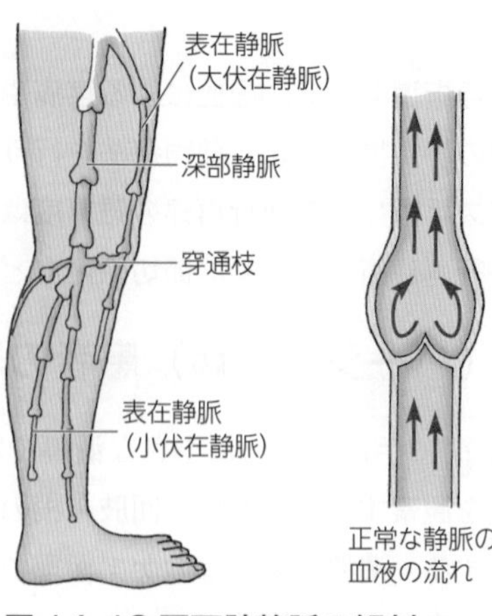

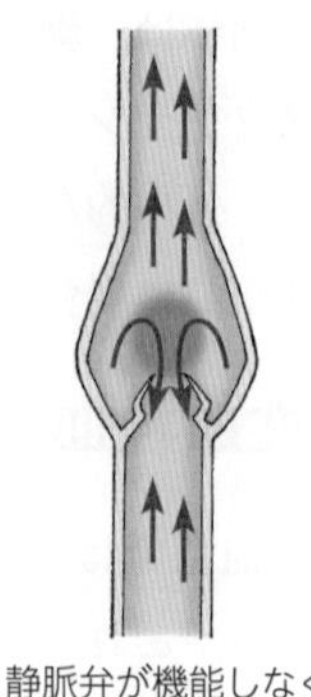

図 14-18 ■下肢静脈の解剖

染，蜂窩織炎，潰瘍，血栓性静脈炎，静脈瘤の外因性出血などの所見，美容的問題がある場合は，外科手術の適応である．

一次静脈瘤に対する外科手術は静脈逆流遮断，不全穿通枝遮断，静脈瘤切除などがある．表在静脈逆流遮断には，主に伏在静脈を抜去するストリッピング術や静脈高位結紮術を行う．術式に明確な選択基準はないが，一般に大伏在静脈径が太いときは，ストリッピング術を行うことが多い．一方，侵襲度の低い治療法として，カテーテルを用いた高周波やレーザーによる血管内焼灼治療がある．局所麻酔で日帰り治療もでき，近年広く普及している．二次性静脈瘤では弾性ストッキングによる圧迫療法を行い，必要に応じて表在静脈逆流遮断も行う．圧迫療法は静脈瘤の根治治療ではないが，悪化や再発を予防する効果が期待できる．深部静脈閉塞による静脈うっ滞にはステント留置や静脈バイパス術を考慮する．末梢動脈病変，出血傾向，リンパ浮腫，活動性の皮膚炎症性疾患がある場合，妊娠中は保存的に弾性ストッキングによる圧迫療法を行う．

2 下肢静脈瘤患者の看護

外科的治療や血管内治療を行う場合でも，圧迫や運動による静脈還流促進がケアの基本となる．圧迫療法では，看護師は弾性包帯や弾性ストッキングの適用とセルフケア指導を担うが，動脈狭窄による下肢虚血，前負荷による心不全症状の増悪に注意する必要がある．また，リスク因子といわれている肥満，喫煙，長時間の同一体位について生活習慣改善指導も重要である．浮腫，難治性潰瘍，血栓形成，蜂窩織炎など二次的な病態の増悪は，QOLの著しい低下を招くため，経過観察や治療の意思決定においても，患者の主観的健康状態や客観的資料を基に病態を十分理解し，患者を支援する．

2 深部静脈血栓症　deep venous (vein) thrombosis : DVT

1 深部静脈血栓症とは

1 概要

深筋膜より深い部分を走行する深部静脈に血栓を生じるのが，**深部静脈血栓症**である．長時間にわたる飛行機や車内での座位，手術後や麻痺による運動制限下での長期臥床，ギプス装着による固定，静脈カテーテル留置，妊娠後期や骨盤内腫瘤などによる骨盤内静脈の圧迫，肥満，悪性腫瘍，脱水などが原因となる．主に大腿静脈から腸骨静脈にかけて，下肢の深部静脈に発症するが，ペースメーカのリードや内頸静脈，鎖骨下静脈下への輸液路によって，医原性に上肢に発症することもある．

発症後14日以内の急性期では腫脹，疼痛，色調変化，それ以降の慢性期では静脈瘤，色素沈着，皮膚炎などの所見を認める．深部静脈から血栓が遊離すると，下大静脈，さらに右心系を通過して肺動脈を閉塞し，急性肺塞栓症を発症する．突然の胸痛，呼吸苦，短い意識消失などの症状を認め，重症例では心拍出量低下によるショック，時に突然死を来す．また先天的に卵円孔開存があると，経静脈的に遊離した血栓が卵円孔を通過して奇異性動脈塞栓症を発症する．原因不明の脳梗塞の原因となることがあり，注意する．

発症の予防には，早期歩行や弾性ストッキングの着用，周術期の間欠的空気圧迫法，抗凝固療法などが有効である．

2 検査と診断

問診や病歴，下肢の診察などからDVTを疑い，血液検査で血栓形成のマーカーであるDダイマー値を測定する．Dダイマーが陰性であれば，DVTはほぼ除外できる．Dダイマーが陽性のときは，下肢超音波検査や造影CTなどの画像検査を行う．下肢超音波検査は大腿，膝窩，下腿静脈を連続的に描出し，探触子（プローブ）で静脈を圧迫したときの圧排の有無から血栓の存在を診断する静脈圧迫法で観察する．静脈が圧排されなければ，血栓の存在を診断できる．カラードプラ法を併用してもよい．造影CTは撮影タイミングが重要であり，静脈相で撮影する．深部静脈に血栓像を認めれば確定診断となる（図14-19）．同時に肺動脈も撮影し，肺塞栓症の有無も評価する．

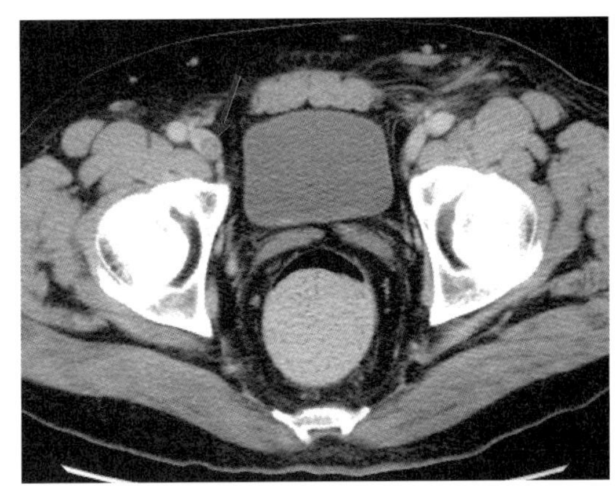

図14-19 ■ 深部静脈血栓症（造影CT）
右大腿静脈に血栓像を認める．

3 治療

治療の基本は抗凝固療法である．抗凝固療法は注射薬のヘパリンや経口薬のワルファリン，直接経口抗凝固薬（direct oral anticoagulants：

DOAC）などがある．血栓量が多い場合や抗凝固療法ができない場合は，血栓の遊離による肺塞栓症の発症を防ぐために下大静脈フィルターを挿入する．

急性期の広範囲に及ぶDVTには，カテーテル的血栓溶解療法を考慮する．全身的な血栓溶解療法は出血性合併症の危険性が高く，血行動態が不安定な急性肺塞栓症や静脈性壊死などの重症例を除き，推奨されない．動脈虚血を伴う重症DVTには，外科的または特殊なカテーテルを用いた血栓摘除術を行う．

2 深部静脈血栓症患者の看護

深部静脈血栓症のうち，重篤なケースが少ないとしても，血管エコー，造影CT，下肢血管造影などの複数の検査により，遊離血栓による塞栓の可能性が低いと診断されるまでは，患者の意識・呼吸・心拍・四肢の腫脹，疼痛，皮膚温上昇の観察を継続し，救命や外科的処置などの緊急対応が求められる可能性もあることに留意する．ハイリスクとされる手術侵襲，高齢者，がん患者，体内留置カテーテル，不動状態にある患者の身体診査では，四肢の視診・触診を省いてはならない．周術期の予防的抗凝固療法，間欠的空気圧迫法，弾性ストッキング，下肢の運動は，深部静脈血栓症の既往やリスクスコア評価法に基づいて系統的に行う．抗凝固療法に際しては，食事，出血予防，データモニタリング，再発予防のセルフケア指導を行う．また，院外で起きる血栓形成とその予防については，旅行者血栓症や災害避難時に備えた運動，脱水予防，着圧ソックスの利用等，市民啓発および保健指導など多様な発信者と協力して進める．

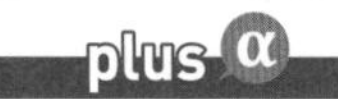

リスクスコア評価法
静脈血栓塞栓症（VTE）では，リスクを点数化して疾患の可能性の評価（臨床的確率評価）を行う．深部静脈血栓症（DVT）ではWellsスコア，肺塞栓症（PE）では，Wellsスコアと改訂ジュネーブスコアがある．

Study

Wellsスコア(DVT)

患者の不動性と下肢の症状があり，大手術や活動性のがんなどの要因が重なると，深部静脈血栓症リスクスコアは高くなる．Dダイマーや超音波検査，造影CTなど複合的な方法により診断あるいは除外診断が必要となる．これらの状態は，患者の退院後も持続していることは珍しくなく，セルフモニタリングと対処について指導が必要である．

表■ Wellsスコア（DVT）

状態	点数
活動性のがん（6カ月以内の治療，緩和治療）	1
麻痺，不全麻痺あるいは最近の下肢ギプス固定	1
3日以上の臥床状態，または4週以内の大手術	1
深部静脈走行に限局した圧痛	1
下肢全体の腫脹	1
腓腹部周径が対側より3cm以上上回る（脛骨粗面10cm下方で）	1
圧痕性浮腫（患側で，より強い）	1
表在側副血行路の発達（非下肢静脈瘤性）	1
DVTより疑わしい他疾患の存在	-2

＊DVT可能性　高確率：3点以上　中確率：1～2点　低確率：0点

Wells P.S. et. al. Value of assessment of pretest probability of deep-vein thrombosis in clinical management. Lancet. 1997, 350(9094), p.1795-8.

3 肺塞栓症　pulmonary embolism : PE

1 肺塞栓症とは

1 概要

血栓や脂肪，空気などの塞栓子が経静脈的に右心系を通過して肺動脈を閉塞するのが**肺塞栓症**である．なかでも塞栓子が血栓の場合を肺血栓塞栓症といい，原因として深部静脈血栓症が多い．静脈血栓症は，主に血流のうっ滞，血栓性素因，医原性などの要因により発症する．

➡深部静脈血栓症については，p.313 参照．

特に飛行機内での発症はエコノミークラス症候群として広く知られている．血栓性素因には，抗リン脂質抗体症候群やプロテインS/C欠損症などの凝固機能が亢進する病態がある．

症状は突然の呼吸困難や胸痛，失神などであり，重症例では心拍出量低下によるショック，時に突然死を来す．

脳や心臓（冠動脈）では，動脈が閉塞すると組織が壊死して，容易に梗塞を合併する．一方，肺組織は肺動脈だけでなく気管支動脈も灌流しているため，肺塞栓症を発症しても肺梗塞を合併するのは10～15%と，臨床的に問題となることは少ない．高齢ほど発症率は高く，60歳を超えると死亡率が急増する．

2 検査と診断

胸部X線写真では心拡大や無気肺，胸水，左第2弓の拡大，右肺中間動脈の拡大（knuckle sign），肺野の透過性亢進（Westermark sign）などの所見を認める．肺梗塞を来すと胸膜や肋横隔膜から肺門に向かう凸型の浸潤影（hampton’s hump）を認める．心電図では頻脈，右心室の拡大による右軸偏

Study

災害における深部静脈血栓症と肺塞栓

日本では，大地震，津波，豪雨による土砂災害，河川の氾濫，火山の噴火が各地で起こり，災害とともに人々の暮らしは一変し，比較的長い期間この影響に曝される．災害ストレスは，交感神経系を亢進し，血圧上昇や血栓傾向を誘発するだけでなく，避難環境による身体活動の低下，睡眠障害，脱水，感染，塩分過多の食事により循環器疾患のリスクは高まる．加えて，内服や治療の中断により，想定外の経過で増悪を来す．

災害発生当初は，直接の影響からくる急性冠症候群やクラッシュ症候群への対応とともに，肺塞栓症予防喚起が必要となる．避難者は，心房細動，血栓症，身動きが取れない場所での避難（特に車中泊），脱水，抗凝固療法の中断などの要因が重なり，深部静脈血栓症（DVT），肺塞栓症（PE）のリスクが高まっている．予防策として，避難者には歩行や下肢運動を積極的に促し，水分補給と排泄の環境の確保，寝返りを打てる個人のスペースや簡易ベッド・段ボールベッドなどの避難環境の整備が求められる．災害支援活動をする保健医療従事者は，そもそもDVTリスクの高い避難者を対象に，肺塞栓症予防を目的とした弾性ストッキング着用を指導し，ハンディーエコーを用いるなどしてDVT発見とPE予防に努める．ハイリスクアプローチを実践するためにも，すべての市民と避難者が，片側性の下肢痛や腫脹などの症状をセルフモニタリングできるよう，平時からの啓発活動も重要である．

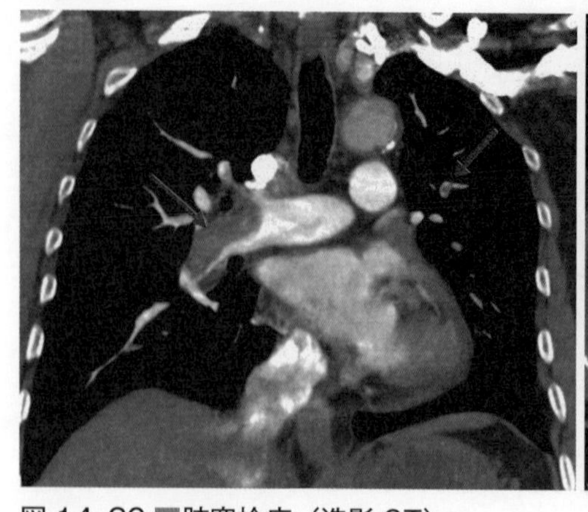
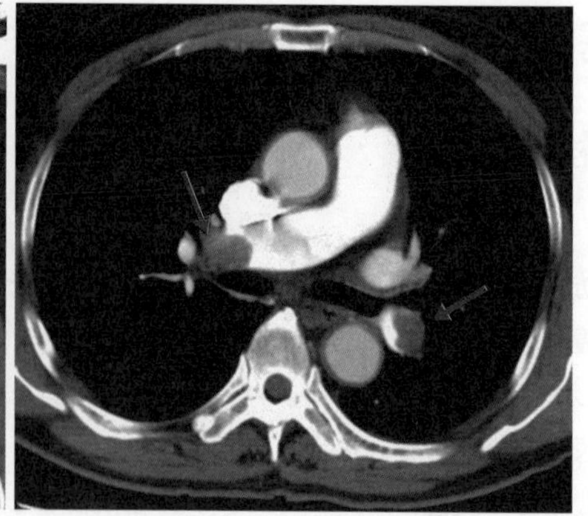

図 14-20 ■肺塞栓症（造影 CT）
肺動脈に血栓像を認める．

位，時計方向回転を認め，右脚ブロックを伴うことがある．右室下壁を反映するⅢ誘導，右室前壁を反映する右側胸部誘導（V_1 ～ V_3）で T 波の陰転化を伴うことが多い．血液検査では血栓形成のマーカーである D ダイマーが陽性となり，動脈血ガス分析では動脈血酸素分圧の低値を認める．一方，D ダイマーが陰性であれば，肺塞栓症はほぼ否定できる．心エコーでは右心室の拡大，壁運動低下を認め，重症例では著しい右心室の拡大による心室中隔の扁平化や奇異性運動を認める．造影 CT では肺動脈を閉塞する血栓像を認め，確定診断となる（図14-20）．CT を撮影する際は同時に下肢静脈も撮影し，深部静脈血栓症の有無を評価する．

3 治療

肺塞栓症の重症度，合併する疾患，深部静脈血栓の有無などに応じて治療法を決定する．出血の合併症がなければ，治療の基本は抗凝固療法であり，注射薬のヘパリンや経口薬のワルファリン，直接作用型経口抗凝固薬（direct oral anticoagulants：DOAC）などがある．ショックなどの血行動態が不安定な重症例には，組織型プラスミノーゲンアクチベータ（tissue plasminogen activator：t-PA）による血栓溶解療法を行う．またカテーテルを用いた局所的な血栓溶解療法や血栓吸引術，血栓破砕術，外科的な血栓摘除術などの治療を行うこともある．心肺停止の危険性が高い超重症例は，救命のため可及的早期に経皮的心肺補助法（PCPS）を開始する．

➡ PCPS については，p.126 参照．

2 肺塞栓症患者の看護

肺塞栓症の主要な症状は呼吸困難，胸痛，頻呼吸で，特異的な症状はない．肺血管の機械的閉塞，血栓より放出される体液性因子，低酸素症による肺血管攣縮，肺血管抵抗増大による肺血管床減少，非閉塞部の代償性血流増加，血流の低下した肺区域でのサーファクタント産生低下に伴う気管支攣縮などの病態から，失神，動悸，冷汗，咳嗽，喘鳴，血痰など幅広い症状を呈することを知っておく必要がある．また，心不全状態の患者では，より重症化しやすい．深部静脈血栓症ハイリスク患者は肺塞栓症リスクも高く，周術期や観血的操作を伴う医療処置などの一時的な不動状態から安静解除する際には，深部静脈で形成された血栓が浮遊する契機となる．いわゆる初回歩行，排便・排尿での離床は，日中に医師または看護師の監視下で行い，意識消失や呼吸循環の変化に注意する．

plus α

肺塞栓症の臨床的確率評価
Wellsスコア（PE），改訂ジュネーブスコアによって評価する．リスクを有する患者では，早期離床や圧迫療法などのリスク低減予防策を講じ，高リスクでは抗凝固療法，下大静脈フィルター留置などが検討される．また，いったん回復した肺塞栓症患者では再発リスクは高く，予防策は継続的に必要となる．

! 臨床場面で考えてみよう

Q1 高血圧で通院治療を受けている患者．服薬アドヒアランス不良で，突然の胸背部痛を訴えた．どのような疾患を考え，マネージメントすべきか．

Q2 長期にわたり静脈カテーテルを留置している患者が，突然の胸痛，息切れを訴えた．どのような疾患を考え，マネージメントすべきか．

Q3 67歳，女性．子宮体癌で全身麻酔下，開腹での広汎子宮全摘術を受けた．悪心・嘔吐のために術後3日となっても離床が進まず，ほとんどの時間を臥床しておりトイレ歩行が困難である．数時間前から左の下肢痛を訴えている．深部静脈血栓症のリスクは何か．また，これに関連して確認すべき症状は何か．

Q4 70歳，女性．肺塞栓症の再発予防のための圧迫療法で，弾性ストッキングを利用することになった．装着の留意点や指導のポイントはどのようなものか．

考え方の例

1 血圧上昇による急性大動脈解離を疑う．ただちに医師を呼び，バイタルサインを評価する．特に血圧測定は左右の上肢で行い，左右差も評価する．絶対安静とし，急変に備えた準備を進める．

2 医原性の静脈血栓症による急性肺塞栓症を疑う．まずはバイタルサイン，心電図を評価して急性心筋梗塞や急性大動脈解離を除外する．再発を防ぐために絶対安静とし，SpO_2の低下がある場合は酸素投与，急変に備えた準備を進めながら，速やかに医師を呼ぶ．

3 深部静脈血栓症のリスク要因は，年齢，がん，婦人科手術，臥床状態である．深部静脈血栓症の徴候として，一側性の下肢痛のほかに，深部静脈に沿った圧痛，下肢全体の腫脹，圧痕性の浮腫，腓腹部の周径の左右差，表在側副血行による静脈の怒張が出現していないかを観察する．Wellsスコア（DVT）3点以上で高確率に深部静脈血栓症が疑われ，検査・診断を必要とする．

4 浮腫が強い場合には，はじめは弾性包帯で徐々に排水し，サイズダウンしてから改めて採寸し，適した弾性ストッキングを選択する．圧迫による組織の虚血を回避するために，ABI（足関節・上腕血圧比）やエコーなどで動脈血行障害がないことを確認する．骨突出部やストッキング辺縁，ストッキングのしわにより，医療機器関連圧迫損傷を来しやすいので注意する．圧迫圧が高いと患者のコンプライアンスが低下する．半年，1年，2年といった期間，継続できるような着用指導が必要となる．

引用・参考文献

1）Ueno, A. et al. Successfully operated obliterative brachiocephalic arteritis (Takayasu) associated with the elongated coarctation. Jpn Heart J. 1967, p.538-544.

15 循環器以外の原疾患による循環器系の障害および心不全

癌性リンパ管症の病態

癌性リンパ管症は，癌細胞がリンパ管に入り込みリンパ管を閉塞させてしまう疾患である．閉塞したリンパ管の末梢はリンパ液がうっ滞し拡張する．肺内の癌性リンパ管症は肺水腫を来し，呼吸困難を生じる．

癌性リンパ管症の治療

予後が不良で対症療法になる．呼吸困難に対しては酸素投与，ステロイド投与などが行われる．

肺内の癌性リンパ管症の看護

治療に伴う看護ケアのほか，息苦しさへの支援として，呼吸法のトレーニング，環境調整，送風，リラクセーション，身体的・精神的サポートを行う．

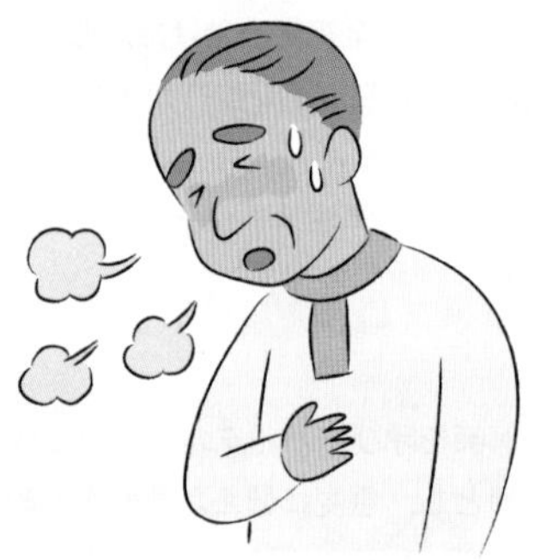

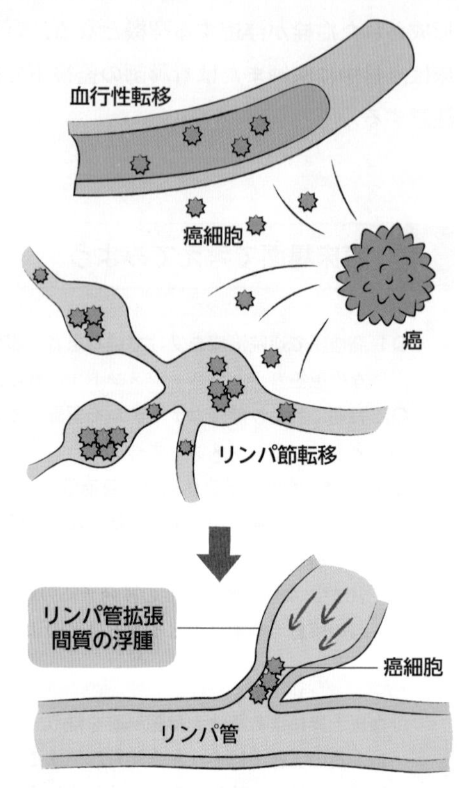

リンパ浮腫の病態

リンパ管の通過障害が原因で，リンパ液が組織間に貯留し，四肢や顔を中心に浮腫を認める疾患である．

リンパ浮腫の治療

弾性ストッキングによる圧迫やリンパ誘導マッサージ，日常生活指導などを実施する．

リンパ浮腫の看護

細菌感染の合併を予防するため，日々のスキンケア等を指導し，感染予防を行う．

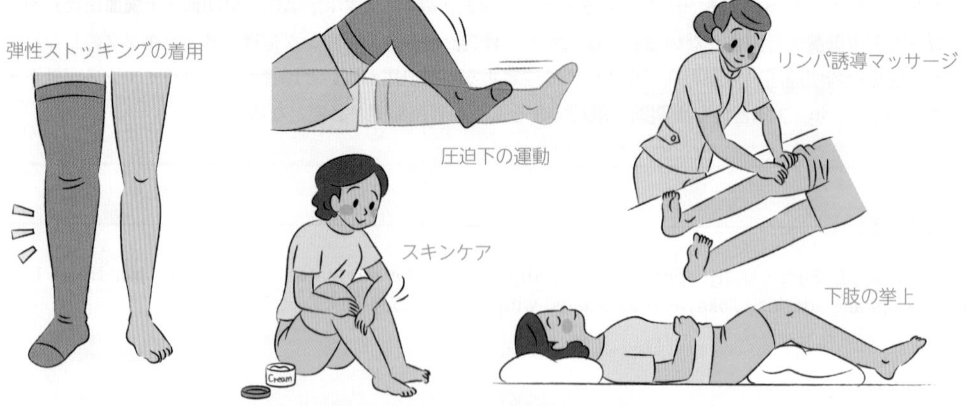
弾性ストッキングの着用
圧迫下の運動
リンパ誘導マッサージ
スキンケア
Cream
下肢の挙上

1 癌性リンパ管症・リンパ浮腫・上大静脈症候群

動脈によって心臓から運ばれた血液は，毛細血管を経て組織を灌流する．組織を灌流した血液は静脈とリンパ管により回収され，静脈は下大静脈，もしくは上大静脈につながり右心房に還流する．リンパ管は静脈に寄り添い走行しリンパ節を経由，その後胸管という太いリンパ管に合流して静脈角で静脈に還流する（図15-1）．静脈やリンパ管が何らかの原因で狭窄，閉塞すると通過障害を起こし，静脈血やリンパ液が末梢にうっ滞し，浮腫などのさまざまな症状を呈する．

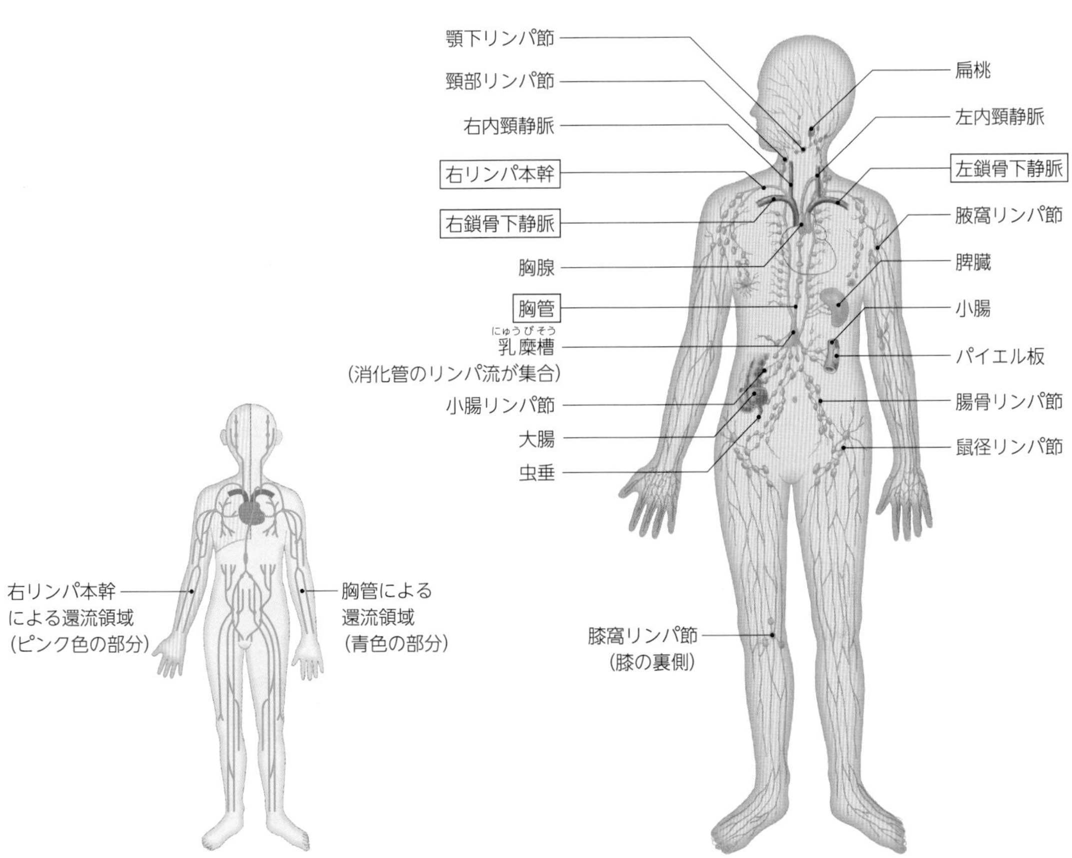

図 15-1 人体の主要なリンパ系

リンパ管は，頭・頸部では側頸部に，上肢・胸部ではわきの下のリンパ節群に，下腹部と下肢からは鼠径部のリンパ節群の方向に集まり，リンパ本幹である胸管となって静脈に流れ込む．

1 癌性リンパ管症 carcinomatous lymphangiosis

1 癌性リンパ管症とは

1 概要

癌性リンパ管症は癌の転移様式の一つで，癌細胞がリンパ管に入り込み，リンパ管を閉塞させてしまう疾患である．閉塞したリンパ管の末梢は，リンパ液がうっ滞し拡張する（➡ p.318 癌性リンパ管症の病態参照）．肺内の癌性リンパ管症として発見されることが多く，肺内のリンパ流が阻害され肺の間質に滲出液が貯留，浮腫状に肥厚し肺水腫を来す．呼吸困難や胸痛，喀血など心原性の心不全と類似した症状を呈するため，しばしば鑑別が問題となる．

2 検査と診断

肺の癌性リンパ管症は，心不全症状を呈するため，症状から心原性の心不全と鑑別するのは困難である．胸部X線写真で，両側肺門から末梢に進展する血管影が不鮮明なすりガラス陰影，カーリーのBライン（Kerley's B line）*，肺門縦隔リンパ節の腫大を認める．CTでは広範なすりガラス陰影，気管支血管束や小葉間隔壁の肥厚を認めることが多い．通常は両側性であるが，肺の原発巣と同一側の肺内にのみ認められることもある．しかしながら，胸部X線やCT画像のみでの診断は難しく，臨床経過や心原性の心不全の否定を行い診断の助けとする．肺の癌性リンパ管症は，経気管支肺生検でリンパ管への癌細胞浸潤の所見を認めると診断が確定するが，しばしば全身状態が悪化しているため生検を行うことが困難である．癌性リンパ管症が癌の初発症状として発見されることも多く，原発巣の特定が大事である．原発臓器は胃癌，乳癌，肺癌が多く，原発巣に対する治療を要する．

＊用語解説

Kerley's B line
胸部X線写真で肺野外側に見られる短い水平の線状陰影である．血管，気管支周囲の間質や小葉間間質のリンパ管拡張を伴う浮腫により生じる．肺うっ血を伴う心不全によくみられる．

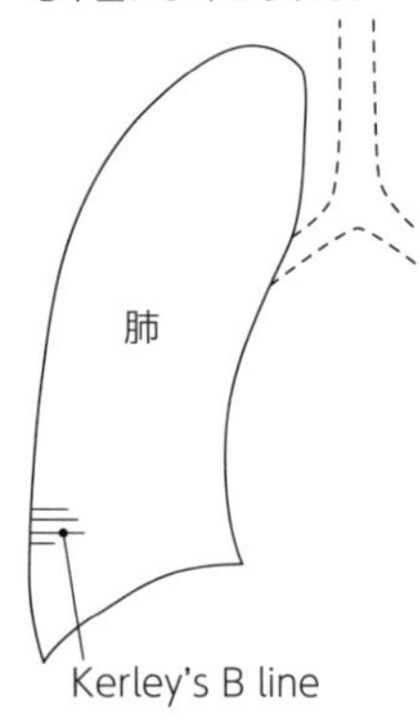

3 治療

呼吸状態の悪化が著明であり，治療も難しい．癌性リンパ管症の予後は不良であり，発症数カ月以内に死亡することが多い．酸素を投与して酸素化の改善を行う．症状の緩和目的でステロイド投与が行われることもある．

2 癌性リンパ管症患者の看護

癌性リンパ管症は肺でみられることが多く，主な症状は，息切れ，咳，痰，呼吸困難感，発熱，倦怠感などである．治療の基本は原発巣へのがん薬物療法であるが，すでに腫瘍が肺のリンパ管に浸潤した状態であるため，対症療法となることも少なくない．

息苦しさへの対症療法は，酸素投与の他に，薬物療法と非薬物療法の併用が効果的である．薬物療法でモルヒネを用いる場合は，経口，経静脈，経皮下などで投与し，定期投与とレスキュー投与を組み合わせて使用する．便秘などの副作用対策は早期から予防的に行う．不安が呼吸困難を増強させていると考え

➡呼吸困難の患者については，２章４節参照．

られる時は，ベンゾジアゼピン系薬剤の併用やステロイドの使用が検討されることもある．呼吸困難感に加えて，睡眠や日常生活行動の変化，患者の訴えなどを把握し，薬物療法の評価を行い，主治医を含めたチームで共有する．

非薬物療法では，呼吸法のトレーニング，環境調整，送風，リラクセーション，身体的・精神的サポートなどを積極的に行う．

息苦しさは呼吸が苦しいという患者の主観的な体験である．患者の訴えを尊重し，丁寧に対応し，安楽に過ごせるという感覚を少しでも感じてもらうよう努める必要がある．あわせて呼吸法のトレーニングなどを通して，息苦しさに対する患者自身の対処能力を高めていくことが大切である．

また患者の苦痛を目の当たりにする家族は，何もしてあげられないことで無力感や罪悪感を抱きやすい．症状緩和のために家族ができることを探し実践につなげる支援は，患者の安楽のみならず，家族と患者の関係性の安定や深まりという視点においても重要である．

2 リンパ浮腫 lymphedema

1 リンパ浮腫とは

1 概要

リンパ浮腫は，リンパ管の通過障害が原因となってリンパ液が組織間に貯留し，四肢や顔を中心に浮腫を認める疾患である（図15-2）．原因により1次性と2次性に分けられる．1次性は先天的，もしくは後天的にリンパ管やリンパ節の通過障害を起こすが，原因がはっきりとしないリンパ浮腫である．2次性は外傷や手術，放射線治療やフィラリアや性病感染などによる，リンパ管の通過障害が原因となるリンパ浮腫である．乳癌や子宮癌などで腋窩リンパ節や鼠径リンパ節を郭清した後に起こりやすく，手足の浮腫で気付くことが多い．浮腫が持続すると結合組織や皮膚が異常に肥厚・硬化し，象皮病と呼ばれる状態になる．

plus α

リンパ浮腫の上肢・下肢の左右差

腋窩リンパ節や鼠径リンパ節郭清後のリンパ浮腫では，リンパ節郭清を行った片方側に発症する．

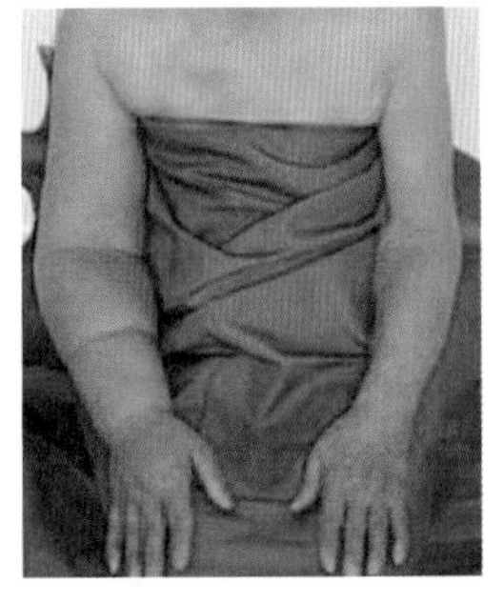
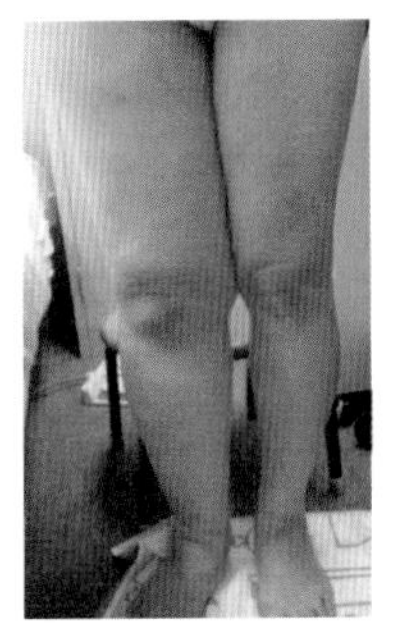
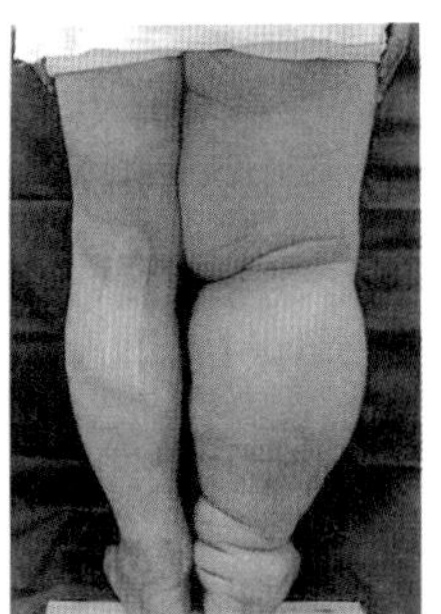

図 15-2 リンパ浮腫

高橋由美子．リンパ浮腫の理解と看護．プロフェッショナルがんナーシング．2011，1（6），p.13.

2 検査と診断

感染を起こしていないリンパ浮腫は熱感のない浮腫で，病歴や視診，触診で診断が可能である．静脈血管の閉塞による浮腫との鑑別には，造影 CT が有用である．リンパ浮腫の診断が困難なときは，リンパ管造影*を行うこともある．

3 治療

治療の基本は保存的治療である．弾性ストッキングによる圧迫やリンパ誘導マッサージ，日常生活指導を行い，保存的にリンパ浮腫の治療を行う．また創傷などによる感染を来さないように感染症の予防を行う．リンパ浮腫が進行した場合には，リンパ管静脈吻合術*やリンパ管移植，脂肪組織除去術などの手術療法があり，必要に応じた治療を選択する．

＊用語解説

リンパ管造影
リンパ管を染めることができる色素（造影剤）を皮下組織に注射してリンパ管の通り道を調べる．

リンパ管静脈吻合術
四肢にあるリンパ管をそれぞれに近い静脈に吻合することで，リンパ液の新しい流路を確保する．顕微鏡下に実施し，複数箇所吻合する．

蜂窩織炎
通常，創傷からの菌の侵入等により皮下組織に好発する皮膚感染症である．

2 リンパ浮腫患者の看護

スキンケアや日常生活上の注意点を踏まえたセルフケア支援が重要である．リンパ浮腫が生じている部位はリンパ管の循環が悪いため，擦り傷，切り傷，虫刺され，ペットによる引っかき傷など，小さな傷でも細菌感染を起こしやすく，細菌感染が進行すると蜂窩織炎（ほうかしきえん）*を合併することがある．日々のスキンケアで感染予防を心掛け，傷ができてしまった場合は速やかに受診し，適切な治療を受けてもらうことが大切である．

1 患者に伝える注意点

スキンケアでは，皮膚の清潔とバリア機能を保つために，石鹸やボディーソープは弱酸性，もしくは肌に合うものを使用し，よく泡立てて，皮膚をこすらず泡で洗うように説明する．入浴後などは保湿剤等を使用して乾燥を防ぎ，皮膚のバリア機能を保つように指導する．弾性ストッキング着用時は，医療機器関連圧迫創傷（褥瘡）に留意し，正しく装着できているか，装着している皮膚に発赤，痛み，しびれ，水疱などが出現していないかを，1 日 1 回は観察するように説明する．湿布，鍼灸，リンパ誘導マッサージは主治医に相談してから行うようにする．小さな傷を作らないように，野外活動や土いじりをするときは，ゴム手袋，長袖，長ズボンなどを着用するなど工夫するとよい．

日常生活では，就寝時，疲れやむくみを感じるときは，腕や脚を少し高くして休むようにする．身に着ける衣服は，締めつけがきつい下着，衣類，靴下，靴などを避けるようにする．子宮癌や前立腺癌などの治療後の場合は，正座をやめ足を伸ばして座るなど心掛ける．リンパ浮腫が出現している部位への過度な温熱刺激（ホットカーペット，電気毛布，岩盤浴など）を避ける．

また医療機関で処置を受けるときは，浮腫のある腕で採血，点滴，血圧測定を受けないようにする．

3 上大静脈症候群 superior vena cava syndrome

1 上大静脈症候群とは

1 概要

上大静脈症候群は，上肢や頭頸部からの静脈血が心臓に還流する上大静脈が通過障害を起こし，末梢に静脈血のうっ滞を生じる疾患である．原因は上大静脈周囲の腫瘍の浸潤・圧排，動脈瘤による圧排，恒久的ペースメーカのリードによる上大静脈そのものの閉塞や外傷などさまざまであるが，原因不明のこともある．頸静脈の怒張を認め，静脈性のうっ血による顔面や上肢の浮腫，チアノーゼ，眼瞼浮腫を呈する（図15-3）．

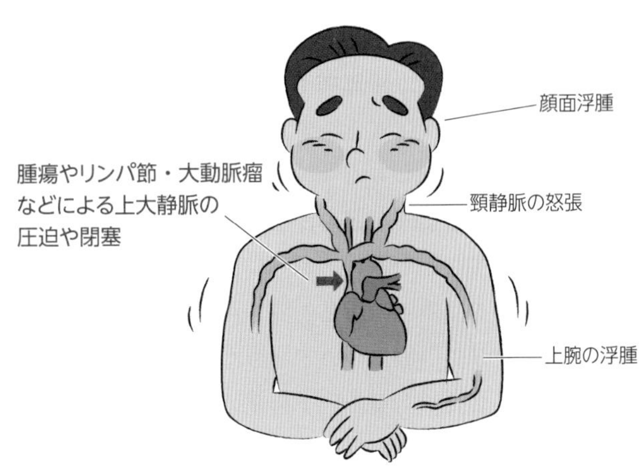

図 15-3 ■上大静脈症候群の病態

2 検査と診断

頭頸部や上肢のうっ血，浮腫が主症状であり，頸静脈の怒張や頭頸部，上肢に限局するチアノーゼを来し，理学的所見で診断が可能である．

確定診断には造影 CT が有用で，上大静脈における腫瘍や周囲からの圧排といった閉塞の原因，血栓の有無や広がりが評価できる．また左右の上肢の静脈から上大静脈造影が行われることがあり，側副血行路の評価も可能である．

3 治療

まずは原因を検索し，その原因に対する治療を行う必要がある．腫瘍による圧排であれば，腫瘍の除去が必要である．側副血行路が発達すると自然に症状が軽快するが，症状が強い場合には上大静脈を自家静脈，人工血管で置換する手術が行われることもある．また原因によっては上大静脈ステントを行う場合もある．上大静脈症候群の予後は原疾患により異なるが，それのみで致死的になることはほとんどない．

2 上大静脈症候群患者の看護

上大静脈の血流が妨げられることでうっ血が起こり，上肢や頭部に浮腫がみられる．急速に起こった場合は，側副血行路の発達が間に合わず，喉頭の浮腫に伴う呼吸困難，頭蓋内圧亢進症状，頸静脈の怒張，心嚢液貯留や静脈還流低下に伴う心拍出量の低下などが出現する．脳浮腫による意識障害，喉頭浮腫や気道狭窄による呼吸困難（のどが詰まる感じ，窒息感，息苦しさなど）に移行する可能性を念頭に置き，呼吸状態・酸素飽和度の経時的観察や意識レベルの確認，心電図モニターの装着と観察などを通して，異常の早期発見に努める．

薬剤による治療で，副腎皮質ステロイドや利尿薬を使用する場合は，副作用に注意する．副腎皮質ステロイドを用いる患者では，精神症状や免疫力低下による感染徴候の有無に留意し，利尿薬を用いる患者では特に脱水などに留意しなければならない．点滴ルートを確保する場合は，うっ血の悪化や薬剤停滞を招く恐れがある上肢は避け，下肢伏在静脈系もしくは大腿静脈など下大静脈を経由するルートを検討する．

安楽を保つために，頭部挙上や半座位を維持し，呼吸苦や脳浮腫を助長させる臥位は避けるようにする．また首や上半身を絞めつけるようなきつい衣服を避ける．

顔面や上肢のむくみなどのボディイメージの変化は，患者や家族の不安や動揺を引き起こすことが多い．さらに急激な症状の出現や呼吸困難感は死への不安を増大させる．患者の訴えを聞き積極的に安楽への支援を行うと同時に，患者や家族に対して治療について十分な説明を行い，理解を得ながら治療やケアを進めていく必要がある．

2 心毒性の薬物による心不全

1 心毒性の薬物による心不全とは

1 概要

多くの薬剤が心毒性を来しうる．ここでは特に，抗がん薬による心毒性を解説する．正常の心筋細胞が抗がん薬により障害されることで，左心機能の低下を来し，心不全を発症する．不整脈や心膜炎，心嚢液貯留などもみられる．時に心筋虚血，心筋梗塞を引き起こすこともある．

➡薬剤性QT延長症候群に関しては9章2節を参照．

抗がん薬による心毒性のメカニズムは完全には解明されておらず，正確な発症頻度や危険因子も不明であるが，心血管疾患の既往，心血管疾患のリスク因子が抗がん薬治療と合わさることにより，心筋障害を来すといわれている．

心筋障害には可逆性のもの，不可逆性のものがあり，アントラサイクリン系薬剤のように，急性心毒性，亜急性心毒性，慢性心毒性の経過をたどり数十年後に心毒性が出現することもある．抗がん薬による心毒性はアントラサイクリン系薬剤で初めて報告されたが，近年分子標的薬や免疫チェックポイント阻害薬といった新薬の登場や，さらなる新しい薬剤の登場により，予期せぬ副作用が発症する可能性があり注意が必要である．

2 検査と診断

最も大切なことは，抗がん薬治療による心毒性が不可逆な状態になる前に診断することである．病歴が非常に重要で，心毒性を来す抗がん薬の投与歴，投与量を詳しく調べる（表15-1）．また抗がん薬投与前の心血管疾患の有無，心血管リスクも評価する．心電図や心エコー法で投与前の心機能を評価し，左心機能が低下している患者では抗がん薬の投与を再考する必要がある．また抗がん薬投与中，その後の定期的な心機能の経過観察も必要である．心毒性が生じた際は，血液検査で心筋障害を反映してトロポニンの上昇や脳性ナトリウム利尿ペプチド（BNP）の上昇を認める．抗がん薬投与前のベースラインの心機能評価も重要であり，がん治療医と循環器専門医での情報の共有，連携が重要である．図15-4 に抗がん薬投与前の心血管評価のアルゴリズムを示す．

表 15-1 ■心毒性を来しうる主な抗がん薬

アントラサイクリン系薬剤	ドキソルビシンなど
プラチナ製剤	シスプラチンなど
アルキル化薬	シクロホスファミドなど
微小管阻害薬	パクリタキセルなど
代謝拮抗薬	フルオロウラシルなど
その他	HER2モノクローナル抗体，チロシンキナーゼ阻害薬など

3 治療

近年，癌に対する生命予後の延長や高齢化により，心毒性の薬物を使用した患者の短期，長期のマネジメントが重要になっている．心毒性に対しては特別な治療法はなく，抗がん薬の中止や中断を行い，ACE 阻害薬／ ARB や β 遮断薬の内服など，心不全や不整脈に対する治療を開始する．また不可逆性の心筋障害に対しては心移植を含めた治療も考慮されるため，専門医との連携が重要である．

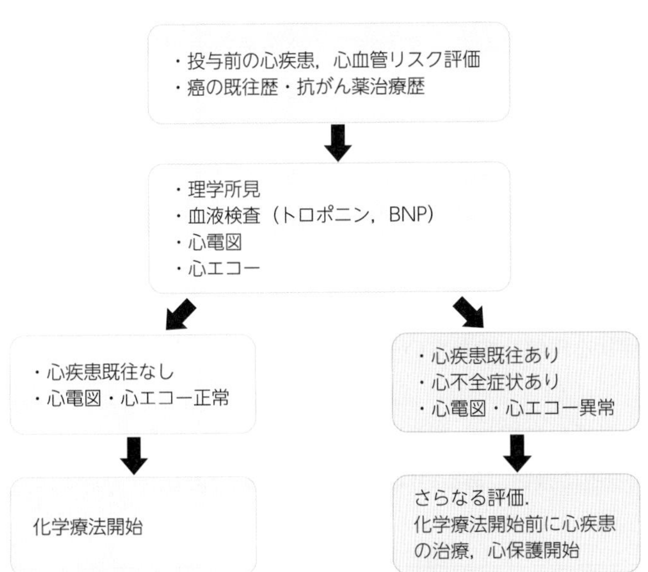

図 15-4 ■抗がん薬投与前の心血管評価アルゴリズム

Koutsoukis, A. Cardio-oncology: A Focus on Cardiotoxicity. European Cardiology Review. 2018, 13（1）, p.67. より筆者訳.

2 心毒性の薬物による心不全患者の看護

抗がん薬治療による心毒性の症状は，体動時に増強する呼吸困難，胸痛，末梢性浮腫，頸静脈怒張，頻脈などである．血液毒性や消化器毒性と比較すると発生頻度は低いが，発見が遅れると重篤な心障害が起こる危険性があるため，早期発見や対処が重要である．また抗がん薬治療は外来で行われることも多く，患者自身や家族が症状の変化に気付き，医療者に伝えることができるようなセルフケア支援も重要である．

1 抗がん薬実施前の情報収集とアセスメント

実施前に心電図，胸部X線検査，心エコー法などによる患者の心機能の評価，既往歴や治療歴を情報収集する．高血圧を含む心血管障害の既往歴がある者，過去の治療で心毒性の有害事象がみられた者，胸部・縦隔への放射線照射の治療歴がある者などは心毒性のリスクが高いため，事前の情報収集にて把握し，心電図モニターを装着しながら投与と経過観察を慎重に行う．またアントラサイクリン系薬剤は総投与量に上限があるため，一定期間をおいて再投与となるような時は，総投与量を超えないような注意が必要である．

plus α

アントラサイクリン系薬剤の総投与量

抗がん薬として使用頻度の高いアントラサイクリン系薬剤の引き起こす心毒性は，投与中または投与後短期間に出現する急性心毒性に加え，投与後２～３週で出現する亜急性心毒性，投与後１年以上経過して出現する慢性心毒性がある．慢性心毒性では薬剤の累積投与量が重大なリスク因子となるため，実施前に治療経験の有無について情報収集する必要がある．

2 治療中および治療後の観察

抗がん薬治療中および治療後の観察項目は，①頻脈，呼吸促迫，頸静脈怒張，異常心音，末梢性浮腫，咳嗽および喀痰増加などの循環症状，②動悸，息切れ，胸痛，呼吸困難などの自覚症状，③急激な体重増加，④排尿回数・量の変化，異常な発汗の有無などの水分出納バランスである．

3 症状発生時のケア

呼吸困難があるときは，起座位など患者が安楽に過ごせるように体位を工夫する．呼吸状態によっては酸素療法が必要になる．また塩分や水分摂取の制限時には，その必要性が理解できるように患者に説明する．状況によっては治療の中断，中止もある．有害事象の出現に加えて治療が受けられないことで，患者の不安が高まる可能性がある．患者の訴えを傾聴していくことが重要である．

4 セルフケア支援

体重，浮腫の有無など観察項目を記載した自己管理ノートを作成し，記入・管理してもらうなど，セルフケアを実践できるような支援の工夫が大切である．同居者がいる場合，同居者にも症状を理解してもらい一緒に観察してもらうことは有用である．

急激な体重増加や浮腫の出現，動悸や息切れ，疲労感などの症状がみられるときは，自己判断せずに直ちに医療者に報告，あるいは受診することを伝える．

引用・参考文献

1）緩和医療ガイドライン委員会編．がん患者の呼吸器症状の緩和に関するガイドライン 2016年版．金原出版，2016.

臨床場面で考えてみよう

Q1 左乳癌の切除手術の既往のある患者．最近，左上肢の浮腫を自覚している．どのような提案をすべきか．

Q2 上大静脈症候群を起こしている患者．治療方針の把握に関して，医師記録から読み取るべき項目は何か．

Q3 抗がん薬治療を行っている患者．最近，労作時の呼吸困難を訴えるようになった．医師にどのような提案を行う必要があるか．

Q4 下肢に浮腫が出現している患者．アセスメントを進める際に，どのような点に留意すればよいか．

考え方の例

1 乳癌手術のリンパ節郭清で，リンパ浮腫を来している恐れがある．リンパ誘導マッサージや，感染を防ぐための日常生活指導を行う．点滴の際はリンパ浮腫を起こしている左上肢は避け，右上肢から行う．

2 上大静脈症候群は，原因により治療方針が変わる．まずは何が原因で上大静脈の閉塞を起こしているかを把握し，それに対する治療は何になるかを考える．

3 抗がん薬による心毒性で心不全になっている可能性がある．心エコー法で心機能の評価を行い，胸部X線撮影や脳性ナトリウム利尿ペプチド（BNP）の測定により，心不全の評価が必要ではないかと提案する．

4 まず，浮腫が全身性か局所性かを観察する．全身性であればうっ血性心不全，腎疾患，肝硬変，栄養障害や薬剤などが原因と考えられ，局所性であれば血栓性（深部静脈血栓や静脈瘤）やリンパ管の循環障害が考えられる．これらを念頭に置き，治療経過や検査値，自覚症状などの関連情報を得る．

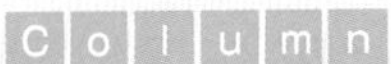

腫瘍循環器学（onco-cardiology）

がんと治療に伴う血栓塞栓症のリスクと腫瘍崩壊症候群

悪性腫瘍は血栓傾向の原因の一つとされており，化学療法で血栓傾向がさらに増強する．一般にがん患者の約10～20%は静脈血栓塞栓症（VTE）を発症し，健常者の約4～7倍高い発症率とされている．さらに化学療法で2～6倍程度までVTEの発生頻度を高めるといわれている．なぜ，がん関連の静脈血栓症が多いのだろうか．

腫瘍が拡大すると静脈を圧排し静脈の流れを悪くするため，血栓ができやすくなる．また，転移などにより下肢の麻痺が生じると，下肢の血流が悪くなりVTEのリスクが高まる．さらにがんの進行により食欲低下や脱水になり，活動量が低下して臥床が多くなることで，血栓ができやすくなる．治療に伴う静脈ポートや血管内カテーテル留置は，VTE発症のリスクを高める．抗がん薬や分子標的治療薬などの治療によっても腫瘍細胞が崩壊し，さまざまな組織因子が放出されることで，血管内皮が障害され，血栓が生じやすくなる．最近ではがんに関連した静脈血栓症は，がん関連血栓塞栓症（cancer-associated thrombosis：CAT）と呼ばれている．また，大きな腫瘍が抗がん薬や放射線治療により急速に崩壊すると，核酸，リン，カリウムなどの細胞内成分やサイトカインが血中に放出され，重度の電解質異常，多臓器不全が生じ，死に至るケースもある．これを腫瘍崩壊症候群という．

このようにがん患者は血栓形成のリスクが高く，腫瘍崩壊症候群のように重篤な合併症のリスクもある．また，抗がん薬には心毒性など循環器系副作用を有するものも多くある（➡15章2節参照）．抗がん薬による循環器系の副作用，合併症は重篤であり，患者の生命予後やQOLに大きな影響を与える．そのため，がん患者の循環器系の副作用，合併症に対する取り組みの重要性が高まり，腫瘍循環器学という新たな学際領域が誕生し，腫瘍循環器外来が設置されている病院もある．今後ますます注目され，発展が期待されている分野である．

参考文献

1）向井幹夫編著．実践Onco-Cardiology：がん臨床医と循環器医のための新しいテキスト．小室一成監修．中外医学社，2018.

2）伊藤浩ほか編．がん患者の心臓を守る！腫瘍循環器学Q&A．文光堂，2018.

3）向井幹夫ほか編．腫瘍循環器ガイドOnco-Cardiology．堀正二ほか監修．メディカルレビュー社，2018.

Column

挫滅症候群(クラッシュシンドローム)

1995年の阪神・淡路大震災において，倒壊した家屋等のがれきの下に埋まった状態から救出された傷病者が，数時間後に腎不全や急性循環障害を生じ死亡に至る病態としてクラッシュシンドローム（現在名：挫滅症候群）という言葉が知られるようになった．救命できたと考えられる「避けられた災害死」が500名程度存在した可能性があると指摘されている．この教訓を生かし，災害医療のあり方，しくみも大きく変わり発展してきた．災害現場で医療を行う必要性が認識されるようになり，災害派遣医療チーム（disaster medical assistance team：DMAT）が誕生した．

挫滅症候群は，骨格筋（腰や腕，腿など）が比較的長時間にわたり挟まれ，その後，圧迫が解除された際の再灌流により生じる．重量物の圧迫によって筋細胞が障害され横紋筋融解が生じ，クレアチニンキナーゼ（CK），カリウム，ミオグロビンが流出する．圧迫が解除されるとこれらの物質が全身に広がり，急性腎不全，高カリウム血症，致死性不整脈が生じる．また血流再開によって，血液中の水分が血管内皮障害のため血管外へ急速に漏出し，圧迫部の腫脹が生じるとともに，循環血漿量の低下，ショックに至る場合がある．主な身体所見は，損傷圧迫部の腫脹や感覚・運動障害，ショック，褐色尿（ポートワイン尿），検査所見としては，高CK血症，高ミオグロビン血症，高カリウム血症，低カルシウム血症，高リン血症，代謝性アシドーシスなどを示す．救出された直後は，意識も清明で血圧も保たれており，挫滅症候群という名から推測される皮膚，筋の外見上の所見もみられないことがあり，見落とされてしまうケースも多いため注意が必要である．一般的に2～4時間以上重量物に下敷きになっていると発生するといわれているが，実際には1時間程度の下敷き，圧迫で生じる場合もある．

「挫滅」の直接的な意味は，外部から強い衝撃や圧迫を受けて内部の組織が破壊されることであるが，挫滅症候群はこのような筋肉への直接的な損傷ではなく，長時間の圧迫による血流・循環障害を病態とするものである．そのため，日本災害医学会，日本救急医学会の用語集ではCrush Syndromeの訳を「圧挫症候群」としている．

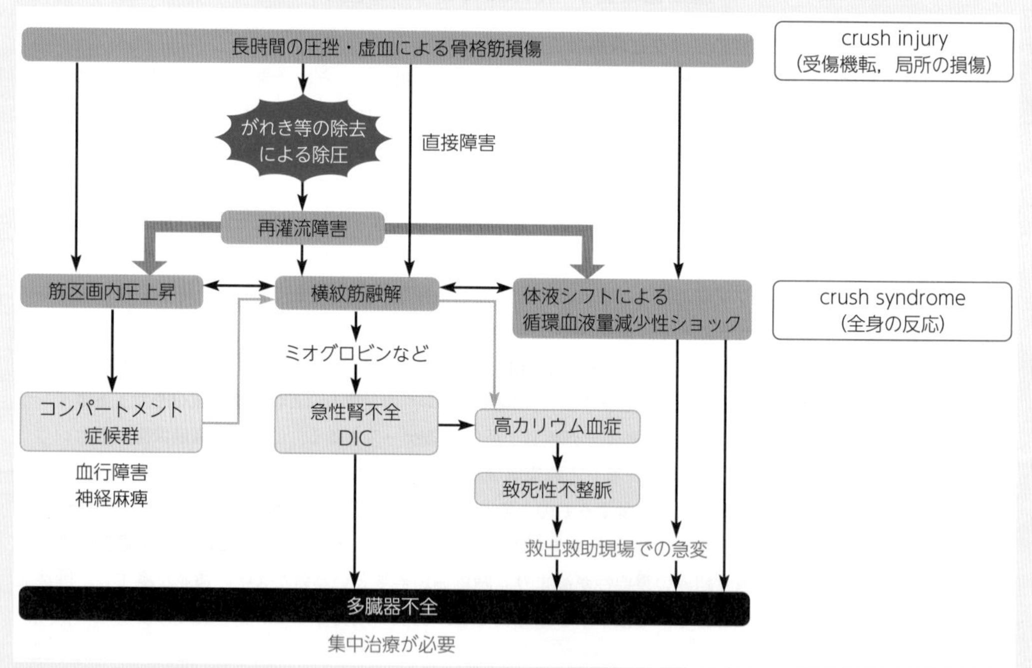

図■圧挫症候群の機序

日本集団災害医学会監修．DMAT標準テキスト．日本集団災害医学会DMATテキスト改訂版編集委員会．第2版，へるす出版，2015.

3

事例で学ぶ
循環器疾患患者の看護

16 生活習慣病一次予防のポピュレーションアプローチ

循環器疾患は，血圧上昇，血糖上昇，脂質異常，内臓脂肪がリスクファクターとして明らかになっており[1)]，その背景には食事・運動などの生活習慣が強く関係する．

本章における一つ目の事例は，小学校・中学校の児童・生徒を対象に，小児メタボリックシンドロームをスクリーニングする血圧・血清脂質などを検査したケースを取り上げている．指導が必要と判定された児童・生徒には，夏休み・冬休みを利用した親子教室や保健室での個別指導により，生活習慣を改善するための支援を提供する取り組みを行った．

二つ目の事例は，職場において，働き盛り世代を対象に，生活習慣改善のための情報配信や環境づくりに取り組んだケースである．

いずれも循環器疾患を発症させるリスクに働きかける，一次予防の集団的介入（ポピュレーションアプローチ）の実践例として紹介する．

1 A市における生活習慣病若年化への対策事業

市の概況

A市はX県の臨海部に位置し，人口は約73,000人，高齢化率約23%（2018〈平成30〉年現在）で，高齢化が少しずつ進んでいる．昭和30年代より臨海工業地域として発展し，温暖な気候と風土に恵まれており，窯業（ようぎょう），鋳物，醸造などの伝統産業と近代的な輸送用機器関連産業などがバランスよく存在し，さらには，商業，農業，漁業とも調和のとれた産業構造となっている．市内に小学校7校と中学校5校があり，児童および生徒数は約6,300人である．

1 取り組みの背景

A市における生活習慣病若年化への対策事業の開始は，1985（昭和60）年にさかのぼる．中学校1年生の希望者を対象に食生活調査と貧血検査を実施したところ，朝食欠食者や食事を家族ととっていない生徒に栄養の偏りによる貧血がみられた．子どもの食生活指導を根拠をもって行う必要があるとの考えから，この結果より，対象を市内全中学校の1年生および小学校4・5年生に拡大した．さらに血液検査項目に総コレステロールと中性脂肪なども追加した．その結果，検査を実施した児童・生徒の10%程度に総コレステロール高値者がいることが明らかになった．そこで，標準値を外れた生徒とその保護者へ校医による説明と健康相談が開始された．

A市の活動は，2008（平成20）年には，X県による「健康長寿X宣言」の健康づくりを目指す取り組みの一つとして，メタボリックシンドローム予防の

plus α

一次予防

予防には，一次から三次までの三段階があるとされる．一次予防とは，疾患が発症しないようにするための健康づくりや環境整備などである．二次予防は，疾患の早期発見・早期治療のことである．三次予防は回復期の状態からの障害防止やリハビリテーションを指す．予防医学では，予防の段階が三次予防まで進むのでなく，一次予防で留まることが重視される．

ポピュレーションアプローチ

集団や個人に対する公衆衛生の働きかけには，ポピュレーションアプローチとハイリスクアプローチがある．ポピュレーションアプローチは，基本的に集団全体を対象とし，疾患の直接的原因の背景にあるリスクファクターに働きかける．ハイリスクアプローチは，対象・方法を絞り込んで行う方法なので，健康リスクの高い人が誰であるか明確な場合に効果を発揮する．

ための生活習慣を定着させることを目指すモデル事業に選定され，2010（平成22）年度までの３年間行われた．モデル事業では，血液検査の項目にメタボリックシンドロームの基準を追加し，ハイリスク者を特定し，保健指導を行うこととした．本事業は，「A市健康を守る会」および医師会，保健センター，学校教育課，給食センター，学校保健会養護教諭部会，小児保健協会，保健所など，医療・保健・教育分野の関係組織が参加して取り組んだ．

2 活動の目的・目標

この事業の目的・目標として，食事・運動・睡眠という基本的な生活習慣の重要性に子どもたち自らが気付き，自分の体を大切にするという“育ちの原点”を大切にし，健全な成長発達につなげ，家族とともに健康的なライフスタイルを家庭内で習慣化させることが掲げられた．

3 取り組み内容

1 健康診査と生活習慣・食習慣調査の実施

市内の小学校４年生と中学校１年生を対象に，学校保健安全法による健康診査の項目に加え，血圧測定，血液検査（空腹時），腹囲測定を行った．小児メタボリックシンドロームの診断基準に準じた診断とそれ以外の疾患を早期発見するための診断をし，最終的な判定は学校医が行った．このような健康診査に併せて同対象者に，生活習慣・食習慣調査を実施した．食習慣調査については食物摂取頻度調査票（FFQ）を用い，受診者全員に個別に結果を伝えた．また受診者全員に，健康読本が配布された．健康読本は，小学校４年生・中学校１年生それぞれに合わせた内容で，結果の見方，メタボリックシンドロームの解説，生活チェック項目，生活改善のポイント（食べ過ぎに注意，積極的に運動など）とともに，保護者に対しても生活習慣病の解説が記載されたものである．

2 健康診査後のハイリスク者へ生活習慣改善支援

健康診査の結果，受診者は腹囲・血清脂質・血圧および空腹時血糖の値に基づき，異常なし・要注意・要受診のいずれかに判定される．要受診判定者には医療機関受診が勧奨された．要注意判定者のうち，厚生労働省による小児メタボリックシンドローム診断基準を基本としたA市独自の基準による保健指導対象者には，生活習慣改善のための教室や個別指導が案内された．

保健指導対象者のうち小学校４年生には，保健センターで開催する健康教育プログラム「健康へゴー！」への参加が促された．「健康へゴー！」は，夏

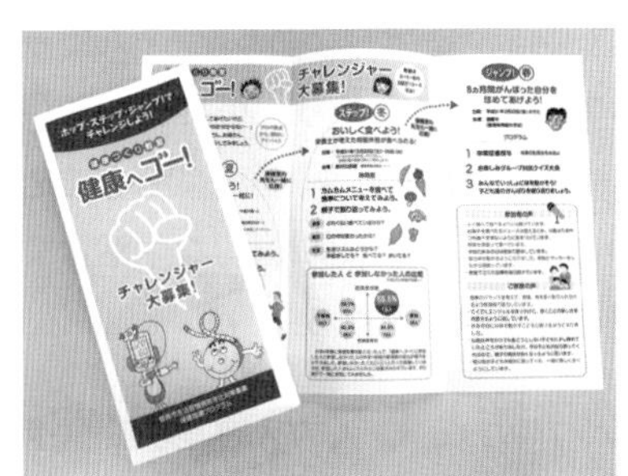

健康づくり教室「健康へゴー！」のパンフレットを作成し，積極的に参加してもらえるように工夫した

plus α

子どものメタボリックシンドロームの診断基準
厚生労働省によって，6～15歳を対象とした小児期メタボリックシンドロームの診断基準が定められている．腹囲が，中学校生で80cm以上，小学校生で75cm以上，もしくは腹囲÷身長の値が0.5以上で，次の項目のうち二つが当てはまれば該当者となる．
①中性脂肪120mg/dL以上かつ／またはHDL-C40mg/dL未満，
②収縮期血圧125mmHg以上かつ／または拡張期血圧70mmHg以上，
③空腹時血糖100mg/dL以上．
自治体によっては，独自に項目内容を微調整して，基準としているところもある．

保健指導
健康診査の結果，生活習慣病の発症リスクが高いと判明した受診者には保健師，管理栄養士などの専門スタッフから，生活習慣を見直すサポート，つまり保健指導が行われる．なお40～74歳までを対象にした，生活習慣病の予防のための健康診査を特定健康診査，保健指導を特定保健指導という．

休みから春休みにかけてのおよそ8カ月間で計3回の，親子で参加する教室である．食事の選び方や分量，生活リズムや運動習慣を見直し，健康行動の継続をサポートする．このプログラムでは，子どもが参加したくなるような広報や企画の工夫を行った．子ども自身が目標をもって生活習慣改善の必要性を理解して行動できること，その行動を継続できること，子どもの自己肯定感を高めるための頑張りが評価されること，以上のようなしくみを取り入れた．教室のない期間は，子どもと保護者が目標に向けて行動を継続できるように，個別の応援レターが送られるようにした．また子どもと保護者の同意が得られれば，レターを養護教諭にも送付し，保健室でも身体計測や相談・励ましなどの支援を提供できるようにした．この教室に参加できなかった児童へは学校現場で養護教諭が個別指導を行った．

また中学校1年生の保健指導対象者には学校保健会を活用しての集団指導会と，養護教諭による個別指導を行った．

4 得られた成果

初年度の「健康へゴー！」の参加者について，学校での健康診査と教室終了時の身体計測結果を比較した結果，最終回に参加した11名中7名に腹囲／身長比の改善がみられた．小学校4年生という成長期であることから大幅な減量を必要とせず改善につなげられることが確認できた．

全体では，2008（平成20）年度から2016（平成28）年度まで，小・中学校のいずれかで一度でも受診した者は5,208人おり，小学校4年生時と中学校1年生時の両方で受診をしている4,382人のうち，4,374人に有効な結果をみた．小学校4年生時で保健指導該当者だった者のうち，中学校1年生時では約4割が非該当となり，肥満度・血圧・血清脂質などの値が改善していた．

2016（平成28）年度，2017（平成29）年度の結果では，小学校4年生で血液検査などの実施後の要注意判定者は91人であった．生活習慣改善プログラム「健康へゴー！」に参加した者は29人で，うち19人（65.5%）が中学校1年生時に肥満度の改善がみられている．参加しなかった62人でも，37人（59.7%）が改善していた．すなわち，小学校4年生時の健康診査後の健康読本による情報提供や教室への参加などが，自身の生活習慣を見つめ直し，その後の適切な生活習慣を定着させることにつながったと考えられる．

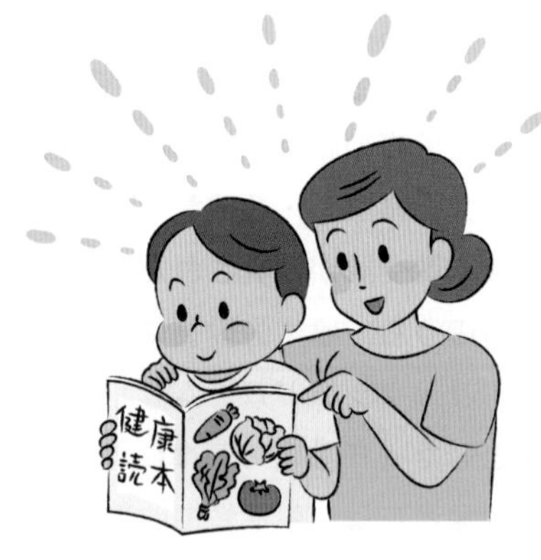

5 本活動の一次予防としての意義と実践のポイント

幼少期の環境，親の教育歴・職業などが成人期の生活習慣病，特に心血管疾患との関連があることを示す調査が多く報告されている[2)]．この事例では，市内小学校の全4年生および中学校の全1年生を対象に，小児メタボリックシンドローム判定のための検査と生活習慣・食習慣調査を実施するとともに，「健康読本」による情報提供が行われている．これにより，子どもが保護者とともに自らの生活習慣を振り返る機会を与えている．学童期はある程度論理的な思考ができるようになる時期であり，この時期に健康のための生活習慣の見直しについて教育的に関わることによって，子どもが自分の力で健康的な生活習慣を獲得していく力を高めることができる．すなわち，将来につながる健康的な生活習慣への修正を可能とする，究極的な一次予防といえる．

この事例で特に工夫されている点の一つとしては，小学校4年生の時点1回のみでなく，中学校で再調査をしていることが挙げられる．これにより，小学校での介入の結果を把握し，必要な対象に再介入することが可能となっている．またハイリスク者を特定し，保健センターで行う健康教室につなげ，生活習慣改善への動機づけと継続支援を行っている．このようなハイリスクアプローチと全児童・生徒へのポピュレーションアプローチを組み合わせた，きめ細やかな支援が本事例の特徴といえる．

成人期の生活習慣是正に向けて若年期から働きかけることは，その成果を長期的に評価する必要がある．本事業は市の取り組みとして，保健医療専門職団体等と教育分野が連携し体制を整え，取り組みを継続していることから，長期的な評価が可能となっている．

本事例の執筆にはA市に協力をいただいた．詳細は，愛知県学童期生活習慣病対策マニュアル（https://www.pref.aichi.jp/soshiki/kenkotaisaku/0000049116.html〈2022-12-01参照〉）に紹介されている．

2 職域における生活習慣病一次予防のポピュレーションアプローチ

B社の概要

医薬品の製造販売を行う製薬B社グループは，従業員数が約6,000人の企業で，男女比の割合は8：2，平均年齢は約45歳である．従業員を職種別にみると営業職が40%，事務職が35%，研究職が10%，工場技能職が15%である．

国内事業所として，本社以外に営業拠点が全国に15支店，研究拠点が3事業所あり，社内看護職が9人在籍している．

B健康保険組合は，製薬B社グループを母体にもつ単一健康保険組合*であり，被保険者数は約6,900人，被扶養者数は約8,800人加入している．B健康保険組合には保健師が1人配置されており，被保険者や被扶養者の健康増進のための，保健事業の企画運営を担当している．

1 取り組みの背景

B健康保険組合の被保険者（従業員）の人口構成は，20～30代の若い世代

用語解説

単一健康保険組合
医療保険のうち，民間企業などの被雇用者が加入する被用者保険は，企業や全国健康保険協会が保険者となる．従業員700人以上の企業ならば，保険者として，その企業単独の健康保険組合を設立できる．これを単一健康保険組合といい，企業の被雇用者とその扶養家族などが加入する．加入者の実態に応じて，独自性をもった保健事業を行えるメリットがある．

の割合が少なく，40～50代の世代の割合が多い「提灯型」をしている．医療給付金の分析を行うと，循環器系疾患や内分泌・代謝疾患を始め，悪性新生物も含めた生活習慣病関連の医療給付金*が占める割合が高いことが分かった．性別割合や人口構成を考慮し，今後ますます生活習慣病関連の医療費が増加することが懸念された．

被保険者（従業員）の健康状態を職種別にみると，健康診断の結果では，BMI，腹囲，血圧，血清脂質，空腹時血糖の平均値が，営業職で最も悪いことがわかった．また生活習慣に関する問診項目では，喫煙率，飲酒習慣の割合，飲酒量，労働時間が，他の職種と比べて営業職が最も高く，反対に朝食摂取率は最も低いことがわかった．問診項目から明らかになった営業職の生活習慣が，健康診断の数値に影響を及ぼしていることが考えられ，今後，生活習慣病の発症につながることが予測された．

営業職は全国の支店，営業所にそれぞれ配置されており，主に医療機関や卸業者へ出向き，医薬品を販売する業務を担っている．そのため，一日の大半を外回りの営業活動で過ごすことが多く，拘束時間も長い．また支店，営業所には社内看護職の配置はなく，医療・看護関係者が予防医学的に関わる機会がほとんどない．

そのため，B健康保険組合の医療費増加を予防するための取り組みとして，B社営業職の生活習慣病予防のための介入が必要であると考えた．

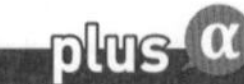

人口ピラミッド
人口構成は，人口ピラミッドというグラフで分析が行われる．縦軸の下を若年層，上を高年齢層，横軸の左右の広がりを人口の多さとして図示する．実際のグラフは，ピラミッドのような三角形ばかりではなく，釣り鐘型，星型などさまざまな形をとる．提灯型は，若年層と高年齢層が少なく，中間の年齢層が多い人口構成の場合にみられる．

用語解説

医療給付金
けがをしたり疾患に罹った場合，医療保険によって，治療そのものの提供（給付）と，治療にかかった費用の提供（給付）が行われる．後者のお金を医療給付金という．医療給付金の内容から，どのような疾患が多いか，どのような健康問題が存在するかを分析することも可能である．

2 活動の目的・目標

この事業の目的・目標は，B健康保険組合から営業職のライフスタイルに合わせた健康情報を定期的に提供することで，営業職が健康管理に必要な知識を習得でき，食事・運動・飲酒などのライフスタイルを健康的な方向に行動変容できることとされた．

3 取り組み内容

1 社内メールによる健康情報の配信

B社グループの全営業職（約2,200人）に対し，B健康保険組合の保健師から月に1回，生活習慣病予防のための健康情報を配信した．

健康情報は外回りの多い営業職が直接閲覧しやすいよう，営業職個人の社内メールアドレスに配信するようにした．

配信する内容は，拘束時間が長く，日常の生活習慣が不規則になりやすい営業職のライフスタイルに合わせ，そのような生活環境においても工夫できる健康管理に重点を置いた．具体的なテーマとしては，翌日の仕事のパフォーマンスを上げる良質な睡眠獲得のための「睡眠負債について」，取引先との懇親会などでも活用できる「アルコール攻略法」，営業職が

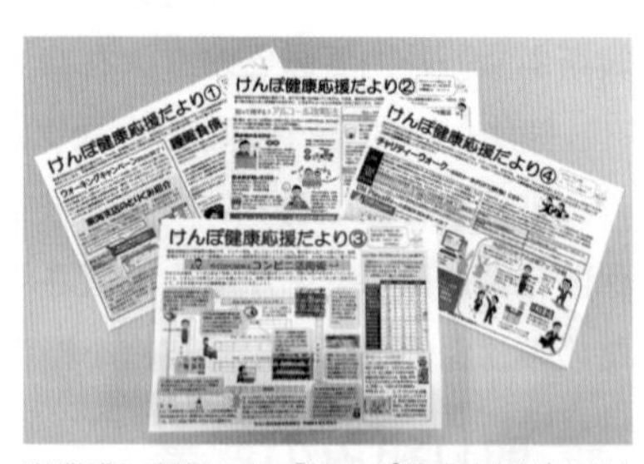

営業職に配信した「けんぽ健康応援だより」の一例．コンパクトにまとめ，外回りの営業職が見やすく，実践しやすい内容とした

よく利用するコンビニでバランスよく商品を選ぶコツを紹介する「コンビニ活用術」，外回りでも歩数を増やすための「歩数アップ術」などを取り上げた．健康情報は A4 サイズ 1 枚にまとめ，イラストを多用し，読みやすい内容となるよう配慮した．

2 各支店の健康管理責任者・担当者を通じた働きかけ

各支店で営業職の健康管理を担う健康管理責任者・担当者へ向けても，声掛けなどの健康情報配信の周知を行ってもらうよう依頼した．健康管理責任者・担当者は，看護職の配置がない各支店で健康管理事業の周知などの役割を担っている．声掛けにより，多忙な営業職が配信された情報を読むきっかけとなることを意図した．

4 得られた成果

健康情報の配信期間は健康診断が終了した 8 月から翌年 3 月までの 8 カ月間とし，健康情報配信の効果を評価するため，配信期間中の 12 月に，全営業職対象にアンケート調査を行った．評価項目は，基本属性，配信内容の購読頻度，配信内容に対する配信前後での知識，認識，行動の変化の有無とした．

回答者のうち 85％の者が，配信した内容を一度は読んだと答えた．健康管理における知識の変化については，健康情報を読んでいた者では，「配信後，知識が増加した」と答えた者の割合が増えた．健康管理の認識の変化については，理想的な健康行動をとるために，日々どの程度工夫を行っているかについて調べた．最大限工夫している場合を 10 点満点とし，健康情報配信前後の変化を自己評価で問うた．健康情報を欠かさず読んだと答えた者では，健康管理の工夫について自己評価の点数が有意に増加した．

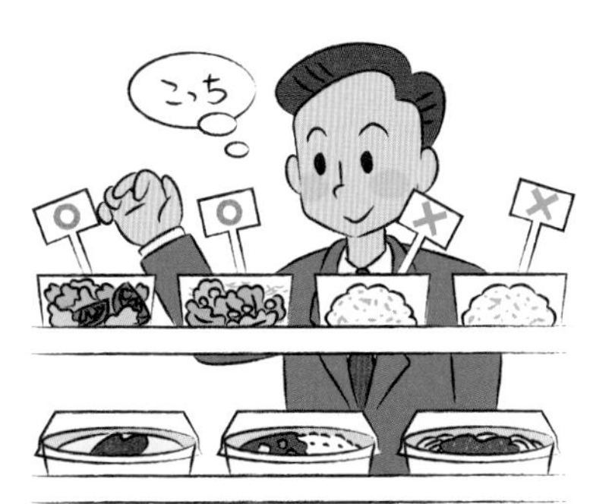

健康行動の変化については，健康情報を読んでいた者では，睡眠時間の増加，飲酒回数の減少，一日の歩数の増加，コンビニエンスストアで健康に配慮した商品選択ができるといった健康行動の回数が，配信後に増加した．一方，配信した健康情報を読んでいなかった者では，健康管理の認識の変化の割合が非常に少ないか，または変化がなく，行動変容についても一日の歩数以外の変化はなかった．

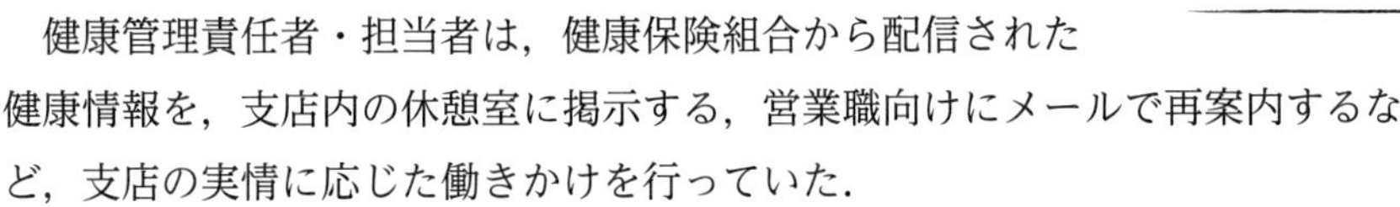

健康管理責任者・担当者は，健康保険組合から配信された健康情報を，支店内の休憩室に掲示する，営業職向けにメールで再案内するなど，支店の実情に応じた働きかけを行っていた．

5 本活動の一次予防としての意義と実践のポイント

健診結果および問診項目の結果から，循環器疾患のリスクファクターを示す BMI，腹囲，血圧，血清脂質，空腹時血糖の値は，喫煙，飲酒，食生活などの生活習慣の影響があることは明らかであった．そこで，これらの生活習慣を改善するために，営業職のライフスタイルとヘルスリテラシー*に合わせた情報配信を実施したことが，効果を上げたポイントであったと考えられる．つまり，一般的な健康情報ではなく，営業職のライフスタイルに特化した内容となるよう工夫した点が，営業職が身近なこととして健康管理を考えるきっかけとなったのではないかと考える．さらには，多忙な外回りの営業職に確実に情報を届けられる方法として，社内で使用する個人メールアドレスに配信したこと，外回りの合間に手軽に読めるよう情報量を絞ったこと，イラストを用いて見やすい紙面としたことなど，情報の伝達方法を工夫した点についても効果的であった．

一方アンケート回収率は４割弱であり，回答しなかった者は配信された健康情報を見ることもなかった可能性が高い．さらに，健康情報の配信だけでは行動変容の割合は小さなものであった．多忙な中で健康管理が行えるよう促すためには，情報提供だけでは不十分であり，得た情報を行動に移すきっかけとなる参加型キャンペーンの保健事業の提供も併せて実施していく必要がある．誰でも参加できるキャンペーンとして，禁煙やウオーキングなど具体的な行動を示し呼びかけることで，行動変容しやすくなる．また，営業職の健康管理を担う健康管理責任者・担当者と連携し，営業職の健康管理をサポートする環境づくりを強化することも重要である．

＊用語解説

ヘルスリテラシー
健康や医療に関する情報を入手し，理解し，評価し，活用する力をいう．活用には，情報を使うことでより健康に結びつくような，より良い意思決定を行うことも含まれる．

引用・参考文献

1）宮崎滋ほか編．メタボリックシンドロームと循環器合併症．中外医学社，2007.

2）藤原武男ほか．“幼少期の環境と健康”．社会と健康：健康格差解消に向けた統合科学的アプローチ．川上憲人ほか編．東京大学出版会，2015，p.77-93.

3）中山和弘．“ヘルスリテラシーとは”．ヘルスリテラシー：健康教育の新しいキーワード．福田洋ほか編．大修館書店，2016，p.2-22.

17 慢性心不全による入退院を繰り返す患者の看護

事例紹介（発症～ 11 年目）

患　者：A さん，60 歳代，女性.
病　名：拡張型心筋症（以下，dilated cardiomyopathy：DCM）
家族構成：子どもが 3 人いる．長男は結婚して別居，次男・三男と同居している．三男は夜勤専従なので日中はほとんど家にいる．夫は 5 年ほど前に他界した．実の妹が近くに住んでいる.
キーパーソン：次男，三男，実妹
職　業：無職（主婦，家事全般を担当）
介護度：要介護 2，身体障害者 1 級
趣　味：コーラス
経　過：経過については三つの時期に分けて紹介する.

■病いを自分でコントロールでき，心不全を意識せずに過ごせていた時期

状況・病期：発症～ 11 年目．心不全の増悪で発症後，2 回目の入院，AHA/ACC 心不全ステージ C，NYHA 心機能分類では I から II 度に移行.

経過詳細：A さんは 40 歳代で持続性心室頻拍（sustained VT）を契機に初回の心不全を発症，精査によって DCM の確定診断となった．心室頻拍（VT）による心拍出量の低下から代償機構が破綻していたが，アブレーション治療と ICD（植込み型除細動器）植込み術の施行によって VT が消失すると，今までの療養生活に見合った心拍出量は維持できるようになっていた．その後，心機能の低下があり CRT-D による心臓再同期療法へアップグレードすることとなった.

A さんは発症から 10 年後，夫の突然の死を直接目撃した．その衝撃で VT が誘発されたが，ICD の適正作動により代償機構は維持できていた．夫が亡くなってからは，3 人の子どもの子育てなどで，母親としてだけでなく父親の役割も果たしながら，趣味のコーラスなどにも積極的に参加していた.

1 アセスメントと看護実践（発症～ 11 年目まで）

1 患者の認識の分析と看護診断

A さんは療養行動に対して「食事の塩分は少し気にしているぐらいかな」と話していた．心不全手帳の記載は，時折は行っていたが，測定した値の変化と増悪因子の関連性までは意識していなかった．このことから，この時期までは心不全の管理をそれほど意識しなくても，心機能に見合った療養生活が送れていたと，とらえることができる.

発症 11 年目，2 回目の心不全での入院となるが，心機能の低下もあり，薬物療法に難渋し，ピモベンダンの導入となる．このときの主訴は下肢浮腫であり，呼吸困難感は軽度であった．薬物治療により退院時には NYHA I ～ II 度と，ほぼ退院前の症状に改善していた．趣味のコーラスについては，呼吸困難感が主症状でなかったためか A さん自身も「息継ぎがない歌は難しいかもしれないけ

➡ NYHA 心機能分類については，p.30 表2-9 参照.

ど，コーラスには行けると思うの」ととらえていた．実際に退院後は元の日常生活に戻り，コーラスにも参加していた．以上のことから病期はAHA/ACC心不全ステージCであると考えられた．

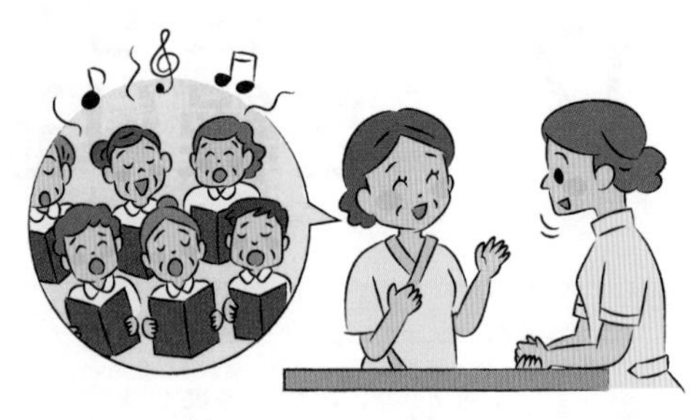

DCMの一般的な病いの予後から考えると，心不全の増悪の回数は少ないが，デバイスはICDからCRT-Dにアップグレードされており，この時点で根拠に基づいた最大限の治療がなされていた．よって今後は，心不全の増悪を繰り返しAHA/ACC心不全ステージDへ移行する可能性が高いことが予測された．したがって，「病いの進行により，現在の療養行動では病いのコントロールが困難となる可能性があること」を看護診断とした．

➡AHA/ACC心不全ステージについては，p.145 図5-4参照.

2 患者の理解を促す面談

病期が進行していくことを踏まえ，Aさんが病いをどのようにとらえているのか，心不全の管理に対する知識不足の程度の把握と，具体的な療養行動の実践，家族役割や人生観などをより理解することが必要であると考え，入院時・外来時を問わず，看護面談を行った．

面談ではAさんの理解を第一優先の目的とし，一方通行的な療養行動獲得への教育支援は積極的に行わなかった．Aさんの病体験の語りを活かしながら，日常生活における患者側の増悪因子を明確にし，その因子に対してピンポイントで理解を促すよう関わった．加えて日常生活の状況をさまざまな側面からAさん自身が語ることで，普段は意識していなかった病いの進行による身体機能低下，社会・家庭での役割変化に気付き，身体感覚が研ぎ澄まされ，自分自身で弱った心臓に気が付けるようになった．医療者が望む療養行動でなくても，Aさんが自分の価値観や解釈でそれなりに行っている療養行動を肯定することで，Aさんと看護師には双方向のパートナーシップの関係が構築できると考えた．

Study

心臓の代償機構

心臓は少々ポンプ機能が低下しても心拍出量（体内組織に必要な血液を供給する）を維持するために，以下のようなバックアップ機能をもっている．

心拍出量（L/分）＝心拍数（回/分）×1回拍出量（mL/回）

①1回の拍出量が減った分，拍出回数（脈拍数）を増やして心拍出量の減少を防ぐ

②1回の拍出量を増やして心拍出量を維持する：心臓のポンプは，戻ってくる血液が多いほど，多くの血液を送り出せる能力をもつ（その結果，心臓は拡大する）．心臓に多くの血液が戻るには，a）全身血液量は一定でも，その配分を変えることで心臓に戻る血液量を増やす（手足の血管を収縮させて，その分を心臓や肺を巡る血液とする），b）全身の血液量自体を増やす，二つの方法がある．

こうした代償機構がうまく働けば心拍出量は維持される．しかしながら，あくまでも一時的なものであり，長期に及ぶ場合は心臓への負担となり，結果的に心臓の機能は低下する．

2 評　価

Aさんは外食した翌日は体重増加することを認め，若干の胸の圧迫感を自覚していた．しかし，それが外食による塩分過多であることには気が付いていなかった．外食を否定するのではなく「外食時の摂取量を減らしてみる」「外食時の前日は食事量を8割にする」「外食後，体重増加を認めたら安静に過ごしたり，翌日の食事量を減らしてみる」ことをAさんに提案すると，体重が増加することなく外食できるようになった．

増悪因子を意識でき，対処するだけではなく，Aさん独自の生活の調整や工夫もできるようになった．併せて「体重が減ると体が軽くなる感じがあって，お掃除も楽ちんにできるのよね」と語った．体重が増加したときの症状を，病体験として語ることで，体重が戻ったときの身体感覚を意識できるようになり，心不全手帳の記載も毎日行うようになった．また面談時は，療養生活の中で調整や工夫をした結果について，うまくいったことだけでなく，そうでなかったことも自分から語るようになった．

事例紹介（発症12・13年目）

■病期が進行し病いが自分をコントロールするようになってきた時期

状況・病期：発症12・13年目．心不全の増悪で入院2回／年，AHA/ACC心不全ステージはC～Dへの移行期，NYHAはⅡ度を経てⅢ～Ⅳ度．

経過詳細：かぜを契機に心不全が増悪し，入院することとなった．利尿薬のトルバプタンを導入するが代償機構の改善がなく，心収縮力を増強するドブタミンが投与された．加えて，内服強心薬のピモベンダンを増量，さらにトルバプタンを増量した．ドブタミンは段階的に減量（テーパリング）できたが，代償機構が改善されても労作時の頻呼吸や冷汗が残存していた．

Aさんには，退院後のかかりつけ医の往診導入を提案するが拒否された．訪問看護と慢性心不全看護認定看護師による電話モニタリングおよび在宅酸素療法（HOT）を導入し，退院となった．

3 アセスメントと看護実践（発症12・13年目）

1 実際の病状の進行と患者が認識する病期の乖離

一回あたりの入院期間も長くなり，薬物調整にも難渋し，退院時は日常生活行動で症状が悪化せずに行えるものが少なくなってきていることを踏まえ，訪問看護と慢性心不全看護認定看護師*による電話モニタリングおよびかかりつけ往診医の導入を提案した．しかし，Aさんは「診察は1カ月に一度でしょう？それでなくても外に出る機会が減っているし．病院へは車で送ってもらうので，とりあえず退院後，一回は外来に来てみる．ICDも入っているし．だから往診の先生は要らないわ」と語った．

しかしAさんはAHA/ACC心不全ステージCと思われた．看護師は，Aさんが外来受診するときの病体験を通して，自らの症状の出現や身体感覚を振り

用語解説

慢性心不全看護認定看護師
日本看護協会が運営する資格認定制度の一つである．心不全を抱える患者および家族が，病気とともに療養生活を送れるように調整する．患者自身が置かれている状況・情報を的確にアセスメントし，病期に応じた支援を専門的に行う．

返ることで，以前と違う自分の身体の状態に気が付き，納得した意思決定につなげることができるのではないかと考えた．よってまずは，Aさんの思いを尊重し，かかりつけ往診医の導入は見送り，訪問看護と電話モニタリングを導入することとなった．電話モニタリングでは，身体症状や体重変化などについての情報収集を継続的に行った．医師の指示のもと，在宅用の内服利尿薬の追加調整をし，飲水を促した．必要であれば早期受診を提案するなど，受診環境を整えた．

看護師は，Aさんの言動からAさん自身がとらえている病期と，医療者がとらえている病期に乖離（かいり）があるのではないかと考え，客観的データにより病期の進行を再評価した．次がそのデータである．

①年単位の心エコー結果（表17-1）より左室駆出率低下（LVEF：33→21%），左室拡張終期径拡大（D/d：59→68mm），左房径拡大（LAD：42→50mm），僧帽弁閉鎖不全（MR）の評価（Ⅱ～Ⅰ→Ⅲ），肺高血圧症（PH：+），右室機能低下の所見より，心筋リモデリングは進行と評価．
②代償機構が安定している外来でのBNPが200～300pg/mL台から，400～500pg/mL台へと徐々に上昇してきている（図17-1）．
③NYHAがⅡ→Ⅳ度と悪化．
④発症からの11年間は2回の入院で経過しているが，その後，12年目では3回目の入院となり，入院回数は増加し，入院間隔も短くなってきている．
⑤ドブタミンへの依存度も高くなってきており，内服強心薬を追加し，β遮断薬を減量しなければテーパリングできなくなってきている．

以上①～⑤により，病期は進行，薬物治療も限界に近づいてきており，治療抵抗性があり，病期はAHA/ACC心不全ステージC～Dへの移行期に該当する．よって「患者の認識している病期と医療者がとらえている実際の病期には，乖離が生じてきている」と看護診断した．

plus α

ドブタミンの使用
合成カテコールアミンであるドブタミンは，心収縮力を増強させるが，心拍数増加や不整脈出現といった副作用があり，長期間の使用では心事故発生率が高くなる．また，急激な中止は血行動態の悪化を来すため，段階的な減量を要する．血圧低下などが懸念される際には，必要最少量を最短期間使用することが推奨されている．

表17-1 心エコー結果の推移

発症後	LVEF (%)	D/d (mm)	D/S (mm)	LAD (mm)	MR (mm)
5年目	33	59	51	42	Ⅱ～Ⅰ
7年目	31	62	52	42	Ⅱ
8年目	28	65	56	43	Ⅱ
9年目	28	63	54	45	Ⅱ
10年目	24	64	55	44	Ⅰ
11年目	26	63	54	44	Ⅰ～Ⅱ
13年目	25	66	59	44	Ⅰ～Ⅱ
14年目	21	68	58	50	Ⅲ

＊発症14年目にはPH（+），右室壁運動低下を認めた．

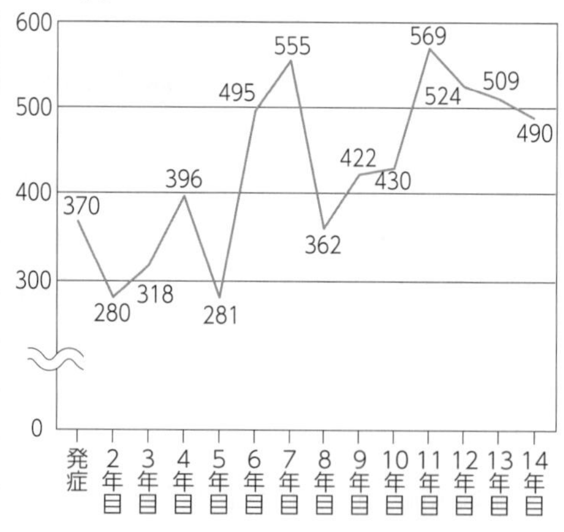

図17-1 外来安定時のBNPの推移

2 ネガティブな体験を活かす

Aさんが病期を正確にとらえ，現病期に見合った新たな療養行動を再獲得しAさんの意思決定を支えるために，引き続き定期的な面談を行った．病期が進んでいることを踏まえ，医療者との接点を増やすため，退院1週間後に電話モニタリング，退院2週間後に初回の外来受診の予定を主治医と相談し計画した．

心負荷をできるだけ軽減できるよう前もって外来スタッフと協働し，待ち時間の配慮やベッドの確保を行い，受診環境を整えた．電話モニタリングを行うと「病院と同じようにベッドでごろごろしているからね．体調は変わりないよ．ちょっと不安だったけどやっぱり家がいいよ．夜は息子が同じ部屋で寝てくれるし」と会話中息切れすることもなく，長文も途切れずに入院中と同じトーンで張りのある声で話した．しかし初回の外来受診時に1時間遅れて来院した．

Aさんは「着替えたり車に乗ったりが，前より時間がかかった．前のようにはいかないね．ちょっとしんどい．待っている間，ベッドに横になってもいいかな」と語った．

看護師はこのネガティブな体験を逆に活かし，外来受診による心負荷を軽減するために，Aさんにもう一度かかりつけ往診医の導入を提案した．Aさんは「思いのほか，ここに来るのはしんどかった．往診の先生に来てもらおうか」と快諾した．

しかしAさんは，在宅生活が維持できるようになると，息子たちがAさんの代わりに行っている家事では満足できず，ストレスが溜まってしまった．家事を手伝ってしまい，過負荷となり再入院となった．

看護師は家事を手伝ったことを責めるのではなく，まずはAさんの家事に対する感情と家庭での役割を遂行しようとした思いを共有した．すると「わかってるけどね．息子たちも仕事もあるし．ちょっとだけしておこう，と思っちゃうの」と語った．息子たちに子を思う母親としてのAさんの思いを伝え，近くに住む実妹を含めて役割調整を再度行った．結果，Aさんは家事をすべて息子と実妹に委譲することに決めた．

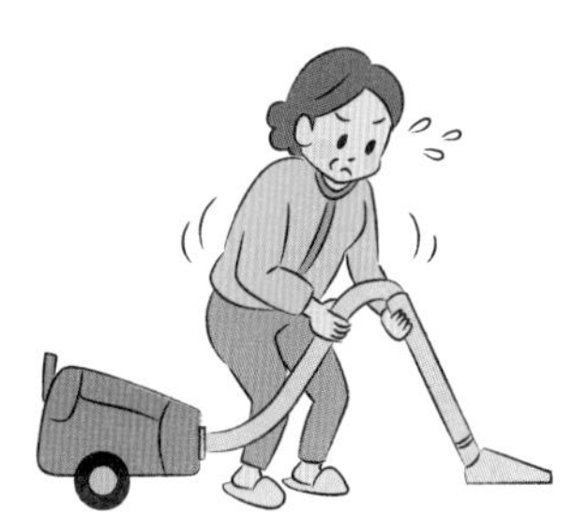

4 評　価

1 対話を通しての方向性の模索

心不全は内部障害であるために，代償機構が改善し症状が消失すると，患者は病期の進行をとらえにくいという特徴がある．Aさんの場合も，2回目の心不全の増悪までは11年もの期間が空いている．Aさんが慢性心不全の病期をどのようにとらえているかを，病いの語りや行動を通してアセスメントし，医療者が客観的データから読み取れる病期の進行や重症度を評価し比較することで，病期の認識の乖離の有無や程度が明確化でき，ケアの方向性を見いだすことにつながった．医療者が，目標とする療養行動を一方的に指導するのではなく，対話を通して繰り返しAさんの病体験を理解し，身体感覚に語りかけることで，病いへの理解と病期の認識は深まった．

2 病体験の意味付けの促し

症状が消失すると「もしかしたら前のように生活ができるかも」「よくなったかも」とAさんの思いと認識も揺れ，役割行動や存在価値などと複雑に絡みながら言動として現れる．看護師がその揺れを否定せず，病状の経過の中での病体験を理解し，意味付けを行い，Aさん自身が変化していくのを待つことで，Aさんは，正確に病期をとらえることができ，自ら選択し納得した療養行動を決定することができた．看護師がAさんとともに意思決定を共有するプロセスを足並み揃えて歩むことで，パートナーシップが深まった．

事例紹介（発症14年目）

■病期に見合った療養行動を再獲得していった時期

状況・病期：発症14年目．心不全の増悪で入院5回/年，AHA/ACC心不全ステージD，NYHAはⅣ度．

経過詳細：心不全の増悪で入院を1年間のうちに5回繰り返すようになり，1回の入院期間も長くなってきた．ドブタミンの減量に難渋し，心臓の働き過ぎを抑える薬のビソプロロールの減量，内服強心薬のデノパミン，ジゴキシンを追加し，何とかドブタミンのテーパリングに至り，代償機構の改善を図った．入院中，洞頻脈に対するCRT-Dの作動があり，作動機能をオフにした．かかりつけ医の往診を導入した．

最終退院時のバイタルサイン：安静時の血圧は80～90/50～60mmHg，心拍数は80～90/分台，SpO_2（SR）は96～98%．活動時の血圧は80～90/50～60mmHg，心拍数は100/分台．歩行後に呼吸困難感が出現するときは，心拍数は110～120/分台と上昇し，SpO_2（SR）は93～95%と下降していた．

5 アセスメントと看護実践（発症14年目）

1 療養行動への知識不足の問題

14年目以降は，Aさんは増悪因子が不明瞭なまま心不全増悪を繰り返すようになり，1年間に5回も入退院を繰り返すこととなった．急激に病期も進行し，代償機構が改善しても労作時の頻呼吸や冷汗が残存していたが，病期は正確にとらえられるようになってきた．しかし，QOLをできるだけ維持するための病期に見合った療養行動に対する知識は相対的に不足していた．よって「病期に見合った療養行動に対する知識不足」を看護診断とした．

看護師は入院中のAさんが症状を体験すること自体をチャンスととらえた．Aさんが意図的に身体の声に耳が傾けられるよう，医療者が繰り返し丁寧にAさんの身体感覚へ語り掛けた．それによって，症状の意味付けを行い，Aさんとともに症状マネジメントの方向性を見いだしていくことが，病期の進行に見合った療養行動の再獲得につながると考えた．

2 病体験としてのトイレ歩行

具体的には，朝，トイレまで5メートル程度歩くと冷感・冷汗などの症状が出現することがあった．症状出現に関与する要因を見つけるために，Aさんとともに振り返りを行った．その結果，血圧や脈拍には大きな変化はなく，Aさん自身は「朝，起きて頭に靄がかかった感じがするときに，トイレに歩くと汗が出るような気がするの」と自覚していた．併せて，医師からの病状説明がよくない内容であったときなど熟眠感がない場合に症状が出現していることが多かった．看護師からは，Aさんは自覚はないかもしれないが，朝のラウンド時に布団の中から出ず，テレビを観ていないときによく出現する印象をもっていると本人に伝えた．そのような前駆症状があったときには，トイレ歩行はせずにポータブルを使用してみることを提案した．

3 語りによる思いの共有

しかし最初のころは，前駆症状があっても何度かトイレ歩行をし，症状が出現した．看護師はAさんの病体験を否定せず，なぜその行動に至ったのか，どのように感じたのかを語ってもらうよう関わった．Aさんは，「今までは点滴が外れるとトイレに歩いても大丈夫だったからね．だから歩けると思ったの．汗が出たのは，たまたまかなと思ってた．息が苦しくなるのと，CRT-DのICD機能の作動は怖い．便はにおいがするから同じ部屋の人にも悪いしね．若い看護師さんに片付けてもらうのも気が引けるわ」と語った．

今までは病いがありながらも女手一つで子どもを育ててきたAさんにとって，自分の子どもと同世代の看護師に排泄物を片付けてもらうことは，羞恥心を感じたり，役割変更への違和感を覚えるものであった．それだけでなく，今までドブタミンなどの合成カテコールアミンがテーパリングできると，症状の出現なしでトイレまで歩行できていたのが，冷感・冷汗や呼吸困難感の出現など今まで未経験の状況を体験することで，今の療養行動では病いに太刀打ちできなくなっていることに直面せざるを得ない状況に陥っていた．トイレ歩行は，そのことに困惑し，病期の進行を認めたくない思いからの行動であることがわかった．

だがそのうち，前駆症状がないときにトイレ歩行を行い，症状が出現しないという成功体験を繰り返すことで快方へ向かっていった．徐々に前駆症状の有無に合わせて歩行を調整できるようになった．「今日は頭がもやっとしているからリハビリは午後からにしてもらいたいの」と体調に合わせた活動調整もできるようになった．

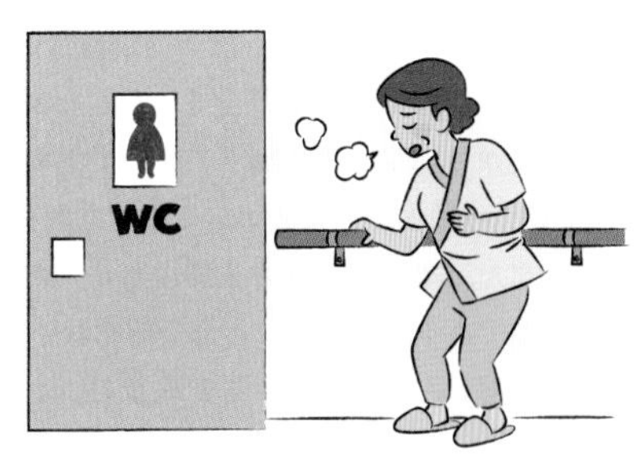

退院後の自宅環境はベッドからトイレまでが9メートル前後の距離があった．Aさんには自宅での療養生活に向けて「おしっこはまだいいけど息子に便を片付けてもらうのは気が引けるよね．便は1日に1回だから家でもトイレに行きたい」といった思いがあった．しかし入院中の心臓リハビリテーション中も，10メートルの歩行後に心拍数が10～20/分程度

上昇し，呼吸困難感が出現する場面が何度かあった．退院後の自宅療養環境でも安全に排便時のトイレ歩行ができるよう，担当の理学療法士と相談し，体を動かした後はシルベスター法による深呼吸を取り入れクールダウンを強化することにした．

4 患者の認識の変化と意思決定

Aさんは食事摂取後も時折，冷汗が出現していることがあった．看護師は，咀嚼が少なく食べる速度が速いため，血液が消化器系の臓器に優先的に回され，体内で血液分布の不均衡が生じて，症状が出現しているのではないかと考えた．食事摂取時間を測定すると，10分弱で摂取していることがわかった．Aさん自身も「早く食べる癖がついているのかもね．男の子3人で，食事のときは戦争みたいだったから，味わって食べた覚えがないわ」と語った．看護師は，弱った心臓を労わりながら食事摂取できるよう症状出現のメカニズムをAさんと共有し，一回で口に運ぶ量を減らし，しっかりと咀嚼することを意識するように伝えた．結果，症状が出現することはほとんどなくなった．

また「無理がきかない身体になってきてるのね．先生にも言われてるようにそんなに長くない気はするけど，一度はちゃんと家に帰る．今なら帰ってもうまく動けるような気がする．延命治療は前から嫌だし，しないと決めているからICD機能も止めたまま帰ります」と病期の進行を正確にとらえ，ICD機能の作動をオフにするという意思決定をして退院した．Aさんにとっては，機械で脈拍を元に戻すことは延命治療の一種であるとの思いもあったようだ．

6 評 価

Aさんは退院後の自宅環境でも，呼吸法を取り入れながらのトイレ歩行で，症状の出現なく過ごすことができている．また，食事摂取も「少量ずつ分割して食べるようにしているので大丈夫」と語った．

看護師がAさんの病体験を共有し，症状マネジメントを行っていくことで，Aさんの身体感覚は研ぎ澄まされるようになった．それによってAさん独自の病体験を活かした，病期に見合った新たな療養行動を獲得することができるようになり，退院後4カ月を経て再入院なく経過している．

Column

CRT-D装着患者の意思決定支援

CRT-Dは，CRT（心臓再同期療法）とICD（植込み型除細動器）の両方の機能を併せもつ医療機器である．CRTの機能により心不全を改善しながら，同時にICDの機能で致死性不整脈での突然死を防ぐことができる．

しかし，ICDは意識下で作動する場合もある．患者にとって，意識下での作動体験の衝撃は強く，その後も「いつ作動するか」といった不安や苦痛を感じながらの生活となることも少なくない．

また，本事例のAさんのように，ICDの作動，つまり「脈を機械で正常に戻す」という行為そのものが延命治療であるととらえ，それを望まない患者もいる．看護師はICD作動による病体験から生まれる感情や価値観を理解し，揺れる想いを整理していく過程に寄り添うことが重要である．

18 心不全で最期を家で迎える患者の看護

事例紹介（訪問看護の開始）

患　者：Bさん，女性，90歳代後半．

病　名：大動脈弁狭窄症，慢性心不全，高血圧

家族構成：夫は死亡，子どもは長男，長女がいる．長男夫婦と，長男の息子夫婦とその子ども（ひ孫）の6人暮らしである．

主な介護者は長男の妻であり，他の家族は介護に協力的である．

介護度：要介護2

訪問看護開始の経緯と依頼目的：大動脈弁狭窄症の悪化により入院となっていた．Bさんには入浴に対する強い思いがあったので，それまでは介護保険を活用して，退院してから訪問看護を利用するまでの間ヘルパーによる入浴介助を行っていた．状態の悪化を機に，ヘルパーから訪問看護師による入浴介助が必要と判断された．

3月14日　この日から週2回，訪問看護開始となった．ADL（日常生活動作）はほぼ自立している状態だった．次第に移動や着替えに時間がかかるようになるなど，ADLのレベルは低下していった．楽しみにしている入浴後にも，息切れをするようになった．訪問看護師は，パルスオキシメータを使うなどしてBさんの容態をチェックし，気になることがあれば，他のケアチームのメンバーと情報共有し，対応を図っていくこととした．

1 アセスメントと看護実践

1 訪問看護師が目指した在宅療養生活を支える援助的関わり

訪問看護師は訪問の依頼を受けたとき，依頼の経緯と年齢や病状などから，Bさんや家族が最期をどのように迎えたいのか，どこで最期を迎えたいのかを，正確にとらえようと思い，毎回の訪問時に，Bさんの心機能や治療の状況と日常生活の情報を踏まえて，生活動作時にかかるBさんの心負荷の程度をアセスメントしていった．

訪問看護師は，サービス提供開始1年後くらいから，Bさんの病状が悪化し，ADLの自立度が低下していることを，Bさんへの入浴介助のケア場面の中からとらえた．そしてその情報を，Bさんの在宅療養を支えるチームメンバーと共有した．

訪問看護師は，Bさんと家族についてさまざまな視点からアセスメントをして情報を収集するとともに，Bさんを支えるケアチームの中で調整役を務めながら，他のチームメンバーと協力して適切な支援を展開していった．

本事例では，ターミナル期の心不全患者の在宅療養生活を支える看護実践を記述していく．

事例紹介（6月24日～6月27日）

翌年6月24日　訪問診療医（以下医師）は，訪問看護師からの電話で，Bさんの入浴中の様子が変化してきているという連絡を受けていた．これまでは安静時の酸素飽和度は97～99%で，入浴中の酸素飽和度は95～97%であったが，この日の入浴中の酸素飽和度は80%台後半へと低下していた．この状況から医師はいつもの採血に加え，心エコー法を実施し，右心不全になっていること，1年前に比べ三尖弁の逆流が強くなっていることを確認した．入浴や排便といった，日常生活を続けて行う動作によっても，心負荷がかかるようになってきていた．しかし，Bさんは入浴することへの希望を強くもっており，これまで10分程度浴槽に入っていた時間を5分程度にして実施していくこととなった．

6月26日　訪問時，長男の妻からBさんへの思いを聞く機会があった．

「夫はお母さん（Bさん）には，好きなものを食べて，好きなように過ごしてほしいと考えているようです．私も同じ思いではありますが，お母さんがトイレに行けなくなったら，家では看られないと思っているんです．いつもきちんとされていたお母さんでしたから，トイレに行けなくなるということ，それを嫁である私が介護することは，すごくイヤなんじゃないかって．でも，お姉さん（Bさんの長女）や他の家族の意向とかもありますしね」と長男の妻は訪問看護師に話した．

6月27日　訪問看護師は，訪問診療の看護師に電話をし，前日に聞いた長男の妻の思いを共有した．また，Bさんの強い意向で入浴を継続していること，今後の治療やケアの方針についてチームで検討した方がよいと伝えた．

2 アセスメントと看護実践（6月24日～6月27日）

1 心負荷の軽減

Bさんには，心不全による症状のみならず，日常の生活動作からくる心負荷症状が現れていた．入浴に対する強い希望があるため，Bさんの思いを尊重し，浴槽に入っている時間を短くし，入浴による心負荷の軽減を実施した．

6月26日には，浴場に行く際に，Bさんの腰を後方から支えるように介助する必要があり，日ごとにADLのレベルが低下していることが認められた．

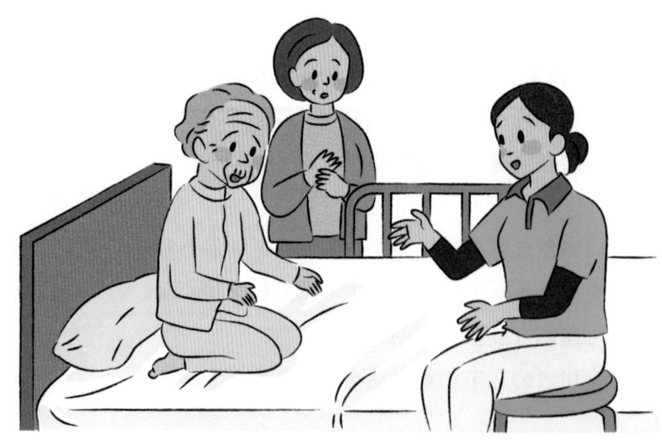

2 介護者である家族の思い

主な介護者である長男の妻が「トイレに行けなくなったら，家では看られない」と話したことは，今後のBさんへの治療やケアを考える上でも，非常に重要なものだと考えられた．その思いを訪問診療の看護師，医師と共有し，治療・ケアの方針を相談し，調整を行うこととした．

電話をした訪問診療の看護師からは，次回に訪問するのは7月5日であること，その日に，現在投与している利尿薬の効果を見た上で，今後の治療方針を判断する予定であることが伝えられた．病状の改善の見込みがあれば，入院する予定だったが，長男の妻の思いは初めて聞いたため「次回，私たちからも確認してみる」との回答であった．

訪問看護師は，これらのことから今後，全身状態の低下に合わせた人的・物的サービスの調整が必要になってくると考え，ケアマネジャーにも状況の報告を行った．

事例紹介（6月28日～7月3日）

6月28日 医師から訪問看護師へ，長男の妻からBさんの状態がよくないとの連絡を受けたので，次回予定していた7月5日を待たずして訪問したとの電話があった．6月26・27日にはBさんに喘鳴がみられ，夕食はいつも1階で家族全員一緒にとっていたが，2階の自室で食べたとのことだった．このような状況から医師は，心不全の悪化により肺に血液がうっ滞して喘鳴が認められたと判断し，Bさんに強めの利尿薬を処方したとのことだった．

7月1日 Bさんは入浴したいと希望するものの，浴槽に入って50秒ほどで上がった．「早く上がりたい」と感じたという．Bさんの安静時の酸素飽和度は95～97%で，入浴時には80%台後半まで低下した．

7月3日 訪問看護師は，心不全の進行に伴いADLの低下が予測されたため，ケアマネジャーに，今後の方針を共有する目的でサービス担当者会議の開催を提案した．訪問看護師は，ケアマネジャー，長男と長男の妻に，今後予測される症状の変化やADLの低下，それに伴って必要と考えられる介護などを説明した．Bさん本人と家族の意向を確認したところ，Bさんは家で過ごすこと，家族はトイレに関する介護への不安から特別養護老人ホームへ入所することを希望していた．

3 アセスメントと看護実践（6月28日～7月3日）

Bさんの心不全は進行しており，改善されることは難しいという医師の判断であった．そして今後は日常生活に必要な動作を行うことがさらに困難になっていくことが予測され，介護をする家族の負担が増えていくことを想定し支援態勢を整えていくことが必要であると判断された．

Bさん本人は，このまま家で過ごしたいという意向であったが，家族は「トイレの世話ができるか自信がない」という思いがあり，寝たきりになった際には，病院への入院ではなく，特別養護老人ホームへの入所を希望した．訪問看護師，医師，訪問診療の看護師の医療者間で，すぐに施設に入れない場合は，自宅でヘルパーや訪問看護などのサービスを利用し，それでも足らない場合は有料のサービスを利用するように勧めるという方針が共有された．

Bさんやその家族がどのような選択をしても，現在の要介護度2から要介護度3への変更と，公的サービスの活用の支援をする必要があると考えられた．訪問看護師は，Bさんの容態が少しずつ悪化しているため，ケアマネジャーに連絡し，ケアプランの見直しを提案した．

事例紹介（7月5日～8月5日）

7月5日　Bさん本人の希望に沿い入浴を続けていたが，浴槽に入っている時間は1分足らずであった．この日からフランドルテープ*が処方された．

夕方，訪問看護師に訪問診療の看護師から連絡があった．医師が，家族に対して，Bさんは高齢でもあり，入院して積極的な治療を受けても根治できないことに加え，急変のリスクがあることを説明したという．このとき長男は「母は家で非常に楽しく過ごしているので，このままこの家で天寿を全うさせてあげたい」という気持ちを示したとのことであった．

8月5日　Bさんがベッドサイドで倒れている姿を，家族が発見する．家族は，頭を打っているかもしれないという不安に駆られ，救急車で搬送することを選択した．病院での検査結果で，転倒による脳や骨への影響からくる異常はなしと判断され，自宅に戻った．

しかし，検査時の腹部X線写真で，便が溜まっていることが明らかになった．Bさんは水分を摂りすぎると心不全のコントロールが難しくなり，一方で水分を制限すると便秘になるという状況になっていた．この頃のBさんは1階で家族と夕食をとることが難しくなり，長時間起きてはいられなくなってきていた．

4 アセスメントと看護実践（7月5日～8月5日）

Bさんは，1階で家族と食事していたのが，2階の自室で食べたいと言うようになっていた．また，ベッドからずり落ちているときもあった．入浴中は心機能の低下が著しく血液が十分に行き渡らないので，全身の皮膚が真っ白になるようになった．そのようなときは会話の受け答えもあいまいとなっていた．

Bさんの家族は，このような変化から，何かわからないけれどBさんの体に重大なことが起こっているのではないかという不安を抱いた．そのためベッドサイドで倒れている姿を見たとき，在宅で看取りをしたいという自分たちの思いに反して，救急車を呼んでしまったとのことであった．

訪問看護師は，家族にとって現時点でのBさんの介護に対する不安が大きいこと，そのような状況では家族は再び救急車を呼ぶ可能性があることを，医師に説明した．

用語解説

フランドルテープ
狭心症，心筋梗塞（急性期を除く），その他の虚血性心疾患の治療に用いられる硝酸薬で，貼付して用いる．冠動脈を拡げ，全身の血管の抵抗を減らして心臓の負担を軽減する．

事例紹介（8 月 7 日）

8月7日　B さんは，救急車騒ぎの前後から食欲が減ってきていた．ベッドで端座位となり食事をとっているときに体がふらふらしたり，ぼーっとする姿が見られるようになってきた．訪問看護師は，医師の訪問時間に合わせ，再度，長男と長男の妻に今後の方針を確認する機会をもった．

医師は次のように述べた．

「B さんは意識がある上，もともとご自身で決めていかれる方ですから，『お風呂に入りたい』と言えば入ればよいですし，『トイレに行きたい』と言えば行けばよいと思います．

これから先，転倒などを繰り返し，そこでご本人がどうしたいかを選択していかれると思います．ご家族は心配や不安もあるかと思いますが，B さんは在宅への希望がありますし，ご本人の意向に沿っていくしかないと思っています」

また医師は，B さんの状況から，今後どのように亡くなっていくかを家族に説明した．

「心臓がバクバクして動けなくなります．2，3 日は苦しそうですが，薬が飲めなくなれば命が短いと覚悟されたほうがよいと思います」

5 アセスメントと看護実践（8 月 7 日）

今後 B さんは明らかに死へ向かっていく状況であり，家族の不安な様子からも，B さんの現況や今後について説明が必要であった．家族がこのような話を聞き，受け入れられる状態であるかを，訪問看護師はアセスメントした．

医師の話に対して，家族からは「夜もトイレに行くときに手伝わなければならないか」などの質問があった．医師からは夜間のトイレは本人に任せることが提案された．

「夜はポータブルトイレをベッドサイドにおいてもいいと思います．おむつでするか，ポータブルトイレにするか，本人が決めるでしょう．それでも歩けるのならいいです．ご家族はゆっくり寝てください」

B さんがまた倒れたら，救急車でなく訪問看護ステーションかクリニックに連絡すること，基本的に B さん本人のしたくないことはしなくてよいことが伝えられた．

医師は B さんの容態を踏まえて，特別訪問看護指示書*を出すことにした．訪問看護は連日となり，患者・家族を支援していく体制となった．

用語解説

特別訪問看護指示書
急性増悪や終末期など頻繁な訪問看護が必要と主治医が認めた際に交付される．これにより，14 日間に限り，介護保険から医療保険に切り替え，頻回な訪問看護を受けることができる．

事例紹介（8月12日～Bさんの死亡）

8月12日　Bさんは嘔吐し，食事摂取量が減少してきた．心機能の衰えにより，一つの労作に時間がかかるため，入浴と排便を一回の訪問時間（60分）内にできない状態になってきた．長男の妻は訪問看護師に「お母さんをお風呂に入れているとき，浴槽から立ち上がれなくなったら声をかけてくださいね．一人じゃ大変だと思うので，二人でしましょう」と言った．Bさんの安静時酸素飽和度は93～95％だった．

8月14日　長男の妻から「看護師さんを補うかたちでヘルパーに来てもらいたい」との要望があった．1日2回，朝は訪問看護師，夕方はヘルパーが入る体制となった．訪問看護師は，ここ1カ月で看取りになると予測していた．

8月15日　訪問看護師は，ケアマネジャーに，Bさんは端座位で食事をとることを希望しているむねを伝えた．また，背骨に沿って発赤が観察されるようになったことから，Bさんは，ベッド上で仰臥位になったまま自力で寝返りをすることが難しくなってきていることを報告した．Bさんのために，端座位になっても安定性があるエアマットを使用するのがよいと提案し，導入してもらうことになった．

8月19日　Bさんは風呂に入りたいと希望し，入浴した．浴槽に入っている時間が50秒よりも短く，浴場からベッドに戻る途中で床に座り込みそうになった．その日以降，Bさんは，訪問看護師に「風呂に入りたい」と言わなくなった．そして，その日以降はベッド上で清拭や部分浴をすることになった．

8月21日　Bさんが一人でトイレ歩行をして洗面所で転倒したことをきっかけに，排泄はトイレからベッド上となった．パンツ型のおむつを使用していたが，端座位もとれなくなってきていることから，テープ式のおむつを使用することになった．

ケアチームは1日3回訪問をし，朝，訪問看護師がBさんの状態を確認し，昼と夜は訪問看護師の申し送りを受けたヘルパーが対応するようになった．1日3回の訪問の中で，その日のBさんに必要なケアを分散して行う工夫をした．

8月23日　医師より家族に「薬の影響で，食べたい物が食べられなくなってしまわないように，薬の量を徐々に減らしていきます．Bさんが好きなものを好きなだけ食べられるようにしてください」との説明があった．

10日後，Bさんは静かに息を引き取った．朝，長男の妻が訪室した際に，Bさんが亡くなっている姿を見つけた．

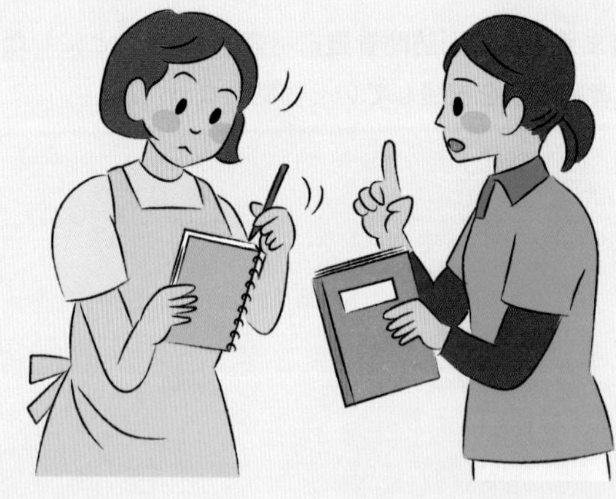

6 アセスメントと看護実践（8月12日～Bさんの死亡）

1 家族の介護負担の軽減

入浴と排便を60分の訪問時間で実施することは，心負荷がかかりすぎるためできないなど，状態が非常に悪化してきた頃，Bさんは「歩けなくなったら終わり，ここにこのままこうしておいて（家にいて），みんなにお礼を言うの」と語っていた．Bさんは「お嫁さん（長男の妻）がいないとだめ．お嫁さんがいるからここに居られるの」と，長男の妻を頼りにしている心境も表現するようになっていた．

一方で訪問看護師は，長男の妻の排泄に関する介護負担軽減のため，ヘルパー導入とおむつ交換の支援を検討していた．長男の妻の要望もあり8月14日の時点で実施することとなった．家族の介護負担が過剰にならないようにすることは，看取りを支援する看護・介護職の重要な役目である．

2 一定水準のケア・サービスの提供

浴槽に入ることが大好きなBさんは，入浴することへの強い希望をBさん自身がぎりぎりの状態までもっていた．Bさんの希望にできるだけ最後の段階まで沿えるよう長男の妻と訪問看護師は関わった．エアマットを導入してからも，Bさんは何回か入浴を行うことができた．

「1日3回」の訪問となった時点で，無理に1回の訪問でその日に必要とされているケアを完結するのでなく，心負荷を考慮し，ケアを分散して実施した．例えば，朝は陰洗と下半身清拭や口腔ケア，昼は上半身清拭と洗髪や足浴，夜は入眠前に必要なおむつの準備や口腔ケアなどを行った．訪問看護師は，毎朝Bさんのアセスメントとケアを済ませた後，ヘルパーに当日のケアの留意点や病状において予測されることと対処方法などを伝えることで，ケアチームとしてその日のBさんの状態に応じた一定の水準のサービスを提供し続けられるようにした．

7 評　価

1 データによる患者の日常生活のモニター

訪問看護師は担当開始当初から，Bさん本人や長男，長男の妻が最期をどのように迎えたいのか，どこで最期を迎えたいと思っているのか，各々の思いを確認しておく必要があると考えていた．その思いを支えていくには，まずどのような情報を得ていけばよいかを思案し，日々の訪問時のバイタルサイン・心音・肺音の変化から，今後の心不全の進行の見通しを推測した．医師から定期的に提供される採血データと，BさんのADLや生活習慣，家族の中での役割，一日の生活リズムなどをあわせて分析し，生活行動がどれくらいの心負荷となっているかをおおよそ把握していっていた．

訪問看護開始から約1年後，Bさんの入浴中の動作や様子からいつもとの違いをとらえ，パルスオキシメータを使って入浴動作中の酸素飽和度の変動を調べた．これまでの採血データの変動を参考にして，Bさんの日常生活で起こっている心不全の病状の進行のサインとなる徴候を，ケア提供時のBさんの反応から正確に把握し，医師が適切な治療や検査の判断ができるように情報を提供した．そのことが医師に心不全の進行を再評価する時期であると伝えることになり，Bさんへの心エコー法が実施されることになり，心不全が1年前と比較して進行していることが明確になった．

訪問看護師が，訪問する度にBさんの「いつも」をデータとして蓄積していたことから，心不全の進行をタイムリーにとらえることができた．

2 「語り」からの情報収集と発信

また訪問看護師は，看護情報の受け取り手（患者・家族とサービス提供側の双方）にとって，よりよい共有がなされるよう調整していくことが必要であると考えていた．

日々の訪問で訪問看護師は，Bさんが語る話から，Bさんの嗜好や人生観，価値観などを聞き取っていた．さらに，長男の妻との訪問前後での挨拶時の会話から，家族がBさんの病状を今どのように理解しているのか，理解している病状と現病態がどれくらい乖離しているのかを把握していた．

訪問看護師は，それらBさんと家族から得られた情報を医師に報告したり，逆に医師からの病状説明や今後の説明がある前には，Bさんや家族が受容しやすいような環境をつくっていった．

3 思いの汲み取りと適切なケアの提供

日常生活の様子や検査結果の分析から心不全の進行が明確になったことで，訪問看護師は，Bさん本人，長男，長男の妻が，最期をどのように過ごそうと考えているのか，また長男の妻が介護をする上でのどのような悩みがあるのかを，タイミングよく適切に聞くことができた．

訪問看護師は，それらの情報と今後のBさんがたどるであろうADLの推移について，適宜ケアマネジャーに連絡していった．社会資源を活用した人的・物的環境調整をタイムリーに行えるよう，ケアマネジャーの機能が有効に発揮されるように情報提供をすることができた．

また訪問看護師が，ケアを1日3回に分散させて完結するよう提案したことで，ヘルパーとともに，Bさんに必要以上の負担をかけないようにすることができた．心負荷をかけず最期までできるだけBさんに納得してもらえるケアを提供することができた．

この事例において訪問看護師は，Bさんの「家で逝きたい」という思いとそれに応えようとしている家族を支えるため，その時々のBさん，長男，長男の妻の様子を，医師，ケアマネジャー，ヘルパーなどに効果的に発信し，それぞれの立場での役割をよりよく果たせるよう調整機能を果たしていったといえる．

疾患と看護② 循環器
看護師国家試験出題基準（令和５年版）対照表

※以下に掲載のない出題基準項目は，他巻にて対応しています．

人体の構造と機能

目標Ⅰ．正常な人体の構造と機能について基本的な理解を問う．
目標Ⅱ．フィジカルアセスメントおよび日常生活の営みを支える看護に必要な人体の構造と機能について基本的な理解を問う．
目標Ⅲ．疾病の成り立ちとの関連において，人体の構造と機能について基本的な理解を問う．

大項目	中項目（出題範囲）	小項目（キーワード）	本書該当ページ
6．循環器系	A．心臓の構造と機能	心臓の構造	p.12
		刺激伝導系	p.62，212
	B．血管系の構造と機能	肺循環と体循環	p.12
		冠循環	p.13，79

疾病の成り立ちと回復の促進

目標Ⅱ．疾病の要因と生体反応について基本的な理解を問う．

大項目	中項目（出題範囲）	小項目（キーワード）	本書該当ページ
3．基本的な病因とその成り立ち	B．生体の障害	循環障害，臓器不全	2～18章

目標Ⅲ．疾病に対する診断・治療について基本的な理解を問う．

大項目	中項目（出題範囲）	小項目（キーワード）	本書該当ページ
4．疾病に対する医療	A．診断の基本と方法	生体機能検査	p.60

目標Ⅳ．各疾患の病態と診断・治療について基本的な理解を問う．

大項目	中項目（出題範囲）	小項目（キーワード）	本書該当ページ
6．循環機能	A．心臓の疾患の病態と診断・治療	先天性心疾患（心房中隔欠損症，心室中隔欠損症，動脈管開存症，Fallot＜ファロー＞四徴症）	p.261，263，265，266
		虚血性心疾患（狭心症，急性冠症候群）	8章
		心筋症（肥大型心筋症，拡張型心筋症）	p.273，274，275
		心不全（急性心不全，慢性心不全）	p.138，140
		心タンポナーデ	p.288，293
		不整脈（上室性頻脈性不整脈，心室性頻脈性不整脈，徐脈性不整脈）	9章
		炎症性疾患（感染性心内膜炎，心筋炎，収縮性心膜炎）	p.254，281，290
		弁膜症（大動脈弁疾患，僧帽弁疾患）	p.245，248
	B．血管系の疾患の病態と診断・治療	大動脈瘤，大動脈解離	p.296，297，300
		閉塞性動脈硬化症，Buerger＜バージャー＞病，高安動脈炎	p.305，308，310
		挫滅＜圧挫＞症候群＜crush syndrome＞	p.328
		下肢静脈瘤，深部静脈血栓症	p.311，313
	C．血圧異常の病態と診断・治療	動脈硬化症	p.176，178
		本態性高血圧	p.158
		二次性高血圧	p.165
		起立性低血圧	p.171
		迷走神経反射	p.172

	D. ショックの病態と診断・治療	心原性ショック	p.46
		出血性ショック	p.43
		血流分布異常性ショック	p.45
		心外閉塞・拘束性ショック	p.48

成人看護学

目標Ⅱ．急性期にある患者と家族の特徴を理解し看護を展開するための基本的な理解を問う．

大項目	中項目（出題範囲）	小項目（キーワード）	本書該当ページ
4. 救急看護，クリティカルケア	B. 救急看護・クリティカルケアの基本	ショックへの対応	p.43
5. 周術期にある患者と家族の看護	D. 術後合併症と予防	深部静脈血栓症，肺血栓塞栓症	p.314，316

目標Ⅵ．終末期にある患者，および緩和ケアを必要とする患者と家族の特徴を理解し看護を展開するための基本的な理解を問う．

大項目	中項目（出題範囲）	小項目（キーワード）	本書該当ページ
9. 終末期にある患者および緩和ケアを必要とする患者と家族への看護	A. 緩和ケアを必要とする患者と家族への看護	慢性心不全患者	p.151，337，345

目標Ⅶ．各機能障害のある患者の特徴および病期や障害に応じた看護について基本的な理解を問う．

大項目	中項目（出題範囲）	小項目（キーワード）	本書該当ページ
11. 循環機能障害のある患者の看護	A. 原因と障害の程度のアセスメントと看護	ポンプ機能障害	5章，10章，11章，p.274
		刺激伝導障害	9章
		血管・リンパ管障害	14章，p.320，321，323
		生命・生活への影響	p.149，337，345
	B. 検査・処置を受ける患者への看護	心電図	p.60，68
		心血管超音波	p.73，76
		血管造影	p.86
		心臓カテーテル	p.77，82
	C. 治療を受ける患者への看護	経皮的冠動脈形成術＜PCI＞	p.105，108
		冠動脈バイパス術＜CABG＞	p.118，120
		弁置換術，弁形成術	p.118，120，258
		大動脈内バルーンパンピング＜IABP＞	p.124，127
		ペースメーカー	p.127，130
		植込み型除細動器	p.128，130
		血栓溶解療法，血栓除去術	p.108，200，202
		心臓リハビリテーション	p.134
		カテーテル治療	p.108，111，115
	D. 病期や機能障害に応じた看護	心不全	5章
		虚血性心疾患	8章
		弁膜症	10章
		不整脈	9章
		動脈系疾患（大動脈瘤，閉塞性動脈硬化症）	p.303，309
		静脈系疾患（深部静脈血栓症，肺塞栓症）	p.314，316
		心筋炎，心膜炎	p.283，291

NURSINGRAPHICUS **EX**

疾患と看護❷
循環器

INDEX

表紙・本文デザイン：株式会社ひでみ企画

図版・イラスト：
木下真一郎
有限会社彩考，佐沙木彩乃
有限会社デザインスタジオEX
中村恵子

ナーシング・グラフィカの内容に関する「更新情報・正誤表」「看護師国家試験出題基準対照表」は下記のウェブページでご覧いただくことができます.

更新情報・正誤表
https://store.medica.co.jp/n-graphicus.html
教科書のタイトルをクリックするとご覧いただけます.

看護師国家試験出題基準対照表
https://ml.medica.co.jp/rapport/#tests

ナーシング・グラフィカ EX（イーエックス） 疾患（しっかん）と看護（かんご）②
循環器（じゅんかんき）

2020年1月15日発行　第1版第1刷©
2024年7月20日発行　第1版第4刷

編　者　野原（のはら） 隆司（りゅうじ）　岡田（おかだ） 彩子（あやこ）　三浦（みうら） 英恵（はなえ）　山内（やまうち） 英樹（ひでき）

発行者　長谷川 翔
発行所　株式会社メディカ出版
〒532-8588
大阪市淀川区宮原3－4－30
ニッセイ新大阪ビル16F
電話　06-6398-5045（編集）
0120-276-115（お客様センター）
https://store.medica.co.jp/n-graphicus.html
印刷·製本　株式会社広済堂ネクスト

落丁・乱丁はお取り替えいたします.　Printed and bound in Japan
ISBN978-4-8404-6898-5

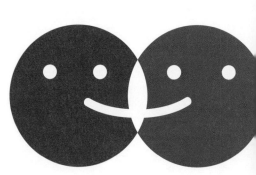